Bienestar mental
en los adultos
con síndrome de Down

Bienestar mental en los adultos con síndrome de Down

Una guía para comprender y evaluar sus cualidades y problemas emocionales y conductuales

Dennis McGuire, Ph.D.
Brian Chicoine, M.D.

WOODBINE HOUSE ■ 2011

© 2008 Dennis McGuire y Brian Chicoine

Traducción al español © 2010 Fundación Iberoamericana Down21
Traducción: **Rosario León y Jesús Flórez**

Primera edición española publicada en los Estados Unidos de América por Woodbine House, 2011.

Reservados todos los derechos de acuerdo con los convenios internacionales y panamericanos referentes a los derechos de propiedad literaria. Publicado en los Estados Unidos de América por Woodbine House, Inc., 6510 Bells Mill Road, Bethesda, MD 20817. 800-843-7323. www.woodbinehouse.com

Versión española de la obra original en lengua inglesa *Mental Wellness in Adults with Down Syndrome: A Guide to Emotional and Behavioral Strengths and Challenges* de Dennis McGuire y Brian Chicoine.

Library of Congress Cataloging-in-Publication Data

Impreso en Estados Unidos/Printed in the United States of America

10   9   8   7   6   5   4   3   2   1

Índice de contenidos

Sección I.   Evaluación

Sección II.   Aspectos de la promoción y enfoque de la salud mental en el adulto con síndrome de Down

Sección III.   Enfermedad mental

Sobre los autores

Dennis McGuire, Ph.D., es el director de los servicios psicosociales del Adult Down Syndrome Center en el Lutheran General Hospital en las afueras de Chicago. **Brian Chicoine**, M.D., es el director médico del Adult Down Syndrome Center. Ambos fundaron este centro en 1992 y desde entonces han atendido a casi 3.000 adultos con síndrome de Down. Los dos autores han realizado numerosas presentaciones ante audiencias de padres y profesionales sobre su trabajo en el centro.

Dennis McGuire obtuvo su grado de Master en la Universidad de Chicago y su doctorado en la Universidad de Illinois, en Chicago. Ha trabajado durante más de 29 años en los campos de la salud mental y las discapacidades intelectuales. Vive en Oak Park, Illinois, con su esposa e hijo.

Brian Chicoine cursó la carrera de Medicina en la Stritch School of Medicine de la Universidad Loyola de Chicago. Realizó su residencia en el departamento de Medicina de Familia del Lutheran General Hospital, en Park Ridge, Illinois, donde actualmente trabaja. El Dr. Chicoine ha estado casi 30 años trabajando con personas con discapacidad intelectual de diverso origen. Es padre de tres hijas y vive con su familia en Arlington Heights, Illinois.

Agradecimientos

Queremos dar las gracias a nuestros pacientes con síndrome de Down, que amablemente nos han permitido compartir su mundo, y ¡qué interesante es! (como explicaremos en este libro). Cuando uno ve a gente tan auténtica, sincera y solícita como lo son las personas con síndrome de Down, no puede evitar que le afecten. También las gracias a sus familias, muy especialmente. Son las auténticas expertas en síndrome de Down y se han mostrado extremadamente abiertas y han apoyado nuestros esfuerzos por aprender más sobre los temas y problemas a los que se enfrentan las personas con síndrome de Down.

No podemos subestimar la importancia del apoyo recibido de nuestra organización madre, la Advocate Health Care, James H. Skogsbergh, MD, Presidente y Chief Executive Officer; de la Advocate Lutheran General Hospital, Bruce C. Campbell, Dr. PH, Presidente; de nuestro grupo de prácticas, Advocate Medical Group, Debra Geisler, Chief Executive Officer; de Ron Ferguson, MD, Director de Family Medicine, y los Vicepresidentes John Perrone y Nancy Christie, que son los directores de nuestro programa.

También, nos ha sido de gran utilidad el apoyo del personal del Advocate Charitable Foundation y de nuestro propio grupo asesor compuesto por líderes e individuos comprometidos de la comunidad en general y de la comunidad relacionada con el síndrome de Down.

Deseamos agradecer también a nuestros excepcionales colegas y personal del centro. Han compartido el sueño y la pasión por servir y aprender más sobre nuestros pacientes, y allí han estado para hacer más fácil nuestro trabajo. Los actuales colegas y miembros del personal son Janet Bilodeau, CNP, Nurse Practitioner; Laura Iatropoulos, Practice Manager; Fernando Serrano, Certified Medical Assistant; Jenny Howard-Lobough y Nancy Geary, Support y Advocacy; Shirley Lange, Patient Representative; Carol Jacobsen, Transcriptionist, y Eileen Walsh, RD, Nutritionist. Agradecemos también a nuestros colegas y al personal que trabajaron con nosotros en el pasado, Steffi Gratigny, MD, Julie Shapiro, MD, Donna Mirro, Nancy Halligan, Karen Cornell, Mary Sue Minkus y Sharon Giannone. Igualmente agradecemos a nuestros dedicados voluntarios que comparten su tiempo y talento con el centro, Catherine Chicoine, Pat Brandt, Pat Lasch y Audrey Kupsco. Gracias también a Judith Gravdal que es la directora de Family Medicine Residency, por su apoyo en la edición.

Nos sentimos también muy afortunados por haber podido consultar a especialistas del Advocate Medical Group y del hospital, quienes han tratado a nuestros pacientes con todo respeto y dignidad. Lo mismo podemos decir por haber encontrado a muchos prestigiosos especialistas por todo el país y por todo el mundo en conferencias nacionales y reuniones del Down Syndrome Medical Interest Group. Estas personas nos han animado y alentado, y las reuniones han significado un campo fértil para discutir los problemas y los temas con los que nos encontramos en nuestro trabajo clínico.

Por último, no existiría un centro y no existiría este libro sin la visión, la determinación, y el apoyo de nuestro compañero, la National Association for Down Syndrome (NADS). Quisiéramos dar las gracias en especial a Sheila Hebein, Directora Ejecutiva del grupo, que ha sido la fuerza de empuje detrás del centro. No sólo es una soberbia defensora de las personas con síndrome de Down sino que ha sido una maravillosa consejera para todos nosotros. Ojalá sigamos disfrutando de personas como ella y de las personas con síndrome de Down, sus familias, nuestra administración, el personal y los voluntarios, los colegas y las familias de todo el país y tantos otros que han apoyado nuestro trabajo en el centro.

Queremos también dar las gracias a varias personas que han sido de especial ayuda en el desarrollo de este libro. Nuestro sincero agradecimiento para nuestra editora, Sue Stokes, de Woodbine House. Ha sido soberbia a la hora de guiar, editar, cuestionar, objetar y estimularnos a lo largo de todo el proceso. Nos ha ayudado a pensar y aclarar nuestros escritos. El resultado ha sido que ahora el libro es mucho más de lo que jamás hubiésemos esperado.

También querríamos agradecer a Joan Medlen, RD, fundadora y editora del excelente boletín *Disability Solutions*, y del popular libro *The Down Syndrome Nutrition Handbook* (2004). Ha publicado nuestro material y nos ha ayudado en nuestro centro. Tenemos muy en cuenta su opinión, y su apoyo nos ayudó a decidirnos a escribir este libro.

Reconocimiento personal de Dennis. Quisiera agradecer a mi esposa, Dra. Elina Manghi, y a mi hijo Martin, su enorme paciencia y tolerancia a lo largo de las muchas horas que he pasado por las noches y fines de semana absorto en la escritura del libro. Me siento orgulloso al afirmar que pese al tiempo dedicado al libro, mi hijo me ha animado mucho en mi trabajo. Ha demostrado también tener un nivel de madurez, empatía y comprensión en sus relaciones con las personas con síndrome de Down del que me siento muy orgulloso.

Mi mujer, Elina, ha sido también muy paciente conmigo durante este período, pero además le agradezco el beneficio que he obtenido gracias a la profundidad y el ánimo de su conocimiento y profesionalidad como psicóloga en este campo. Generosamente sacó tiempo de su propio trabajo para leer y ayudarme con ideas y sugerencias. Me ha ayudado de forma especial en las secciones del libro que tratan sobre la memoria, los tests, el trastorno de déficit de atención con hiperactividad, el autismo y el asesoramiento, en los que ella posee considerable experiencia y maestría. Me siento muy afortunado de que ella no sólo me anime sino que comparta conmigo la pasión por descubrir nuevos aspectos sobre las personas con síndrome de Down.

Reconocimiento personal de Brian. Quiero agradecer a los miembros de Family Medicine que apoyan y comparten conmigo las responsabilidades en la atención a los pacientes y que realmente son colegas-amigos: Ron Ferguson, Judith Gravdal, Stuart Goldman, Greg Kirschner, Don Novey, Bruce Perlow, Tamar Perlow, Bill Briner, Mayank Shah y Robin O'Meara.

También le doy las gracias a mi familia, que me enseña valiosas lecciones que me guían en el servicio a las personas con síndrome de Down:

- Mi padre, que me enseñó lo que es sentido del deber y la honradez, dos ideales importantes que permanecen viviendo en sus hijos.
- Mi madre, que sigue enseñando lo que es compasión y afecto.

- Mis hermanos, Mary Jo, David, Mark, Beth Ann, Mike y Julie, con los que sigo aprendiendo el respeto y el agradecimiento por los muchos y valiosos modos con los que podemos compartir los dones que se nos han dado y las lecciones que hemos aprendido.
- Mis hijas, Emily, Caitlin y Laura, que me enseñan y comparten conmigo lo que es importante en la vida.
- Mi esposa, Kathy, por su comprensión y por aceptarme a mí y a otras personas que abrieron mis ojos a la posibilidad de cuidar a las personas con síndrome de Down mucho antes de que llegara siquiera a planteármelo. Su amor y su energía se reflejan en cualquier contribución positiva que yo pueda hacer.

Prólogo a la edición española

Estamos ante un libro que combina conocimiento y pasión por el joven y adulto con síndrome de Down. Un conocimiento que nace de la observación directa y la reflexión, y una pasión que surge del compromiso contraído con más de 3.000 personas que han sido visitadas y exploradas por los fundadores-directores del Adult Down Syndrome Center del Lutheran General Hospital en Park Ridge, Illinois, en Estados Unidos. Se trata del primer centro en el mundo específicamente creado para atender la salud del adulto con síndrome de Down, una vez detectada la necesidad de cuidar a un segmento de población cada vez más numeroso y cada vez más complejo, que no encajaba ya en los clásicos consultorios y centros dedicados a la niñez y la adolescencia.

Es mucho lo que conocemos sobre la salud física y los problemas orgánicos que se dan en los adultos con síndrome de Down. Pero el gran valor de la experiencia vertida en esta obra se debe a que, muy pronto, los responsables de tal iniciativa cayeron en la cuenta de que la salud es un todo irrenunciable: salud física y salud mental. Y que la problemática de un síndrome en el que el cerebro es el órgano más constantemente afectado, necesariamente debe abarcar no sólo la esfera estrictamente cognitiva, a la que se le ha dedicado siempre tanta atención, sino la esfera del sentimiento, de la afectividad y de la conducta en su más amplio espectro.

Carentes de antecedentes inmediatos, y conscientes de que su empresa era eminentemente creadora, el equipo liderado por un psicólogo clínico, el Dr. McGuire, y un médico internista, el Dr. Chicoine, se dedicó a analizar exhaustivamente cada caso que acudía a su centro de adultos para seguirlo de cerca y poder establecer cuánto había de problema físico, cuánto de problema conductual y qué estrecha correlación podría establecerse entre ambos. De este modo, la experiencia acumulada en el análisis caso por caso, se fue destilando con exquisito rigor en la elaboración de criterios y categorías fielmente compilados y reflejados en este libro.

La obra tiene un valor propio incuestionable, que nos resulta extraordinariamente útil y que se debe primariamente a la observación sistemática y precisa de la realidad de cada individuo con síndrome de Down que ha sido analizada. Este valor consiste en que han sido capaces de discernir entre lo que son características propias de las personas con síndrome de Down, similares en mayor o menor grado a las del resto de la población, de lo que son tendencias rígidamente establecidas, y de lo que se constituye en trastornos que pueden ser considerados patológicos. De ahí la necesidad de agradecer su esfuerzo por distinguir el bienestar mental, con sus múltiples facetas no siempre agradables para todos pero que conforman la realidad personal, de lo que propiamente es algo patológico que exige la intervención combinada: asesoramiento, psicoterapia, terapia conductual y medicación. Es ahí donde los expertos nos muestran su mejor capacidad para el análisis, el discernimiento, la decisión, la constancia en la aplicación de estrategias que requieren tiempo y la participación de otras muchas personas: familiares, cuidadores, amigos, responsables de servicios comunitarios, etc.

El libro hace pensar porque enseña a pensar y hace actuar porque enseña cómo actuar mediante la exposición de capítulos tan fundamentales como la relación entre los aspectos físicos y los mentales o comportamentales, o las formas de aplicar asesoramiento psicoterápico continuado y terapia conductual. En la primera parte se aborda la explicación de las características propias de los adolescentes y adultos con síndrome de Down, a lo largo de capítulos que exponen temas tan apremiantes como apoyo de la comunidad y de la familia, soliloquios y amigos imaginarios, problemas relacionados con la comunicación, puntos fuertes y débiles de la memoria, desarrollo emocional, tendencias a la repetición y la monotonía, autoestima e imagen de uno mismo, temas relacionados con las diversas etapas de la vida. La segunda parte aborda de forma sistemática la patología conductual y mental que en ocasiones aparece a lo largo de la vida, con capítulos dedicados a la depresión y otros trastornos del estado de ánimo, la ansiedad, la psicosis, los trastornos obsesivo-compulsivos, los tics y otros movimientos repetitivos, los trastornos por déficit de atención con hiperactividad y otros temas relacionados con el control de impulsos, el autismo y la enfermedad de Alzheimer.

Sin duda, el acierto de todo este trabajo culmina en la incorporación de la exposición de casos reales que se desparraman a lo largo de todo el contenido del libro, y sirven para explicar de primera mano y con sencillez, no exenta de detalle, diversas situaciones que presentan alternativas, entrevistas, dudas y la evolución del caso. Todo ello supone un complemento riguroso de información que ayuda a que el lector comprenda cada situación, a veces compleja, y le invita a participar en el proceso del diagnóstico y del tratamiento. La mucha vida que queda por delante a los jóvenes y adultos con síndrome de Down bien merece que sea comprendida y atendida, con conocimiento y pasión, para que goce del bienestar que les corresponde en todos los órdenes, en lo físico y en lo mental.

Debo agradecer, en primer lugar, a la editorial Woodbine House (Bethesda, Maryland, Estados Unidos) por su presta y generosa autorización a traducir esta obra. A la Fundación Instituto Roche, a la Obra Social de Bancaja y a la Fundación Talita por su patrocinio que ha permitido la realización de su publicación. A Rosario León por la calidad con que ha colaborado a su versión española. Y a los servicios técnicos del Grupo Ars XXI de Comunicación, que no han ahorrado esfuerzo para conseguir un producto lleno de calidad.

Jesús Flórez
Santander, septiembre de 2009

Introducción

Mientras usted sostiene este libro un tanto voluminoso entre sus manos, puede que se esté planteando una serie de cuestiones. Tal vez la más natural sea: ¿por qué hay tanto que decir sobre el tema?, ¿la salud mental de los adolescentes y de los adultos con síndrome de Down es realmente un asunto tan complejo como para que necesitemos una guía enciclopédica? Puede que también se pregunte: ¿los problemas de salud mental son inevitables en todas las personas con síndrome de Down?, ¿valdrá la pena el tiempo dedicado a leer este libro, aun cuando la persona (o personas) que conozco con síndrome de Down parecen encontrarse perfectamente sanas?

Nos gustaría tranquilizarle desde el principio, puesto que los problemas de salud mental *no* son inevitables en las personas con síndrome de Down. Esta es una de las razones por las que hemos escrito este libro: indicar la manera en que los padres, los hermanos adultos, los profesores, los cuidadores profesionales y demás personas responsables pueden fomentar y mantener eficazmente la salud mental de los adolescentes y de los adultos con síndrome de Down. Pero también hemos escrito este libro porque existen ciertas diferencias biológicas y ciertas tensiones ambientales comunes, que pueden hacer a las personas con síndrome de Down más susceptibles a desarrollar ciertos problemas anímicos y emocionales, así como otros problemas de salud mental. Esperábamos facilitar a otros profesionales la identificación de estos problemas, así como la aplicación de tratamientos que ayuden a la persona a recuperar sus capacidades y su perspectiva de vida normales. También esperábamos esclarecer que existen ciertas características comunes del síndrome de Down que pueden confundirse con signos de enfermedad mental, pero que no son más que peculiaridades inofensivas, o incluso útiles estrategias para salir adelante.

Sin embargo, nuestra finalidad no se limita a educar a los padres ni a apoyar a las personas en relación con estos problemas. También nos gustaría ayudar a los adultos con síndrome de Down a participar activamente en el proceso de conseguir una buena salud. La salud no es sólo la ausencia de enfermedad. Es un sentimiento de bienestar físico, mental y espiritual. Es un proceso que implica el fomento de la salud, su seguimiento evaluador y la intervención inmediata cuando surgen problemas de salud. Es razonable que tanto los adultos con síndrome de Down como sus familias asuman que pueden (y deben) formar parte de este proceso que nos lleva a mejorar la salud. Si bien existen evidentes problemas físicos y psicológicos que limitan la salud de algunos individuos con síndrome de Down, consideramos como expectativa razonable que la mayoría de ellos gocen de buena salud y que todos ellos la puedan mejorar.

Muchas familias han descrito cómo se ignoraron los problemas de salud de muchas personas con síndrome de Down porque se daba por sentado que el problema era (o se «daba por perdido» por ser) «simplemente parte del síndrome de Down». De hecho, las personas con síndrome de Down son susceptibles a muchos de los problemas de salud «habituales» que se dan en las personas sin síndrome de Down. Además, existen enfermedades y afecciones que son más comunes en las personas con síndrome de Down. Estos problemas pueden alterar la salud y, por consiguiente, producir un cambio en el estado físico de la persona. Con frecuencia estas alteraciones no están directamente vinculadas al síndrome, sino a alguna de estas afecciones. Si bien no se ha demostrado que exista ningún tratamiento para el síndrome de Down en sí, los problemas de salud adicionales sí que pueden ser diagnosticados y tratados la mayor parte de las veces. Por lo tanto, esos cambios que se presuponía que eran una simple manifestación del síndrome de Down pueden dar lugar a menoscabos innecesarios, si dichas afecciones son pobremente diagnosticadas o tratadas de forma inadecuada.

Estas ideas son verdaderas tanto para los problemas físicos como para los problemas mentales. Los problemas de salud física los abordaremos en los aspectos en que se relacionen con la salud mental o la afecten.

¿QUÉ ES LA SALUD MENTAL?

Por «salud mental» entendemos el bienestar emocional que nos permite afrontar las actividades y las tensiones de la vida cotidiana. La salud mental es algo más que el diagnóstico y el tratamiento de la enfermedad mental. Es parte de la vida de toda persona: aspirar a optimizar nuestro disfrute, nuestro sentido o idea de proyecto y nuestra capacidad para participar en las actividades de la vida cotidiana. La salud mental es un proceso. Puede optimizarse mediante estrategias que fomenten la salud mental. Estas estrategias pueden perfectamente formar parte de la vida diaria, pero también pueden ser parte del fomento regular de la salud a cargo de las personas responsables de los cuidados sanitarios.

Para fomentar la salud mental es imperativo comprender el *continuum* que existe desde el comportamiento normal hasta los problemas de la salud mental. Una conducta puede ser saludable y servir para un propósito útil, pero si se vuelve excesiva o si menoscaba el funcionamiento, puede desplazarse a lo largo del *continuum* hasta alcanzar el «rango anormal». Si bien existen directrices diagnósticas claras para la enfermedad mental, también existe cierto grado de subjetividad en la interpretación de los síntomas. Además, el entorno en el que vive la persona, si ofrece los apoyos necesarios, puede contribuir a evitar que el comportamiento pueda catalogarse de inadaptado, o que se lo tache de tal. Las estrategias que fomentan la salud mental pueden ayudar a reforzar los aspectos positivos de la conducta y a conservarla en el lado «sano» de este *continuum*.

Como dijimos anteriormente, es importante comprender que a menudo un cambio de conducta no obedece «sólo al síndrome de Down». A la inversa, también es de suma importancia entender que existen puntos fuertes y débiles específicos, así como características comunes en las personas con síndrome de Down. Para fomentar de forma óptima la salud mental de la persona con síndrome de Down es preciso comprender y tener en cuenta estos dos conceptos contrapuestos.

¿QUIÉNES SOMOS?

Los autores somos los directores del Adult Down Syndrome Center del Lutheran General Hospital en Park Ridge, Illinois. Este breve resumen de cómo llegamos a trabajar en este centro ayudará a comprender nuestra perspectiva sobre los problemas de salud mental en adolescentes y adultos con síndrome de Down.

A finales de la década de 1980, los padres del área metropolitana de Chicago sentían crecer su frustración ante la falta de atención médica y psicosocial de calidad para sus hijos adultos con síndrome de Down. Con harta frecuencia, estos padres se encontraban con que cuando sus hijos con síndrome de Down desarrollaban cambios de conducta, los profesionales de la salud solían decirles que se trataba «simplemente del síndrome de Down», y que no existía tratamiento. Otra de las preocupaciones frecuentes era que cuando una persona con síndrome de Down experimentaba un deterioro en la función cognitiva, una evaluación limitada siempre parecía desembocar en un diagnóstico de enfermedad de Alzheimer. Con frecuencia las familias sentían que su hijo no estaban siendo objeto de un examen concienzudo, y deseaban tener la posibilidad de llevar a la persona con síndrome de Down a un lugar donde pudiera ser objeto de una evaluación rigurosa por parte de profesionales que entendieran los problemas médicos y psicológicos de las personas con síndrome de Down.

Muchos de estos padres preocupados pertenecían a la National Association for Down Syndrome (NADS), el grupo más antiguo de padres dedicado a atender a las personas con síndrome de Down en Estados Unidos. En 1991, el personal y los padres del grupo acudieron a la administración del Lutheran General Hospital y solicitaron la creación de una clínica para adultos con síndrome de Down. Esta abrió sus puertas en 1992. Inicialmente, los pacientes eran atendidos dos mañanas al mes. El personal original estaba formado por un médico (Brian Chicoine), un experto asistente social con doctorado (Dennis McGuire) y un asistente médico diplomado. El Dr. McGuire había estado trabajando con la NADS gracias a una beca que la asociación había concedido a la Universidad de Illinois-Chicago, en la cual se hallaba contratado el Dr. McGuire. La clínica fue una prolongación natural de su trabajo, puesto que él ya había caído en la cuenta de que los problemas médicos eran con frecuencia parte de la causa de los problemas psicosociales que estaba tratando. El Dr. Chicoine se había incorporado hacía poco a la Facultad, en el programa de residentes del Departamento de Medicina de Familia del Lutheran General. Ya tenía experiencia previa en el trabajo con adultos con discapacidad mental y colaboró con ahínco y entusiasmo en el desarrollo de la clínica. Para el examen de los pacientes, también se disponía de un audiólogo y de un nutricionista.

El centro ha ido creciendo y actualmente está abierto todos los días a jornada completa. Es el resultado de un esfuerzo de colaboración único entre la NADS, el Advocate Medical Group y el Advocate Lutheran General Hospital. El personal está formado por un médico, una enfermera, un asistente social doctor y experto, dos asistentes médicos diplomados, personal administrativo, un especialista en ayudas sociales, un abogado y un adjunto de investigación. También se proporcionan servicios de nutrición y de audiología.

Hasta hoy, el Adult Down Syndrome Center ha atendido a más de 3.000 pacientes, de edades comprendidas entre los 12 y los 83 años. Los pacientes utilizan el centro en una de estas tres formas: como su centro primario de atención sanitaria; para una evaluación completa anual y para el seguimiento regular de problemas específicos (por lo general, problemas psicosociales), o bien sólo para evaluaciones anuales. Al último grupo pertenecen comúnmente los pacientes que viven más lejos. Estos presentan el extenso informe (que se realiza para cada paciente tras su revisión anual) a los profesionales más cercanos a sus respectivos domicilios, que son los que llevan a cabo el seguimiento de sus restantes necesidades sanitarias. En total, entre el médico, la enfermera y el asistente social, atendemos más de 5.500 visitas al año. En el tratamiento de nuestros pacientes trabajamos en equipo, especialmente cuando existen problemas de salud mental. Este enfoque nos permite tratar todos los temas que fomentan la salud (mental y física) y contribuir a solucionar los problemas de salud física o mental.

Este libro es un compendio de la información que hemos recogido a lo largo de la atención prestada a los adolescentes y adultos con síndrome de Down, así como a sus familias y cuidadores. En nuestra opinión, el Adult Down Syndrome Center es una mina de conocimientos. Al escuchar a las personas con síndrome de Down, a sus familias y a sus cuidadores, hemos aprendido mucho de lo que contienen estas páginas. Cuando una persona nos contaba algo, preguntábamos a los demás si esto también era aplicable en su caso. A través de este proceso hemos adquirido un mayor conocimiento de la salud mental y de la enfermedad mental en las personas con síndrome de Down.

«DOS SÍNDROMES»

Es importante decir algo sobre el concepto de los «Dos Síndromes». Algunas familias de niños o de jóvenes adultos con síndrome de Down que nos han oído hablar o que han leído alguno de nuestros trabajos, nos han comentado que estos no parecen concordar con sus propias experiencias de vida. Es cierto que parte de esta interpretación puede deberse a la variedad que existe tanto entre las personas con síndrome de Down como entre las familias. Otra parte, sin embargo, puede obedecer al hecho de que en ocasiones parece como si existieran «Dos Síndromes». La experiencia sobre la infancia y la niñez por parte de las familias con hijos mayores ha sido con frecuencia muy distinta de lo que experimentan las familias en la actualidad. En el pasado, y basándose en la información proporcionada por los profesionales de la salud y de la educación, era frecuente que las familias tuvieran unas expectativas muy pobres para sus hijos. La buena atención sanitaria no solía estar al alcance de los niños con síndrome de Down. De igual modo, las oportunidades de escolarización, las sociales, las recreativas y las laborales eran con demasiada frecuencia muy limitadas o inexistentes.

Hoy sabemos que la atención temprana es muy beneficiosa para los niños con síndrome de Down (Anderson y cols., 2003; Guralnick, 1998). Los beneficios de la intervención temprana, así como las experiencias escolares más inclusivas y más exigentes académicamente, están siendo apreciados y disfrutados ya en la infancia y en la primera adultez. A medida que esta generación de jóvenes vaya creciendo, será muy interesante observar cuáles serán los beneficios a largo plazo. Los estudios realizados en la población general sugieren que la mejora en las oportunidades de aprendizaje y de enseñanza puede reducir el deterioro cognitivo, así como el riesgo de enfermedad de Alzheimer (Snowdon, 2001; Levenson, 1978). ¿Cuál será el efecto en las personas con síndrome de Down? Históricamente, la deficiencia en la destreza verbal y comunicativa ha tenido un enorme impacto tanto en la salud física como en la salud mental de las personas con síndrome de Down. Es de prever que la mejoría de las aptitudes que se observan hoy en muchos jóvenes que han recibido sesiones de logopedia desde una edad temprana afectará por fuerza a su salud en la adultez. La mejor capacidad para comunicar sus preocupaciones y para analizarlas, así como para participar en el tratamiento, reducirá la enfermedad y disminuirá la intensidad de los problemas.

En este punto, el concepto de los «Dos Síndromes» es aún teórico. Sin embargo, será muy interesante observar las diferencias entre los adultos con síndrome de Down que han tenido experiencias vitales muy distintas. Igualmente, es importante comprender que nosotros también estamos viendo los efectos beneficiosos de estas experiencias positivas en nuestros pacientes de más edad. En otras palabras, no es demasiado tarde incluso si en la juventud no se pudo disponer de estas oportunidades. El buen cuidado de la salud, las oportunidades laborales y las oportunidades sociales han sido asimismo experiencias muy positivas para nuestros pacientes mayores.

Un comentario sobre los casos clínicos

A lo largo de este libro se encontrará con multitud de historias clínicas de adolescentes o adultos con síndrome de Down a los que hemos atendido. Hemos cambiado los nombres y, en algunos casos, parte de la información que pudiera favorecer la identificación con el fin de proteger sus respectivas identidades, pero sus problemas y las soluciones son reales.

Además, tenga en cuenta que en ocasiones nos referiremos a los adolescentes y a los adultos con síndrome de Down con el término «personas» o con el término «adultos», en aras de la simplicidad. También aclararemos los casos en que utilicemos el término «personas» para referirnos a individuos que no tienen síndrome de Down.

En conclusión

A medida que avance en la lectura de este libro, le recomendamos que tenga presente a «Joe». Joe es tanto un ejemplo como una compilación de nuestros pacientes sanos. Joe tiene 29 años y está sano, física y mentalmente. ¿Qué es lo que ha ayudado a Joe a sentirse sano? ¿Cuáles son las experiencias que Joe ha tenido y que han contribuido a su salud?

- Joe es aceptado como individuo.
- Se le dan opciones para elegir.
- Las expectativas sobre él son ni demasiado bajas ni demasiado altas.
- Hace ejercicio de forma regular.
- Se le apoya en sus preferencias rutinarias pero se le anima a tener flexibilidad.
- Se le hacen revisiones anuales de salud y se le proporciona atención sanitaria cuando lo necesita.
- Se insistió desde pequeño en que desarrollara las habilidades de comunicación.
- Parte de su escolarización se dedicó a prepararle para el trabajo.
- Tiene un trabajo estimulante con el que disfruta, lo que le permite utilizar sus cualidades.
- Forma parte de una comunidad que presta apoyos.
- Dispone de oportunidades para ayudar a los demás.

- Participa en las actividades de un grupo religioso.
- Tiene oportunidades para integrarse en la sociedad (con gente sin discapacidad), pero también las tiene para reunirse con otras personas con discapacidad.
- Y Joe es escuchado. Cuando expone sus preocupaciones, la gente le escucha.

Joe ha aprovechado estas oportunidades y funciona muy bien en su trabajo y lleva una vida social y familiar agradable. En resumen, Joe es una persona sana. Deseamos que, al compartir la información de este libro, ayudemos a todos los adultos con síndrome de Down a ser sanos, como lo es Joe.

Sección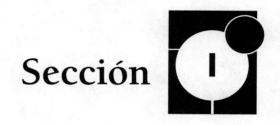

EVALUACIÓN

Evaluación de la salud mental

La evaluación de una persona con síndrome de Down en temas relacionados con la salud mental nunca debería iniciarse cuando ya existe un problema. Cuando tratamos de la salud física, se acepta muy bien que la promoción de la salud, la prevención de la enfermedad y la evaluación temprana de la enfermedad son factores esenciales para optimizar la salud y limitar la enfermedad. De la misma manera, la promoción de la salud mental, la prevención de un trastorno mental y la evaluación de ese trastorno son componentes esenciales de la atención de la salud mental. Educar a las personas con síndrome de Down, a sus familias y a los cuidadores sobre los medios necesarios para optimizar la salud mental constituye una parte importante de este proceso.

Incluso si un adolescente o adulto con síndrome de Down no parece tener ningún problema de salud mental, es muy útil evaluar los aspectos de su vida que puedan promover su salud mental o, a la inversa, comprometerla. Comprender el sistema de apoyos de una persona, su conexión con los amigos, las actividades de que dispone, su implicación en la comunidad y demás aspectos de su vida nos ayudan a hacernos una imagen de esa persona y a establecer una guía sobre los medios de que disponemos para optimizar su salud mental.

Nosotros recomendamos a los pacientes que acuden a nuestro Centro de Adultos con Síndrome de Down (a partir de ahora, «nuestro centro» o el «Centro de Adultos») que nos visiten anualmente para hacerles una revisión completa de su salud mental, que se inicia en la adolescencia y continúa a lo largo de su vida adulta.

Por supuesto, si el adulto con síndrome de Down sufre cambios en su salud mental o en su conducta, debe llevarse a cabo una evaluación exhaustiva lo antes posible. Al mismo tiempo, la evaluación completa de su salud física nos proporcionará importantes claves para valorar la causa del problema.

En *Matar a un ruiseñor*, Atticus Finch afirmó: «Nunca entenderás realmente a un hombre hasta que te calces sus zapatos y des una vuelta con ellos». En nuestro centro, diseñamos la evaluación para hacer esto de la mejor manera posible. Aunque jamás llegaremos a entender lo que significa ser una persona con síndrome de Down, nuestra evaluación va dirigida a conseguir el máximo de su comprensión. Los objetivos de la evaluación son:

- Comprender los puntos débiles y fuertes de una persona
- Apreciar los aspectos positivos y negativos del ambiente en el que vive.

- Valorar la contribución de los problemas de salud física.
- Discernir de qué modo la persona afronta las tensiones de su vida.

Si un adulto con síndrome de Down ha experimentado un cambio en su estado de salud mental o hay un problema de conducta, la evaluación es similar. Es importante comprender sus puntos fuertes y los elementos del ambiente que le sirven de apoyo. Serán aspectos importantes a destacar a la hora de desarrollar un plan de tratamiento que mejore su salud. Además, nos concentramos en particular en las áreas que pueden contribuir al problema de modo que puedan ser entendidas y utilizadas en favor de la persona.

A la hora de valorar estos temas, generalmente evaluamos:

- La relación entre salud social y salud mental.
- Las habilidades de lenguaje expresivo.
- La autoestima.
- Los soliloquios o habla privada.
- Temas cognitivos como son la necesidad de repetir, la velocidad con que procesa la información, la comprensión del tiempo, las capacidades de pensamiento abstracto.
- El abanico de sus emociones.
- La presencia de factores que puedan precipitar un trastorno mental.
- Los síntomas de enfermedad mental (si los hay).
- La salud física.

Todas estas áreas se irán analizando en detalle más adelante.

DÓNDE REALIZAR LA EVALUACIÓN

Sin duda, ni es práctico ni es posible que todos los adultos con síndrome de Down sean evaluados en nuestro centro (o en otro centro dedicado a adultos con síndrome de Down). De hecho, la demanda es tan grande que por lo general restringimos nuestra práctica a los residentes de Illinois. Si usted va buscando una evaluación de la salud mental en otro sitio, es su responsabilidad el asegurarse de que se evalúan todas las áreas antes indicadas tal como se describen en este capítulo. De modo ideal, debería llevar a la persona con síndrome de Down a una clínica especializada en síndrome de Down donde el personal entienda sobre estos temas, y donde los profesionales de las diversas especialidades trabajen en coordinación para evaluar a las personas con síndrome de Down. El Dr. Len Leshin tiene una página web con una lista de las clínicas que atienden a personas con síndrome de Down (www.ds-health.com).

Si no puede visitar una de estas clínicas, tendrá que conseguir la serie de evaluaciones a partir de los distintos profesionales. Quizá pueda pedir que uno de ellos actúe como coordinador y le ayude a entender cada una de las evaluaciones por separado. Hemos comprobado que suele funcionar muy bien el esfuerzo combinado de los siguientes profesionales:

- Un médico general (médico de familia o internista), para descartar problemas médicos y poder prescribir en caso necesario.

- Un psicólogo, trabajador social u otro profesional cualificado para evaluar las habilidades sociales y proporcionar ayuda en determinados aspectos, así como para valorar los trastornos emocionales y de conducta.
- Un profesor, entrenador o preparador laboral familiarizado con el trabajo puede proporcionar información importante sobre el ambiente laboral o social, la conducta de la persona antes de que surja el problema, y los problemas que pueda experimentar la persona fuera de su casa.
- Si hace falta, habrá que consultar con un psiquiatra o un neurólogo.

ÁREAS QUE DEBEN EVALUARSE

La relación entre la salud social y la salud mental

«Para cualquiera que recibe palabras espontáneas de ánimo, estas son el material con el que se fabrica un verdadero regalo.»

Cristopher deVinck, ***The Power of the Powerless***

Nadie, por lo general, es capaz de conseguir una salud mental de una forma completamente independiente. El sentimiento de bienestar requiere sentirse conectado a los demás. Por ejemplo, la mayoría de nosotros necesitamos sentirnos queridos y aceptados por otros para sentirnos realmente bien con nosotros mismos. Y eso es justo lo que les sucede a las personas con síndrome de Down. Puesto que los adolescentes y adultos con síndrome de Down mantienen por lo general un mayor grado de dependencia de los demás en la mayoría de las áreas de su vida, no puede sorprender que tengan que apoyarse en los otros para alcanzar un buen grado de salud mental. Y, sin embargo, con frecuencia se olvida que la importante contribución de amigos y familiares constituye un componente cualificado en la salud de las personas con síndrome de Down.

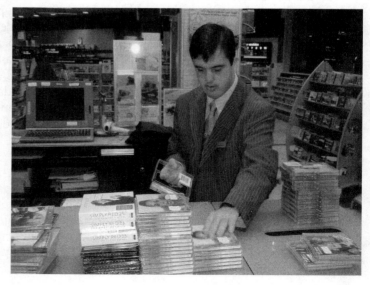

Hace unos años se clausuró en Illinois una gran institución pública. Los adultos con discapacidad intelectual fueron trasladados a residencias nuevas y más pequeñas. Algunos de los residentes tuvieron problemas de comunicación muy importantes. Entre los residentes había una interacción social que a primera vista parecía pequeña. A los ojos de un observador, parecía que no dependían unos de otros en términos de estímulo social. Sin embargo, cuando con el tiempo se siguió la evolución de los residentes, se comprobó que quienes fueron trasladados a la nueva residencia junto con otros provenientes de la institución antigua funcionaban mejor que quienes fueron separados de sus antiguos compañeros. Y esto se vio incluso en aquellos que tenían importantes problemas de comunicación. Incluso la tasa de supervivencia fue mayor en quienes fueron trasladados junto con sus compañeros. La interacción social forma parte de la actividad que fundamenta nuestra vida, aunque a los demás no les resulte tan evidente (Heller, 1982).

Las personas con síndrome de Down necesitan interactuar con la familia, los amigos, los compañeros y demás personas, igual que nos ocurre a todos. La carencia de uno de estos grupos puede suponer un problema importante. Y esto es cierto incluso si nunca se percibió claramente una interacción con el grupo, como se ha comentado en el párrafo anterior.

También es importante para la salud mental una participación en la vida comunitaria que tenga sentido. El participar en actividades, aficiones y acontecimientos de la comunidad estimula el sentimiento de bienestar, impulsa la autoestima y ayuda a que la persona desarrolle y mejore sus habilidades sociales. La actividad física, los acontecimientos sociales, los viajes, el aprender nuevas ideas y las oportunidades para interactuar con otras personas mientras se llevan a cabo estas actividades resulta, en conjunto, beneficioso. Como lo es también el desempeño de un trabajo interesante y satisfactorio. En el capítulo 3 describimos con más detalle por qué las interacciones sociales son esenciales para el bienestar mental de los adultos con síndrome de Down.

En nuestro centro, el trabajador social asesora la salud social de cada individuo. Se consigue la información a partir de un listado de preguntas sobre el apoyo de la familia y de los amigos, las oportunidades de entretenimiento y otros sistemas de apoyo, el ambiente laboral o escolar, y demás aspectos de la vida diaria. Responden a este cuestionario tanto las personas con síndrome de Down como su familia. Si es necesario, se pregunta también al equipo de la institución donde vive o al del programa de día, maestros y demás personas que sean importantes en su vida.

Por último, cada miembro del personal de nuestro centro es consciente de su papel para valorar la salud social de cada individuo. A menudo esa persona revelará una porción importante de información durante la parte menos formal de la evaluación. Por ejemplo, en esa fase inicial dedicada «a entrar en calor», el médico pregunta: «¿Qué haces para divertirte?». Esta fase es menos intimidante, da a la persona con síndrome de Down una oportunidad para sentirse más confiada y revela entonces con frecuencia información importante sobre su salud social. Del mismo modo, puede dársela de modo informal a la recepcionista, la enfermera u otras personas. Esta información se comparte con el resto del personal del centro para completar la creciente recogida de datos.

Habilidades del lenguaje expresivo

Otra área que debe evaluarse corresponde a las habilidades del lenguaje expresivo, es decir, su capacidad para comunicar a los demás un mensaje mediante la utilización del habla, los gestos o alguno de los métodos alternativos o aumentativos. La capacidad o incapacidad para expresarse ejerce un notable impacto sobre la promoción de la salud mental y la prevención de la enfermedad mental.

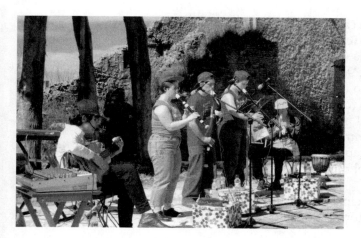

En nuestro centro, realizamos una evaluación básica e informal sobre las habilidades de comunicación. Nos centramos en la articulación, inteligibilidad y capacidades globales de comunicación. Si son necesarios una evaluación o un tratamiento adicionales, enviamos al adulto a un especialista del lenguaje. Hemos comprobado que el 75% de nuestros pacientes son entendidos por sus familiares durante la mayor parte del tiempo, mientras que solo el 28% lo son por personas no familiares. Es evidente que la inteligibilidad es un aspecto importante que debe evaluarse.

Además de comprender las habilidades verbales, es esencial realizar una valoración básica de la capacidad del adulto para expresar sus sentimientos. Es justo esto también lo que preguntamos a los familiares. En nuestra experiencia, la mayoría de las personas con síndrome de Down se muestran abiertas y fiables al expresar sus sentimientos de forma no verbal, aun cuando muchas tienen dificultad para expresarlos verbalmente. Por desgracia, vemos que muchos cuidadores tienen dificultad para interpretar la causa u origen de las expresiones no verbales del individuo.

Cuando la familia o los cuidadores de una persona con síndrome de Down tienen dificultad para comprender las expresiones no verbales, es más probable que la persona tenga un diagnóstico de trastorno mental. En nuestros pacientes *sin* diagnóstico de enfermedad mental, el 78% tenían cuidadores que nos dijeron que podían entender en su mayoría las expresiones no verbales de la persona con síndrome de Down. En los que tenían un diagnóstico de trastorno mental, solo el 26% tenía cuidadores capaces de comprender la mayoría de las expresiones no verbales de sus sentimientos.

A partir de estos datos, no están claros la causa y el efecto. En otras palabras, los datos no prueban que la incapacidad del cuidador para comprender las expresiones no verbales sea la que origine una mayor incidencia de trastorno mental. Y sin embargo creemos que este es el caso. Por tanto, el saber lo bien que una persona con síndrome de Down expresa sus sentimientos es esencial para comprender la salud mental y para evaluar el riesgo de que padezca un trastorno mental. El capítulo 6 analiza más ampliamente de qué manera puede utilizarse esta información para promover la salud mental.

Otras áreas de evaluación

La valoración de la salud mental comprende también las evaluaciones de otras importantes áreas que guardan relación con el funcionamiento social y emocional. Estas áreas son evaluadas mediante preguntas en el examen médico y en la evaluación psicosocial semiestructurada, y de manera más informal hablando con el adulto con síndrome de Down, sus padres y cuidadores. Estas áreas son:

- Memoria (analizada en el cap. 5).
- Elementos de autoestima (cap. 7).
- Soliloquio o habla privada (cap. 8).
- Tendencia a reiterar (cap. 9).
- Rapidez de procesamiento (cap. 4).
- Comprensión del tiempo (cap. 4).
- Capacidad para utilizar el pensamiento abstracto (cap. 4).
- Diferencia y semejanza entre edad cronológica y edad mental (cap. 4).
- Abanico de emociones (cap. 4).
- Temas relacionados con el transcurrir de la vida, como son la adolescencia y tercera edad (cap. 10).
- Factores que pueden precipitar el trastorno mental (cap. 11).
- La evaluación de los trastornos de salud física (sección III).

El diagnóstico de los trastornos de salud mental en los adultos con síndrome de Down

Para valorar los síntomas y trastornos de salud mental en los adolescentes y adultos con síndrome de Down utilizamos la cuarta edición revisada del *Manual diagnóstico y estadístico de los trastornos mentales* (DSM-IV-TR). Sin embargo, tal como ha ocurrido con otros profesionales de la salud mental en el campo de las discapacidades intelectuales, hemos comprobado que los criterios del DSM-IV-TR deben adaptarse para poder utilizarse en las personas con síndrome de Down u otras discapacidades intelectuales (Sovner, 1986). Esto se debe a las dificultades en el lenguaje verbal expresivo y a las dificultades conceptuales que pueden limitar la capacidad de la persona para describir sus síntomas.

Entre nuestros criterios adaptados destaca la importancia de la observación de los cambios más que del informe personal. Por ejemplo, los criterios del DSM-IV-TR para el diagnóstico de depresión mayor incluyen cambios observables de conducta como pueden ser el retraimiento, la pérdida de interés por cosas que antes le interesaban, los cambios en los hábitos de sueño y comida, la pérdida de energía y la aparición de fatiga, etc. Los padres o los cuidadores no tienen dificultad para observar e informar sobre estos cambios.

Sin embargo, los criterios originales del DSM-IV-TR incluyen también síntomas que uno mismo debe describir, como son las expresiones verbales de tristeza o los sentimientos de culpa y de inutilidad. Las personas con síndrome de Down muy raras veces expresan estos síntomas. Si bien estos sentimientos de tristeza y de inutilidad no tienen un corolario conductual, hemos visto que la mayoría de los cuidadores observan con facilidad demostraciones de tristeza en su expresión facial y en el lenguaje corporal (caída de hombros, etc.), así como en nuestros criterios de «pérdida de chispa, vida, vitalidad». Lo que también ayuda en este proceso es que los familiares son a veces observadores muy astutos de quien tiene síndrome de Down. Estamos seguros de que, incluso sin que haya información por parte de la propia persona, los cambios que se observan en la conducta permiten hacer un diagnóstico preciso de los trastornos de salud mental.

Véase el capítulo 12 para un análisis más completo de la evaluación del trastorno mental.

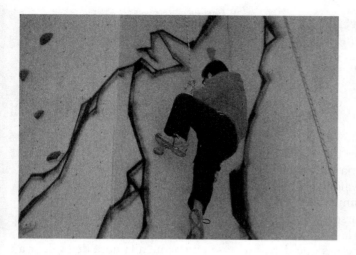

Salud física

La evaluación de la salud mental queda incompleta si no se evalúa también la salud física. En todas las personas existe un alto grado de interacción entre la salud mental y la física. Para las personas con síndrome de Down parece que es mayor todavía, por lo que resulta más necesario valorar y comprender los problemas de salud física.

Estos problemas pueden afectar directamente a la salud mental. Por ejemplo, la depresión puede ser manifestación de hipotiroidismo. Los problemas físicos pueden contribuir indirectamente a la enfermedad mental. Por ejemplo, el dolor prolongado o una enfermedad crónica pueden ocasionar depresión. Estos son aspectos de salud física bien caracterizados en las personas con síndrome de Down o sin él.

Otra razón por la que es importante comprender la interacción entre salud física y mental es que las personas con síndrome de Down con frecuencia tienen dificultades de lenguaje expresivo. Las personas que muestran esta dificultad para expresar sus molestias físicas son más propensas a tener problemas de salud mental o de conducta.

La historia completa y la exploración física forman parte de la evaluación de la salud mental. Además, si existen problemas de salud mental o de conducta suelen ser necesarias otras pruebas; por ejemplo, análisis de sangre, radiografías, electroencefalograma, etc. Con frecuencia, se necesitan más pruebas y análisis en una persona con síndrome de Down que en otra que no lo tiene. Si no es capaz de contar su historia con fidelidad y decirnos los síntomas de su problema físico, será necesario recurrir a pruebas adicionales para descartar cualquier causa física de su problema de conducta. En el capítulo 2 se amplía la información sobre la interacción entre salud física y mental.

RESULTADOS DE LA EVALUACIÓN

Para muchos adultos con síndrome de Down, este será el final de la evaluación. Lo están haciendo bien. Recomendamos que los padres o quien solicitó la evaluación reciban un informe escrito con los resultados y se les dé la oportunidad de analizarlos conjuntamente. Se destacarán las áreas en la que hay puntos fuertes y se indicarán los medios por los que se puede optimizar la salud mental. Muchas veces, los padres o cuidadores se sienten aliviados al saber que una conducta determinada que ha sido analizada resulta habitual en las personas con síndrome de Down y debe contemplarse como una característica y no como trastorno mental. Si hay que dar recomendaciones sobre algún tratamiento, deberán explicarse de forma completa e implementarse, y si es necesario se recomendará consultar con otros especialistas. Si finalmente parece que el adulto con síndrome de Down puede tener una enfermedad mental, se recomendarán más evaluaciones, como se analiza en la sección III.

CONCLUSIÓN

De forma ideal, la evaluación de la salud mental de una persona con síndrome de Down se inicia antes de que surja un problema. Es importante comprender los puntos fuertes y débiles del individuo; valorar su ambiente, incluidos los contactos sociales y el apoyo que recibe por parte de familiares y amigos; y evaluar la conexión que existe entre salud física y mental. Debe utilizarse toda esta información no solo para promover la salud mental sino para entender mejor la propia enfermedad mental y recomendar el tratamiento apropiado. En cuanto a otros temas que deban tenerse en cuenta a la hora de evaluar a una persona con síndrome de Down serán abordados a lo largo de este libro.

Evaluación de la relación entre salud física y salud mental

Como ha quedado expuesto en el capítulo anterior, a la hora de evaluar de forma completa la salud mental de un adulto con síndrome de Down debe considerarse también la evaluación de la salud física para asegurarse de que los problemas en este aspecto no están afectando en modo alguno al bienestar mental. Esto es así independientemente de que se sospeche o no que el adulto con síndrome de Down tiene algún tipo de trastorno mental. El hallazgo temprano de los problemas de salud física puede impedir que se originen problemas de salud mental.

Cuando se evalúa a un adulto con síndrome de Down a causa de cambios en su salud mental o por problemas conductuales, es importante hacer algo más allá de lo estrictamente psiquiátrico. Con frecuencia, vemos que existe una causa física subyacente que está originando o contribuyendo a ese trastorno mental o cambio de conducta. Además, intentar tratar la enfermedad mental o los síntomas conductuales sin prestar atención a los problemas de su salud física solo contribuirá a que haya un fracaso, al menos parcial, en el tratamiento de la enfermedad mental y de los síntomas conductuales.

Por eso es aconsejable realizar una exploración física antes de explorar la salud mental. Y esto es especialmente importante si en su comunidad no existen expertos en salud mental de adultos con síndrome de Down.

A veces observamos que un problema físico es o fue la causa directa de un problema de salud mental, y a veces se convierte en un factor contribuyente. En ambos casos, sin embargo, conforme pasa el tiempo el problema va desarrollando otras «capas», y el tratamiento del problema físico únicamente ya no resulta adecuado. Es necesario abarcar el problema desde todos los aspectos: físico, psicológico y social. Por ejemplo, piense en un adulto con síndrome de Down que desarrolla un problema médico que incluye un estado de ánimo deprimido como síntoma. Una situación frecuente en este caso es que la persona se retraiga y esté menos interesada en participar en actividades, en el trabajo, etc. Y además, su cambio de humor puede ocasionar conflictos interpersonales. Pues bien, para tratar este problema no basta con interesarse por una de estas áreas y descuidar las demás. Es importante evaluar y tratar el problema físico subyacente pero, por lo general, deberán abordarse tanto los aspectos psicológicos y sociales como el aspecto físico del problema.

Sandy es una joven con síndrome de Down que sufre una lesión perinatal del hombro izquierdo, lo que condujo a una utilización reducida de ese brazo. Con el tratamiento, sin embargo, la función del brazo mejoró notablemente. En su primera visita a nuestra clínica de adultos, Sandy mostraba un estado de ánimo deprimido, no deseaba ir al trabajo y había limitado notablemente su interacción social con otras personas que no fueran las de su familia. Al revisar su historial, observamos que justo antes de que se iniciaran estos síntomas, se había resbalado en el hielo y había caído sobre el hombro izquierdo, provocando un mayor trastorno en la función del brazo. En el caso de Sandy, la fisioterapia del hombro fue la parte principal del tratamiento para su manifiesta depresión. Así fue como se recuperó gracias a la fisioterapia, al apoyo emocional de la familia y a una suave reintroducción en su vida social que previamente había sido muy activa.

Algunos pacientes necesitarán una mayor intervención en los aspectos psicológicos y sociales. Otros requerirán medicación para el problema psicológico, además de terapia u otras intervenciones. Sin embargo hemos comprobado repetidas veces que prestar cuidados sin abordar el problema médico subyacente limitará el éxito global del tratamiento.

ÁREAS QUE DEBEN SER EVALUADAS

En la tabla 1 se muestran las pruebas y técnicas que deben realizarse para identificar los problemas físicos que más frecuentemente contribuyen a provocar problemas de salud mental en los adolescentes y jóvenes con síndrome de Down. Las secciones siguientes explican con más detalle por qué es importante descartar estos problemas. Si bien la tabla sugiere las líneas generales para evaluar el estado físico, es importante tener presente que cualquier problema médico puede contribuir a magnificar el problema psicológico. Cualquier alteración física que conduzca a que una persona se sienta peor físicamente probablemente aumentará los síntomas de su estado psicológico.

Dolor

El dolor es un componente de los problemas físicos que pueden afectar a la salud mental. Muchas enfermedades y traumatismos originan dolor. Entre las causas más frecuentes de dolor en las personas con síndrome de Down se encuentran: problemas dentales, reflu-

Enfermedades/Problemas físicos importantes que deben evaluarse

Enfermedad / Problema	Posible impacto sobre la salud mental	Prueba o exploración técnica
Dolor	Depresión, cambios de conducta, agresión, ansiedad	Entrevistar al adulto con síndrome de Down y a su familiar/cuidador Examen físico completo Técnicas adicionales en función de la historia y el examen físico
Trastornos de la audición	Ansiedad, pérdida aparente de habilidades cognitivas, depresión, agitación, agresión	Test de audición (especialista) al menos cada 2 años, o con más frecuencia si se aprecian cambios de audición
Trastornos de la visión	Ansiedad, depresión, pérdida aparente de habilidades cognitivas, agitación	Examen completo de la visión cada 2 años o con más frecuencia si se aprecian cambios de visión
Convulsiones	Agresión, depresión, pérdida aparente de habilidades cognitivas	Electroencefalograma, exploraciones de imagen del cerebro
Subluxación cervical	Pérdida de habilidades (en especial reducción de la deambulación, pérdida de función muscular, incontinencia), ansiedad, agitación, depresión	Examen neurológico completo (como parte de la exploración física) Radiografía cervical lateral en posición de flexión, extensión y neutra Tomografía computarizada y/o resonancia magnética de columna cervical
Problemas del tracto urinario (infecciones, dificultad o incapacidad para vaciar la vejiga)	Desarrollo de incontinencia, agitación, ansiedad	Análisis de orina y posiblemente cultivo Ecografía de vejiga y riñones (antes y después de vaciar la vejiga, para valorar los problemas de vaciamiento)
Artritis	Agitación, depresión, pérdida aparente de habilidades	Exploración física Radiografías
Diabetes	Pérdida aparente de habilidades, incontinencia urinaria, agitación, depresión	Analizar glucemia y demás pruebas si se confirma la diabetes
Molestias dentales	Agitación, reducción de la ingesta de alimento, depresión, conducta agresiva	Exploración dental completa, radiografía dental en caso necesario
Hipotiroidismo	Depresión, pérdida de habilidades cognitivas, cambios de apetito	Análisis sanguíneos de T3, T4, TSH (se recomienda analizar anualmente la TSH y, si esta es anormal, la T3 y T4)
Hipertiroidismo	Ansiedad, hiperactividad, depresión, pérdida de habilidades cognitivas	Análisis sanguíneos de TSH, T3 y T4

Enfermedades/Problemas físicos importantes que deben evaluarse *(cont.)*

Enfermedad / Problema	Posible impacto sobre la salud mental	Prueba o exploración técnica
Apnea del sueño y otros problemas del sueño	Depresión, pérdida de habilidades cognitivas, agitación, psicosis	Observar el sueño y realizar una gráfica del período de sueño. Si parece oportuno, hacer un estudio formal del sueño en laboratorio especializado
Problemas gastrointestinales	Pérdida de apetito, depresión, agitación, ansiedad	Análisis de sangre en heces Pruebas sanguíneas de anemia, enfermedad celíaca, enfermedad hepática y de vesícula biliar Radiografías, ecografías, tomografía computarizada y endoscopia en función de la historia, exploración física y otros análisis
Reacciones adversas medicamentosas	Puede contribuir a cualquier modificación psicológica y conductual	Hacer una buena historia para relacionar los síntomas con la medicación Recurrir a la prueba de retirar la medicación

jo gastroesofágico, problemas de micción (en especial la dificultad para vaciar la vejiga), infecciones de oído, molestias gastrointestinales secundarias a la enfermedad celíaca o al estreñimiento, y artritis o subluxación de articulaciones (especialmente de la columna vertebral). El dolor puede ser causado por la tensión emocional, pero aquí nos centramos en el dolor causado por problemas de salud física y traumatismos.

Con frecuencia nos preguntan: «¿Tiene una persona con síndrome de Down una menor capacidad para percibir el dolor (un aumento de la tolerancia al dolor), o una menor capacidad para comunicarlo de modo que podamos pensar que no está experimentando dolor?». Parece que la respuesta es: «Las dos cosas». Las familias nos cuentan con frecuencia que su hijo (o hermano) tiene una mayor tolerancia al dolor: «Nunca se queja. Incluso cuando se rompió el brazo, se quejó muy poco».

Un estudio realizado en ratones ofrece una demostración que apoya estas observaciones. Existe un «modelo de ratón» para el síndrome de Down. Los ratones con trisomía 16 parcial (una parte extra de su cromosoma 16) muestran características de salud que son similares a las de las personas con trisomía 21 (síndrome de Down). En un estudio se comparó la respuesta al dolor de los ratones con esta trisomía parcial (ratones Ts65Dn) con la respuesta de ratones con el número normal de cromosomas (los propios del ratón: 40). Los ratones con trisomía parcial (Ts65Dn) mostraron una reducción significativa en la respuesta a estímulos dolorosos. La conclusión de los autores fue que los ratones con trisomía parcial 16 tenían reducida su capacidad para percibir el dolor (aumento de la tolerancia al dolor) (Martínez-Cué y cols., 1999).

Aunque se pueda pensar que el tener menor capacidad para percibir el dolor tiene sus ventajas, también tiene algunos inconvenientes importantes. El aumento de tolerancia al dolor reduce el impulso de la persona a retirarse de una situación dolorosa y de evitar que continúe el contacto con los estímulos dolorosos. Reduce también el impulso de buscar ayuda o tratamiento para el dolor. Hemos tenido pacientes cuya única queja era la de que se sentían «como si se marearan» y su cifra de hemoglobina en sangre era de 4 o 5 (un tercio de lo normal) debido a una úlcera hemorrágica de estómago. La situación se convirtió en amenazadora para su vida porque su aumento de tolerancia al dolor le privó de pedir ayuda a tiempo para su enfermedad.

A veces es evidente que las personas con síndrome de Down perciben el dolor pero su capacidad o su deseo de comunicarlo está disminuido. Algunos pacientes se resisten a comunicarlo porque saben, por experiencias previas, que si lo cuentan van a tener que pasar por exploraciones y análisis que consideran molestos o desagradables. Otros lo comunican pero de manera que resulta difícil entenderlos. Sobre todo, cuando alguien tiene limitadas sus habilidades de comunicación, puede informar sobre su dolor a través de su conducta. Por ejemplo:

> Cuando empezamos a evaluar a Patrick por su depresión, uno de sus síntomas era el de golpear su cabeza de forma repetida. La tomografía computarizada (TC) de su cabeza demostró la presencia de una sinusitis crónica en la zona donde se golpeaba. Los síntomas depresivos mejoraron con la medicación antidepresiva, pero los síntomas de golpear la cabeza no mejoraron hasta que se trató la infección. El dolor que experimentaba contribuía a sus síntomas y fue necesario tratar ambos aspectos, el físico y el mental, para alcanzar el objetivo de mejorar su situación.

El dolor puede también ejercer cierto efecto si persiste y la persona es incapaz de comunicarlo. El dolor crónico lleva a la depresión, a la agitación de la conducta y a exacerbar otros problemas de salud mental. Existe un alto grado de interacción mutua entre el dolor crónico y la depresión, de modo que el uno contribuye al otro o lo exacerba. De ahí que abordar ambos aspectos sea una decisión importante para tratar los dos.

Claves para reconocer episodios dolorosos

Observar signos sutiles

Un rictus, una indicación o señal, una frase dicha de modo diferente, el sudor sin razón aparente, cambio de apetito, colocar una extremidad de forma diferente: son signos que se pueden advertir. Probablemente hay más que usted también ha notado.

Observar cambios de conducta

A menudo el dolor se expresa en forma de cambios de conducta, sobre todo si la persona con síndrome de Down tiene problemas de comunicación verbal y no verbal. Estos cambios pueden ser: menor actividad o mayor actividad, llamar más la atención o llamarla menos, apariencia triste, enfado, inestabilidad emocional (con cambios bruscos y frecuentes en sus emociones), menor demostración de emociones y muchos otros. Es importante considerar cualquier cambio conductual como un medio de comunicación de un posible problema físico subyacente.

Considerar la posibilidad de que esté aumentada la tolerancia al dolor

Recuerde que las personas con síndrome de Down pueden tener disminuida la capacidad de percibir el dolor. No descuide a quien tiene algo de lo que parece que se queja solo un poco. Si ese dolor persiste más de lo esperado o muestra otros síntomas que sugieren algo más grave (aunque se queje poco), puede ser el momento de recurrir a una evaluación más completa.

Visión

Las alteraciones de la visión también afectan a la salud mental. Perder visión es un problema alarmante para cualquiera, pero si está disminuida la capacidad para comprender ese declive, resulta aún más amenazante. Además, la mayoría de la gente en la que la visión se va perdiendo tratará de compensarla recurriendo a su inteligencia y aumentando la utilización de sus otros sentidos. Pero cuando hay una discapacidad intelectual hay menos recursos de los que echar mano. Y como después se explicará, en las personas con síndrome de Down los problemas de audición son más frecuentes. Para colmo, como se acaba de explicar, parece que la sensación de dolor está reducida, o sea, tienen menos posibilidad de compensar con los otros sentidos. Por eso la pérdida de visión puede resultar tan traumática para una persona con síndrome de Down.

Los adultos tienen los problemas habituales de visión: miopía, hipermetropía, astigmatismo y glaucoma. Hay otros problemas que son más frecuentes: las cataratas en los adultos con síndrome de Down aparecen a edades más jóvenes. Muchos tienen estrabismo desde la niñez, lo que puede perturbar la percepción de perspectiva, alteración que algunos muestran incluso sin estrabismo. La alteración de la percepción de la perspectiva desempeña un papel en los temas de salud mental porque quienes la presentan pueden tener más problemas para cruzar de una superficie a otra o andar en lugares donde existen niveles diferentes. Por ejemplo, hemos oído frecuentemente que cuando las personas con síndrome de Down están deprimidas y se sienten más temerosas, tienen miedo a utilizar ascensores o andar por el segundo piso de un centro comercial donde existe un cristal a traves del cual se puede ver el piso inferior.

Claramente, a la hora de evaluar un cambio en el estado de ánimo, o ansiedad, o una pérdida aparente de capacidades cognitivas u otros cambios, es importante considerar la presencia de posibles alteraciones en la visión. La pérdida de visión puede ser causa de miedo y confusión.

Sara, de treinta y tantos años, desarrolló una pérdida de visión progresiva e irreversible. Se volvió agresiva y desarrolló conductas repetitivas en forma de trastorno obsesivo-compulsivo. Desarrolló también un sentido de defensa táctil (temía ser tocada). El tratamiento consistió en medicamentos para mejorar su agresividad y sus síntomas compulsivos y en conseguir la ayuda de expertos en la atención de personas con ceguera para que le asesoraran sobre el modo de hacerse con el ambiente y reducir el miedo que estaba experimentando. También recibió una «terapia de desensibilización» ofrecida por un terapeuta ocupacional, para reducir ese sentido de defensa táctil. Además, el personal de la vivienda ideó un sistema para avisarla con anticipación antes de tocarla o de pedirle que siguiera con otra tarea o actividad. El disminuir las transiciones bruscas e inesperadas hacia otras actividades consiguió hacerle una vida menos temerosa.

Audición

La pérdida progresiva de audición supone también una situación emocionalmente difícil ya que tiene un profundo impacto sobre la posibilidad de comunicación con los demás. Y además, cuando vamos perdiendo oído nos vemos privados de un estupendo sistema de aviso que nos deja saber si alguien o algo se nos aproxima o está cerca de nosotros. Si no oímos la llegada de la gente, su brusca e inesperada presencia nos puede provocar ansiedad. La interacción con el mundo se nos hace más azarosa en estas circunstancias. Además, nos perdemos cantidad de circunstancias agradables de cuya existencia muchas veces solo nos podemos dar cuenta si oímos bien. Por último, y como hemos hecho notar en el caso de la visión, la persona con síndrome de Down dispone probablemente de menor capacidad para compensar esta pérdida.

La pérdida de la audición de sonidos de alta frecuencia (sonidos de tono alto) es más frecuente en los adultos con síndrome de Down, y puede ocurrir en personas que anteriormente oían bien. Un aspecto de esta pérdida es la menor capacidad para distinguir los sonidos de algunas consonantes, con lo que les resulta más difícil discriminar lo que se les dice, y entonces un adulto puede parecer a veces que oye lo que se dice pero hacer algo distinto de lo que se le pide. Oye los sonidos pero no entiende las palabras. Por consiguiente, lo que puede parecer como una conducta de desafío o de rechazo, o un declive en su capacidad intelectual, se trata en realidad de una disminución en su audición. De ahí que la evaluación de la audición y el uso de prótesis auditivas formen parte importante del tratamiento de los problemas de salud mental y de conducta.

Muchos niños con síndrome de Down padecen infecciones recurrentes del oído medio y pérdida temporal de la audición debido al líquido que se acumula en el oído medio. Puede producirse también en los adultos aunque es menos frecuente que en los niños. Pero cuando ocurra, será también causa de pérdida temporal de audición, con el problema correspondiente.

La acumulación de cerumen (impactación de cera) en el canal auditivo externo es más frecuente en las personas con síndrome de Down. El correspondiente lavado de este cerumen puede no verse de ordinario como una parte del tratamiento de problemas psicológicos y conductuales, pero si el cerumen está contribuyendo a reducir la comunicación, puede ser una pieza importante del tratamiento. A veces, puede ser una causa tan simple como esta la que origina pérdida de audición y hacer que la persona con síndrome de Down sufra malentendidos y frustración. Hemos visto que a veces esta situación puede llegar a convertirse en un problema notable de conducta porque, tal como lo hemos descrito en otras áreas, la mala comunicación es causa de importantes problemas psicosociales.

Convulsiones

Los trastornos convulsivos son más frecuentes en las personas con síndrome de Down. El momento en que se inician estos trastornos muestra dos picos a lo largo de la vida de estas personas: el primero ocurre dentro de los dos primeros años de vida y el segundo en la edad adulta. A veces las convulsiones que empiezan en la adultez van asociadas a la enfermedad de Alzheimer.

Especialmente si las convulsiones están mal controladas, provocan un sentimiento de escasa salud, episodios de confusión, lesiones recurrentes y un sentimiento de miedo y frustración. El miedo llega a ser emocionalmente paralizante y puede hacer que la persona limite sus actividades. Para algunas personas, la impredicibilidad e irregularidad con que aparecen las convulsiones pueden convertirse en auténticos agentes psicológicos estresantes.

Además, las convulsiones no diagnosticadas se confunden a veces con problemas psicológicos. En tal caso, buscar otros síntomas o pistas durante uno de estos «episodios conductuales» ayuda a dirigir la evaluación. Diversos síntomas son sugestivos de crisis convulsivas, como por ejemplo los movimientos anormales de las extremidades o de los ojos, la pérdida temporal del control del cuerpo o de la conciencia, el período de fatiga o de confusión que sobreviene después de un episodio. Algunas familias han proporcionado información muy útil grabando un vídeo del episodio. Siempre que se sospeche la existencia de crisis convulsiva, deberá hacerse un examen neurológico riguroso que incluya un electroencefalograma, estudios de neuroimagen y consulta al neurólogo.

Subluxación cervical

La inestabilidad atloaxoidea, es decir, el deslizamiento de la primera vértebra en el cuello (el atlas) sobre la segunda (el axis), es más frecuente en el síndrome de Down. En el cuello hay siete vértebras, y este deslizamiento (subluxación cervical) puede darse entre cualquiera de ellas. Eso causa molestias. Cuando este deslizamiento es lo suficientemente grande, las vértebras ejercen presión sobre la médula espinal y ocasionan trastornos neurológicos, debilidad de brazos, piernas o ambos, incontinencia intestinal o vesical, trastornos de la marcha (deambulación). El médico apreciará también una exaltación de reflejos musculares en respuesta al estímulo con el martillo de reflejos. Por último, a menudo existe un importante componente emocional porque el miedo a esas molestias y a los cambios que pueden producir en el sistema nervioso puede llegar a vivirse de forma muy molesta.

Una persona con síndrome de Down puede desarrollar subluxación cervical en cualquier momento de su vida. Hemos visto unos cuantos pacientes que no mostraron este problema en sus primeros años y lo desarrollaron al llegar a la adolescencia o a la adultez. Un trauma importante en el cuello, como puede ser una fractura, podría ocasionar este problema. Sin embargo, en la mayoría de las ocasiones, la subluxación parece estar relacionada con el envejecimiento y la degeneración articular. Parece que la osteoartritis se da en las personas con síndrome de Down a una edad más joven, y una de las localizaciones donde puede resultar un problema particular es en la columna cervical. Es importante que el médico pregunte de forma regular sobre los síntomas relacionados con este tipo de subluxación cervical y que realice la exploración neurológica que analice la fuerza muscular y las respuestas reflejas.

Un hombre joven vino a nuestro centro de adultos con un deterioro global de sus habilidades cognitivas, así como con incontinencia intestinal y urinaria y marcha inestable. Estos son algunos de los síntomas propios de la enfermedad de Alzheimer, por lo que su familia estaba preocupada por si empezaba a desarrollarla. En nuestra evaluación vimos que estaba deprimido y tenía exaltación de reflejos. La radiografía mostró la subluxación o deslizamiento de la tercera vértebra cervical sobre la cuarta. Los medicamentos antidepresivos mejoraron claramente su estado de ánimo y le permitieron recuperar sus anteriores capacidades cognitivas. Fue también sometido a cirugía para estabilizar el cuello y eliminar la presión de las vértebras sobre la médula espinal. Con la ayuda de la fisioterapia, asesoramiento de apoyo y medicación antidepresiva, recuperó su anterior nivel de funcionamiento y de actividad diaria.

Artritis

Uno de los problemas médicos que se ven con más frecuencia en el síndrome de Down y a una edad más joven que en el resto de la población es la osteoartritis (la artritis va asociada generalmente al envejecimiento). Las articulaciones degeneran, producen molestias y con el tiempo se hacen menos movibles y funcionales. Todo ello provoca una especie de enlentecimiento físico. En relación con el componente doloroso de esta enfermedad, véase lo descrito anteriormente. La artritis se evaluará en función de la molestia articular y los cambios en la movilidad. La exploración física considerará la evaluación de la estructura articular, los signos de inflamación y la movilidad articular. Pueden ser necesarios los análisis radiográficos.

La historia de Jean ilustra los temas de envejecimiento y osteoartritis. Cuando tenía 46 años fue traída al centro para que evaluáramos sus «problemas de conducta». El problema se iniciaba cuando entraba en el centro de su taller ocupacional, se paraba y orinaba en el suelo. El personal del taller se exasperaba: «Está desafiando porque no le gusta el trabajo». Descubrimos que realmente Jean estaba haciendo un buen trabajo la mayor parte del tiempo. Se sentaba en su sitio y tenía un buen nivel de producción. Sin embargo, «se ausentaba frecuentemente de su puesto durante períodos prolongados de tiempo».
En nuestra evaluación vimos que, con la edad, se había producido una reducción de la capacidad de la vejiga, por lo que tenía que orinar más

frecuentemente. Además, tenía artritis progresiva por lo que andaba más lentamente y con mayor cuidado. Por desgracia, el taller estaba en un edificio con una superficie igual a la mitad de un campo de fútbol y su puesto de trabajo estaba justo en la otra punta de donde se encontraba el cuarto de baño. Sus frecuentes ausencias de su puesto de trabajo se debían a la frecuencia con que tenía que ir a orinar, y su conducta «desafiante» se debía a su imposibilidad de llegar a tiempo al baño. Esa lentitud en el andar debido a su artritis, la distancia al baño y su menor capacidad para retener la orina contribuían a hacer imposible que llegara al baño a tiempo. El tratamiento de Jean consistió en colocar su puesto más próximo al cuarto de baño, tratar con medicamentos el dolor y la inmovilidad de su artritis, evaluar y tratar la situación de la vejiga, y ofrecerle apoyo emocional para sobrellevar los cambios que estaba sufriendo. Pero no fue necesaria ninguna medicación psiquiátrica ni otro tratamiento conductual.

Problemas del tracto urinario y de la vejiga

También los problemas de vejiga ocasionan trastornos emocionales. La disminución del tono muscular de la vejiga, que parece ser más frecuente en las personas con síndrome de Down, origina retención de orina y dificultad para su vaciamiento. La vejiga grande y estirada causa, a su vez, molestia y desbordamiento, lo que lleva a la incontinencia. Algunos de nuestros pacientes han desarrollado conducta agitada como respuesta a estas molestias. A menudo, la agitación se trata con fármacos antidepresivos o antipsicóticos, muchos de los cuales provocan efectos secundarios consistentes en relajar la vejiga urinaria todavía más y en reducir más la capacidad de contraerla para vaciarla. Lo que significa más agitación en la conducta.

El vaciamiento incompleto de la vejiga puede ocasionar también aumento de las infecciones urinarias, que de nuevo resultan molestas y provocan cambios de conducta. Cuando se vea un cambio en la conducta, y en particular si se acompaña de cambios en la función urinaria, recomendamos hacer un análisis de orina. Puede recomendarse también la ecografía de la vejiga, realizada antes y después de orinar, para valorar si la persona la vacía de forma normal.

Diabetes mellitus

La diabetes mellitus tipo 2 es más frecuente en las personas con síndrome de Down. Es llamada también diabetes del adulto o diabetes no dependiente de insulina. La mayor tasa de obesidad en las personas con síndrome de Down explica en parte el aumento de esta forma de diabetes. Los síntomas consisten en polidipsia (beben más cantidad de agua), poliuria (orinan más frecuentemente), polifagia (comen más), pérdida de peso y fatiga.

El comienzo de la diabetes puede ser sutil, sobre todo para quien tiene menor capacidad de percibir o informar sobre los cambios que experimenta. Además, el sentirse mal puede contribuir a que aparezcan cambios de conducta o depresión del estado de ánimo. También puede aparecer incontinencia urinaria por la mayor frecuencia de micciones y esto puede malinterpretarse como un tema de conducta. Lo mismo ocurre con la mayor necesidad de beber líquidos o de comer más alimentos si la diabetes no se trata.

Pero es que, además, incluso hecho el diagnóstico, pueden verse cambios de conducta si la glucemia sube o baja demasiado. Se prestará mayor atención a los descensos del azúcar en sangre porque los valores muy bajos pueden ocasionar importantes cambios de conducta y, lo que es más importante, pueden originar problemas que amenacen la vida de la persona.

Actualmente no hay razones para recomendar el análisis periódico de la glucemia a todas las personas con síndrome de Down. Pero si vemos en el adulto un cambio de conducta o el comienzo de nuevos síntomas psicológicos, está indicado analizar la glucemia. Incluso si es normal, algunos fármacos indicados para problemas psiquiátricos puede aumentar la glucemia, por lo que se recomienda controlar esta última antes de prescribirlos.

Problemas dentales

Muchos adultos con síndrome de Down tienen importantes caídas de dientes. Se debe en parte al mal cepillado y limpieza de los dientes, y en parte a la mala alineación de la dentadura (algo más frecuente en las personas con síndrome de Down). También puede haber factores genéticos. Además son también más frecuentes las lesiones de encías (periodontitis). Como consecuencia de todo ello, puede haber dolor, inestabilidad dental, dificultad para masticar y otros problemas. En respuesta al dolor dental es frecuente que aparezca conducta agitada, por lo que es muy importante toda la acción preventiva propia de la higiene dental. Cuando pueda haber dudas sobre la contribución de los problemas dentales a los cambios emocionales o de conducta, es obligado hacer una buena exploración.

Hipotiroidismo e hipertiroidismo

Cuando la glándula tiroidea no produce la cantidad adecuada de hormona tiroidea, la situación resultante se llama hipotiroidismo (tiroides hipoactivo). Casi el 40% de las personas con síndrome de Down que visitan nuestro centro de adultos tiene hipotiroidismo. Algunos lo desarrollaron cuando eran niños pero muchos no lo hicieron hasta llegar a la adolescencia o la vida adulta. El hipotiroidismo causa numerosos síntomas físicos como estreñimiento, sequedad de piel y debilidad corporal. Y al analizar los temas de salud mental, es obligado señalar que el hipotiroidismo produce también letargia, depresión e incluso declive en habilidades o demencia. Los síntomas pueden ser muy sutiles; por eso, por la frecuencia del problema y la escasa intensidad con que a veces aparecen los síntomas, se recomienda hacer anualmente un análisis de sangre a todas las personas con síndrome de Down (Cohen, 1999).

A menudo el tratamiento del hipotiroidismo no significa que con ello se solucione todo el problema conductual, pero forma parte necesaria de la intervención. Sin tratar el hipotiroidismo (si lo hay) no suele ser posible por lo general mejorar por completo el problema de salud mental. Puede ser necesario abordar también el tratamiento del problema psicológico. Por ejemplo, a veces una persona deprimida a la que se descubre hipotiroidismo responderá al tratamiento de este sin necesitar más medicación. Pero en ocasiones, además de tratar el hipotiroidismo necesitará el complemento de un antidepresivo. Además, incluso si alguien responde bien a la medicación tiroidea en monoterapia, puede haber recaída de los síntomas si la dosis no está bien ajustada, de ahí la necesidad de hacer análisis de forma regular para confirmar que está tomando la dosis adecuada de hormona tiroidea.

El hipertiroidismo (tiroides hiperactivo) también es más frecuente en las personas con síndrome de Down aunque de ningún modo tanto como el hipotiroidismo. El hipertiroidismo puede originar pérdida de peso, hiperactividad, ansiedad, fatiga y otras alteraciones de la personalidad. Los análisis sanguíneos de la función tiroidea son, pues, una parte importante de cualquier evaluación de los cambios emocionales y conductuales.

Problemas gastrointestinales

Es fácil que los problemas gastrointestinales pasen desapercibidos ya que la mayoría de los síntomas necesitan ser explicados por la persona que los tiene. Estos problemas pueden ocasionar importantes molestias sin que se aprecien signos o datos externos. La úlcera péptica, el reflujo gastroesofágico, el estreñimiento y demás problemas pueden provocar molestias que un adulto con síndrome de Down expresará en forma de cambios en su conducta si no es capaz de verbalizar su malestar.

Durante la exploración física, el médico debe preguntar sobre los síntomas gastrointestinales como son la diarrea, el estreñimiento y la acidez (estando seguros de que el paciente entiende la terminología). Si no es capaz de describir claramente los síntomas, a veces es necesario tratarle y ver cómo responde; la razón estriba en que realizar pruebas diagnósticas para descubrir posibles problemas gastrointestinales subyacentes puede ser más arriesgado que tratar la situación durante un breve período de tiempo. Por ejemplo, si se sospecha que determinadas molestias preceden a un determinado cambio de conducta, y existe una historia sugerente de reflujo gastrointestinal, el tratamiento con fármacos que reducen la secreción ácida en el estómago puede resultar un tratamiento complementario adecuado para los cambios observados en la conducta; y se puede probar inicialmente este tratamiento en lugar de llegar a un diagnóstico definitivo mediante endoscopia del estómago. Esta prueba puede resultar particularmente difícil para algunas personas con síndrome de Down porque no la toleran bien.

A la hora de evaluar la conducta agitada de un joven con escasa habilidad verbal, una de las piezas que obtuvimos en su historial fue que estaba «abanicando su tórax» como tratando de enfriarlo. Parte del éxito en el tratamiento consistió en darle ranitidina, un fármaco que reduce la acidez gástrica y mejoró su aparente ardor de estómago.

Enfermedad celíaca

La enfermedad celíaca es un enfermedad gastrointestinal que es más frecuente en las personas con síndrome de Down. En esta enfermedad, existe sensibilidad al gluten (una proteína del trigo, la cebada y el arroz). En las personas con enfermedad celíaca, la inflamación de la pared del intestino delgado provoca destrucción de las vellosidades, unas pequeñas proyecciones que se dirigen hacia la luz del tubo intestinal y sirven para absorber los alimentos. Eso origina una reducción en la capacidad de absorber alimentos, vitaminas y minerales. Puede ir acompañada de diarrea, poco aumento de peso, comer demasiado y fatiga. Algunos tienen estreñimiento en lugar de diarrea, probablemente como consecuencia de los movimientos del intestino grueso secundarios a la comida no digerida. Mucha gente con enfermedad celíaca no tratada no se siente bien, y eso lleva a la irritabilidad y contribuye a que aparezcan diversos problemas conductuales, emocionales y psicológicos.

La enfermedad celíaca puede empezar a cualquier edad, de modo que incluso cuando una persona con síndrome de Down ha sido ya examinada por enfermedad celíaca en épocas anteriores de su vida, vale la pena repetir el análisis. Como prueba inicial se realiza un análisis de sangre: anticuerpos antitransglutaminasa (o anticuerpo antiendomisio), IgG e IgA antigliadina. Si estos análisis sugieren enfermedad celíaca, debe confirmarse el diagnóstico mediante biopsia del intestino delgado que exige la realización de una endoscopia. Algunas familias prefieren eliminar de la dieta los alimentos que contienen gluten si los análisis de sangre han resultado positivos, para evitar la endoscopia. Pero solo se llega a un diagnóstico seguro mediante la biopsia.

El tratamiento de la enfermedad celíaca exige la eliminación del gluten en la dieta. Si a alguien que se sabe que tiene enfermedad celíaca se le notan cambios de humor o aumento de irritabilidad, es posible que se haya desviado de la dieta sin gluten.

Deficiencia de vitamina B$_{12}$. Parece que la deficiencia de vitamina B$_{12}$ es más frecuente en las personas con síndrome de Down. En parte puede deberse a la enfermedad celíaca. Puede originar diversos síntomas psicológicos y neurológicos, como son el escaso apetito, hormigueos, problemas de equilibrio, confusión, pérdida de memoria y demencia. Como ya se ha descrito en el caso de otros problemas de salud física, el corregir la deficiencia de vitamina B$_{12}$ puede que no resuelva todo el problema psicológico. Sin embargo, si no se optimiza la salud física y se resuelve el déficit de vitamina B$_{12}$, será menos posible que la recuperación sea completa. En el momento actual no existe una recomendación expresa de analizar de forma rutinaria a las personas con síndrome de Down en busca de déficit de vitamina B$_{12}$, pero nosotros lo recomendamos en caso de apreciar cambios neurológicos o psicológicos.

Problemas menstruales

También las molestias relacionadas con la menstruación provocan importantes cambios emocionales. La mayoría de nuestras pacientes manejan su ciclo menstrual adecuadamente. Si se les ha enseñado a cuidar su higiene, se les ha explicado que forma parte de su función corporal normal y se les da el apoyo necesario, la menstruación se convierte en una de sus prácticas rutinarias. Pero para otras sigue siendo un problema que les puede provocar problemas de conducta. Cuando una mujer con síndrome de Down sufre problemas menstruales hay que preguntarse en primer lugar si tiene síndrome premenstrual o dismenorrea (episodios dolorosos).

El síndrome premenstrual o el trastorno disfórico premenstrual (cuando los síntomas predominantes son emocionales) pueden resultar muy molestos. Los síntomas consisten en estado de ánimo depresivo, irritabilidad, dificultad para concentrarse, fatiga, hinchazón, hipersensibilidad mamaria, dolor de cabeza y trastornos del sueño. Recomendamos hacer un gráfico de los síntomas y del ciclo menstrual para comprobar si los síntomas corresponden a la fase premenstrual (unos 7 a 10 días antes de la menstruación) y no aparecen en el resto del ciclo. Como tratamiento se recomienda ejercicio físico, alimentación regular y equilibrada, evitar el tabaco, regular el sueño, utilizar técnicas de reducción del estrés y asesoramiento de apoyo. Puede beneficiar también reducir la sal, la cafeína y la grasa en la dieta, con comidas frecuentes pero pequeñas de hidratos de carbono complejos. Se ha utilizado también la vitamina B_6, el calcio y la vitamina E. Cuando los síntomas son muy intensos se recomiendan antidepresivos, anticonceptivos orales o ambos.

Si el período en sí es doloroso (dismenorrea), resultan muy beneficiosos los antiinflamatorios no esteroideos del tipo del ibuprofeno u otros derivados que bloquean una vía bioquímica responsable de la producción de una sustancia que es la causante del dolor. El paracetamol alivia el dolor, pero no llega a bloquear esa vía bioquímica, y quizá por ello no resulta útil en muchas mujeres. Puesto que los episodios dolorosos pueden contribuir a la producción de alteraciones de la conducta durante esa fase del ciclo, el tratamiento de la dismenorrea puede convertirse en una pieza importante en el tratamiento de los cambios conductuales. Algunas mujeres mejoran también de forma importante con las píldoras anticonceptivas.

Medicamentos

Los fármacos pueden ser también fuente de problemas. Los efectos secundarios pueden ser de carácter psicológico, crear una sensación de malestar que a su vez es origen de alteraciones psicológicas, o producir dolor u otros trastornos que terminan por inducir alteraciones psicológicas o conductuales. Una evaluación completa de la medicación significa revisar cuándo empezaron los síntomas en relación con el inicio de la medicación, cambiar las dosis o añadir otros medicamentos o productos naturales. Estos son aspectos importantes que ayudan a determinar si la medicación está contribuyendo a mantener o crear los problemas.

Trastornos del sueño

El sueño inadecuado, en especial si se trata de un problema crónico, ejerce un efecto profundo sobre la capacidad de la persona para funcionar en sus actividades diarias. Puede provocar irritabilidad, problemas para controlar las emociones, pérdida de concentración, problemas de atención y una aparente pérdida de las habilidades cognitivas. Hemos visto aparecer claramente todas estas dificultades en nuestros pacientes con problemas del sueño.

Las dificultades para dormir son muy frecuentes en las personas con síndrome de Down, y distinguimos:

- La apnea del sueño.
- La hipopnea.
- Dificultades en relación con los hábitos o ambiente del sueño.
- El sueño intranquilo y fragmentado.

APNEA DEL SUEÑO

La apnea del sueño es un grave problema de salud que se da con mucha mayor frecuencia en las personas con síndrome de Down de cualquier edad. Si no se trata puede terminar por lesionar el corazón y el pulmón, así como contribuir a problemas psicológicos y conductuales.

Para comprender lo que es la apnea del sueño es conveniente conocer lo que es el sueño normal. El sueño normal y sin interrupciones consta de un patrón cíclico en el que se alterna el sueño con movimientos rápidos de los ojos (fase REM, de *rapid eyes movement*) con el sueño en el que no hay esos movimientos rápidos de los ojos (no REM). El sueño REM es llamado también el sueño en el que aparecen los sueños y durante él se observan mucho cambios fisiológicos. Por ejemplo, disminuye la actividad muscular de las mandíbulas, hay relajación muscular generalizada y respiración irregular. Por consiguiente, al comenzar el sueño normal, la faringe (una vía aérea) se estrecha a causa de la relajación muscular, ocasionando mayor resistencia al movimiento del aire a lo largo de esa vía aérea. Durante el sueño normal esto hace que disminuya el movimiento del aire y aumente ligeramente el dióxido de carbono en el organismo.

La apnea del sueño se define como el cese completo de la respiración durante el sueño, sea cual fuere su causa, lo que origina la reducción de oxígeno en sangre y el aumento de dióxido de carbono (superior al que aparece durante el sueño normal). Las pausas de la respiración duran por lo general diez o veinte segundos, pero pueden durar hasta dos minutos. En los casos graves, puede haber más de 500 episodios de apnea del sueño en una noche. En las personas con síndrome de Down, la apnea se debe por lo común a la obstrucción de las vías respiratorias. El esfuerzo respiratorio prosigue, pero la obstrucción impide que el aire entre y salga de los pulmones. En los niños con síndrome de Down, la obstrucción está causada frecuentemente por las amígdalas grandes, las adenoides, la lengua hipotónica, la estrechez de las vías respiratorias o el bajo tono muscular de la boca y la faringe. En los adolescentes y adultos, la obesidad es la causa más frecuente por lo que, si el aumento de peso es un problema, esto puede dar ya una pista para pensar que puede haber apnea del sueño.

De forma característica, una larga historia de ronquidos combinados con sueño intranquilo, el exceso de somnolencia durante el día y dolor de cabeza durante las primeras horas de la mañana sugieren la presencia de apnea del sueño. Puede haber también dificultad para concentrarse, depresión, irritabilidad y cambios de personalidad. Incluso hemos observado conducta psicótica que mejoró al tratar la apnea del sueño. Durante la obstrucción, la persona puede aspirar secreciones en los pulmones, lo que produce tos o un agravamiento de los síntomas asmáticos. La dificultad para respirar y la fatiga aumentan conforme progresa la enfermedad. La apnea del sueño contribuye también al amento del reflujo gastroesofágico (ardor de estómago).

Debido a la alta incidencia de apnea del sueño en la población con síndrome de Down, toda historia clínica y exploración física debe incluir siempre preguntas dirigidas a determinar si puede haber presencia de apnea. El médico debe preguntar si ronca mucho, si el sueño es intranquilo, si hay somnolencia durante el día, si se despierta durante la noche, si los labios se ponen azules durante el sueño y los demás síntomas de apnea. Los padres u otros cuidadores pueden incluso grabar vídeos de cómo duerme la persona y llevarlos a la consulta si sospechan apnea. Si hay sospecha de apnea, el médico solicitará una consulta de estudio del sueño en una clínica u hospital en donde se estudien los trastornos del sueño. El estudio del sueño o polisomnografía consiste en colocar electrodos y otros sensores en el cuerpo para medir el esfuerzo de la respiración, el paso del aire por las vías respiratorias, las ondas cerebrales, el contenido de oxígeno en la sangre y la relajación muscular durante el sueño. Esta prueba requiere pasar una noche en un laboratorio de sueño pero a veces se puede hacer en el domicilio.

Si se diagnostica apnea del sueño, su tratamiento depende de la gravedad de la enfermedad:

- Atar un calcetín con una pelota de tenis dentro en la parte superior y posterior del pijama para impedir que la persona duerma de espaldas (si la apnea del sueño aparece solo cuando la persona duerme boca arriba).
- Usar aparatos que ejercen presión positiva sobre la vía respiratoria de forma continua (CPAP) o bifásica (BIPAP) con el fin de mantenerla abierta a lo largo del ciclo respiratorio (exige que la persona duerma con una máscara en la boca o en la nariz).
- Cirugía para suprimir los obstáculos y ampliar las vías respiratorias y traqueotomía.

Jim, de 34 años, estaba sufriendo soliloquios, paranoia, agitación, conducta agresiva y deterioro de sus habilidades. Durante una de las evaluaciones en nuestro centro vimos también que se dormía durante el trabajo, roncaba fuertemente y emitía fuertes resoplidos que parecían coincidir con el inicio de la respiración tras una pausa. Se recomendó un estudio de sueño y se confirmó el diagnóstico de apnea del sueño. Al tratársela, sus problemas conductuales y psicológicos mejoraron. Con asesoramiento de apoyo, volvió a su nivel normal de funcionamiento.

HIPOPNEA

La hipopnea se parece a la apnea del sueño. En lugar de que el flujo de aire se interrumpa, el flujo disminuye debido al estrechamiento u obstrucción de la vía respiratoria. Las causas de esta obstrucción en la población con síndrome de Down son similares a las de la apnea del sueño. Si el flujo de aire disminuye lo suficiente, la concentración de oxígeno cae y la de dióxido de carbono sube, induciendo muchos de los mismos síntomas causados por la apnea del sueño. Los signos son el ronquido, la respiración laboriosa, posiciones raras durante el sueño como las de dormir sentado, etc. De nuevo, el diagnóstico se realiza con un estudio de sueño.

HÁBITOS Y AMBIENTE

Un sueño anómalo es un problema aun cuando no haya apnea. Si una persona no sigue una buena rutina de sueño, el sueño resultante será malo. El hábito o la rutina es muy importante para muchas personas con síndrome de Down. En cuanto al sueño, lo malo de la rutina está en que sin un patrón estable de preparación para irse a la cama, una persona con síndrome de Down puede tener dificultad para tranquilizarse y coger el sueño. Y lo bueno es que, una vez establecida la rutina de cómo irse a la cama, la sigue por lo general de forma eficiente noche tras noche.

A veces, la perturbación del sueño se debe más a un fenómeno social. El ruido producido por los compañeros de cuarto o cualquier otra actividad en la casa puede mantener despierta a una persona. Esto por lo general es un problema mayor en las residencias de grupo en donde el personal puede tener que desarrollar otras actividades que hacen ruido y perturban, pero también lo hemos visto en otros pacientes que viven en casa con su familia. Muchas personas con síndrome de Down parecen tener un sueño ligero, y cuando los demás miembros de la familia tienen horarios diferentes, su actividad puede despertar a la persona con síndrome de Down. Además, si la supervisión no es adecuada y por la noche disfrutan de excesiva independencia, el sueño puede ser inadecuado; pero el exceso de independencia puede convertirse en problema también en la residencia familiar. Algunos de nuestros pacientes necesitan que se les ayude para ordenar su horario habitual de sueño y pueden necesitar cursos «de refresco» de forma periódica para mantener bien sus horarios.

SUEÑO INTRANQUILO, FRAGMENTADO

Incluso si se eliminan todas las causas de dificultades del sueño arriba señaladas, muchas personas con síndrome de Down tienen un sueño inquieto, fragmentado. Los estudios han demostrado que, por causas desconocidas, se mueven más en la cama, se caen, se sientan, se golpean la cabeza contra la pared, o se despiertan con frecuencia durante la noche. Todos estos tipos de dificultades crónicas del sueño pueden dar origen a problemas de irritación, atención y pobre control emocional. Los padres y cuidadores deberán ser conscientes de estas dificultades relacionadas con el sueño como fuente potencial de sus problemas de conducta, si bien no existe un tratamiento específico para ellas. A veces puede ser útil probar un fármaco sedante.

Alergias

Las alergias pueden ser un factor importante que contribuya a desencadenar problemas de conducta o cambios psicológicos. Si bien es necesario investigar para determinar si existe una relación directa entre alergias y cambios de conducta, es evidente que hay una relación indirecta entre ellos. El sentir que tienen una salud deteriorada o el sentirse mal les lleva a estar más irritables y a tener cambios de humor. Hemos visto adultos con síndrome de Down que presentan un mayor número de problemas de conducta durante la época en que la alergia se muestra sintomática. Por tanto será parte importante de la historia clínica y de la exploración física evaluar los síntomas de alergia y su posible relación con los cambios de conducta.

Problemática sensorial

Algunas personas con síndrome de Down parecen ser más sensibles a los estímulos que las rodean, como por ejemplo el ruido, el tacto, los cambios de temperatura y otros. Como ya se ha dicho, parece que la mayoría es menos sensible al dolor.

Al perder la audición, algunas personas experimentan un fenómeno llamado reclutamiento. Por lo general oyen peor cuando el sonido está a un nivel bajo. Pero conforme su intensidad aumenta, se llega a algún punto en el que suficientes células auditivas son «reclutadas» en bloque y de repente la persona oye a un nivel más intenso que le puede producir susto o sobresalto.

Muchos de nuestros pacientes tienden a tener igualmente mayor sensibilidad al tacto. Esto es frecuente en la población autista y en nuestros pacientes que tienen síndrome de

Down y autismo es un problema especial. Pero ocurre también en personas con síndrome de Down que no tienen autismo. En concreto hemos notado que muchos se resisten a utilizar cremas hidratantes para la piel seca, no les gusta la sensación de esta crema.

En algunas personas parece que este problema no es tanto un problema de aumento de sensibilidad como de incapacidad para filtrar la influencia o entrada sensorial. Algunos parecen ser sensibles a la actividad que funciona a su alrededor, actividad a la que no prestan atención los demás, y esto les lleva a recibir una sobrecarga de estímulo sensorial. Muchos de nuestros pacientes son muy sensibles a actividades que se realizan a una distancia desde la que no debería molestarles.

Este darse cuenta de la actividad está presente incluso cuando no parece que la persona presta atención. Por ejemplo, en el cuarto de exploraciones cuando la conversación se desvía temporalmente de la persona con síndrome de Down y estamos hablando con la familia, es frecuente comprobar que el interesado parece que no presta atención, quizá leyendo una revista o manejando un videojuego, y de pronto hace un comentario que indica claramente que está oyendo y entendiendo muy bien nuestra conversación.

Los fuertes ruidos, los ambientes excesivamente estimulantes y cualquier otra sobrecarga sensorial puede hacer que la persona se sienta molesta, agitada, ansiosa o deprimida. Además, puede darse cuenta de acontecimientos de los que podríamos considerar que no se entera. Es frecuente que nos digan: «Parece que ni se da cuenta del ruido que le rodea», «No se dio cuenta de lo que sucedió porque nunca se lo dijimos». Sin embargo, por lo general son conscientes de la estimulación aunque no hagan señal alguna de percibirla. Pues bien, estos impulsos sensoriales pueden ser fuente de problemas conductuales y emocionales, por lo que deben tenerse en cuenta en la sesión de evaluación.

Enfermedad de Alzheimer

La enfermedad de Alzheimer es un proceso neurológico de degeneración progresiva que afecta al cerebro. Es una forma de demencia (la alteración persistente del nivel superior de funcionamiento intelectual). Hay una destrucción progresiva de células del cerebro, sobre todo en ciertas zonas de este. Las personas con enfermedad de Alzheimer sufren una pérdida progresiva de la memoria, de las habilidades cognitivas y de la vida diaria, así como modificaciones psicológicas. En la actualidad no hay cura alguna para esta enfermedad, pero existen algunos tratamientos que pueden reducir sus efectos, al menos temporalmente.

Los estudios no definen con claridad si la enfermedad de Alzheimer es más frecuente en los adultos con síndrome de Down. Sin embargo, lo que sí sabemos es que esta enfermedad aparece antes en las personas con síndrome de Down que en el resto de la gente: a menudo se inicia alrededor de la quinta década de vida (y a veces en la cuarta), en lugar de en la sexta o séptima. Como señalamos anteriormente, muchos casos en los que se sospechaba enfermedad de Alzheimer resultaron ser otra cosa; con todo, los médicos deben evaluarla siempre en los adultos con síndrome de Down. Es un diagnóstico que nosotros consideramos de manera particular cuando la persona tiene más de 35 años. La persona más joven a la que diagnosticamos enfermedad de Alzheimer tenía algo menos de 40 años.

ACTITUD FRENTE A LOS PROBLEMAS DE SALUD

Cuando un adolescente o un adulto con síndrome de Down son conscientes de que tienen un problema significativo de salud, es importante valorar cuál es su actitud frente a esa situación. Esto se debe a que uno de los posibles impactos psicológicos secundarios de una enfermedad guarda relación con el modo en que nos la explican y qué nos puede pasar en adelante. Si comprendemos las consecuencias de la enfermedad y su tratamiento, nos podemos sentir fortalecidos por el simple hecho de participar en el proceso del tratamiento. Para una persona con limitación de sus habilidades intelectuales, la incapacidad para entender el proceso puede limitar la oportunidad de participar en él. Por ejemplo, nos enfrentamos frecuentemente con este problema cuando el paciente necesita fisioterapia pero no entiende que es necesario cumplir con las exigencias físicas y mentales de esta terapia si se quiere conseguir la mejoría de su salud (p. ej., recuperar la movilidad de un brazo o de una pierna después de una fractura y de haber estado enyesado). Con frecuencia, estas personas son menos capaces de participar activamente en su tratamiento.

Vemos a menudo a personas con síndrome de Down que comprenden que algo les pasa pero o no entienden o no son capaces de comentarlo. El miedo sobre la posible consecuencia de la enfermedad es otro tema para las personas con síndrome de Down, aun cuando no sepan expresarlo verbalmente. Por ejemplo, si vio a alguien que en el hospital necesitaba oxígeno y después murió, esto puede hacer que tenga un miedo marcadamente exagerado a usar oxígeno para su propia enfermedad. Su incapacidad para verbalizar este miedo o para entender que su enfermedad es muy distinta de la que tenía la persona fallecida puede ejercer un impacto negativo sobre el tratamiento y terminar por ocasionar ansiedad o depresión.

Algunos de nuestros pacientes son muy hábiles para expresar sus sentimientos sobre su situación. Pueden compartirlos en la consulta del médico o pueden dar una pista sobre ellos a lo largo del día. Esta será una importante información que el médico debe conseguir, bien directamente del paciente o de su familia. A veces, sin embargo, será preciso ponerse en la situación del paciente y preguntarse: «¿Estaría yo asustado o ansioso en esta situación?». Si es así, lo lógico será pensar que la persona con síndrome de Down también tendrá esos sentimientos. Sentimientos o conductas de evitación y negación son mecanismos que la mayoría de las personas parecen utilizar en algún grado al afrontar sus problemas de salud. También debemos tenerlos en cuenta a la hora de decidir el abordaje terapéutico de una persona con síndrome de Down.

CONCLUSIÓN

A menudo las enfermedades médicas o físicas forman parte de un problema psicológico o conductual. Pretender tratar el tema psicológico o conductual sin contemplar el problema médico sólo conseguirá un resultado menos que satisfactorio. Hemos visto a muchas personas con síndrome de Down que tenían síntomas psicológicos que eran debidos, al menos en parte, a un problema físico. A un estudiante de secundaria que estaba llorando y apoyaba su cabeza sobre la mesa, especialmente en la escuela, se le descubrió una ines-

tabilidad atloaxoidea. Una evaluación médica completa a un adulto que se mostraba agitado dio lugar a un diagnóstico de atonía de la vejiga urinaria (se contraía mal). Tenía dolor
a causa de la retención de orina que no podía vaciar. Otro adulto que tenía dificultad para
controlar su peso y carecía de interés por realizar actividades resultó tener enfermedad celíaca. Estas y otras muchas personas habían desarrollado importantes problemas psicológicos para los que, al menos en parte, su tratamiento consistió en corregir el problema
físico.

Así, pues, es fundamental prestar atención a posibles alteraciones de carácter físico o
médico a la hora de diagnosticar y tratar las alteraciones conductuales y psicológicas.
Preocuparse por la problemática médica y física reducirá las molestias y mejorará el diagnóstico y el tratamiento de las condiciones conductuales y psicológicas.

Sección 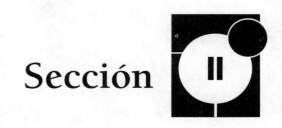 II

ASPECTOS DE LA PROMOCIÓN Y ENFOQUE DE LA SALUD MENTAL EN EL ADULTO CON SÍNDROME DE DOWN

Apoyo de la familia
y de la comunidad

En la Introducción les presentamos a Joe. Joe es una persona sana, física y mentalmente. Esto no se produce en el vacío. Joe tiene una familia que lo apoya y una comunidad que lo atiende. A su vez, Joe apoya a su familia y corresponde a su comunidad. Estos aspectos son fundamentales para el éxito de Joe.

LA FAMILIA

Por lo general, la familia es muy importante para las personas con síndrome de Down. Al igual que para las demás personas, es un lugar de anclaje, un grupo que ama y es amado, que apoya y que recibe apoyo. Existe una comunidad. Existe un vínculo. Sin este vínculo las personas tienen casi siempre el sentimiento de que falta algo. Como me dijo una madre, «Lo mejor que puedo hacer por mi hijo es organizar las cosas para que alguien lo ampare cuando yo haya muerto, sin tener que pagarle por ello». Sus palabras no implicaban menosprecio por el personal que atendía a su hijo, sino reconocimiento ante la importancia de la familia. Implicaban que ese determinado vínculo de amor que proviene de la familia seguía siendo importante, independientemente de las demás personas que pudieran estar ahí para atender al individuo.

La definición de familia ha cambiado mucho a través del tiempo. No entra en el propósito de este libro definir a la familia, ni comentar los distintos tipos de familias existentes. Sin embargo, para la persona con síndrome de Down es de fundamental importancia estar conectada con personas que se consideren entre sí como familia. La clave consiste en mantener la presencia constante de determinadas personas en la vida del individuo con síndrome de Down. Prever estas necesidades es especialmente importante puesto que los padres envejecen y mueren, o el personal de los pisos tutelados se renueva. La identificación de las personas que tengan una relación comprometida y continua con el adulto con síndrome de Down le ayudará a tener un mayor sentido de conexión, y también hará más llevadero el impacto que le causen las posibles pérdidas en el futuro.

La importancia de la familia es aún mayor para los pacientes que viven en alojamientos públicos y no tienen contacto con sus familiares, lo que puede resultar más patente durante las vacaciones. Mientras que los demás residentes vuelven a casa con sus familias, ellos experimentan un sentimiento de ausencia en sus vidas. La familia es importante, tanto si la persona vive en su hogar como si vive en otro tipo de alojamiento.

La familia no es solo un grupo que apoya a la persona con síndrome de Down. Es también el principal grupo al que la persona con síndrome de Down puede prestar su apoyo. Continuamente observamos los enormes beneficios que reporta para la salud mental de las personas con síndrome de Down el tener oportunidad de ayudar a los demás. El hogar familiar es el primer lugar en el que una persona con síndrome de Down puede aprender esta conducta (y recibir aliento para seguir practicándola) mientras es joven. También es el lugar donde puede continuar poniendo en práctica y perfeccionando estas aptitudes. Atender a los demás es una formidable motivación y contribuye al desarrollo del sentimiento de autoestima. Desgraciadamente, muchas personas con síndrome de Down pasan su vida entera «siendo atendidas» sin que se les dé nunca la oportunidad de «atender» a otros.

¿VIVIR EN CASA O NO?

Muchos adultos con síndrome de Down viven en el domicilio familiar durante toda su vida. A menudo nos preguntan, «¿Es esta la mejor opción?». Para esta pregunta no existe una respuesta unívoca. Para algunos de nuestros pacientes, vivir en casa con sus padres y sus hermanos, o sólo con estos últimos, es la mejor opción. Para otros, vivir en establecimientos residenciales, o en sus propias casas o pisos es lo más conveniente. Algunas personas que viven con la familia estarían mejor viviendo en otro alojamiento o en sus propias viviendas, y viceversa. Depende de la persona, del alojamiento, de las necesidades de la familia y de muchos otros factores. En algunas ocasiones, las familias solo pueden descubrir cuál es la mejor elección después de haber probado algo distinto, y decidiendo después si la primera opción era la más acertada.

Ventajas de vivir en casa

Elizabeth, de 31 años, fue evaluada en el centro, pues se encontraba deprimida y deseaba regresar a su casa. Hacía cuatro años que se había trasladado a una residencia. Aunque se trataba de un lugar excelente donde también residen otros pacientes nuestros, Elizabeth manifestó que le preocupaba estar perdiéndose las actividades familiares. Elizabeth proviene de una extensa familia étnica, cuyos miembros viven cerca unos de otros, se ven a menudo y están todos involucrados en las vidas de los otros. Desde la residencia, Elizabeth no tenía muchas posibilidades de participar en esas actividades, y eso la hacía infeliz.

Debido a la escasez de plazas, Elizabeth y su familia habían tenido que esperar durante mucho tiempo antes de que ella pudiese trasladarse a la residencia. Eran reacios a «renunciar a su puesto», salvo que esa fuera la opción correcta. Discutimos los problemas y las opciones con Elizabeth y con su familia. La examinamos para determinar si estaba deprimida y si esa era la causa del problema. No lo estaba. Sencillamente no se encontraba contenta con su situación. Al final, Elizabeth y su familia decidieron que volvería a vivir con la familia, y esa fue la mejor decisión para ellos.

Vivir con la familia tiene muchas ventajas. Existe una familiaridad con la rutina, las expectativas y las oportunidades. Al mismo tiempo, a medida que la persona crece y que sus capacidades e intereses cambian, pueden desarrollarse expectativas y oportunidades mayores o diferentes. Puede participar en las tareas domésticas, trabajar fuera de casa y tener sus propios amigos, al igual que el resto de los miembros de la familia.

Con la familia también existe un sentimiento de seguridad y de apoyo. La seguridad puede ser una preocupación para las personas con síndrome de Down. Las familias tienen preocupaciones realistas con respecto al trato que los demás puedan dar a su familiar con síndrome de Down. Como se tratará más adelante en este capítulo, es preciso hallar un equilibrio entre la seguridad y la ayuda que se le proporcione para que la persona con síndrome de Down desarrolle al máximo sus capacidades. Atendiendo a estas dos necesidades, hemos visto a muchas familias y podemos asegurar que la situación de su hogar ofrece seguridad, apoyo y oportunidades para el adulto con síndrome de Down.

También es probable que el hecho de vivir en casa proporcione a la persona con síndrome de Down más oportunidades para apoyar a su familia. Lo cual, como dijimos anteriormente, puede ser muy beneficioso tanto para ella como para los demás miembros de la familia. De hecho, en muchas familias hemos observado una inversión de los papeles. A medida que los padres envejecen, su hijo con síndrome de Down asume mayores funciones como cuidador, lo que puede resultar enormemente valioso, tanto para los padres como para la persona con síndrome de Down.

Apoyos visuales

Una de las ventajas de vivir con la familia consiste en que son las mismas personas las que apoyan de forma progresiva y continua al adulto con síndrome de Down. Con esta constancia, la familia puede estar al tanto de las necesidades de la persona, de sus medios de comunicación, de sus deseos, de sus horarios, etc. Realizar un esfuerzo activo para usar el conocimiento previo del adulto y basarse en este, puede ser un proceso dinámico de aprendizaje tanto para la persona con síndrome de Down como para su familia.

Una de las formas en que las familias pueden usar esta información consiste en la utilización de apoyos visuales. Por ejemplo, como se explicará más adelante en este capítulo, los programas con imágenes pueden ser una forma muy eficaz de ayudar a la persona con síndrome de Down a desarrollar el sentido del orden con respecto a su programa. También comunican a los demás cuáles son sus expectativas con respecto al programa. Si se prevé un cambio, el tratarlo y negociarlo con la persona con síndrome de Down con anterioridad al momento en que vaya a producirse, puede reducir el estrés provocado por tal cambio.

Otra herramienta muy útil es un libro sobre la persona con síndrome de Down. El libro puede incluir varias secciones, por ejemplo «¿Quién soy yo?», la historia de salud, los gustos y las aversiones, los medios de comunicación, etc. Esta fórmula puede resultar muy útil para que todos los miembros de la familia reconozcan los deseos y las necesidades de la persona con síndrome de Down, y la apoyen. Los libros son incluso más útiles para transmitir la información a las personas que no sean familiares, tales como los empresarios, los encargados de las actividades recreativas, etc. que entren en contacto con la persona con síndrome de Down. Estos libros también pueden resultar valiosísimos si la persona se traslada a un alojamiento diferente.

Si el adulto se muda a un hogar grupal, recomendamos que se continúe con el uso de estos libros, o que se desarrolle algún otro instrumento para comunicar la información al personal. También animamos a la persona con síndrome de Down a que participe en el proceso de decidir lo que se vaya a incluir. Después, esa información podrá utilizarse para optimizar la comunicación con los que le presten su apoyo o entren en contacto con ella.

En la otra cara de la moneda, hemos visto a muchas familias que sienten que sus vidas siguen teniendo un sentido gracias a sus hijos adultos con síndrome de Down. Como comentan muchos padres, su papel de continuos cuidadores de la persona con síndrome de Down los mantiene «jóvenes y activos».

Una preocupación de índole práctica que tienen las familias es qué sucede si/cuando los padres de la persona con síndrome de Down mueren o se vuelven incapaces de cuidarla. Obviamente, las familias necesitan elaborar con anticipación un plan previsor. El plan podría contemplar que la persona con síndrome de Down vaya a vivir con sus hermanos, que los hermanos vayan a vivir al hogar familiar, que el adulto se mude a un centro residencial, donar/vender la vivienda familiar a un centro residencial, a condición de que el hijo continúe viviendo en la casa, apoyado por el personal del centro, y otras alternativas. La opción de poder seguir viviendo en la casa familiar ha sido una elección muy buena para varios de nuestros pacientes. La familiaridad mantenida y el sentimiento de permanencia y constancia pueden ser muy estabilizadores y obrar de contrapeso frente a los demás cambios que se han producido.

Ventajas de vivir fuera de casa

Para un adulto con síndrome de Down también pueden existir ciertas desventajas al vivir con la familia, y ciertas ventajas al vivir en un centro residencial, o en su propia vivienda. La principal desventaja de vivir con la familia constituye el riesgo de aislamiento y de excesiva dependencia de esta.

En algunos casos, un adulto con síndrome de Down que viva en casa puede aislarse más. Quizá las únicas personas con las que tenga contacto, aparte de su familia, sean los amigos de sus padres. A medida que los padres se hacen mayores, puede que salgan menos o que reciban a menos personas en la casa, y esto también puede generar aislamiento.

Puede también producirse una dependencia continua de la familia. La familiaridad con las tareas rutinarias, calificada anteriormente como positiva, también puede resultar negativa si los miembros de la familia siguen haciendo para la persona con síndrome de Down aquellas tareas que esta podría hacer, o aprender a hacer, por sí misma. Puede que no desarrolle ciertas habilidades, o puede que pierda otras si los miembros de la familia hacen demasiado por ella. Con frecuencia las familias tienen que hacer un esfuerzo concertado y consciente para ayudar a la persona con síndrome de Down a continuar desarrollando sus capacidades. Si no lo hacen, la persona con síndrome de Down tal vez no obtenga la suficiente estimulación mental. Esto puede ser especialmente significativo si su vida hogareña resulta además aislante.

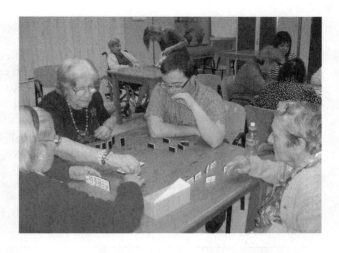

Roger, de 43 años, vivía con su madre, que tenía cerca de 90. Ella tenía una serie de problemas de salud que limitaban su capacidad para salir de casa o participar en actividades. Roger era útil a su madre, y se sentía bien por los cuidados que podía proporcionarle. Sin embargo, no tenía oportunidad de trabajar, de relacionarse con otros ni de participar en las actividades recreativas o comunitarias. Cuando su madre falleció, Roger se fue a vivir con su hermana, quien vivía más cerca de nuestro centro (a 2.400 km del anterior domicilio de Roger).

Ni la madre ni la familia de Roger habían hecho planes reales para él con antelación a la muerte de la madre y, por desgracia, a su hermana le resultaba realmente imposible atenderlo. Una dificultad especial vino dada por el hecho de que Roger había establecido unas pautas rutinarias muy fijas con su madre, y se resistía al cambio. Por ejemplo, tenía una dieta extremadamente rígida y limitada, que además no era saludable. Finalmente, Roger se mudó a un centro residencial. Gradualmente logró adaptarse al cabo de varios meses, pero entre tanto, sufrió una depresión que requirió medicación antidepresiva.

La situación de Roger ilustra un buen número de problemas potenciales que merecen consideración. Roger y su madre habían establecido un programa rutinario muy fijo que en su hogar funcionaba bien. No obstante, nadie tuvo en cuenta la posibilidad de que Roger se mudaría en el futuro y, por lo tanto, no se hizo ningún esfuerzo para ayudarle a desarrollar cierto grado de flexibilidad. Cuando su madre murió, Roger tuvo que afrontar su muerte, la mudanza a un lugar lejano e irse a vivir con su hermana, quien no podía atenderlo. Todos estos cambios se produjeron simultáneamente. Poco después, también tuvo que hacer frente a su traslado a la residencia. Se trataba de un lugar agradable, con pocos residentes y un personal que prestaba mucho apoyo, pero también se trataba de otro cambio.

Con frecuencia hemos constatado que es ventajoso para la persona con síndrome de Down (como nos dijo una de las madres) «Mudarse antes de que tenga que hacerlo». Si el plan final para la persona con síndrome de Down consiste en mudarse a un establecimiento residencial cuando sus padres fallezcan, o cuando estos no puedan cuidarla, hay ciertas ventajas si se realiza este traslado antes del momento en que se vuelva necesario. Una de esas ventajas es que no tendrá que habérselas con el estrés de la mudanza al mismo tiempo que hace frente al estrés causado por la incapacidad o el fallecimiento de sus padres. Otra de las ventajas sería que podría evitarse una situación urgente. En el momento en que los padres mueran, o ya no puedan seguir ocupándose del hijo, la opción de los planes de alojamiento (establecimiento residencial, piso, casa, etc.) quizá no esté aún disponible. Esto puede dar lugar a esfuerzos que pueden resultar agobiantes y precipitados para encontrar un sitio, e incluso podrían requerir varios traslados que podrían aumentar el estrés.

Cambio de personal

El tema del cambio de personal requiere un comentario más extenso. Para las personas que viven en un piso tutelado, el personal se convierte con frecuencia en alguien como de la familia. Esto es especialmente cierto cuando la persona no tiene a otros familiares involucrados en su vida, pero también es cierto incluso si la familia de la persona sigue estando muy involucrada. Cuando alguien del personal deja su empleo en la vivienda, la situación puede resultar muy similar a cuando se marcha un miembro de la familia. Puede ser muy traumática. A menudo nos hemos preguntado cómo serían las cosas si nuestras familias cambiaran cada seis meses. Es evidente que estamos pidiendo a las personas con menos capacidad intelectual que afronten cambios mayores de los que la mayoría de nosotros podríamos soportar. El desafío está en propiciar la mayor constancia posible en la «familia», en comprender el estrés que se produce a causa de estos cambios, y en ofrecer apoyo.

Podría ser más fácil y más tranquilizador si pudiéramos dar una respuesta rápida, con una sola palabra, a la pregunta «¿Es este el mejor lugar para que viva?». Sin embargo, y que no se sorprenda nadie, no es este el caso. Hay muchos temas que abordar que son exclusivos para cada persona con síndrome de Down y para cada familia. Incluso puede ser más angustiosa para las familias y las personas con síndrome de Down la situación en la que, habiendo llegado a la conclusión de que sería mejor otro alojamiento distinto al de la casa familiar, dicho alojamiento o el sistema adecuado de apoyo no se encuentren todavía disponibles. Este problema, evidentemente, es uno de los factores que deberá tenerse en cuenta en el momento de tomar una decisión.

Cada persona con síndrome de Down y su familia evalúan las cuestiones que les son valiosas y sus objetivos, teniendo en cuenta los recursos disponibles. Deberán sopesarse la seguridad, la independencia, la continuidad en el aprendizaje y en el crecimiento, la accesibilidad para la familia, la disponibilidad de establecimientos residenciales, la capacidad para vivir independientemente en un piso, los sistemas de apoyo de que se disponga y muchos otros factores. El entorno que se elija se optimiza entonces con el fin de reforzar los apoyos a los valores y de alcanzar las metas propuestas. Por múltiples razones, hay respuestas correctas que pueden ser diferentes para las diferentes personas con síndrome de Down y sus familias.

LOS COMPAÑEROS

Además de la familia, las personas con síndrome de Down necesitan amigos y compañeros. El tener varios amigos con intereses variados es un objetivo razonable. Sin embargo, es importante recordar que muchos de nosotros tenemos amigos que tienen intereses semejantes y generalmente, una inteligencia similar. Una persona del público que asistía a una de nuestras conferencias se puso en pie y dijo que las personas con síndrome de Down tienen «el derecho de reunión, así como el derecho de integración».

Con las mejores oportunidades que tienen las personas con síndrome de Down para integrarse más plenamente en la sociedad (en particular, en la escuela), es de particular importancia no descartar el valor de tener compañeros con un nivel intelectual semejante. Con frecuencia, cuando los niños con síndrome de Down van creciendo, tanto ellos como sus compañeros de clase se vuelven más conscientes de las diferencias existentes entre ellos. Si bien no estamos abogando por que se limiten estas amistades, sí que aconsejamos que no se las fomente de forma exclusiva, a expensas de la amistad con otras personas con discapacidad intelectual. Sin estas amistades, hemos visto cómo numerosas personas con síndrome de Down se encuentran a sí mismas «entre dos mundos», sintiendo que no encajan en ninguno de los dos.

Además, el apartar a un adulto con síndrome de Down de otros con discapacidad, y el conducirlo solamente hacia las personas sin discapacidad, ha supuesto para algunos de nuestros pacientes tener que hacer frente a desafíos que no se habían previsto. El mensaje que puede oírse es que una persona con síndrome de Down no debería asociarse con personas con discapacidad intelectual. Puesto que la persona tiene una discapacidad intelectual, lucha con su propia identidad. Si no han de «gustarle» otros con discapacidades, esa persona no puede gustarse a sí misma, puesto que ella tiene una discapacidad. Para algunos de nuestros pacientes, esta situación se ha convertido en una auténtica crisis existencial. Trataremos con más detenimiento este asunto en el capítulo 7.

Tener amigos con discapacidad y sin ella enriquece la propia vida. Nos impresionó mucho una joven con síndrome de Down que participaba en una conferencia en la que nosotros participábamos también. Nos habló de su tarjetero rotativo. Tenía una ficha para cada uno de sus amigos y conocidos. Cuando quería planificar alguna actividad, consultaba su tarjetero, de ficha en ficha, hasta que encon-

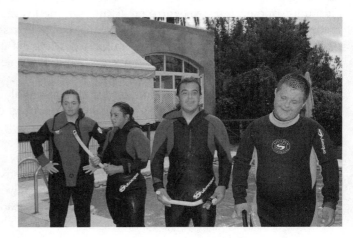

traba a la persona o a las personas con las que deseaba compartir dicha actividad. Su familia había fomentado en ella unas maravillosas aptitudes de interrelación social desde su más tierna infancia.

ESPARCIMIENTO

Las actividades recreativas son una parte importante de las vidas de las personas con síndrome de Down. Además de ser parte del goce de la vida, son importantes para el fomento de la salud, tanto física como mental. Y no solo promueven la salud, sino que desempeñan también un papel importante para restablecerla cuando hay una enfermedad.

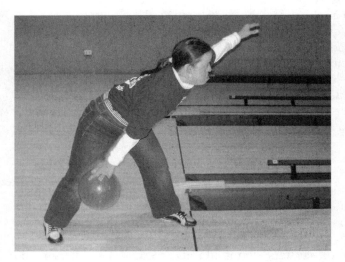

La participación en las actividades, las aficiones, los viajes y en los acontecimientos de la comunidad promueve el sentimiento de bienestar, ayuda al desarrollo de la autoestima y contribuye a que la persona desarrolle y perfeccione sus habilidades sociales. Con frecuencia recomendamos actos de interés que fomenten la estimulación, física y mental, como por ejemplo las visitas a los museos. Las personas con síndrome de Down suelen aprender siguiendo el ejemplo marcado por los demás, siendo algunas de estas personas «muy buenos imitadores». Por ello, la participación de la familia, de los amigos y de los cuidadores profesionales en estos eventos resulta una motivación estupenda. Por ejemplo, nosotros hemos dirigido un grupo en nuestro centro en el cual uno de los miembros de nuestro personal formaba «parte del grupo». Esta persona realizaba los ejercicios, aprendió y puso en práctica buenos hábitos alimentarios, y también participaba en las conversaciones junto con nuestros pacientes. En vez de limitarse a ser una líder, se convirtió en una participante y en un ejemplo, y nuestro grupo prosperó.

Por desgracia, el comportamiento «imitativo» de algunas personas con síndrome de Down puede también contribuir a la reducción del nivel de actividad. Por ejemplo:

Luke era un adulto de 47 años con síndrome de Down, cuyo padre contrajo una grave enfermedad pulmonar que requería oxigenoterapia continua. El padre dejó de salir de casa, salvo en muy raras ocasiones, y pasaba la mayor parte del día sentado en el salón en pijama. Las actividades de Luke disminuyeron en la medida en que lo hicieron las de su padre. El padre de Luke había sido para él la principal fuente de sus actividades en el exterior. Luke llegó al extremo de negarse a salir de casa.

Comenzó a pasar la mayor parte del día sentado en pijama en el salón. Incluso llegó un poco más lejos que su padre, puesto que solo se ponía pijamas de color azul.

La disminución de las actividades no siempre está relacionada con una enfermedad en la familia. A medida que los padres se vuelven más lentos con la edad, de forma natural, pueden volverse también menos activos en el exterior y la persona con síndrome de Down a menudo se vuelve también menos activa. Esta situación puede dar lugar a una menor implicación en las actividades de entretenimiento, y a que se aísle de sus amigos y de sus iguales. Hemos visto cómo estos factores han contribuido al desencadenamiento de una depresión en muchos de nuestros pacientes. El problema puede agravarse si los padres sufren demencia. Cuando los padres sufren demencia, no es solo la actividad física la que disminuye, sino también la estimulación mental.

Wes era un adulto de 45 años cuya madre contrajo la enfermedad de Alzheimer. A pesar de que sus capacidades mentales estaban deteriorándose, ella y Wes seguían viviendo juntos. Wes dejó de acudir a su trabajo y a muchas otras actividades fuera de casa. Inicialmente Wes asumió el papel de cuidador. Sin embargo, cuando la situación llegó a desbordarle, él también comenzó a deteriorarse. Al principio parecía como si él también tuviera la enfermedad de Alzheimer, pero más adelante se vio claramente que lo que tenía era depresión. Wes respondió bien al tratamiento psicológico, a la ayuda doméstica para él y para su madre, y a la medicación antidepresiva. Cuando el deterioro de su madre fue en aumento, Wes se trasladó a una residencia grupal.

En una edad más temprana, los posibles impedimentos para llevar a cabo las actividades recreativas pueden ser en apariencia menos dramáticos, pero sus consecuencias pueden resultar igualmente perniciosas. Cuando la persona con síndrome de Down finaliza la edad escolar, es frecuente que existan menos actividades a su disposición. Por ello, es de crucial importancia ayudar a la persona, desde la infancia, a desarrollar las habilidades que le serán útiles en su vida adulta. Es muy importante planificar la transición entre la escuela y la vida adulta. Y es imperativo que en esta planificación se incluyan las oportunidades sociales. Las necesidades de cada persona son únicas, y la cuidadosa valoración de las aptitudes y de las preferencias personales es de gran importancia para determinar cuáles serán las actividades que mejor se adecuen a cada persona.

Queda fuera del alcance de este libro el tratar en detalle el asunto de la localización y del aprovechamiento de las oportunidades de esparcimiento para los adultos con síndrome de Down. No obstante, si usted se siente preocupado porque su hijo adulto está recibiendo muy poca estimulación física y mental, puede encontrar información sobre las oportunidades existentes en la comunidad en que usted vive en la siguiente dirección de correo electrónico (en España): www.down21.org/links/conjunto_asosciaciones.htm.

EL EMPLEO

El empleo es una parte importante de la vida cotidiana de muchas personas. Además de proporcionar el sustento, puede ser importante para promover la autoestima y para con-

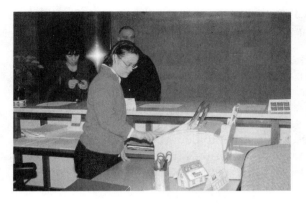

tribuir a que una persona se sienta útil y sienta que tiene un norte, una dirección en su vida.

Del mismo modo que es importante ayudar a los adultos con síndrome de Down a seleccionar sus actividades recreativas, lo es el tener en cuenta sus preferencias personales en el momento de buscar un empleo. La capacidad para elegir y la capacidad para intervenir en las elecciones que se hagan son fundamentales.

Cyrus, de 24 años, había terminado la enseñanza secundaria y estaba trabajando en un taller. Daba la impresión de que lo estaba haciendo bien. Sin embargo, comenzó a tener importantes problemas de conducta en el taller. Estos trastornos nunca antes habían constituido un problema. Cyrus se deprimió. A pesar de sus buenas aptitudes lingüísticas, mostraba dificultades para expresar verbalmente sus emociones.

Con ayuda psicológica y hablando con su familia, Cyrus pudo al fin verbalizar el hecho de que no sentía feliz en el taller. Parecía estar preguntándose a sí mismo «¿Esto es todo lo que hay?». Se sentía limitado por el taller. Su madre había realizado muchos esfuerzos para lograr que el programa se instaurase y funcionase, lo cual contribuyó a crear incluso más problemas de comunicación con respecto a la insatisfacción de Cyrus. Parecía tener la sensación de no haber participado en la decisión de trabajar allí. Cuando este problema se hizo evidente, se trasladó a otro taller. En realidad no era un taller muy diferente del que había dejado. La diferencia estribó en que ahora sí había intervenido en esta decisión. Cyrus se sintió mucho más feliz en su nuevo puesto de trabajo.

Como el resto de la gente, los adultos con síndrome de Down poseen una variada gama de intereses. Algunas personas con síndrome de Down disfrutan realizando un trabajo repetitivo, que colma su necesidad de orden y de sistematización. Otras personas desean sentirse necesarias, y lo logran haciendo cosas por los demás. Otras personas con síndrome de Down tienen el deseo y la capacidad para desempeñar trabajos en su comunidad. Es frecuente que haya menos personas con discapacidades intelectuales desempeñando estos empleos. No obstante, el empleo les resulta más atractivo y más gratificante que la posibilidad de relacionarse socialmente con sus iguales en el trabajo. Para otros, sin embargo, un puesto en un lugar de trabajo donde haya más personas con discapacidad intelectual se adecua más a sus preferencias. A veces puede parecer que estos empleos son menos interesantes y, sin embargo, para la persona con síndrome de Down ese trabajo puede resultar más interesante que otro diferente en su comunidad. Asimismo, la oportunidad de estar con sus iguales puede ser para ella el aspecto más atractivo de su trabajo. La clave está en las preferencias personales.

El empleo, como las actividades, no es idealmente solo «algo que hacer». Es una oportunidad para aprender y para desarrollar el sentimiento de la propia realización y de la propia valía. La valoración de las habilidades y de las capacidades debe formar parte del proceso de selección del empleo, para garantizar de este modo que la persona termine teniendo un trabajo donde pueda aprender y sentirse realizada. Después, será necesario enseñarle el trabajo y organizárselo de tal forma que el adulto con síndrome de Down pueda triunfar en él.

Una joven con síndrome de Down, Barb, era una excelente empaquetadora en una tienda de comestibles. Había aprendido las normas («el pan en la parte de arriba», «hay que tener cuidado con los huevos», etc.), y era capaz de realizar muy bien su trabajo. Sin embargo, otra parte de su trabajo consistía en «presentar los estantes». Esta tarea consiste en traer los artículos de los estantes hacia la parte delantera, para que sean más accesibles y estén más a la vista. En un almacén que mide miles de metros cuadrados, la labor puede resultar abrumadora. El gerente lo sabía, y ayudaba a Barb a estructurar su trabajo en fases. Barb llevó a cabo un trabajo magnífico. Si bien otras personas del almacén consideraban este trabajo repetitivo y aburrido, Barb disfrutaba con el orden y la precisión.

Por desgracia, cuando se incorporó un nuevo gerente al almacén, este no tuvo en cuenta que Barb necesitaba realizar su tarea dividiéndola en varias fases. Cuando se limitó a darle las instrucciones de «ordena los estantes», Barb se sintió abrumada por la enormidad de su responsabilidad. Se quedó inmóvil y ni siquiera fue capaz de realizar las tareas que anteriormente desarrollaba tan bien. Esta situación llevó al gerente a pensar que Barb era una persona insubordinada, por lo que terminó perdiendo su empleo.

Un trabajo gratificante y bien remunerado es una meta asequible y maravillosa para muchas personas con síndrome de Down. Sin embargo, y dependiendo de las habilidades del adulto y de la disponibilidad de los empleos, no siempre es una meta alcanzable. Cuando no sea posible encontrar el trabajo adecuado, nosotros recomendamos que se lleve a cabo una revisión de las prioridades. Este proceso podría implicar la decisión de eliminar el aspecto económico del objetivo a alcanzar, o al menos la de reducir su importancia en la lista de las prioridades. Una de las formas en que algunos de nuestros pacientes y sus familias han llevado a la práctica esta revisión ha consistido en hacer trabajos de voluntariado, en vez de realizar un trabajo remunerado o además de ello. Son muchas las personas que han mejorado su sentimiento de realización y de autoestima al realizar trabajos de voluntariado. Además de esto, la persona con frecuencia adquiere nuevas habilidades que podrá aplicar en el futuro en un trabajo remunerado. También, las oportunidades del voluntariado relacionan a la persona con su comunidad, y de ahí podrían surgir otras oportunidades de empleo. En el capítulo 7, que trata sobre la autoestima, proporcionaremos más información sobre el empleo.

ELEGIR LAS ACTIVIDADES ADECUADAS

Puede resultar difícil hacer una buena elección sobre el trabajo, las actividades recreativas y el tipo de vivienda. ¿Es esta la elección apropiada? ¿Ayudará a fomentar la independencia y el crecimiento personal? ¿Será segura? ¿Tendrá el adulto con síndrome de Down las habilidades necesarias para prosperar? Todas estas son cuestiones provocadoras que deberán ser tenidas en cuenta.

Una parte importante de la función de los padres consiste en ayudar a los hijos a desarrollar su independencia. Si bien puede argüirse que la mayoría de nosotros no somos en realidad independientes por completo, las personas con síndrome de Down tendrán, por lo general, un grado de dependencia aún mayor durante toda su vida. El desafío continuo para las familias y para los cuidadores consiste en ayudar a la persona con síndrome de Down a adquirir el máximo grado de independencia. Proporcionar oportunidades para desarrollar sus aptitudes y tener expectativas apropiadas y razonables, sobre la base del día a día, son aspectos claves para ayudar a una persona con síndrome de Down a acrecentar su independencia.

Realmente es todo un reto ayudar a alguien a que desarrolle una independencia cada vez mayor. Las habilidades tienen que aprenderse y ponerse en práctica; deberá realizarse una valoración regular y progresiva de las habilidades, con el fin de establecer unas expectativas que sean razonables, y de poder proporcionar el nivel de independencia que resulte adecuado; habrá que tratar las cuestiones referentes a la seguridad y hacer su seguimiento.

Enseñar y practicar habilidades o actividades de la vida cotidiana generalmente es, y así debería ser, parte de la formación impartida durante la infancia, tanto en casa como en la escuela. Esta formación debe continuar durante la edad adulta. Generalmente, los adultos con síndrome de Down pueden seguir aprendiendo durante toda su vida. La formación no deberá limitarse a las habilidades de cómo hacer las cosas (p. ej., lavarse los dientes, fregar los platos, desplazarse en transportes públicos). Para ser verdaderamente independiente, la persona necesita aprender cómo programar y cómo organizar su tiempo y sus actividades. Este suele ser el gran desafío para las personas con síndrome de Down. Para muchos de nuestros pacientes, los programas y los calendarios resultan muy útiles. Muchos de ellos se desenvuelven bien cuando se utilizan imágenes de las actividades, mejor que si se utilizan palabras escritas. Incluso algunos de nuestros pacientes que saben leer encuentran más fácil la utilización de programas o calendarios que estén ilustrados. Con frecuencia, la utilización de fotografías reales resulta aún mejor que el uso de dibujos esquemáticos. Normalmente, los calendarios y los programas pueden elaborarse en casa con facilidad. Además, existen algunos productos comerciales a disposición del público. (Nosotros utilizamos el programa de software de Boardmaker TM, de la Firma Mayer-Johnson; www.mayer-johnson.com.)

Tanto en la escuela como en el trabajo se realiza, por lo general, algún tipo de evaluación continua de las aptitudes. Normalmente, las familias evalúan las aptitudes de un modo más informal. La evaluación es esencial para el proceso. Las valoraciones regulares ayudan a determinar cuándo la persona se encuentra preparada para disponer de un mayor grado de independencia.

Las cuestiones relativas a la seguridad representan, evidentemente, un importante obstáculo para la persona con síndrome de Down que está desarrollando su independencia. Los temas de la seguridad no solo dificultan más, desde el punto de vista logístico, la ayuda prestada a la persona para el desarrollo de una independencia mayor, sino que también dificultan que las familias y los cuidadores la deseen y estén dispuestos a promoverla. Evidentemente, las preocupaciones referentes a la seguridad impiden que algunos familiares y cuidadores permitan que los adultos con síndrome de Down adquieran más independencia. El problema deberá tratarse abiertamente, para que la familia, los profesores, los cuidadores y otros profesionales puedan desarrollar estrategias que afronten estas preocupaciones. Los terapeutas ocupacionales pueden ser un buen recurso que ayude a evaluar las aptitudes y a desarrollar fórmulas para aumentar la independencia.

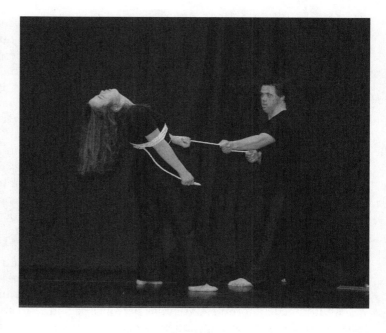

Claramente, tener muy poca independencia es un problema. Sofoca el crecimiento y el desarrollo de las habilidades y puede producir un sentimiento de frustración. Pero demasiada independencia resulta asimismo problemática. El individuo puede sentirse abrumado, sobrepasado, y actuar en realidad en un nivel inferior al de sus propias capacidades. De esto trataremos más extensamente a continuación, en el apartado titulado El principio de Dennis.

Las expectativas pueden tener un efecto decisivo en la capacidad de un individuo para ser tan independiente como sea posible. Si las expectativas son muy pobres, pueden limitar el crecimiento; si son muy altas, pueden resultar confusas y provocar que la persona «se cierre», o que abandone el intento. Esto podría originar una depresión (tratada en el cap. 14), lentitud obsesiva (tratada en el cap. 16) u otra enfermedad mental.

Una vez más, se hace necesaria la evaluación regular para establecer las expectativas adecuadas. El ajuste de las expectativas es el siguiente paso natural, a medida que vaya cambiando el nivel de las habilidades de la persona. La clave consiste en hallar el nivel apropiado de expectativas, y en ir ajustándolo en sentido ascendente, a medida que la persona se desarrolle. Una vez más, el obstáculo que hay que superar está en encontrar el equilibrio entre las expectativas y la seguridad apropiadas. Porque permitir hasta cierto punto que «uno se caiga y se vuelva a levantar» resulta asimismo necesario para la adquisición del crecimiento y de ese nivel óptimo de las capacidades que se pretende conseguir.

EL PRINCIPIO DE DENNIS

En el mundo empresarial, el principio de Peter describe el fenómeno mediante el cual una persona es constantemente ascendida, hasta alcanzar un puesto para el que no está cualificada. Hemos observado un fenómeno similar en buen número de nuestros pacientes. Lo hemos denominado el principio de Dennis (y no porque el Dr. Dennis McGuire haya alcanzado un puesto para el que no esté cualificado, sino más bien porque él fue el primero en describir este fenómeno).

Varios pacientes nuestros con síndrome de Down fueron constantemente «ascendidos» a entornos laborales o de vivienda menos restrictivos, hasta que alcanzaron un nivel en el que no podían desenvolverse. Con frecuencia vemos cómo desempeñan sus tareas corrientes. Por ejemplo, cocinan por sí mismos en casa, o realizan sus tareas habituales en sus puestos de trabajo. Sin embargo, puede que no sean capaces de elaborar un plan para utilizar estas habilidades sin asistencia u orientación. Además, cuando llegan al nivel en el que no pueden desenvolverse, el desafío emocional puede llegar a anular esas capacidades que ya habían adquirido para afrontar una situación.

En algunas ocasiones, la cuestión estriba en que el adulto carece de las aptitudes para realizar, por propia iniciativa, la tarea apropiada. En otras, las dificultades giran en torno a cuestiones con los compañeros de vivienda o a problemas interpersonales. A menudo, el problema es el desconocimiento sobre la forma de usar los períodos de inactividad o los momentos de descanso. Puede que la persona no sea capaz de decidir sobre una actividad de esparcimiento cuando no haya un acontecimiento previamente estructurado o quizá no sea capaz de iniciarla. Esto puede conducir al aislamiento, la frustración y la insatisfacción al pasar demasiado tiempo sin nada que hacer. Puede que no tenga las aptitudes necesarias para utilizar su tiempo de forma que le procure una sana distracción.

Si no se abordan estas cuestiones, la situación puede volverse cada vez más estresante, y el adulto puede deprimirse. Algunas personas se han visto abrumadas, y han experimentado un deterioro en sus aptitudes en diversas áreas, incluso hasta el punto de no poder llevar a cabo las tareas que ya realizaban anteriormente.

En el capítulo 7 describimos el caso de tres mujeres que se quedaban levantadas hasta altas horas de la noche viendo películas y comiendo enormes cantidades de alimentos. Se encontraban deprimidas, fatigadas y mostraron un descenso en el rendimiento de sus respectivos trabajos. Una de las mujeres se había deteriorado tanto que el personal de su piso tutelado llegó a pensar que estaba desarrollando la enfermedad de Alzheimer. Estas mujeres estaban haciendo unas elecciones muy pobres en el marco de su alto nivel de libertad. Fue necesario tratar el asunto con ellas, con sus familiares y con el personal del piso tutelado. Los cambios que se introdujeron tras haber proporcionado asistencia a estas mujeres, consiguieron que sus vidas volvieran a encauzarse.

En ocasiones, es cuestión de ayudar a la persona a redactar un programa. Por ejemplo:

Brad, de 25 años, había realizado anteriormente una intensa actividad deportiva, y destacaba en varios deportes. Sin embargo, cuando lo trajeron al centro, ya no practicaba deporte, estaba ganando peso y se quedaba dormido en el trabajo. También tenía ciertos problemas interpersonales con su compañero de piso.

Hacía poco que Brad se había mudado desde el hogar familiar a un piso con un compañero. Con anterioridad a esto, Brad cocinaba, limpiaba y asistía a varias actividades al salir del trabajo y por las tardes. En su nuevo piso, sin embargo, realizaba muy pocas de estas actividades, y su dejadez actual estaba causando conflictos con su compañero de piso. El problema se resolvió varias semanas después, tras haber desarrollado un programa escrito. Ahora era capaz de realizar todas las tareas escritas en su programa, y además disfrutaba haciéndolas. Sin embargo, no fue capaz de iniciar el programa sin algo de ayuda, y necesitó un plan escrito que poder seguir. (Mientras había vivido con su familia, la estructura del programa familiar y las sugerencias sutiles que le proporcionaba su familia le habían posibilitado hacer lo que necesitaba y lo que quería hacer). Brad, como muchas otras personas con síndrome de Down, necesitaba regularidad y repetición (v. cap. 9 «Hábitos, costumbres, rutinas y flexibilidad»). Ahora, se sentía de nuevo apoyado y mucho más a gusto, gracias al nuevo programa que él mismo contribuyó a elaborar con la ayuda del personal.

El principio de Dennis señala la necesidad de intentar evaluar no solo la «capacidad para llevar a cabo una determinada tarea», sino también la capacidad para promover por iniciativa propia la realización de esa tarea (incluso las actividades recreativas o de descanso), y la necesidad que existe de recurrir a ciertos recordatorios. Los recordatorios no tienen que venir necesariamente de otra persona. De hecho, si el sistema no se apoya en otra persona para hacer los recordatorios consigue mayor independencia. Los programas o calendarios, impresos o con imágenes, son muy útiles para muchas personas con síndrome de Down. La persona con síndrome de Down se vuelve más responsable, personalmente, ante los asuntos emocionales e interpersonales, cuando se traslada a un entorno más independiente. El principio de Dennis subraya la importancia de evaluar y, si fuese necesario, ayudar a la persona con síndrome de Down a asumir estas responsabilidades. Evaluar las necesidades antes de que se produzca el cambio, y reevaluar la situación después de que esta se produzca, puede ayudar a reducir el estrés y aumenta la posibilidad de que la adaptación a la nueva situación se realice con éxito.

CONCLUSIÓN

Comúnmente, reconocemos a los familiares y a los amigos como personas esenciales en nuestras vidas. La interacción con la familia y con los amigos es exactamente igual de importante para las personas con síndrome de Down. La clave está en animar y ayudar al desarrollo de estas relaciones desde una edad temprana. Igualmente, deben tomarse con todo cuidado las decisiones acerca del lugar donde vivirá la persona con síndrome de Down, sus actividades de esparcimiento y su trabajo, con vistas a la promoción de una buena salud mental.

¿Qué es lo normal?

Entender el comportamiento «normal», «habitual» y «común» en las personas con síndrome de Down

«¿Este comportamiento es normal?» «¿Por qué hace esto mi hijo?» «¿Otras personas con síndrome de Down lo hacen también?» Estas preguntas nos las plantean con frecuencia los familiares y los cuidadores de las personas con síndrome de Down.

Aunque el proceso de evaluación descrito en el capítulo 1 puede dar en teoría respuestas a preguntas como estas, somos conscientes de que: *a)* no siempre es factible conseguir una evaluación exhaustiva de la salud mental; *b)* puede que usted no tenga fácil acceso a los profesionales de la salud que conozcan las respuestas a estas preguntas, y *c)* puede que usted simplemente quiera asegurarse de que su hijo esté bien, pero sin pasar por el proceso de la evaluación.

Este capítulo le ayudará a entender el *continuum* que existe desde el comportamiento normal hasta el anormal, los puntos fuertes y los puntos débiles que se observan con frecuencia en las personas con síndrome de Down, y las características comunes de estas personas. Todos estos son factores que deben tenerse en cuenta cuando se trata de dilucidar si una determinada conducta es «normal» para alguien con síndrome de Down.

CONDUCTA NORMAL Y CONDUCTA ANORMAL

Existen definiciones claras para el comportamiento anormal y para los problemas psicológicos. En la cuarta edición del *Manual diagnóstico y estadístico de los trastornos mentales,* (DSM-IV), publicado por la American Psychiatric Association, se describen claramente los

49

criterios diagnósticos utilizados en Estados Unidos. (En otros países se utiliza un manual semejante, titulado *Clasificación Internacional de las Enfermedades.*) Para diagnosticar un trastorno mental en concreto, el individuo debe tener un número determinado de los síntomas citados de dicho trastorno, y debe tenerlos durante el período de tiempo especificado. No obstante, incluso entre la población general, hay un margen para la interpretación. La evaluación clínica es importante, y el clínico utiliza su juicio para determinar en qué medida una conducta concuerda o no con los criterios establecidos.

Los criterios del DSM-IV son menos claros cuando describen al individuo con discapacidad intelectual, puesto que sus directrices fueron escritas para personas sin discapacidad intelectual. El comportamiento típico (o normal), la fase de desarrollo, las habilidades para la comunicación y otros aspectos de la persona con síndrome de Down difieren de los que podemos apreciar en otra persona sin discapacidad intelectual. Por lo tanto, existe aún más margen para interpretar los criterios, y más necesidad de hacerlo, cuando estos se aplican a una persona con síndrome de Down.

Muy especialmente, y en vista de la necesidad de interpretar la conducta cuando se trata de aplicar los criterios para determinar la que es anormal, el comportamiento deberá contemplarse como algo que se produce en un *continuum* que va desde lo normal hasta lo anormal. En un extremo del espectro está la conducta que es claramente anormal y en el otro extremo, la conducta que es claramente normal, pero entre ambos extremos existe un vasto espacio intermedio. El mismo comportamiento puede ser normal en un contexto y anormal en otro. Por ejemplo, es normal que un adulto llore y se sienta muy triste después de la muerte de un ser querido, pero no es normal que un adulto se pase todo el día llorando simplemente porque no le estén saliendo bien cosas sin importancia.

EDAD MENTAL

Cuando se intenta interpretar el comportamiento a lo largo de este *continuum*, la primera tarea consiste en definir lo que es normal (o típico). Cuando se define lo normal, hay una serie de cuestiones que deben tenerse en cuenta. Contemplar el nivel de desarrollo de la persona es de especial importancia.

Los tests psicológicos (incluido el coeficiente intelectual, CI), se realizan a menudo como parte de la evaluación de una persona con síndrome de Down. Con frecuencia, al final del informe escrito, consta una edad mental (p. ej., 6 años y 7 meses). Esta edad mental significa que las habilidades de la persona, tomadas en su conjunto, corresponden aproximadamente a lo que cabría esperar de una persona con un desarrollo típico que tuviera esa edad cronológica. Este sería un punto de partida razonable cuando se trate de evaluar lo que podría considerarse normal para la persona con síndrome de Down. Como se describirá con más detalle en otros capítulos, existen conductas que son normales en la persona con síndrome de Down, en cada una de las fases de su desarrollo. Estas características no serían normales en una persona de la misma edad cronológica sin discapacidad intelectual (que tendría una edad mental equivalente, o más próxima, a su edad cronológica). Por ejemplo, es muy normal que un niño de 4 años tenga amigos imaginarios. Cuando una de nuestras hijas tenía 4 años, solía invitar al Dinosaurio Barney a sentarse a nuestra mesa, e insistía para que pusiéramos un cubierto también para él. A una niña de 4 años no se le diagnosticaría un trastorno psicótico a causa de esa conducta. Por el contrario, si hubiese sido su padre el que se hubiese empeñado en invitar a Barney a cenar, esa conducta habría sido evaluada de modo muy diferente.

Es de crucial importancia entender quién es la persona y en qué punto de su desarrollo se encuentra. Si una persona con un desarrollo intelectual similar al de otra persona de unos 7 años, por ejemplo, muestra una conducta que es normal para los 7 años, ese comportamiento puede ser normal, normal con adecuación a su edad mental. Por ejemplo, es normal que los niños pequeños hablen solos y tengan amigos imaginarios. Y también es normal que una persona con síndrome de Down de 23 años hable sola, si tiene la edad mental de un niño pequeño.

En nuestra experiencia, muchos adultos con síndrome de Down tienen edades mentales que oscilan entre los 4 y los 11 o los 12 años. Siempre deberá tenerse presente el nivel de desarrollo del adulto con síndrome de Down, y las conductas que son adecuadas para esa edad mental, antes de determinar si su comportamiento es normal o no.

Una advertencia importante cuando contemplemos las edades mentales de las personas con síndrome de Down: no debemos olvidar que esta puntuación es, en cierto sentido, un promedio de los diferentes aspectos de la personalidad de la persona. Si ponemos nuestra cabeza en el congelador y los pies en el horno, puede que el promedio de nuestra temperatura corporal sea el normal. Sin embargo, no nos estaremos sintiendo precisamente muy a gusto. La puntuación promedio puede resultar engañosa. Aunque una persona con síndrome de Down tenga, por poner un ejemplo, una edad mental de 5 años y 6 meses, algunos aspectos de su personalidad pueden estar más cerca de los de alguien de 4 años, y otros pueden estar en un nivel de mucha más edad, incluso concordantes con la propia edad cronológica de la persona con síndrome de Down. La clave consiste en no enfocar únicamente la edad mental, sino en considerar a la persona en su totalidad. Mientras que sus *habilidades* sociales pueden estar más cerca de la edad de 4 años, sus *aspiraciones* sociales pueden ser similares a las de otra persona que tenga 22 años. Si bien puede que muchas de sus habilidades se hallen en un nivel comparable al de los 13 años, tal vez la capacidad de juicio de la persona con síndrome de Down esté más próxima a los 7 años. Si no reconocemos estas posibilidades, las expectativas que nos formemos podrán ser excesivamente altas, o demasiado pobres. Es todo un desafío conseguir la comprensión de los múltiples aspectos de su personalidad, y ayudar a la persona con síndrome de Down a desarrollar de forma óptima cada uno de ellos. Sin embargo, nuestras posibilidades de éxito serán mucho menores si solo consideramos a la persona con síndrome de Down como a alguien que tiene destrezas y capacidades en el nivel del «promedio» de su edad mental.

Comprender lo que significa la edad mental constituye una parte importante del proceso de ayudar a la persona con síndrome de Down a desarrollar de forma óptima sus capacidades. Los tests psicológicos proporcionan información sobre la edad mental. Sin embargo, debemos ser muy cautelosos y considerar a la persona en su totalidad, así como comprender las conductas y las características que se observan comúnmente en cada una de las edades mentales.

CARACTERÍSTICAS COMUNES

Robert, un adulto de 36 años con síndrome de Down, acudía por primera vez a nuestra consulta. Cuando estábamos tratando el tema de la historia de su familia, comenzó a sollozar súbitamente diciendo que su padre había muerto. Después de haber conversado un poco más con él, nos enteramos de que su padre había fallecido hacía ya 15 años. Robert tiene una memoria excelente y, para él, hay poca diferencia –si es que hay alguna– entre «hace varias semanas» y «hace varios años». Además, como les sucede a muchas personas con síndrome de Down, le cuesta entender la idea del tiempo. Con la adecuada comprensión de estos conceptos, pudimos consolar y tranquilizarle, y continuar con la entrevista. No hubo necesidad alguna de considerar el diagnóstico de duelo prolongado, ni tampoco la posibilidad de una depresión.

Además de tomar en consideración la edad mental, cuando se trata de establecer si una determinada conducta es normal para una persona con síndrome de Down deben tenerse en cuenta, igualmente, muchos otros aspectos de su personalidad. La primera de estas consideraciones es que la persona tiene síndrome de Down. (¿Cuáles son las conductas comunes o típicas de una persona con síndrome de Down?) Sin embargo, deberá evitarse tener únicamente en cuenta esta consideración. Muchas familias han compartido con nosotros su experiencia de que esta fue la única consideración que se tuvo en cuenta cuando su familiar con síndrome de Down experimentó un cambio de conducta. Cuando los familiares manifestaban sus preocupaciones al profesional de la salud, se les decía que «se trataba simplemente del síndrome de Down», mientras se les hacía salir cortésmente de la consulta. Este enfoque ni es correcto, ni es útil; como tampoco lo es el otro extremo, el de ignorar el hecho de que la persona tiene síndrome de Down y, por ende, una discapacidad intelectual.

En las personas con síndrome de Down hay muchas conductas que se observan comúnmente. Estas conductas se consideran normales en el contexto de la persona. En este apartado trataremos sobre varias características que son comunes en el síndrome de Down, y que *no* deben considerarse como pruebas de la existencia de problemas de salud mental. Entre estas características se incluyen:

- Diferencias en la respuesta emocional y en el desarrollo emocional.
- Retrasos en el lenguaje.
- Soliloquio (hablar solo, o lo que algunos investigadores denominan el habla privada).
- Tendencia a la monotonía o a la repetición.
- Falta de flexibilidad.
- Pensamiento concreto.
- Dificultad para comprender el concepto del tiempo.
- Velocidad de procesamiento más lenta.
- Puntos débiles y puntos fuertes de la memoria.

Diferencias en la respuesta y el desarrollo emocional

EL MITO DE LA FELICIDAD PERPETUA

«Las personas que tienen síndrome de Down siempre están contentas». Aunque este es un estereotipo comúnmente aceptado, no por ello deja de ser un mito. El corolario de ese mito, que es igualmente falso, es que las personas con síndrome de Down no tienen tensio-

nes en sus vidas (de ahí la razón por la que pueden estar siempre contentas). En realidad, las personas con síndrome de Down tienen una amplia gama de emociones. Sus emociones pueden ser reflejo de sus sentimientos íntimos y también del estado de ánimo del entorno circundante. A veces, la emoción es el resultado de las tensiones que la persona con síndrome de Down está experimentando.

La idea de que todas las personas con síndrome de Down están siempre contentas evoca y suscita una idea positiva acerca de estas personas. Si bien esta idea puede resultarles beneficiosa, en vista de todos los estereotipos negativos, también establece expectativas poco realistas con respecto a su conducta. Esto puede dar lugar a interpretaciones equivocadas de la conducta, puesto que, como se tratará con más detenimiento en el capítulo 6, las personas con síndrome de Down tienen con frecuencia dificultades para expresar sus sentimientos verbalmente. Hemos oído a muchas personas manifestar su preocupación cuando una persona con síndrome de Down no está contenta. Con el trasfondo de que todas las personas con síndrome de Down están siempre contentas, se presupone que algo va «mal» cuando una de ellas no lo está.

La gama de sentimientos de las personas con síndrome de Down es típicamente amplia. Y lejos de ser más restringida, esta gama puede ser incluso más amplia en algunos individuos. Las personas con síndrome de Down ciertamente expresan tristeza, alegría, enfado, indiferencia y otras emociones normales. Por lo general, hemos constatado que nuestros pacientes tienen un alto grado de sinceridad en lo que atañe a sus emociones. Tienden a mostrar, o incluso a exagerar, la emoción que están sintiendo. Este puede ser un rasgo muy positivo en lo referente a la optimización de la comunicación. Lamentablemente, también puede dar origen a observaciones poco diplomáticas o socialmente inadecuadas, o a conductas inaceptables:

> Joe, un joven de 27 años con síndrome de Down, trabajaba empaquetando comestibles en un comercio local. Cuando los clientes le metían prisa o lo contrariaban, Joe manifestaba la ansiedad y la agitación que estaba sintiendo. Esta conducta resultaba ofensiva para algunos clientes, que se quejaron al encargado. Joe fue despedido.

El problema no estribaba en el hecho de que Joe se sintiera contrariado, sino en que expresara su disgusto de forma inadecuada. Las emociones negativas son tan «normales» en las personas con síndrome de Down como puedan serlo en las demás personas.

SENSIBILIDAD Y EMPATÍA

> Mark, de 15 años, se encontraba con sus padres en una reunión de su colegio. Se suponía que el tema central de aquella reunión iba a ser Mark. Pero, de repente, Mark alteró el rumbo del encuentro, cuando le preguntó a su profesora, «¿Y tú cómo estás? Pareces disgustada». Sus padres, que no se habían percatado del asunto, se sobresaltaron de algún modo por la interrupción de su hijo y por su aparente falta de entendimiento sobre el propósito de la reunión. La profesora se quedó en silencio por un momento, sus ojos se llenaron de lágrimas, y entonces les contó a Mark y a sus padres que un familiar cercano había fallecido hacía poco. La profesora le dio las gracias a Mark, y pasó gran parte del tiempo que quedaba de la reunión comentando la empatía de Mark y la compasión que era capaz de sentir por los demás.

Puede haber algunos aspectos positivos en la sinceridad de la expresión de las emociones. Esto es particularmente cierto cuando va acompañado por el sentido real de empatía que poseen muchos adultos con síndrome de Down. Con frecuencia, los adultos con síndrome de Down sobresalen por su capacidad de sentir las emociones de las demás personas.

A veces, el fuerte sentimiento de empatía y la sincera expresión de las emociones son como un espejo. Las emociones de una persona con síndrome de Down pueden ser un reflejo de lo que está sucediendo a su alrededor. Específicamente, la emoción expresada puede reflejar la emoción del otro individuo con quien esté la persona con síndrome de Down. En un entorno de individuos que traten amablemente a la persona con síndrome de Down, esta peculiaridad puede resultar muy positiva. Sin embargo, cuando los que rodean a la persona con síndrome de Down expresan emociones negativas, puede expresar emociones negativas semejantes.

Es importante que tanto los familiares como los cuidadores sean conscientes de este hecho, y que lo acepten. La pregunta, «¿Por qué se ha enfadado tanto Mary?» no puede responderse en el vacío. En otras palabras, resulta esencial realizar la valoración de los cambios producidos en el entorno. Un orientador infantil, y colega nuestro, solía describir así este proceso: «Cuando las familias traen a su hijo a la consulta, y lo dejan caer al borde del asiento, y dicen, "arréglemelo", ya sabes de antemano que vas a tener que enfrentarte a todo un reto». Si las familias y los cuidadores no están dispuestos a evaluar (y, cuando sea necesario, a reconocer) el papel que el entorno puede estar jugando en el cambio de conducta de la persona con síndrome de Down, el tratamiento será mucho más problemático y tendrá menores posibilidades de éxito.

La persona con síndrome de Down puede reflejar las emociones de diversos entornos. Las emociones que la persona con síndrome de Down exprese en un determinado ambiente pueden, en realidad, estar respondiendo a algo que ha sucedido en otro entorno distinto. Por ejemplo, el enfado que usted observe en casa puede ser la respuesta a otra cosa que ha ocurrido en la escuela o en el trabajo. Por añadidura, la salud física o los problemas biológicos también pueden estar influyendo en el comportamiento o en las emociones de la persona con síndrome de Down. Por lo tanto, un entorno determinado puede contribuir poco o nada para que se produzca un cambio conductual o emocional. Y por el contrario, el entorno puede desempeñar un papel decisivo. Por consiguiente, es parte fundamental del proceso de curación valorar cada uno de los entornos y revisar la importancia de este tema con las personas relacionadas con cada uno de esos entornos. Por ejemplo:

> Últimamente, Jeff regresaba del trabajo a su casa muy nervioso y disgustado. Cuando esta situación se prolongó durante más de una semana, su familia se puso en contacto con nuestro centro. Visitamos el lugar de trabajo de Jeff, pero su supervisor no podía explicarse el cambio sufrido en su conducta. No había problemas entre las personas que componían el grupo de trabajo de Jeff, y el personal tampoco había observado nada que hubiera sido inusual o problemático para Jeff. Después de investigar algo más, descubrimos que Jeff estaba alterado a causa de un compañero de trabajo que estaba sufriendo frecuentes arrebatos y accesos de llanto. Resulta interesante saber que este compañero se hallaba en otra habitación distinta, a cierta distancia de Jeff (más de 60 m). En realidad, Jeff no tenía contacto con su compañero

en el transcurso del día. Aun así, parece que Jeff captaba (o absorbía) la tensión del otro compañero, y que eso le estaba afectando enormemente.

Hemos descubierto que, al igual que Jeff, muchas otras personas con síndrome de Down no son siempre capaces de filtrar las emociones, las situaciones estresantes, las tensiones o los conflictos de los demás. Para abreviar, si alguien con síndrome de Down muestra emociones que no parezcan adecuarse a una situación determinada, no debe deducirse precipitadamente que esa persona tiene algún problema psicológico. Primero deberemos considerar lo siguiente: ¿Está reflejando las emociones de las demás personas que la rodean? ¿Está mostrando una sensibilidad extrema hacia lo que sucede a su alrededor? ¿Sus reacciones emocionales parecen exageradas? Todo esto es «normal» para las personas con síndrome de Down. Eso no significa que no necesite ayuda para controlar sus emociones. Por ejemplo, es posible que las otras personas que estén a su alrededor deban esforzarse más para desplegar emociones positivas frente a la persona con síndrome de Down, o puede que la persona con síndrome de Down necesite aprender cuándo es diplomático ser sincera con sus emociones negativas.

SENSIBILIDAD ANTE LOS CONFLICTOS AJENOS

Hemos descubierto que las personas con síndrome de Down pueden ser extremadamente sensibles ante los conflictos o las tensiones existentes entre otras personas que sean importantes para ellas. Dependiendo del tipo y del grado de los conflictos, las personas con síndrome de Down pueden verse gravemente afectadas por esta clase de conflictos. Por ejemplo:

> Mary, una de las residentes de un pequeño piso tutelado, acudió a nuestro centro cuando su ligera costumbre de rascarse la piel llegó a convertirse en un problema más serio, pues se estaba provocando heridas profundas en el cuello y en los brazos. A pesar de que había sido muy sociable y muy capaz, desarrolló los síntomas de una grave depresión, que incluían pérdida de apetito, trastornos del sueño, estado de ánimo entristecido, pérdida de energías, fatiga y falta de interés y de participación en las actividades de las que antes disfrutaba. En sus propias palabras estaba «realmente *down**». Cuando interrogamos a la encargada del piso, que era quien había traído a Mary a nuestra consulta, se quejó diciendo que la madre de Mary era la causante de los problemas de su hija, pues era una madre sobreprotectora. Nos puso como ejemplo el que la madre de Mary no permitía a su hija hacer determinadas salidas que el personal del piso, sin embargo, consideraba beneficiosas para ella. Cuando citamos a la madre de Mary, esta se quejó a su vez, diciendo que la tutora intentaba poner a su hija en su contra, y que esta era la razón por la que Mary estaba sufriendo tanto estrés.
>
> Después de ahondar algo más en la situación, descubrimos que el conflicto entre la madre de Mary y el personal del piso tutelado databa de algún tiempo atrás. Resulta que ni la madre de Mary ni la encargada del piso carecían necesariamente de razón en lo que ambas querían para Mary (simplemente sostenían opiniones encontradas con respecto a lo que le convenía más). Por su

---

*Juego de palabras intraducible: *to be down* significa encontrarse bajo de ánimo, y también tener síndrome de Down, según se escriba con mayúscula o con minúscula (N. de los T.).

parte, Mary se sentía enormemente desgarrada y estresada por este conflicto, pues ella quería a su madre, pero también se sentía muy próxima a la encargada de su piso. A medida que la situación se intensificó y se volvió cada vez más insoportable para Mary, su agitación y su depresión aumentaron también.

Hemos sido testigos de problemas similares cuando las personas con síndrome de Down se encuentran atrapadas entre dos progenitores en conflicto, como cuando los padres están atravesando graves problemas matrimoniales, o teniendo un divorcio contencioso. De hecho, pedir a la persona con síndrome de Down, o a cualquier otra persona, que tome partido contra personas a las que quiere, o que sean importantes para su bienestar, es extremadamente peligroso. La tensión que esto crea produce invariablemente cambios en el estado de ánimo y en la conducta de la persona.

En teoría, la solución a estos problemas sería muy sencilla. Hay que quitar a la persona con síndrome de Down del medio del asunto. Esto es factible si no se le pide que tome partido por uno de sus progenitores, o por alguno de sus cuidadores. Por ejemplo, en el caso de Mary, el personal de nuestro centro liberó a Mary de su situación actuando como intermediarios en el conflicto e ideando una solución que satisficiera a ambas partes. Por ejemplo, la madre y la encargada del piso se avinieron a un compromiso consistente en que Mary podría salir a la comunidad, que era lo que deseaba la encargada del piso, pero acompañada por un miembro del personal, en atención a las preocupaciones sobre la seguridad que tenía la madre. Con el transcurso del tiempo, se resolvieron también de esta forma muchos otros problemas, con la ayuda de la mediación del personal de nuestro centro.

Aunque el problema de Mary se resolvió con bastante facilidad, la resolución de los conflictos no siempre es sencilla, como cuando las personas se encuentran en medio de un proceso de divorcio contencioso. En estos casos, sigue siendo de crítica importancia apartar a la persona con síndrome de Down del asunto. Lo que tiene más posibilidades de éxito es el establecimiento de normas fundamentadas y firmes para liberar a la persona con síndrome de Down de tener que tomar partido. Una regla absolutamente esencial es que tanto el padre como la madre se abstengan de hacer comentarios acerca del otro cónyuge delante de la persona con síndrome de Down. Las normas que regulen cómo y cuándo la persona con síndrome de Down deberá ir a la casa de su madre o de su padre son también de importancia decisiva. Incluso cuando haya horarios de visitas establecidos por el juez, las reglas en torno a este proceso deben revisarse cuidadosa y meticulosamente con ambos progenitores. La razón de esto estriba en que toda discrepancia que subsista entre los padres se expresará con frecuencia en este proceso. Como ejemplos, podemos citar recogidas o entregas tardías, con las subsiguientes llamadas telefónicas y, naturalmente, los comentarios airados con respecto al otro progenitor, espetados directamente al hijo con síndrome de Down, o bien al alcance de sus oídos. Más aún, la razón de la existencia de estas reglas debe manifestársele con toda claridad a cada uno de los progenitores: o bien hace usted esto, o será usted responsable de la enorme tensión y de los cambios mentales y conductuales que sufra su hijo.

En ciertos casos, la ira entre ambos progenitores es demasiado intensa, y la única solución estriba en trasladar a la persona con síndrome de Down a un entorno neutral, como podría ser un piso tutelado. Así no se soluciona del todo el problema, pero al menos sí se limita la exposición de la persona con síndrome de Down a la tensión entre sus padres. Una vez que se haya establecido el modelo del régimen de visitas, la persona con síndrome de Down podrá manifestarse libremente con cada uno de sus progenitores, sin temor de herir al otro y sin tener que preocuparse por ello. Con el tiempo, las personas con síndrome de Down podrán volver a hacer sus vidas normales, liberadas de la enorme carga que se suele padecer cuando nos enfrentamos a este tipo de experiencias.

RETRASO EN LA MADURACIÓN

A lo largo de la vida, hay períodos en los que ciertas emociones tienden a ser más predominantes. Esto es tan cierto para las personas con síndrome de Down, como lo es para el resto de los mortales. Un aspecto que sí es diferente para las personas con síndrome de Down es el tiempo. Por ejemplo, muchas familias refieren que su hijo de veinte y pocos años quieren que se les deje solos, y se reafirman más en sí mismos. Esta conducta puede considerarse negativamente como un comportamiento agitado o deprimido. No obstante, todo se ve desde una perspectiva distinta cuando se formula la siguiente pregunta: «¿Recuerdan ustedes cómo eran sus otros hijos en su adolescencia?». Porque este es un comportamiento típico de la adolescencia que, a menudo, aunque no siempre, se observa en las personas con síndrome de Down en una edad posterior. Véase el capítulo 10 para más información sobre el retraso en la maduración.

RETRASO EN LA RESPUESTA DE DUELO

Las personas con síndrome de Down presentan con frecuencia un retraso en la respuesta de duelo. Por ejemplo, cuando muere un miembro de la familia, puede parecer al principio que esa muerte no ha afectado a la persona con síndrome de Down. Habitualmente, su duelo comenzará alrededor de seis meses más tarde. No está del todo clara la razón por la que se produce este retraso. Sin embargo, es más que probable que guarde relación con la mayor lentitud de su proceso cognitivo (v. más adelante). Tal vez se trate simplemente de que las personas con síndrome de Down necesitan más tiempo para reconocer y entender que se ha producido una pérdida (que el ser amado se ha ido realmente, etc.). Entender esta respuesta, y preverla, puede ayudar a prevenir los problemas y a preparar a la familia y a los cuidadores para prestar su apoyo en el proceso del duelo cuando llegue ese momento.

Retrasos en el lenguaje

Las limitaciones del lenguaje de los adultos con síndrome de Down también pueden dar lugar a interpretaciones erróneas de su conducta. Muchas personas con síndrome de Down tienen déficits de lenguaje. Con frecuencia, sus capacidades de lenguaje expresivo son inferiores a sus capacidades de lenguaje receptivo. Es decir, muchas personas con síndrome de Down entienden lo que está pasando a su alrededor, pero son incapaces de expresar lo que les concierne. Esto puede crear un auténtico problema emocional. Puede originar frustración, irritación, ira y también otros cambios emocionales. La interpretación de los cambios conductuales a la luz de esta dificultad puede contribuir a mejorar enormemente la comprensión del comportamiento. Puesto que las capacidades lingüísticas constituyen con frecuencia un problema de la mayor importancia para las personas con síndrome de Down, dedicaremos el capítulo 6 a investigarlas en profundidad.

Velocidad de procesamiento

La habilidad para procesar datos con rapidez es una demanda creciente en un mundo cuyo ritmo de actividad se acelera. Muchas personas con síndrome de Down tienen una capacidad limitada para procesar los datos con celeridad. Además de esto, también tienen una capacidad limitada para cambiar la velocidad de procesamiento en situaciones diferentes, lo cual puede resultar aún más problemático. Muchas personas con síndrome de Down se encuentran con terribles dificultades cuando una situación requiere una aceleración repentina en el ritmo de la actividad. Responder ante una situación apremiante puede resultar muy perturbador. Esta característica limita la adaptación a diferentes entornos. Por ejemplo:

> Neal, de 17 años, estaba teniendo dificultades en el colegio debido a su problema para cambiar de clase. Cuando sonaba la campana, y los demás alumnos se trasladaban a la siguiente clase, Neal no se movía. Después de hablar sobre el tema con Neal y con su familia, nos resultó evidente que Neal necesita un corto período de tiempo para procesar la necesidad de adaptarse desde la tranquilidad del aula en que estaba sentado, al pasillo bullicioso y lleno de actividad. Bastó con una advertencia verbal, hecha unos cinco minutos antes de que sonara la campana, para proporcionarle a Neal el tiempo que necesitaba para prepararse para el cambio de actividad.

El hecho de que las personas con síndrome de Down tengan una velocidad limitada de procesamiento cognitivo puede parecer evidente, en base a su discapacidad intelectual. Sin embargo, en la práctica, las otras personas que interactúan con individuos con síndrome de Down a menudo no tienen en cuenta este hecho. El problema cobra singular importancia en lugares donde se trabaja a ritmo vertiginoso, o con jefes apremiantes, y puede dar lugar a dificultades en el trabajo o en las aulas, especialmente en las aulas de integración.

En nuestro centro, vemos cómo se manifiesta esta realidad cuando hacemos preguntas acerca de la salud de una persona. A lo largo de la entrevista, formulamos múltiples cuestiones. Y no es solo que la persona con síndrome de Down se tome un momento, o dos, para respondernos sino que, además, algunos de nuestros pacientes se encuentran muy fatigados al llegar al final de la sesión. Han tenido que emplear una enorme cantidad de energía mental para procesar las preguntas y para darles respuesta.

Cuando se les pregunta algo, es frecuente que las personas con síndrome de Down hagan una pausa antes de responder. Este hecho puede originar malentendidos con respecto a su conducta, y crear problemas en su interacción con los demás. A menudo, los demás interpretan que esta pausa significa que la persona con síndrome de Down está haciendo caso omiso de lo que se le dice, que es insolente, o que tiene problemas de atención. Esto ha creado problemas a muchos de nuestros pacientes, especialmente en el trabajo o en la escuela. Puede ser una fuente de fricción entre la persona con síndrome de Down y su jefe, sus profesores o sus compañeros de trabajo.

Además, si a una persona con síndrome de Down se le dan varias instrucciones antes de que pueda procesarlas, puede que después se sienta frustrada. Hemos visto a muchas personas con síndrome de Down, u oído hablar de ellas, que abandonan en situaciones de este tipo, puesto que se han sentido abrumadas. Y puede que el jefe se sienta también frustrado y pierda la paciencia. Todos estos factores pueden provocar nerviosismo y causar tensiones en la relación interpersonal.

Este tipo de malentendidos son una fuente frecuente de conflictos, tanto en el trabajo como en la escuela, y pueden ocasionar la pérdida del empleo o que se adopten medidas disciplinarias. Es interesante observar que este tipo de problemas causa más pérdidas de empleo que la propia falta de capacidad para desempeñar el trabajo (Greenspan y Shoultz, 1981). Comprender y considerar la dificultad de la mayor lentitud en el procesamiento, y proporcionar la información al ritmo necesario para que la persona con síndrome de Down pueda procesarla, conducirá a una situación mucho más saludable y logrará disminuir la frustración y los conflictos.

ACOMODARSE A LA VELOCIDAD DE PROCESAMIENTO

En vista de estas cuestiones que atañen a la mayor lentitud de procesamiento, ¿cómo podrían los demás optimizar su interacción con una persona con síndrome de Down?

- Comprendiendo que es un posible problema. El primer paso sería estar preparado para ajustar la propia actuación.
- Teniendo cuidado de no considerar esta actitud como un problema «conductual». Posiblemente se deba a que la persona con síndrome de Down sea más lenta al procesar la información, y no a que sea insolente.
- Previendo que puede necesitar un período de tiempo para procesar la información. Efectúe la petición con la antelación suficiente, para que la persona con síndrome de Down pueda disponer del tiempo que necesite.
- Captando su atención. Espere una respuesta, como un «¿qué?», o como un «sí», que nos indique que reconoce que está prestando atención.
- Haciendo la petición, o dando la orden, de forma comprensible, y confirmando después que la persona con síndrome de Down la ha entendido bien.
- Dándole el tiempo que necesite para poder procesar la petición.
- Después de un período de tiempo adecuado (que será diferente en función de cada persona, pero que puede prolongarse varios minutos, dependiendo de la petición), verificando con la persona con síndrome de Down que esta nos ha entendido bien, o que no existe ningún impedimento para su procesamiento (esto es más conveniente que repetir la pregunta varias veces, o en voz más alta).
- Teniendo en cuenta que muchas personas con síndrome de Down simplemente dejarán de esforzarse en el cumplimiento de una tarea si existe algún impedimento, en vez de hacer un intento más o pedir ayuda.
- Intentando hallar fórmulas alternativas para comunicarse (recurrir a los puntos fuertes de la persona con síndrome de Down). Por ejemplo, muchas personas con síndrome de Down obtienen enormes beneficios de las imágenes visuales que puedan acentuar o complementar una comunicación verbal, o una orden verbal. Después de todo, las imágenes visuales son útiles en cualquier situación didácti-

ca. Por esta razón, los conferenciantes o los profesores utilizan pizarras, diapositivas u otros apoyos visuales cuando imparten sus enseñanzas. Para las personas con síndrome de Down, estos apoyos pueden resultar especialmente útiles, puesto que muchas de ellas aprenden visualmente (son aprendices visuales) (v. cap. 5). Por ejemplo, los supervisores laborales nos dicen constantemente que las personas con síndrome de Down pueden aprender incluso las tareas complejas que constan de múltiples fases, y repetirlas concienzudamente, si la tarea en cuestión se fracciona convenientemente en pasos más pequeños que se le explican al individuo con síndrome de Down.

Referencia temporal

La comprensión de los conceptos de pasado, presente y futuro es algo que la mayoría de la gente da por sentado. Sin embargo, ya que se trata de conceptos abstractos, resultan difíciles de entender para muchas personas con síndrome de Down. Esto puede causar confusión, tanto para la persona que no los entiende como para los que están a su alrededor. Si lo situamos en el contexto de la excelente memoria que tienen muchas de las personas con síndrome de Down (v. cap. 5), este hecho puede generar aún más confusión. Recordemos el ejemplo de Robert, al principio de este capítulo, quien reaccionó como si su padre acabara de morir cuando se le preguntó por él, cuando, en realidad, su padre había fallecido hacía 15 años. La interpretación del pasado y del presente parecía ser para Robert diferente de la de la gente sin síndrome de Down. Para él, su excelente memoria hacía que los acontecimientos pasados le parecieran tan reales como los acontecimientos presentes.

A menudo hallamos una línea de distinción entre el pasado y el presente mucho menos clara de lo que cabría esperar en las personas que no tienen síndrome de Down. Para el individuo con síndrome de Down, la comprensión de numerosos conceptos es mucho más concreta, y el concepto del tiempo resulta demasiado abstracto.

Este sentido pobre y reducido de la diferencia entre el pasado y el presente puede generar mucha confusión en las conversaciones con otras personas. A algunos de nuestros pacientes, otros médicos les han llegado incluso a diagnosticar trastornos psicóticos porque parecía que el individuo con síndrome de Down se hallaba desconectado de la realidad del presente. Muy a menudo nos hemos encontrado con este tipo de diagnósticos erróneos, que obedecen, por una parte, a las dificultades comunicativas y, por otra, al hecho de que el médico se halla poco familiarizado con la forma en que las personas con síndrome de Down experimentan el tiempo. Como indicamos anteriormente, cuando esta característica se considera dentro del contexto de la excelente memoria que suele tener la persona con síndrome de Down, observamos que el individuo es capaz de recordar acontecimientos de épocas muy remotas, y puede dar la impresión de estar desconectado del presente.

Si el adulto con síndrome de Down tiene habilidades limitadas para la comunicación, este problema se exacerba y se agrava aún más. Puede resultar muy difícil averiguar si está hablando sobre un hecho que ha ocurrido recientemente o sobre un hecho que haya acaecido en el pasado remoto. Esto puede, por ejemplo, dificultar mucho la obtención de una historia referente a los síntomas:

Carol, de 25 años, tiene una capacidad verbal muy limitada, y normalmente se expresa con frases de una o dos palabras. Llevaba un tiempo quejándose de dolor de oídos. Un examen minucioso reveló que no existían problemas subyacentes. Después de hablarlo con más detenimiento, daba la impresión de que se trataba más bien de una queja originada por su historia clínica del pasado, época en la que había tenido frecuentes infecciones en los oídos.

A veces, los malentendidos pueden deberse más bien a la utilización lingüística de los tiempos verbales pasado y presente, que a una auténtica falta de entendimiento del tiempo cronológico. La Dra. Libby Kumin, especialista en patología del lenguaje hablado, con interés especial en el síndrome de Down, sostiene la teoría de que algunos individuos con síndrome de Down nunca llegan a aprender a utilizar las terminaciones verbales correctamente, debido a que sus problemas auditivos en los años formativos les impiden oír bien las «eses» finales, o las terminaciones del pasado de los verbos. Otros no dominan los verbos irregulares a causa de sus dificultades de aprendizaje del lenguaje, y puede que respondan a preguntas como «¿Qué hiciste este fin de semana?», con respuestas del tipo «El sábado yo ceno con mamá». En su debido contexto, el que escucha puede deducir que la persona con síndrome de Down está refiriéndose a un hecho pasado, pero un oyente menos atento podría sentirse confundido (Kumin, 2003). Como indicamos anteriormente, la referencia diferente al tiempo puede afectar a las interrelaciones con las demás personas. El mayor problema para las personas con síndrome de Down se produce cuando alguien da por supuesto que estas personas entienden el tiempo y las referencias temporales de forma «típica» o «habitual». Esto conduce a interpretaciones erróneas sobre lo que están diciendo y, en ocasiones, a desacuerdos o a malentendidos, y puede ocasionar que los médicos hagan diagnósticos incorrectos, pues se han basado en un proceso de aparente alteración de las ideas.

Basándose en los hallazgos descritos anteriormente, queremos hacer algunas recomendaciones que pueden ser útiles para optimizar la comunicación:

- Debe tenerse en cuenta que la persona con síndrome de Down puede tener una forma de entender el tiempo diferente de la que tenemos los demás. Saber que puede estar hablando en tiempo presente sobre un hecho pasado puede animarnos a hacer más preguntas, para aclarar las cosas y evitar confusiones.
- ¿Cuáles son las capacidades lingüísticas globales de la persona? ¿La hemos oído anteriormente utilizar tiempos verbales pasados, o palabras como «ayer»? Si no es así, cuando esté hablando en presente puede que en realidad esté hablando sobre el pasado.
- Siempre que sea posible, se debe ayudar a la persona a situar el hecho, contextualizándolo con otro acontecimiento. Por ejemplo, podremos preguntarle, «¿Eso te sucedió cuando ibas al colegio o cuando trabajabas en la tienda de comestibles?». Especialmente si la persona responde que no lo sabe, habrá que buscar otras claves que arrojen pistas sobre cuándo sucedíoel hecho. Con frecuencia, los padres pueden resultar muy útiles para ayudar a responder a estas preguntas. Por ejemplo, «Sé que es un hecho pasado, porque ha mencionado a Sally, que era una compañera de su clase en el instituto».

Conciencia de «la hora»

Es una paradoja interesante la increíble habilidad que tienen muchos adultos con síndrome de Down para «saber la hora». Esto queda demostrado con frecuencia en las costumbres o rutinas (v. cap. 9). A veces, las personas con síndrome de Down son muy inflexibles con respecto a los horarios en sus rutinas, insistiendo en que las comidas, las pausas en el trabajo, los programas de televisión, etc., se produzcan en horas predeterminadas. Muchas de las personas que siguen horarios preestablecidos «no conocen la hora», pero sin embargo tienen una especie de reloj interno que es con frecuencia muy exacto. Nosotros hemos aprendido a prestar mucha atención a la hora en nuestro centro, puesto que estas personas pueden tolerar peor nuestras preguntas y nuestros procedimientos si alteramos la hora de sus comidas.

La inflexibilidad con respecto a los horarios también puede ocasionar problemas en los lugares de trabajo. Por ejemplo, en los primeros tiempos de nuestra clínica, contratamos a una joven con síndrome de Down, Jean, que realizaba un excelente trabajo de entrada de datos. En aquella época, disponíamos tan solo de un espacio reducido, y Jean tenía que compartir una oficina muy pequeña con otros dos empleados. Una tarde, Jean se levantó de repente y trepó literalmente sobre los dos miembros del personal para salir de la habitación. Después de lo cual, salió del edificio y tomó su autobús a casa. Los dos empleados se quedaron atónitos al ver que Jean no había guardado su trabajo, ni había apagado su ordenador, antes de marcharse. Cuando más adelante se le preguntó por qué había actuado así, Jean se mostró incapaz de comprender la sorpresa de sus compañeros. Explicó que eran las 2:30, que era «la hora de irse a casa.» Por fortuna, más adelante Jean pudo aprender otra rutina diferente, que incluía terminar adecuadamente sus actividades laborales, con antelación a la hora de salida.

Pensamiento concreto

La mayoría de nosotros, que ya tenemos más de unos doce años, podemos pensar tanto de forma concreta como de forma abstracta. La utilización de nuestros cinco sentidos nos da una comprensión concreta del mundo. No obstante, puede resultar más difícil trascender a lo que percibimos con nuestros cinco sentidos y pensar de forma abstracta o teórica. Las personas con síndrome de Down suelen pensar de una forma muy concreta, y es frecuente que no puedan pensar bien de forma abstracta.

Eugene se encontraba en la consulta para que le realizaran una evaluación completa, que dura aproximadamente unas tres horas. Después de haber pasado por el trabajador social, el audiólogo y el nutricionista, estaba ahora con el médico. Una de las preguntas estándar que se hacen siempre se refiere al apetito. Como la hora del mediodía estaba próxima, la respuesta de Eugene fue, «Tengo hambre». La pregunta volvió a formulársele, con diferentes palabras, en un intento de hacernos una idea sobre su apetito en sentido general, pero su contestación era cada vez más categórica con referencia a su actual estado de persona hambrienta. Su madre nos explicó sus hábitos para las horas de las comidas, así que pasamos a la siguiente pregunta (y, tan pronto como pudimos, a su almuerzo).

La naturaleza concreta de los procesos del pensamiento de la mayoría de las personas con síndrome de Down es muy funcional, y puede ser muy precisa si se permite que florezca en un ambiente adecuado. A menudo, las personas con síndrome de Down se manejan de maravilla cuando trabajan en empleos que consisten en tareas concretas. De hecho, observamos que casi siempre que una persona con síndrome de Down tiene problemas en su trabajo, estos no se deben a que no sepa realizar sus tareas. Frecuentemente, el individuo con síndrome de Down realiza su trabajo extremadamente bien y suele ser un empleado modélico, puesto que su propia naturaleza concreta le ayuda a hacer las cosas bien de forma reiterada. Cuando el médico batallaba con Eugene para obtener respuesta a su pregunta, la incapacidad de responder a la pregunta en el sentido en el que se le formulaba no tuvo efecto real en él (aparte del de retrasar ligeramente la hora de su almuerzo). Por otra parte, es el mejor empleado en su trabajo de repartidor del correo. Se encarga de repartir la correspondencia en un edificio de oficinas de seis pisos. Va desde el centro donde se deposita el correo general, en el sótano del edificio, hasta el sexto piso, y se desplaza correctamente de planta en planta, repartiendo el correo. En un mundo concreto, Eugene prospera.

La dificultad para muchas de las personas con síndrome de Down se presenta cuando se produce un cambio en sus tareas, y cuando tienen que echar mano de lo que han aprendido para aplicarlo a una nueva situación. Por ejemplo:

> Luis trabaja en un lugar que dista 15 km de su casa. Toma un autobús, cuyo trayecto es de 6 km aproximadamente; tiene que cambiar de autobús para otro trayecto de unos 9 km, y después tiene que andar hasta el final de los tres últimos edificios. Luis se apaña muy bien, y puntualmente, en el camino de ida y vuelta a su trabajo. Sin embargo, un día una de las calles por las que su autobús pasaba habitualmente se encontraba en obras. El autobús tuvo que desviarse por un edificio a la derecha, seguir recto pasando otros dos edificios, y después regresar por la izquierda a la calle que recorre habitualmente. Mientras el autobús avanzaba en dirección norte por la nueva calle, Luis se percató de que aquella no era la ruta acostumbrada. Se bajó del autobús y se perdió. Así como el pensamiento concreto requerido para sus trayectos diarios era excelente, y lo capacitaba para apañárselas muy bien con el transporte público, el pensamiento abstracto exigido por el cambio de ruta supuso una dificultad para Luis.

Lenguaje abstracto y lenguaje concreto

Con frecuencia hablamos sobre la comunicación como si fuera algo concreto, cuando, de hecho, se supone que debe interpretarse utilizando facultades de razonamiento abstracto. Por ejemplo, a una joven con síndrome de Down que tenía un trabajo en una oficina se le dijo que podía «llamar en cualquier momento», cuando tuviera alguna duda. Después que esta joven hubo llamado varias veces por teléfono, a las 3 de la madrugada, a uno de sus compañeros de trabajo, fue necesario aclararle y explicarle el significado real de la expresión «en cualquier momento». Otra persona con síndrome de Down, que también trabajaba como oficinista, tuvo dificultades con tareas como las que se describen a continuación, que requerían habilidades de lenguaje abstracto:

- Contestar al teléfono y diferenciar las llamadas de publicidad, que deberían rechazarse, de las llamadas justificadas, que deberían transferirse al correspondiente compañero de trabajo.
- Entender que cuando sus compañeros le preguntaban por lo que había hecho durante el fin de semana, no deseaban oír un informe largo y minucioso, sino un breve resumen.
- Reconocer y eliminar los nombres duplicados, cuando se introducían los datos de los clientes en un programa de ordenador utilizado para generar listas de correos (p. ej., no comprender que Thomas Dooley, T. Dooley y Tom Dooley eran probablemente una única y la misma persona, especialmente teniendo en cuenta que vivían en la misma dirección).

Con frecuencia, este tipo de malentendidos suscita serios problemas en los lugares de trabajo.

HABILIDADES PARA LA GENERALIZACIÓN

La tendencia de las personas con síndrome de Down a tener su punto fuerte en el pensamiento concreto y su punto débil en el pensamiento abstracto también hace más difícil para ellas el poder recurrir a lo que se ha aprendido en un marco determinado y aplicarlo en otro distinto, esto es, *generalizar* las habilidades. A menudo, esto constituye un problema cuando se trata del dinero o de otros conocimientos matemáticos. Por ejemplo:

> Rosa estaba aprendiendo en su colegio el manejo del dinero. El profesor trabajó con ella en varias ocasiones, sentados ante la mesa de un aula. Rosa aprendió a identificar cada una de las monedas y su valor correspondiente, y también aprendió a sumar monedas hasta obtener un determinado valor total. Sin embargo, después de haber bajado los 30 escalones que conducían al vestíbulo en que se hallaba la máquina de los refrescos, Rosa fue incapaz de sumar las monedas hasta alcanzar los 60 céntimos necesarios para efectuar la compra. Después de unas cuantas prácticas adicionales, Rosa pudo al fin comprarse su refresco.

De forma similar:

> Valerie, que trabaja como ayudante en una oficina, es capaz de contar con bastante destreza. No obstante, si está fotocopiando un documento extenso para uno de sus compañeros, y las páginas se le traspapelan, es incapaz de corregir ella sola la paginación. Normalmente, termina llorando cuando ya lleva un buen rato luchando con las páginas revueltas.
>
> Valerie también tiene problemas para generalizar sus excelentes habilidades de lectura y escritura, y para ayudarse con ellas a realizar su trabajo. Con frecuencia, cuando tiene problemas para recordar cómo se hace algo, algún compañero la anima a que redacte los pasos a seguir. Normalmente, después de esto, Valerie es

capaz de seguir las instrucciones escritas, y de concluir la tarea por sí misma. Sin embargo, nunca se le ocurre redactar la información por propia iniciativa, ni siquiera cuando se trata de algo (como las abreviaturas de los nombres de los estados), que pregunta reiteradamente a sus compañeros.

Los problemas con la generalización pueden ser origen de conflictos, tanto en el trabajo como en la escuela. Los demás pueden creer que la persona con síndrome de Down está fingiendo deliberadamente que no recuerda cómo se hace algo en un entorno, cuando se trata de algo que sí sabe hacer en otro lugar.

LO QUE AYUDA

Lo que a nosotros puede presentársenos como el siguiente paso de una tarea, por obvio y por lógico, puede no resultar tan obvio para una persona con síndrome de Down. Este hecho puede producir malentendidos, dificultades en la comunicación e incluso «problemas conductuales». (O bien la respuesta inadecuada se interpreta como un «problema de conducta», o bien la persona con síndrome de Down puede sentirse frustrada y puede que se altere su conducta.) Sin embargo, si la tarea se estructura en pasos concretos, por lo general la persona con síndrome de Down será capaz de desempeñar esa tarea con poca o ninguna confusión y con pocos o ningún «problema conductual».

Hemos descubierto que una forma especialmente beneficiosa de ayudar a las personas con síndrome de Down a encontrar sentido a las abstracciones, consiste en ayudarlas a visualizar sus tareas proporcionándoles imágenes. También consideramos que los programas, a menudo con ilustraciones, resultan bastante útiles. Por ejemplo, resulta útil esquematizar la rutina de la hora de acostarse en un programa de acciones concretas. Animamos a la persona con síndrome de Down (con la ayuda de su familia o de su cuidador) a seleccionar unas cinco o seis tareas que tenga que hacer antes de irse a la cama. Estas tareas se eligen de entre una serie de imágenes. Después, la imagen correspondiente a cada una de las tareas se pega, en orden secuencial, en un pequeño trozo de cartulina. Este servirá de recordatorio. Para otras personas resultará más útil otro tipo de sistema; por ejemplo, un sistema a base de casillas que podrán ir tachándose a medida que se finalice cada tarea antes de acostarse. Es interesante observar que incluso aquellos de nuestros pacientes que por lo general funcionan de forma independiente, y que no parecen necesitar estas ayudas, pueden sacar provecho de este tipo de sistemas.

Hemos descubierto que el hecho de proporcionar imágenes también puede ser de utilidad en otras áreas. Algunos de nuestros pacientes sienten temor cuando tienen que acudir a la consulta del médico. Nosotros hemos elaborado un libro con fotos de una visita a la consulta. Cuando la persona con síndrome de Down ve las imágenes del libro, la acción se vuelve menos abstracta y más concreta y, por lo general, menos intimidatoria. Asimismo, para ayudar a los pacientes a hacerse más responsables de su cuidado personal, hemos descubierto que resulta útil elaborarle materiales educativos que contengan imágenes orientativas sobre el cuidado personal. Si bien inicialmente puede invertirse mucho tiempo en la elaboración de programas y directrices con imágenes, estos proporcionan más oportunidades a la persona con síndrome de Down para hacerse cargo de su cuidado personal. Asimismo ayudan a reducir la confusión que puede producirse cuando las instrucciones se dan solo verbalmente. A la larga, probablemente supondrán también un ahorro de tiempo en la realización de las tareas cotidianas.

Es enormemente importante que se incluya en este libro la información que pueda ayudar a la persona con síndrome de Down a desentrañar las cuestiones relacionadas con el pensamiento concreto y con el pensamiento abstracto (y, de esta forma, la ayude asimismo a ser más independiente). Tener éxito en el cuidado personal puede provocar gran satisfacción por un logro conseguido, incremento de la autoestima, y un creciente interés por el cuidado de sí mismo (v. cap. 7). El sentimiento personal de gozar de buena salud es parte importante de la salud mental. Por contraste, la confusión sobre lo que se nos pide, o sobre lo que se espera de nosotros, puede conducirnos a una escalada de problemas. La pérdida de un empleo, la pérdida de la autoestima, así como otros efectos negativos pueden ser causa de problemas más graves en la salud mental.

Es muy importante reconocer las cuestiones problemáticas referidas al pensamiento concreto, en especial cuando se trata de promover la salud mental y de evitar la enfermedad mental. En un mundo que nos exige la utilización tanto del pensamiento concreto como del pensamiento abstracto, resulta de la mayor importancia que los que asisten a las personas con síndrome de Down tengan estas cuestiones muy presentes. El objetivo final consiste en presentarles las tareas de la vida cotidiana de forma que se obtenga provecho de sus puntos fuertes en el pensamiento concreto, y que no se las penalice por la naturaleza limitada de su proceso de pensamiento abstracto.

Soliloquio

Otra conducta que se observa con frecuencia es el soliloquio. Como describiremos detalladamente en el capítulo 8, el soliloquio es un fenómeno muy común entre las personas con síndrome de Down. Nos sentimos especialmente interesados por este tema cuando descubrimos que un gran número de nuestros pacientes estaban siendo tratados como enfermos psicóticos por otros médicos. El soliloquio parecía ser la causa principal de estos diagnósticos equivocados. Si bien es cierto que el soliloquio puede formar parte de los criterios diagnósticos establecidos para los trastornos psicóticos, estos graves trastornos psiquiátricos se caracterizan por delirios, alucinaciones, retraimiento de la realidad, paranoia, estados emocionales inusuales y alteración del proceso mental. El soliloquio, si no va acompañado por estos otros síntomas, no constituye un trastorno psicótico. Cuando evaluamos a todos nuestros pacientes en relación al soliloquio, descubrimos que aproximadamente el 83% de ellos hablaban solos y que del restante 17% muchos no hablaban en absoluto. Si no se entiende o no se tiene en cuenta este hallazgo, puede incurrirse en el error de sobrediagnosticarlo como «anormal».

Como dijimos anteriormente, el soliloquio resulta apropiado para muchos adultos con síndrome de Down, desde el punto de vista del desarrollo mental, puesto que muchos niños con desarrollo típico de edades aproximadamente inferiores a los 6 años hablan solos.

Una conducta similar, que resulta con frecuencia adecuada en relación con el desarrollo mental del adulto con síndrome de Down, es la utilización de los amigos imaginarios. También este hecho puede dar lugar a diagnósticos inexactos si no se tiene en cuenta la fase de desarrollo mental del individuo. Trataremos más detalladamente los temas del soliloquio, de los amigos imaginarios y de las vidas de fantasía en el capítulo 8.

Tendencia a la monotonía y a la repetición

Otro aspecto realmente fascinante de la personalidad de muchas personas con síndrome de Down es su tendencia a preferir la monotonía o la repetición. Nosotros llamamos a esto «costumbre, rutina o hábito». La costumbre o rutina tiene muchas ventajas, como la de ayudar al individuo a mantener un orden en su vida, y a optimizar la utilización de sus habilidades. Sin embargo, la falta de flexibilidad puede dificultar el afrontamiento de la realidad cambiante e imprevisible de la vida. Por otra parte, si los demás no comprenden esta tendencia, se desencadenarán conflictos fácilmente, puesto que el tener que vérselas con una aparente inflexibilidad puede resultar muy perturbador para las personas que actúan con menos rigidez.

Puesto que muchos adolescentes y adultos con síndrome de Down tienen «costumbres/rutinas» que pueden interpretarse erróneamente como problemas de conducta, trataremos este tema de forma pormenorizada en el capítulo 9.

No perder de vista el CONTINUUM

Entender lo que es normal o típico para las personas con síndrome de Down ayuda a definir el *continuum* que va desde el comportamiento normal hasta el anormal. Este entendimiento proporciona un punto de referencia para la comprensión del comportamiento de los adolescentes y de los adultos con síndrome de Down. La revisión de algunas de las cuestiones tratadas anteriormente nos ayudará a ilustrar este principio.

Teniendo en cuenta su tendencia hacia la monotonía o repetición, la conducta normal (o típica) de una persona con síndrome de Down es «la costumbre/rutina». Lo anormal sería llevar la costumbre o rutina hasta extremos tales que interfirieran con la capacidad de desenvolverse eficazmente en la vida cotidiana. Las costumbres o hábitos pueden resultar muy útiles, si las demás personas del entorno reconocen esta tendencia y aceptan de buen grado esa conducta. Sin embargo, si la tendencia obstaculiza el funcionamiento de la vida cotidiana –bien a causa del grado de la compulsión, o bien a causa de la incapacidad de los demás para tolerar esta tendencia–, es posible que se diagnostique un trastorno obsesivo-compulsivo (v. cap. 16).

Algo semejante sucede con el duelo; dependiendo del grado del problema y del entorno en que la persona esté manifestándolo, la reacción se corresponderá con algún punto del *continuum* que va desde la pena normal hasta la depresión.

El soliloquio es otro aspecto de la conducta que puede situarse en un *continuum*. Como ya dijimos, el soliloquio es una conducta común en los adultos con síndrome de Down, pero el soliloquio puede ser también una de las características de los trastornos psicóticos. Para comprender en qué lugar del *continuum* se sitúa un soliloquio determinado, será necesario efectuar una cuidadosa valoración de ese soliloquio, de los síntomas asociados, de las circunstancias ambientales y del funcionamiento de la persona con síndrome de Down, así como de la presencia o ausencia de ese soliloquio con anterioridad al hecho que haya desencadenado la preocupación en el momento presente.

Otro aspecto del *continuum* que es preciso comprender consiste en que la ausencia total de un comportamiento particular no es necesariamente más saludable que la presencia de esa conducta. En otras palabras, el que «el exceso» de un comportamiento particular cumpla con los criterios requeridos para diagnosticar un problema psicológico específico (p. ej., un trastorno psicótico), no significa que el objetivo a alcanzar sea necesariamente la ausencia absoluta de dicho comportamiento. Por poner un caso, las familias y los cuidadores preguntan a menudo si debería suprimirse el soliloquio. Como trataremos más detalladamente en el capítulo 8, las personas con síndrome de Down utilizan con frecuencia el soliloquio como un medio para dilucidar sus problemas. Por lo tanto, la supresión del soliloquio podría obstaculizar, de hecho, el proceso de curación. En estas circunstancias, la eliminación del soliloquio no sería saludable, ni formaría parte del objetivo terapéutico que se pretende conseguir.

Si bien es importante considerar estas conductas «típicas» a la luz del *continuum*, no lo es menos evitar caer en la trampa de «culpar siempre al síndrome de Down». Una conducta típica que se haya convertido en problemática no puede seguir considerándose solamente como una «conducta típica del síndrome de Down». En este caso, será necesario valorar si esa conducta se ha convertido en un problema psicológico. Esta valoración se consigue de forma óptima mediante la comprensión del comportamiento del individuo a lo largo de su vida, especialmente cuando se haya producido algún cambio en su conducta. Obtener conocimientos sobre la persona con síndrome de Down antes de haberse producido el cambio, valorar el período de la vida en que se encuentre, evaluar su entorno, y llevar a cabo otras valoraciones como las que se indican en el capítulo 1, ayudará a definir las causas de los cambios de conducta. Asimismo, esta evaluación resultará útil para aclarar si se trata o no de un comportamiento típico o común en una persona con síndrome de Down, para averiguar en qué lugar del *continuum* se sitúa la conducta y también para saber si será necesario efectuar más valoraciones o si estará indicado un tratamiento determinado.

Evaluar la conducta con la debida comprensión del *continuum* presenta una serie de ventajas. Proporciona un marco para apreciar y reconocer las cualidades únicas y las características conductuales comunes de las personas con síndrome de Down. Enfatiza la importancia del papel que desempeña el entorno para apoyar a la persona con síndrome de Down en el desarrollo de su salud mental. Y también proporciona una estructura que ayuda a determinar cuándo la conducta es anormal, y en consecuencia requiera una mayor intervención y la aplicación de un tratamiento.

La memoria

Mientras se encontraba en el centro para adultos, la madre de una mujer de 32 años con síndrome de Down nos comentó que ella y su hija, Kristin, habían visitado recientemente Rumanía, su país natal. Se trataba de la primera ocasión en que visitaban a su familia y a sus amigos, desde que habían emigrado a Estados Unidos 16 años atrás. Lo que había sorprendido a la madre fue comprobar que su hija recordaba su país natal mucho mejor que ella misma. Por ejemplo, incluso después de transcurridos esos 16 años, Kristin había reconocido a muchos de sus parientes (aun a aquellos que solo habían visto ocasionalmente). También reconocía los barrios en que vivían estos parientes, y hasta la localización de sus respectivas viviendas. Quizá lo que más había sorprendido a la madre fue la capacidad de Kristin para recordar los detalles de acontecimientos familiares que habían sucedido hacía entre 16 y 25 años, cuando ambas vivían aún en Rumanía. Este caso se daba especialmente cuando sus parientes le mostraban fotografías de aquellos eventos.

Es frecuente que las familias nos comenten que su familiar con síndrome de Down tiene parecidas aptitudes de la memoria. Hemos descubierto que, al igual que Kristin, las personas con síndrome de Down suelen tener una memoria excepcional para las cosas que han visto o que han experimentado visualmente. En este capítulo, trataremos sobre esta cualidad y sobre las cuestiones relacionadas con ella.

Como ya se indicó en el capítulo 4, existen muchas características cognitivas y conductuales que son normales para alguien que tenga síndrome de Down, pero que no son necesariamente normales para alguien que no lo tenga. Muchas de estas características comprenden habilidades que podrían considerarse «deficientes» o algo extrañas. Pero muchas personas con síndrome de Down poseen en realidad ciertas capacidades que podrían considerarse, relativamente, como que están «en ventaja». Una de estas se encuentra en el área de la memoria. En algunos aspectos, muchas personas con síndrome de Down tienen de hecho una memoria mejor que la que tienen otras personas. Sin embargo, esto no es así en otros aspectos. Puesto que ya se han realizado múltiples investigaciones sobre las formas en que la memoria es más pobre en las personas con síndrome de Down, aquí solo trataremos de pasada esas áreas y nos centraremos principalmente en las áreas de la memoria en las cuales destacan.

VISIÓN GENERAL DE LAS CUESTIONES RELATIVAS A LA MEMORIA

Dado que casi todas las personas que tienen síndrome de Down tienen asimismo algún grado de discapacidad intelectual, no es de extrañar que generalmente el síndrome de Down lleve asociadas ciertas dificultades de la memoria. Entre las áreas que están habitualmente afectadas en el síndrome de Down se incluyen:

La memoria operativa *(working memory)*. La memoria operativa es una forma, de importancia crucial, de la memoria a corto plazo, que permite a las personas la realización de las tareas inmediatas de la vida cotidiana. La memoria operativa nos posibilita retener la información durante el tiempo suficiente para finalizar una determinada tarea. Existen dos tipos, la memoria operativa verbal y la memoria operativa viso-espacial, que están regidas por diferentes zonas del cerebro. Este tipo de memoria no tiene que almacenarse necesariamente para utilizaciones futuras. Sin embargo, todo lo que se aprende en este proceso sí puede almacenarse en la memoria a largo plazo (de modo similar al almacenamiento de datos en un CD o en el disco duro de un ordenador). Las personas con síndrome de Down tienen determinados déficits de memoria operativa verbal y algunos problemas relacionados con la memoria operativa visual.

Memoria operativa verbal. Es la capacidad para recordar las palabras y los números que se dicen en voz alta. Un ejemplo de un déficit en esta área sería tener dificultades para recordar un número de teléfono durante el tiempo necesario para poder marcarlo. Un segundo ejemplo sería tener dificultades para recordar los sonidos asociados con letras y palabras (fonética), lo que a su vez podría dificultar la utilización del lenguaje. Este déficit de la memoria no parece guardar relación con problemas auditivos ni con problemas del habla (Jarrold y Baddeley, 2001). Puesto que una gran parte de nuestra experiencia cotidiana está mediada por el lenguaje verbal, la incapacidad para recordar los mensajes verbales puede causar problemas para funcionar en el mundo. Puede retrasar el desarrollo y la utilización del lenguaje expresivo o del receptivo (Buckley y Le Prevost, 2002). Este tipo de déficit puede afectar también al modo en que se juzga el comportamiento de una persona. Por ejemplo, si alguien no puede recordar una serie de instrucciones que se le han dado verbalmente, puede que sea considerado como una persona desafiante o menos competente de lo que en realidad es.

Dependencia del pensamiento concreto. Como trataremos más adelante, muchas personas con síndrome de Down tienen una memoria viso-espacial que está por encima de la media. No obstante, incluso los beneficios de la memoria visual pueden ser relativamente limitados. Esto es así porque las personas con síndrome de Down dependen más bien de las formas de pensamiento concreto que de las de pensamiento abstracto y ello puede impedirles aprender de las experiencias pasadas almacenadas en la memoria a largo plazo. La causa de esto es que el pensamiento abstracto nos permite ver la relación que existe entre las cosas, y no solo el caso individual (concreto). A falta de esto, la persona no suele ser capaz de utilizar un recuerdo visual del pasado para ayudarse a afrontar una situación actual.

Por ejemplo, las personas con síndrome de Down son capaces de aprender cómo viajar en autobús en una ruta específica, viendo e imitando a un miembro de su familia, o a un preparador de movilidad (un profesional que enseña a las personas cómo se utiliza el transporte público). Sin embargo, si la ruta se altera a causa de obras en la calzada o similares, es posible que la persona no pueda desenvolverse bien. Hemos oído casos de varias personas que, habiéndose encontrado en esta situación, simplemente se bajaron del autobús. Aunque podían «ver» la ruta original en sus recuerdos, no eran capaces de «imaginar» que existía la posibilidad de tomar otro camino. Tampoco fueron capaces de utilizar la experiencia al haber aprendido la ruta la primera vez, para que les ayudara a adaptarse (aunque fuera temporalmente) a un nuevo trayecto. Fue necesario volver a enseñar a estos individuos a utilizar la ruta temporal. Sin embargo, una vez concluidas las obras, no fue necesario volver a enseñarles a usar el antiguo trayecto. Su habilidad para recordar y para utilizar el recuerdo visual de la antigua ruta seguía estando intacta. Parece, pues, que los hechos del pasado pueden seguirse utilizando de forma eficaz, siempre que no exista ningún cambio con respecto al evento original.

Pues bien, aun así podemos usar las aptitudes visuales de la persona para enseñarle multitud de aptitudes adaptativas (v. más adelante), y reforzar el aprendizaje emparejando destrezas visuales con estímulos verbales. Con frecuencia, en el centro para adultos, también hemos obtenido buenos resultados utilizando imágenes visuales para la enseñanza de conductas más adaptativas (v. cap. 13 sobre el modelado o aprendizaje por medio de modelos.) Pero aun así, debemos manipular las imágenes para las personas con síndrome de Down, sin poder contar con ellas para que lo hagan por sí mismas.

Esto no quiere decir que las personas con síndrome de Down no puedan ser capaces de encontrar modos y medios diferentes para aprender y para resolver problemas por sí mismas. Por ejemplo, en el capítulo 13, abordamos la cuestión de la enorme sensibilidad que tienen las personas con síndrome de Down ante los sentimientos y las emociones de los demás, y este puede ser un medio excelente para aprender en determinadas situaciones. Por ejemplo:

Jason, un joven con síndrome de Down, trabajaba en un almacén de comestibles. Había aprendido cómo relacionarse con un jefe que era afectuoso y agradable. Lamentablemente, su jefe fue trasladado, y reemplazado por otro menos amistoso. En el pasado, Jason había trabajado con profesores y con otras personas que eran estirados y distantes, y se las había ingeniado bien para relacionarse con ellos. Sin embargo, estaba acostumbrado a su antiguo jefe, e intentó en varias ocasiones estrecharle la mano al nuevo, y trabar conversación con él, pero el nuevo jefe no le correspondía. Debido a su dependencia del pensamiento concreto, Jason no fue capaz de utilizar su experiencia previa con personas frías para aplicar dicha experiencia en esta situación. Afortunadamente, tras varios intentos infructuosos por granjearse la simpatía de su jefe, Jason intuyó que aquel jefe no tenía interés en ser su amigo, y abandonó el intento.

A pesar de su incapacidad para utilizar su experiencia pasada, su sensibilidad social le ayudó a evitar el error de exasperar a su nuevo jefe con sus acercamientos afectuosos.

No obstante la experiencia de Jason, normalmente observamos que la mayor parte de los empresarios, profesores, etc. entienden de inmediato la conexión existente entre la discapacidad intelectual y este tipo de problemas de la memoria, y se adaptan a ellos. Curiosamente, a las personas que no están familiarizadas con el síndrome de Down puede resultarles más difícil entender las conductas vinculadas con los puntos *fuertes* de la memoria, frecuentemente presentes en este síndrome. Ya hemos mencionado anteriormente varios de estos puntos fuertes, entre los que se incluyen los siguientes:

- Memoria visual.
- Recordar hechos que sean de su interés.
- Memoria viso-espacial.

A continuación exploraremos detalladamente estos puntos fuertes.

Puntos fuertes

Memoria visual

Uno de los hallazgos más importantes que hemos hecho en el centro es que la mayoría de las personas con síndrome de Down, como Kristin en el ejemplo anterior, poseen una memoria extraordinaria para recordar a las personas, los lugares y los acontecimientos del pasado. Hemos descubierto que esta memoria es de naturaleza visual, y que podría incluso describirse como «memoria fotográfica». Las personas con síndrome de Down pueden recordar hechos del pasado con detalle gráfico, como si estuvieran viendo una fotografía o una película. Los familiares suelen quedarse atónitos ante el detalle de los acontecimientos recordados. Por ejemplo, el recuerdo de una reunión familiar puede incluir no solo a quienes vinieron y lo que pasó, sino detalles tan minuciosos como el color y el tipo de ropa de las personas, la música que sonó, etc. Los acontecimientos rememorados pueden haber sucedido 20 o 30 años antes, y ser aún muy nítidos.

Los familiares nos han proporcionado ciertas claves sobre el cómo y el porqué se evocan ciertos recuerdos. Parece que a menudo las experiencias del momento presente desencadenan recuerdos de personas o eventos del pasado, en especial cuando existe un recordatorio visual. Por ejemplo, muchos familiares nos cuentan que el miembro de su familia con síndrome de Down señala lugares mientras van en el coche. Estos lugares pueden, o no, ser conocidos por los demás miembros de la familia. No obstante, cuando se hace una investigación sobre estos lugares, se descubre que indefectiblemente estos forman parte de la experiencia de la persona con síndrome de Down. Por ejemplo:

Anna y su madre se dirigían hacia el aeropuerto, para recoger a una tía muy querida, quien hacía algún tiempo se había mudado a otra ciudad algo distante.

Por el camino, Anna, que tenía ciertas dificultades para vocalizar, señaló hacia un puesto de perritos calientes, e intentó repetidamente decir el nombre de dicho puesto. Como persistía en su intento, su madre se enfadó y le dijo a Anna que estaba comportándose de forma egoísta, puesto que Anna sabía muy bien que tenían que ir a recoger a su tía. Al regresar del aeropuerto, Anna volvió a señalar el puesto de perritos calientes, y su madre le dijo de nuevo que no podían detenerse. Después de un rato, la tía de Anna sonrió, diciendo que no había reconocido el puesto al principio. Después, le explicó a la madre que ella y Anna habían visitado aquel puesto en varias ocasiones en los tiempos en que ella vivía aún en aquella ciudad, para gran sorpresa de la madre y para regocijo de la hija.

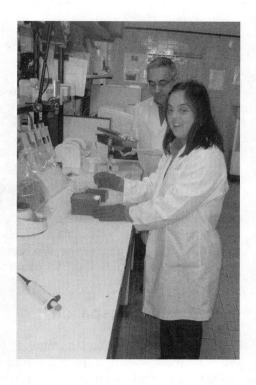

Hemos oído asimismo muchos otros ejemplos como el anterior. Por ejemplo, las fotografías de los viejos álbumes familiares no solo provocan el reconocimiento de los acontecimientos y de las personas familiares, sino también la identificación de personas poco conocidas o de acontecimientos más vagos, que los restantes miembros de la familia apenas si recuerdan.

Memoria de los hechos importantes

Comúnmente oímos decir que muchas personas con síndrome de Down tienen una excelente memoria para fragmentos concretos de información (que probablemente son codificados en forma visual), como los nombres y las fechas de nacimiento de los demás. Esto es especialmente cierto cuando se trata de cosas que les interesan. Por ejemplo, muchas personas con síndrome de Down recuerdan datos estadísticos de sus equipos deportivos favoritos, así como ingentes cantidades de información sobre su música, películas y programas de televisión predilectos.

A muchos adolescentes y adultos con síndrome de Down les gusta elaborar listas que contengan datos sobre las cosas que les interesan, como por ejemplo los títulos de las canciones de los Beatles, o los personajes favoritos de sus películas. También puede que hagan listas de cosas que forman parte de sus vidas cotidianas, como artículos comestibles, las actividades planeadas para el mes, los nombres de sus parientes, e incluso información mucho más prosaica, como los elementos contenidos en sus fiambreras o los platos del menú de la semana.

Escribir y ver estas listas es algo que puede ayudar a las personas con síndrome de Down a memorizar los hechos en los que están interesadas. En muchos casos, el acto de elaborar las listas puede ser también una actividad relajante o placentera (como se tratará en el capítulo sobre las costumbres o hábitos), aun cuando estos hechos hayan sido ya memorizados. No obstante, la elaboración de estas listas no resulta ni con mucho tan útil cuando se trata de ayudar a las personas con síndrome de Down a recordar las cosas que no les incumben personalmente o en las que no estén interesadas. Entre estas últimas, podría incluirse la memorización de las definiciones de conceptos más abstractos como aquellos con los que se topan en la escuela, o el recuerdo de hechos que no les afecten directamente, como los acontecimientos políticos o actuales. Esta es una de las razones por las que las evaluaciones sobre la condición mental no resultan de utilidad con las personas con síndrome de Down u otras discapacidades. La evaluación sobre la condición mental es una valoración relativamente rápida del funcionamiento básico, intelectual, social y emocional, de una persona, llevada a cabo por los profesionales de la salud mental. Desgraciadamente, algunas de las preguntas clave para evaluar la función cognitiva de la persona se basan en el conocimiento de los hechos actuales. Esto penaliza injustamente a las personas con síndrome de Down, quienes no necesariamente conocen, o no tienen interés en conocer, esta información.

Memoria viso-espacial

Muchas personas con síndrome de Down son capaces de utilizar sus excelentes aptitudes de memoria visual para recordar la localización de personas, lugares o cosas. Por ejemplo, a menudo pueden regresar, o indicar a otros cómo regresar, a los lugares donde hayan estado anteriormente. Además, muchas personas con síndrome de Down pueden utilizar esta aptitud de su memoria para trazar visualmente el mapa de sus alrededores, con la finalidad de aclimatarse y de orientarse en un entorno determinado. Por ejemplo, con frecuencia oímos decir a empresarios o a profesores que las personas con síndrome de Down raramente se pierden, ni siquiera en los recovecos de los institutos o de sus lugares de trabajo.

Las personas con síndrome de Down también pueden utilizar esta aptitud para organizar sus pertenencias personales. Curiosamente, muchas personas con síndrome de Down tienen extensas bibliotecas, meticulosamente ordenadas, con discos compactos, vídeos o DVD. Los familiares suelen asombrarse de que la persona con síndrome de Down recuerde exactamente dónde se encuentra un determinado CD o una determinada cinta de vídeo de su colección, incluso aun cuando no sepa leer los títulos del CD o de la cinta. En vez de eso, recuerda la colocación mediante la memoria visual. Es casi como si la persona con síndrome de Down tuviera una foto de su habitación en su memoria, y la comparase con la escena real cuando entra en su cuarto después de haber estado un tiempo fuera de él.

VENTAJAS DE LA BUENA MEMORIA VISUAL

Hay muchas ventajas que se derivan del hecho de tener buenas aptitudes de memoria visual. Por ejemplo, estas aptitudes pueden resultar útiles en situaciones sociales, puesto que las personas con síndrome de Down raramente olvidan un nombre o una cara. Los familiares nos comentan que ellos también se benefician de estas aptitudes. Rara vez deben preocuparse por si olvidan algunos nombres en situaciones sociales, siempre que la persona con síndrome de Down se encuentre cerca para recordárselos. En relación a esto, las personas con síndrome de Down suelen ser muy consideradas para recordar los cumpleaños, aniversarios, etc. de los demás. También pueden utilizar su memoria sobre los asuntos que les interesan mucho para suscitar temas interesantes sobre los que conversar en situaciones sociales, tales como las estadísticas sobre algún equipo deportivo favorito, la música, las películas, los personajes famosos, etc.

Las aptitudes de la memoria visual pueden asimismo aumentar enormemente la independencia, tanto en el hogar como en los lugares de trabajo. Un adulto que tenga buena memoria puede memorizar tareas sobre su cuidado personal o tares laborales, después de haber tenido la oportunidad de observar a otra persona realizando esas tareas. Especialmente este es el caso cuando se fragmentan las tareas, y se les muestran a un ritmo conducente al aprendizaje. Una vez que han aprendido una tarea, las personas con síndrome de Down son capaces de repetir estas tareas de forma fiable en sus rutinas diarias (v. cap. 9 para más información sobre este tema).

Por último, sus recuerdos visuales pueden ayudar a las personas con síndrome de Down a relajarse, mientras se dedican a actividades tales como revisar las fotografías de un álbum, especialmente si se trata de fotos de sus vacaciones, fiestas, reuniones familiares predilectas, etc. Ver películas es también uno de los pasatiempos favoritos de muchas personas con síndrome de Down, y muchas de ellas pondrán el mismo vídeo una y otra vez. Además, hemos descubierto que la memoria visual puede emparejarse con otro tema predilecto para las personas con síndrome de Down: la música. Por ejemplo, hemos observado que a menudo la música es una parte esencial de una película favorita, o de un programa de televisión favorito. A muchos adultos con síndrome de Down les gustan los musicales, como *Grease, Fiebre del sábado noche, Sonrisas y lágrimas* y *Oklahoma*. Los programas de televisión favoritos pueden ser *Barney*, y muchos programas de Disney que tienen gran contenido musical. Muchas familias nos han comentado que sus familiares con síndrome de Down oyen ciertas canciones, o CD, así como sus musicales favoritos una y otra vez. Si bien esto no es exactamente música para los oídos de los demás miembros de la familia (después de haber oído la misma canción más de seis mil veces), para las personas con síndrome de Down, aun así, parece ser muy reconfortante ver y oír la misma cosa repetidamente.

DESVENTAJAS DE LA BUENA MEMORIA VISUAL

A pesar de su potencial para la obtención de grandes beneficios, este tipo de evocación puede ocasionar también algunos problemas importantes. Estos se añaden a los problemas que surgen a causa de que, tanto los profesores como los empresarios, suelen esperar que las personas con síndrome de Down utilicen sus aptitudes más pobres de memoria auditiva, sin los debidos apoyos visuales, por lo que pueden sentirse frustrados cuando no se siguen las instrucciones verbales, o cuando la persona con síndrome de Down da la impresión de «desconectarse de ellas». Para ayudarle a comprender la causa de estos problemas, vamos a tratar sobre tres características clave de la capacidad evocadora en las personas con síndrome de Down, y después trataremos sobre las posibilidades de que los demás efectúen interpretaciones erróneas, y de las posibles consecuencias que la capacidad evocadora puede generar para el estrés postraumático.

Las tres características clave de la capacidad evocadora en las personas con síndrome de Down son:

1. La dificultad para relacionar los recuerdos con el tiempo.
2. La tendencia a revivir los recuerdos pasados como algo presente.
3. La tendencia a repetir recuerdos específicos.

Dificultades para ubicar los recuerdos en el tiempo

Aunque las personas con síndrome de Down tienen una memoria excepcional para los hechos pasados, también es frecuente que posean un corto entendimiento respecto a cuándo acaecieron estos hechos en el tiempo. Esto se debe a sus dificultades para comprender nociones más abstractas del tiempo (v. cap. 4). Muchas personas con síndrome de Down entienden el tiempo en términos precisos, como por ejemplo, la cena es a las seis, pero tienen dificultades para aprehender conceptos más abstractos del tiempo y de su transcurso, en términos de meses o de años pasados. En consecuencia, muchas personas con síndrome de Down no tienen buen sentido para discernir que los hechos que recuerdan pertenecen al pasado, o forman parte de una secuencia histórica de hechos.

Revivir los recuerdos pasados en el presente

Como ya dijimos anteriormente, las personas con síndrome de Down a menudo parecen concebir y recordar los hechos en forma de imágenes, o en forma visual. La combinación de esta forma de pensamiento visual con la ausencia del sentido del tiempo, tiene como resultado un fenómeno muy interesante. Es decir, muchas personas con síndrome de Down dan la impresión no tanto de recordar un acontecimiento pasado, como de revivirlo o volver a experimentarlo como si estuviera sucediendo en la actualidad, y muy a menudo con los sentimientos y las emociones experimentados en el momento del hecho original. Esta tendencia puede ser buena o mala, dependiendo de la naturaleza del acontecimiento pasado. Por ejemplo, revivir experiencias positivas, tales como fiestas y vacaciones con la familia, puede ser muy placentero. Por el contrario, volver a experimentar experiencias negativas, como una tormenta pavorosa, o el funeral de un familiar cercano, no lo es. Muchas personas con síndrome de Down tienen problemas para darse cuenta de que el hecho no está volviendo a suceder, lo cual puede intensificar los sentimientos asociados con la repetición de esa experiencia. Esto se explicará con detalle más adelante, en el apartado dedicado al estrés postraumático.

La tendencia a repetir los recuerdos

Muchas personas con síndrome de Down vuelven rememorar una y otra vez recuerdos específicos. Estos suelen ser recuerdos que provocan fuertes emociones, positivas o negativas.

moderadas del habla. Si bien son menos las personas situadas en ambos extremos de este espectro (las que son altamente verbales o las que no son verbales), estas tienen sus propios problemas y merecen especial atención.

Adultos con síndrome de Down no verbales

Las personas que tienen importantes limitaciones del habla tienen que recurrir a la utilización de acciones y conductas no verbales como medio para comunicar sus ideas, sentimientos, necesidades y deseos. Hemos observado que la mayoría de los individuos con limitaciones verbales son capaces de descubrir otros medios para comunicarse, increíblemente variados y creativos, a través de la expresión facial, de los gestos, del lenguaje corporal, por medio de signos y por medio de tácticas tan simples, pero eficaces, como la de señalar para hacerse entender.

Para poder recibir este tipo de comunicación no verbal, el oyente-intérprete debe estar compenetrado con todos los matices, sutiles e idiosincrásicos, del comportamiento y de las acciones del adulto. Comprender la comunicación no verbal exige aprender un lenguaje único para cada persona. Obviamente, para esto se requiere un oyente que sea un observador sensible y paciente. No es de extrañar que hayamos visto a algunos de los cuidadores más comprensivos y sensibles trabajando con personas con limitaciones verbales. Estos intérpretes se vuelven muy importantes para el adulto con síndrome de Down y, por consiguiente, su pérdida es con frecuencia más devastadora para ellos que para las personas que tienen mejores aptitudes de lenguaje expresivo. Ya es bastante duro perder a un intérprete para una persona con síndrome de Down que tenga aptitudes verbales moderadas, pero resulta todavía más difícil para aquellas que no son verbales. Por lo tanto, si usted conoce a algún adulto no verbal que haya tenido un cambio conductual, piense si esa persona no habrá perdido recientemente a algún intérprete importante. Además, siempre que sea posible, asegúrese de que siempre haya varias personas en su vida que puedan actuar de intérpretes para ella.

Muchas personas que no son verbales utilizan diversos mecanismos alternativos y aumentativos, como aparatos para hablar o libros de comunicación visual, para mejorar sus habilidades para comunicarse. Eso puede ampliar enormemente sus posibilidades de comunicación. Por otra parte, aun así se seguirá necesitando de un cuidador que se tome el tiempo necesario y que realice el esfuerzo de utilizar dichos mecanismos.

También es importante recordar que, tengan o no aptitudes verbales, las personas con síndrome de Down suelen tener excelentes aptitudes de lenguaje receptivo. No es de extrañar que los cuidadores que son buenos interpretando la comunicación no verbal, sean con frecuencia muy conscientes de esta aptitud receptiva, y que la suelan utilizar para obtener la interpretación correcta, preguntando a la persona si están en lo cierto: «¿Es esto lo que quieres decir?». La mayoría de los intérpretes suelen acertar más veces de las que se equivocan en sus conjeturas interpretativas. Sin embargo, hemos de repetir nuestra advertencia con respecto a cualquier comunicación efectuada por una persona con síndrome de Down. Los cuidadores-intérpretes deben ser muy cuidadosos, y no presuponer que ya saben de antemano lo que la persona está tratando de comunicar, especialmente en lo que se refiere a deseos y necesidades. Puede haber un gran inclinación a simplemente decidir o escoger por la persona con síndrome de Down, especialmente cuando el proceso de obtener su opinión resulte muy laborioso. Aun así, no hay nada tan importante para la autoestima como sentir que las propias opiniones y elecciones son oídas y tenidas en cuenta. Esto puede ser incluso más importante para las personas no habituadas a que los demás sean receptivos con ellas.

Por último, los intérpretes más exitosos sacan provecho de la gran variedad de medios que pueden utilizarse para los comunicadores no verbales. Como dijimos anteriormente, existen ciertos gestos idiosincrásicos que pueden interpretar los observadores que hayan vivido con la persona con síndrome de Down. También es importante asegurarse de que la persona aprenda a utilizar algunas formas más estandarizadas de comunicación no verbal, de manera que pueda manifestar sus deseos, necesidades y gustos a quienes estén menos familiarizados con sus métodos de comunicación.

CUANDO LOS PROBLEMAS DE COMUNICACIÓN SE CONVIERTEN EN PROBLEMAS DE CONDUCTA

Para los adultos no verbales con síndrome de Down puede resultar extremadamente difícil comunicar sus problemas y otros asuntos más serios. Esto puede resultar especialmente cierto si el problema es algo nuevo, de lo cual no existen antecedentes previos de comunicación a los demás. Por ejemplo, la familia de un adulto de 29 años, con limitaciones de lenguaje verbal, lo trajo al centro porque había comenzado a golpearse fuertemente la cabeza. Cuando lo examinamos, se descubrió que tenía una dolorosa sinusitis. Había gozado de muy buena salud la mayor parte de sus años de adultez y, antes de este episodio, apenas había tenido necesidad de comunicar a su familia que estaba sintiendo dolor físico.

A veces, las personas más cercanas al individuo pueden dejar de «oír» la comunicación. Esto puede suceder porque nadie se está tomando el tiempo, ni realizando el esfuerzo necesarios para entender su comunicación no verbal –por ejemplo, cuando un cuidador-intérprete especial está ausente o distraído por otra persona o por otra cosa–. Esto también puede suceder si se subestiman la inteligencia y las aptitudes de la persona, especialmente por parte del personal o de los profesionales inexpertos. Es posible que estos tiendan a ignorar o a menospreciar la capacidad de la persona para entender y para comunicar sus ideas, sentimientos y necesidades a los demás.

Sea cual sea la causa, hemos observado que cuando se frustra a las personas en sus intentos por comunicar un problema o una necesidad, suelen hacer una de estas dos cosas:

- Se retraen en un estado de depresión o abandono.
- Comunican su frustración y sus necesidades a través del enfado o de una conducta agresiva (hacia objetos, hacia sí mismos o hacia los demás).

En nuestra experiencia, el retraimiento en un estado depresivo puede ser potencialmente más peligroso. Esto es debido a que puede pasar desapercibido durante algún tiempo, y porque puede que a los cuidadores y a los profesionales responsables les cueste más conocer la causa. En especial, este es el caso cuando parezca que la persona ha renunciado y ha dejado de hacer esfuerzos para intentar comunicar el origen de su problema (v. cap. 14).

La otra forma de comunicar un problema, a través de la ira y de la conducta agresiva, es potencialmente más constructiva, porque la conducta suele ofrecer claves más definidas con respecto a la causa del problema. Por ejemplo, cuando el adulto mencionado en el caso anterior se golpeaba la cabeza, estaba comunicando que el origen de su dolor estaba en la cabeza. La otra ventaja es que este suele ser un modo más eficaz para obtener ayuda. En un entorno poco sensible, la depresión puede pasar desapercibida mientras que a la agresividad, especialmente si va dirigida contra algún miembro del personal, se le suele prestar atención de inmediato.

Por otra parte, existe el riesgo de que el personal o los profesionales poco informados puedan diagnosticar erróneamente el comportamiento agresivo como «un problema conductual». Si bien esto sería técnicamente correcto, a menudo implica que existe una falta de entendimiento o de interés en considerar la conducta de la persona como su medio primordial para comunicarse. Considerado desde la perspectiva del «problema conductual», el tratamiento suele consistir en controlar farmacológicamente (sedar) a la persona, en vez de tratar de desvelar el origen de su problema. También se utilizan frecuentemente las técnicas de control de la conducta. Puede que estas ayuden, pero también puede que resulten excesivamente restrictivas, especialmente si no van seguidas por el intento de descubrir la causa del comportamiento airado del individuo. Desgraciadamente, estas técnicas pueden terminar por suprimir los medios de comunicación de la persona, y a menudo generarán aún más abandono y más enfado. Por el contrario, resultarán muy fructíferos los intentos por entender el comportamiento de la persona como su medio de comunicación (v. cap. 13).

AUSENCIA DE INTÉRPRETES EN LA PRIMERA EDAD

Existe un último problema relacionado con las personas que no son verbales. En nuestra experiencia, la mayoría de las personas con síndrome de Down cuentan con familiares y con otras personas que quieren y pueden actuar de intérpretes para ellas cuando sea necesario. Algunos adultos, sin embargo, no han tenido esta experiencia. Algunos de estos individuos han crecido en instituciones grandes, o incluso en casas de acogida donde no hubo intento alguno por propiciar el lenguaje expresivo, bien fuera verbal o no verbal, y donde la logopedia tampoco se encontraba a su alcance.

Normalmente, hemos observado que los individuos que se han criado en este tipo de ambientes no son verbales, a pesar de que muchos de ellos pudieron haber tenido la capacidad de hablar en algún momento de sus vidas. Y lo que es más, aunque muchos de estos individuos se hayan mudado a otros entornos más receptivos y sensibles, como a pisos tutelados más pequeños, por ejemplo, casi todos siguen siendo no verbales o teniendo habilidades de lenguaje expresivo muy limitadas. Estos individuos, como los otros que no son verbales, pueden ser más vulnerables a la depresión, debido a la frustración y al sentimiento de desesperanza, derivados posiblemente de su incapacidad para comunicar eficazmente sus ideas y sus sentimientos a los demás. Los problemas conductuales son asimismo más comunes, puesto que la conducta tal vez sea el único medio que tienen estas personas para comunicarse.

En la parte positiva, existen alternativas para vivir en grupo o con familias (en pisos tutelados, casas de acogida, etc.) que pueden reducir enormemente los efectos del lenguaje verbal limitado y, por consiguiente, reducir también el riesgo de la depresión y de los problemas conductuales. Esto sucede si el personal y los demás residentes de estas otras modalidades residenciales se convierten en finos observadores, con sensibilidad suficiente para responder a la comunicación no verbal de la persona con síndrome de Down. Frecuentemente esto se produce en los ambientes en que los residentes y el personal han vivido y trabajado juntos durante muchos años y, por eso, se han convertido en el equivalente de una familia solidaria. En estas situaciones, los intérpretes tienen el tiempo y la paciencia para entender y responder a la persona incluso sin pistas verbales. Una y otra vez, los familiares y el personal nos afirman que los que realizan el esfuerzo de interpretar la comunicación de las personas que no son verbales se ven altamente recompensados. Y es que la sonrisa de la persona les dice a los intérpretes «lo has captado».

Adultos con síndrome de Down que se expresan muy bien

En el otro extremo del espectro de la inteligibilidad, las personas con síndrome de Down que tienen excelentes cualidades de habla y de lenguaje tienden a tener muchos más problemas de los que cabría esperar. Al contrario de lo que sucede con las personas que no son verbales y cuyas habilidades suelen ser infravaloradas, estos otros individuos suelen ser considerados más capaces de lo que en realidad lo son, debido a sus aptitudes lingüísticas. Existen varias razones por las que esto puede suceder. En primer lugar, muchas personas con síndrome de Down son excelentes observadores y tienen memorias excepcionales. Por consiguiente, pueden ser capaces de memorizar frases que les permiten aparentar que entienden más de lo que entienden. En segundo lugar, muchas personas desean encajar en determinadas conversaciones y situaciones sociales, como nos sucede a todos, y por ello pueden recurrir a ciertas frases o comentarios memorizados, que les sirven para aparentar que están tomando parte en la conversación. En tercer lugar, pueden ser capaces de conversar con mucha fluidez y propiedad sobre situaciones y conceptos concretos, llevando a los otros a suponer que también entienden bien las abstracciones.

Asimismo, en ciertas situaciones, los padres y los otros cuidadores pueden presionar demasiado a la persona con síndrome de Down para que sea más capaz. Puede que los cuidadores acentúen las aptitudes expresivas de la persona, como prueba de su capacidad superior, o incluso de su «normalidad», en comparación con las demás personas con síndrome de Down que son «menos capaces». A menudo esto es solo parte de un problema mucho mayor de aceptación que trataremos en el capítulo 7. Pero también puede deberse a que los profesores y los demás profesionales les hayan dicho siempre a los familiares que la persona con síndrome de Down simplemente tiene que esforzarse más, o estar más motivada, para lograr mejores resultados.

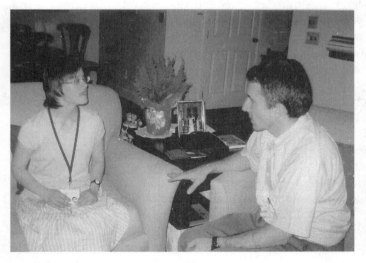

De hecho, para muchas personas con síndrome de Down que se expresan muy bien, el problema real es que se piensa que son más capaces de lo que son, debido a sus aptitudes verbales. Por ende, puede que se les deje de controlar ciertos aspectos de sus vidas que están fuera del alcance de sus capacidades. Esto requiere una explicación. Como dijimos anteriormente, a nosotros nos ha impresionado el hecho de que muchas personas tienen habilidades desiguales. Pueden hablar muy bien y a menudo pueden realizar de forma fiable sus tareas de cuidado personal (v. cap. 9). No obstante, esto no significa necesariamente que estén tan capacitadas en otras áreas importantes de sus vidas –por ejemplo, para saber cuándo hay que irse a la cama, qué tipo de alimentos hay que comer o cómo organizar actividades beneficiosas en su tiempo libre (v. El principio de Dennis, cap. 3).

EVITAR LOS PROBLEMAS RELATIVOS A LA INTERPRETACIÓN ERRÓNEA DE LAS CAPACIDADES

Si usted tiene un hijo adulto con síndrome de Down que entra en esta categoría, hay varias cosas que pueden hacerse para evitar, o al menos para reducir, estos problemas. En primer lugar, puede servir de ayuda obtener una imagen más completa de sus puntos fuertes y débiles. Existen muchas y muy buenas herramientas de valoración que contemplan un amplio rango de habilidades adaptativas, y no solo el lenguaje verbal. De hecho, estos baremos fueron diseñados para calibrar las aptitudes funcionales de las personas que pueden tener limitaciones en el lenguaje verbal. Como tales, ponen el énfasis en la conducta de la persona, tal como la observan y la describen sus cuidadores, y no en la autodescripción verbal. Estos baremos son las Escalas Vineland de Conducta Adaptativa (*Vineland Adaptive Behavior Scales*), las Escalas de Conducta Independiente-Revisadas (*Scales of Independent Behavior-Revised,* SIB-R), las Escalas AAMR de Conducta Adaptativa (*AAMR Adaptive Behavior Scales,* ABS) y, en menor grado, el Inventario para la Planificación de Clientes y Agencias (*Inventory for Client and Agency Planning,* ICAP). Estas valoraciones pueden ayudarle no solo a conocer los puntos fuertes y débiles de su hijo sino también a defender eficazmente las necesidades reales de su hijo, en el trabajo, en las residencias y en los demás entornos de la comunidad. Un test estandarizado realizado por un profesional puede proporcionarle a su familia un instrumento de negociación que sirva para contrarrestar las colocaciones inadecuadas efectuadas por parte del personal bienintencionado pero mal informado, de las agencias y de otros programas comunitarios.

Igualmente, los familiares también pueden pedir a los profesionales con experiencia en su trabajo con personas con síndrome de Down que asesoren a las agencias que se estén ocupando de los intereses de sus hijos. La finalidad de esto consiste en concienciar al personal sobre los verdaderos puntos fuertes y débiles de la persona con síndrome de Down, evitando así las expectativas que pudieran ser demasiado altas o demasiado pobres. Resulta curioso, pero aunque nosotros solemos decir a estas agencias las mismas cosas que les han dicho ya los familiares, al ser profesionales, nuestras opiniones pueden tener más peso.

Puede ayudar el analizar ejemplos de otras situaciones en las que las expectativas resultaran demasiado altas para las cualidades de la persona, y sugerir después ciertas estrategias para no incurrir en esos errores. Por ejemplo, hemos visto fracasar a muchos individuos en sus trabajos como cajeros en tiendas de comestibles. En estas situaciones, la agencia de colocación no comprendió que, por el hecho de que el adulto tuviera buenas habilidades verbales, eso no significaba que dominara también el manejo del dinero. Esta colocación errónea podría haberse evitado si la agencia de empleo hubiese evaluado la habilidad del individuo para el manejo del dinero antes de adjudicarle el puesto de cajero. Si se hubiese consultado al personal del centro, nosotros también habríamos recomendado un test de habilidad en el manejo del dinero. Esto es debido a que hemos observado que, independientemente de su nivel de aptitud, la mayoría de las personas con síndrome de Down tienen dificultades en este aspecto. La utilización de alguna de las escalas de habilidades adaptativas mencionadas anteriormente también habría servido para detectar esta limitación.

A algunas personas también se les han dado puestos como recepcionistas de oficina debido a sus aptitudes verbales. En una oficina pequeña, algunos adultos con síndrome de Down son capaces de controlar este puesto. Para muchos otros, sin embargo, tener que gestionar gran cantidad de llamadas, escribir los recados telefónicos y realizar otras tareas complejas de oficina fue algo que excedía con mucho sus capacidades. Una vez más, el fracaso en el empleo podría haberse evitado si la agencia de colocación hubiese consultado previamente con los profesionales o los cuidadores familiares, que sí eran conscientes de las limitaciones de la persona.

En cambio, si se conocen bien las aptitudes de la persona se podrá lograr el ajuste del trabajo adecuado con la persona adecuada. En estas situaciones, todo el mundo se beneficia: la persona con síndrome de Down, el empresario y la comunidad. Por ejemplo, hemos observado que muchas personas con síndrome de Down tienen una memoria excelente y buenas cualidades de clasificación, lo que les ayudará a controlar incluso el gran número de artículos que se encuentran en una tienda de comestibles. Asimismo, conocemos a muchos adultos que realizan su trabajo excepcionalmente bien en carterías o en muelles de carga, debido precisamente a estas cualidades. Además, y siempre que no se les apremie, como les sucede a los recepcionistas o a los cajeros, muchas de estas personas aportan un grado de precisión y de responsabilidad que ha sido reconocido y valorado por un gran número de empresarios.

Las viviendas residenciales también pueden ser el escenario de grandes éxitos o de grandes fracasos, si las expectativas son demasiado altas, como describimos más detalladamente en capítulo 3. En estas situaciones, las personas suelen fracasar cuando se les atribuye más madurez de la que en realidad tienen para tomar las decisiones correctas, por ejemplo, con respecto al sueño y a la dieta.

Una forma importante de evitar que las expectativas demasiado altas se conviertan en un problema consiste en que la persona aprenda a defender sus propias necesidades. Por ejemplo, a las personas con síndrome de Down puede enseñárseles a decirle a algún superior que un trabajo, o una tarea determinada de ese trabajo, resulta muy difícil para ellas. Esto no tiene por qué resultar tan complicado como parece. Hemos descubierto que la mayoría de las personas con síndrome de Down comprenden y aceptan sus propias limitaciones mucho mejor de lo que suele pensarse. Por ejemplo, cuando les preguntamos si pueden realizar ciertas tareas, como utilizar la cocina por poner por caso, casi todas son bastante sinceras y realistas en su respuesta. Como se dirá en el capítulo 7, hemos observado que las familias que tienen una visión más realista de los puntos fuertes y débiles de sus hijos, suelen tener hijos que también reconocen mejor sus propias capacidades. Naturalmente, esto puede cuestionarse de algún modo en el período adolescente, cuando se reivindica la independencia, pero, en general, es así.

Por último, ¿cómo obtener el equilibrio adecuado entre las tareas que suponen un desafío pero que son factibles, y aquellas otras que son muy fáciles o muy difíciles, y por ende desmoralizantes? O, como un joven con síndrome de Down lo expresaba, «¿por qué me tratas como si fuera un bebé?». ¿Cómo podemos evitar ambos extremos? Como se dijo en el capítulo 3, las personas necesitan tanto poder triunfar como poder fracasar en una determinada tarea. Las tareas no deben ser ni demasiado fáciles, ni demasiado difíciles como para que la persona no pueda aprender a lograr su realización, con el tiempo, el esfuerzo y el aliento necesarios por parte de los demás. Todas y cada una de las tareas de cada una de las fases de desarrollo deberán calibrarse para que se adecuen a las aptitudes y a las habilidades de la persona, y para ponerlas a prueba de forma apropiada. Normalmente esto puede calcularse partiendo de las tareas que ya ha conseguido dominar.

LA EXPRESIÓN DE LOS SENTIMIENTOS

Hemos observado que la mayoría de las personas con síndrome de Down no pueden evitar mostrar sus emociones de forma no verbal, a través de expresiones faciales y de gestos corporales. Estas emociones pueden ser sentimientos negativos (contrariedad, frustración, enojo, tristeza), y sentimientos positivos (alegría, euforia, entusiasmo). Sin embargo, muchas de estas personas tienen dificultades para expresar con palabras sus sentimientos. Por consiguiente, no siempre es posible para los demás interpretar fácilmente la causa, el origen o el significado de la emoción expresada por el individuo.

Con tiempo y con paciencia, muchos padres y otros cuidadores pueden descubrir los motivos que subyacen tras los sentimientos de la persona. No obstante, pueden existir ciertas situaciones en las que resulte mucho más difícil descubrir esos motivos. A veces, esto sucede si los cambios o problemas que se estén produciendo en otro entorno están afectando a los sentimientos de la persona. Por ejemplo, puede que los padres no sepan por qué su hijo adulto está disgustado si es algo del trabajo lo que le está afectando. La intensidad del problema también puede determinar el grado de dificultad para verbalizar los sentimientos. A continuación exponemos un ejemplo en el

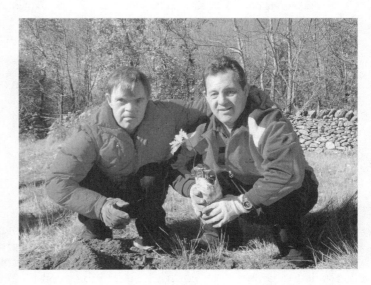

que se muestra cómo tanto la intensidad como la ubicación pueden complicar una situación determinada:

El personal de un pequeño piso tutelado se dio cuenta de que Bruce, de 31 años, no se levantaba de la cama para ir a su trabajo por las mañanas. Esto era excepcional, puesto que él raramente faltaba al trabajo, ni siquiera cuando estaba enfermo. El personal comenzó a alarmarse cada vez más cuando Bruce comenzó a aislarse en su habitación y cuando observaron que su agitación y sus soliloquios aumentaron notablemente, teniendo incluso episodios de habla airada. El personal lo trajo al centro con carácter urgente, después de que comenzara a quedarse levantado durante toda la noche y a estar tan absorto en su soliloquio que apenas probaba la comida. En el centro, una concienzuda evaluación física y mental reveló la presencia de hipotiroidismo (v. cap. 2), pero, aparte de eso, ninguna otra razón que explicase su cambio de conducta. Si bien el hipotiroidismo puede producir algunos síntomas importantes, similares a los de la depresión, no parecía explicar por sí solo la intensidad de los síntomas de Bruce.

Por fortuna, cuando nos pusimos en contacto con el personal de su taller nos ayudaron a resolver el misterio. Bruce había sido victimizado por un abusón agresivo que se había incorporado recientemente al taller. El personal del piso tutelado había comenzado a percibir un cambio en la conducta de Bruce justamente después de que el abusón comenzara a trabajar en el taller. Poco tiempo después, el abusón se marchó de allí a otro entorno más apropiado. En este punto, nosotros trabajamos con Bruce y con el personal de su piso y su lugar de trabajo para ayudarle a tratar la ansiedad. Siguiendo nuestras recomendaciones, Bruce pudo volver a trabajar después de mucho tiempo y muchos esfuerzos por parte de todos los responsables. Por ejemplo, durante una semana, los profesionales del piso tutelado lograron que se levantara y que saliera por las mañanas, pero después se negaba a entrar al edificio del taller una vez que estaba allí. A pesar de lo mucho que se le tranquilizaba, parecía temer que el abusón se encontrara aún en el taller. El personal trabajó pacientemente con él, y finalmente pudo entrar al taller y dirigirse hacia su lugar de trabajo con mucha cautela. Con el tiempo, Bruce volvió a su programa normal, sin ulteriores problemas ni síntomas.

La expresión no verbal de los sentimientos

Una cuestión que resulta llamativa en el ejemplo anterior es que Bruce no podía decir, ni siquiera a sus familiares o a los miembros del personal más próximos, lo que le estaba pasando, a pesar de que su mundo se había trastornado totalmente a causa de aquel individuo abusador. Afortunadamente, ciertos cambios extremos en su conducta llamaron inmediatamente la atención de sus cuidadores hacia el problema.

En nuestra experiencia, la respuesta de Bruce es muy común en las personas con síndrome de Down que han experimentado un fuerte estrés o problemas emocionales intensos. Es decir, que incluso cuando sean capaces de comunicarse con los demás sobre los asuntos cotidianos, puede que no sean capaces de conceptualizar ni de comunicar otros temas y otros problemas más delicados. Por lo tanto, es posible que comuniquen estos conflictos de forma no verbal, por medio de cambios conductuales.

El problema con este tipo de comunicación no verbal es que tiene que haber un «oyente» receptivo, o receptor del mensaje, en el otro lado. Por desgracia, los profesionales o el personal poco informados pueden calificar fácilmente las expresiones no verbales de la conducta y las emociones como un «problema conductual», o como un «trastorno de salud mental». Estas etiquetas generales no nos dicen nada sobre las posibles causas ni sobre las soluciones del problema. Además, estas etiquetas de hecho pueden apuntar a ciertas soluciones que mantengan o empeoren el problema. Por ejemplo, ¿qué habría sucedido si no nos hubiésemos enterado de la existencia del abusón y hubiésemos considerado el problema de Bruce como un «problema conductual»? Posiblemente habríamos implementado un «plan de conducta» que le habría forzado a volver a su taller sin eliminar la amenaza del abusón. Eso no habría solucionado el problema, y lo más probable es que se hubiesen intensificado su miedo y su ansiedad. Igualmente, si se hubiese tratado el problema como un «trastorno de salud mental», la utilización de medicación psicotrópica tal vez hubiese reducido temporalmente parte de su ansiedad, pero tampoco se habría erradicado así la amenaza del abusón. Posiblemente, esto también habría tenido como resultado la persistencia o el empeoramiento del problema.

Cuando las personas con síndrome de Down tienen que comunicar su estrés mediante su conducta, con demasiada frecuencia se malinterpretan las causas. Sin embargo, si los profesionales no se toman el tiempo necesario, y no realizan los esfuerzos pertinentes para descubrir todas las causas posibles, el problema puede seguir existiendo. Por ejemplo, vemos a muchas personas que están siendo tratadas por síntomas de depresión (apatía, pérdida de energía, etc.) con medicamentos antidepresivos, cuando realmente la causa o el origen principal del problema es el hipotiroidismo o la apnea del sueño. Si bien la medicación antidepresiva puede reducir los síntomas temporalmente, dejar de tratar la enfermedad médica subyacente puede desembocar en la prolongación del problema y de los síntomas depresivos. En resumidas cuentas, debemos tener cuidado y no presuponer que la conducta utilizada para comunicar la existencia del estrés *es* el problema.

Incluso cuando los padres o los profesionales sean oyentes receptivos, puede que no siempre se capte el mensaje. Los mensajes no verbales casi nunca son claros. Suelen manifestar la existencia del problema, pero no su causa. Para complicar más el asunto, las causas del problema pueden ser más de una. Por ello, hemos aprendido que deberemos ser muy cautelosos cuando estemos tratando de averiguar todas las causas posibles de los factores desencadenantes del estrés. Por ejemplo, y volviendo al caso de Bruce, él tenía un problema de salud que podía haber agravado sus síntomas y su conducta, incluso si la causa principal del problema, el abusón, se hubiera erradicado eficazmente. Si se hubieran dejado de tratar este u otros problemas de salud, así como los demás factores estresantes, quizá se habría retrasado la resolución del problema.

En cualquier problema determinado, pueden aparecer asociados numerosos estados de salud, déficits sensoriales y factores ambientales estresantes. Además, las personas, al ser diferentes entre sí, también demuestran el estrés de diferentes formas, dependiendo de sus propias características y vulnerabilidades. Por ejemplo, muchos adolescentes y adultos con síndrome de Down tienen tendencias compulsivas o «costumbres/hábitos» (v. cap. 9) que para ellos son beneficiosas. Son capaces de seguir las rutinas y los programas que les permiten cumplir las tareas de la vida cotidiana y las tareas laborales de forma muy fiable. Lamentablemente, bajo presión, pueden volverse demasiado rígidos en el cumplimiento de sus tareas, y esto puede comenzar a interferir con otras actividades esenciales o beneficiosas (este tema se abordará más detalladamente en los cap. 9 y 16).

A continuación damos algunas directrices para atenuar los efectos de la incapacidad de la persona para expresar sus sentimientos:

- Considere si puede enseñarle a la persona algunas habilidades para verbalizar sus sentimientos. Esto podría realizarse haciéndola trabajar con un orientador, para identificar y catalogar los sentimientos, o con un especialista en patologías del lenguaje, para aprender modos de expresar las emociones. O bien enseñando a la persona a ver imágenes de expresiones, y a indicar cuál de ellas representa su estado de ánimo.
- Los familiares y los demás cuidadores pueden ayudar a la persona a identificar sus sentimientos durante las actividades cotidianas. Por ejemplo, si usted presencia una situación que disgusta obviamente al adulto, ayúdele a clasificar sus sentimientos,

diciéndole algo así como, «Oye, yo me sentiría realmente enfadado si eso me sucediera a mí. ¿Tú te estás sintiendo así?».

- Los familiares, o los cuidadores veteranos, quizá deban enseñar al personal menos experto (en el colegio, el trabajo o en instituciones residenciales) a interpretar las expresiones faciales y el lenguaje corporal de la persona.
- Cerciórese de que haya más de una persona que quiera y pueda actuar de intérprete para el adulto, como ya dijimos anteriormente. Cuantos más individuos haya en la mayor parte de ambientes posibles, que puedan entender y responder a las necesidades que expresa, más competente se sentirá la persona. Además, cuantos más cuidadores receptivos haya, menor será el efecto que la pérdida de uno de ellos cause a la persona con síndrome de Down.
- Los familiares tendrán que seguir siendo siempre participantes activos en las reuniones con el personal del trabajo o de las residencias, para garantizar la interpretación más provechosa o más exacta de las necesidades expresadas por el adulto.

CONCLUSIÓN

Las habilidades de comunicación son vitales para participar en la sociedad. Sin embargo, lamentablemente, los problemas de lenguaje expresivo de algunas personas con síndrome de Down crean dificultades en la vida diaria. A veces, estos problemas pueden dar lugar a interpretaciones erróneas de la conducta, o a diagnosticar equivocadamente problemas de salud mental. La sensibilidad y la paciencia por parte de los familiares y de los cuidadores mejoran la salud mental y el tratamiento de los problemas conductuales.

La autoestima
y la propia imagen

Según el diccionario Heritage, «estimar» es «contemplar con respeto». La autoestima, en consecuencia, es contemplarse a sí mismo con sentido de dignidad, con respeto. Está fuera de toda duda la importancia de la autoestima para la salud y el bienestar personal: quienes poseen autoestima se sienten más felices, viven más tiempo, son más sanos y tienen menos problemas mentales, por mencionar algunos de sus beneficios más importantes (Seligman y Martin, 1998).

Promover la autoestima es realizar cualquier acción que ayude a la gente a contemplarse con ese sentido de dignidad y respeto por sí misma. Parece muy sencillo y, sin embargo, ¿cómo promovemos la autoestima en las personas con síndrome de Down cuando los demás se quedan mirándolas porque piensan que parecen diferentes? ¿Cómo favorecer el respeto y el sentido de la propia digni-

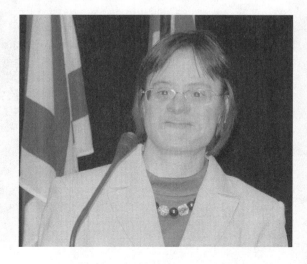

dad cuando lo que en el mundo prima son la velocidad, la autosuficiencia, las habilidades para comunicarse y la productividad? No desvelamos ningún secreto al afirmar que las personas con síndrome de Down se mueven a su propio ritmo, tienen menos independencia y control en sus vidas, tienen limitaciones para comunicarse y tienen muchas menos oportunidades académicas o laborales. Al igual que sucede con otras minorías, las personas con síndrome de Down suelen recibir un tratamiento y una consideración diferentes en nuestra sociedad.

A pesar de todo ello, la mayoría de las personas que vemos en nuestro centro poseen un alto nivel de autoestima y de respeto por sí mismas. ¿Cómo es esto posible? Muchas de estas personas parecen tener un sentido innato de respeto por sí mismas, pero en gran parte también se debe a las familias y demás personas que las atienden, que han sabido encontrar maneras de fomentar y promover la autoestima. En este capítulo describiremos algunos puntos cruciales acerca de la promoción de la autoestima, entre los que se abordará también la importancia de la aceptación de la propia discapacidad.

Las personas con síndrome de Down como minoría

Para las personas con síndrome de Down, el hecho de formar parte de una minoría tiene, en realidad, ventajas y desventajas. Uno de los desafíos más complicados para estas personas y para sus familias es la falta de comprensión y de aceptación por parte de algunos miembros de la comunidad. A pesar de los esfuerzos realizados por los grupos de padres y por los defensores para cambiar los estereotipos, a las personas con síndrome de Down todavía se las considera diferentes y se las trata de forma diferente en la sociedad. Siguen siendo objeto de las miradas, de las burlas y, en ocasiones, hasta del abuso de ciertos individuos sin escrúpulos. También, como les sucede a las otras personas que forman parte de minorías, a las personas con síndrome de Down tal vez les falten modelos que ejerzan un papel positivo y que compartan su discapacidad, o quizá tengan un contacto limitado con otros individuos con síndrome de Down.

Pero, por otra parte, estas personas son reconocibles como «pertenecientes a un grupo». Las mismas características físicas que provocan las burlas de ciertos miembros de la comunidad, son una señal para otras personas con más empatía de la posible necesidad de contemplar esa discapacidad cuando están interactuando con ellas (p. ej., teniendo mucha paciencia). Lo anterior es aplicable a los adultos y a los niños. Por ejemplo, un estudio reveló que los niños en edad escolar aceptaban mejor a sus compañeros con síndrome de Down que a los otros niños que tenían «una discapacidad invisible», como dificultades de aprendizaje, por ejemplo (Siperstein y Bak, 1985). Los autores del estudio conjeturaron que los niños con discapacidades invisibles tal vez tuvieran la misma apariencia que los otros niños, pero había algo extraño o diferente en ellos que tal vez confundiera o desconcertara a los demás niños. Por el contrario, las características físicas distintivas de los niños con síndrome de Down los identificaban claramente como discapacitados. Esto parecía posibilitar que los demás los aceptaran más fácilmente, a ellos y a su discapacidad. En nuestra experiencia, hemos observado que las personas con síndrome de Down son en general aceptadas, tanto en el colegio como en los demás entornos comunitarios. Si se mira fijamente a estas personas, o si son objeto de burla o de discriminación, suele ser por parte de unos pocos individuos mal informados, abusadores o intolerantes.

Pertenecer a un grupo también puede ser una ventaja que permite que las personas con síndrome de Down y sus familiares entren en contacto con otros individuos con síndrome de Down y sus familias. Algunas familias de otros individuos con discapacidades intelectuales que no se reconocen como «colaterales» a un síndrome, nos han confesado que ellas no tienen la misma conexión que tienen entre sí las familias de las personas con síndrome de Down.

ACEPTACIÓN POR PARTE DE LA FAMILIA Y AUTOESTIMA

La autoestima comienza por aceptar quiénes somos. Para las personas con síndrome de Down, eso incluye aceptar que tienen síndrome de Down. No podrán estar orgullosas de sí mismas si no aceptan que lo tienen. La aceptación aumenta la utilización y el desarrollo de sus propias capacidades y habilidades, y fomenta la defensa y promoción de sus propios derechos y necesidades.

En una persona con síndrome de Down, el desarrollo de ese orgullo y de esa aceptación comienza a menudo con la familia y su decidida disposición a hablar sobre el síndrome de Down, lo cual no es un proceso necesariamente fácil o sencillo porque, con frecuencia, aquello que marca a los miembros de una familia como diferentes (raza, credo, discapacidad, etc.), puede hacerla susceptible al aislamiento si se ve discriminada, o se cree discriminada, por los demás. Por ejemplo, a los padres de un hijo con síndrome de Down les puede parecer que algunos familiares se muestran indiferentes o insensibles, lo que hará difícil o incómodo asistir a las reuniones de la familia, por ejemplo. Muchas familias nos cuentan que este tipo de cuestiones se prolongan hasta bien avanzada la edad adulta.

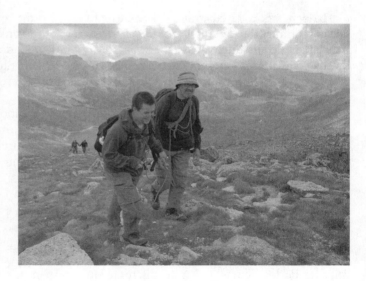

Muchas familias obtienen apoyo y aceptación uniéndose a organizaciones de padres, donde se encuentran con otras familias que también tienen niños o adultos con síndrome de Down. Encontrar a otras familias que tengan experiencias similares puede ser una forma importante de apoyo, que fomente actitudes positivas y autoestima, tanto en la familia como en el individuo con síndrome de Down. No obstante, existen familias que continúan teniendo dificultades para aceptar a su hijo con síndrome de Down. También existen otras familias que tuvieron pocos o ningún problema para aceptar el síndrome de Down mientras su hijo era pequeño, pero que se encuentran a sí mismas cuestionándose esta aceptación cuando el hijo llega a la adolescencia o a la adultez, y no colma algunos de los hitos típicos asociados con el aumento de la independencia.

Queda fuera del alcance de este libro explicar en detalle lo que las familias pueden hacer para aceptar el síndrome de Down. Sin embargo, si su hijo adulto con síndrome de Down tuviera problemas de autoestima, tal vez convendría preguntarse si no estará usted teniendo problemas con su aceptación. Asegúrese también de leer el capítulo 3, que versa sobre el papel que desempeñan las familias para apoyar a los adultos con síndrome de Down.

LA AUTOESTIMA EN LAS PERSONAS CON SÍNDROME DE DOWN

El desarrollo del sentimiento de orgullo y de aceptación de sí mismas por parte de las personas con síndrome de Down es un proceso complejo y a menudo creativo, que implica tanto la propia actitud y las habilidades de la persona, como el ambiente en el que vive. En nuestra experiencia, la aceptación parece ser un proceso que abarca estos cuatro componentes:

1. Conciencia de uno mismo.
2. Desarrollo del sentido de la competencia.
3. Desarrollo de los propios dones y talentos.
4. Sentirse amado y aceptado por la familia y por los amigos.

Desarrollo de la conciencia de uno mismo

La conciencia de cualquier tipo de discapacidad o diferencia en uno mismo puede provocar sentimientos de enfado, pérdida y tristeza. Para los niños con síndrome de Down, la conciencia de sus diferencias en habilidades y oportunidades, en comparación con el resto de sus compañeros y hermanos, aumentará indefectiblemente al ser integrados en las aulas y en otros entornos comunitarios. A medida que los niños crecen, y se convierten en adolescentes y en adultos, muchos se vuelven aún más conscientes de las diferencias existentes en las habilidades y en las oportunidades. Por ejemplo, un niño con síndrome de Down puede jugar en el mismo edificio, acudir a la misma escuela del barrio y estar en la misma clase que los demás niños de la vecindad. Más adelante, el tipo y la frecuencia de las actividades compartidas con sus compañeros sin discapacidad suelen disminuir. Esto puede suceder incluso desde la escuela primaria, pero la diferencia se vuelve especialmente acusada cuando los demás aprenden a conducir, empiezan a tener citas, van a la universidad, se casan y tienen carreras. Algunas personas con síndrome de Down tienen estas oportunidades, pero hemos visto a muchas que sienten que las han dejado atrás.

Incluso las personas que asisten a los programas de autosuficiencia a lo largo de sus años escolares, están lo suficientemente presentes en la comunidad como para sentir las miradas de los demás y el trato diferente que reciben por parte de los otros. Recuérdelo, las personas con síndrome de Down suelen ser muy sensibles a las reacciones de los demás. Cuando se comparan a sí mismos con el resto, estas personas se ven indefectiblemente obligadas a considerar su propia identidad (quiénes y qué son). Esto no solo les sucede a las personas con síndrome de Down. Todos nosotros tenemos que plantearnos quiénes somos. Además, las comparaciones entre las personas con síndrome de Down y la población general no tienen por qué ser más decepcionantes ni más humillantes que las comparaciones que hagamos nosotros mismos. Después de todo, somos libres para soñar ser lo que no somos, más altos o más bajos, más atractivos o más triunfadores. Puede que algunos de nosotros soñemos con ser estrellas del rock, deportistas legendarios, etc.

Como para cualquiera de nosotros, el proceso de «llegar a un acuerdo con nuestra propia identidad» en las personas con síndrome de Down suele comenzar en la primera infancia y continúa hasta la adultez. Hemos oído testimonios de las muchas y muy creativas formas en que las familias de niños y adultos con síndrome de Down han hablado sobre este síndrome, fomentando una visión positiva del mismo. Entre estas fórmulas está incluso la de abordar las acciones inadecuadas e hirientes de los demás, y la autoinculpación que a veces sobreviene como respuesta a estas acciones (algo que, por cierto, es una experiencia común en los miembros de las minorías). Con el tiempo, el resultado de este proceso de conciencia y de aceptación conduce al desarrollo de una visión de sí mismo más honesta, realista y positiva.

Sheila Hebein, Directora Ejecutiva de la National Association for Down Syndrome (NADS), ha dejado descrito un hecho que resultó trascendente para el desarrollo de la aceptación y de la autoestima de su hijo Chris:

> Durante una visita al parque, cuando Chris tenía 9 años, dos niñas le preguntaron por curiosidad si era «retrasado». Él rápidamente respondió que no. Cuando ellas insistieron Chris se enfadó, pero siguió jugando. Algo más tarde, ese mismo día, cuando ya estaba en su casa, Chris le preguntó a su madre si él era «retrasado». La madre ya le había explicado con anterioridad que él tenía síndrome de Down, y que podía ser más lento que los demás para hacer algunas cosas. En esta ocasión, le dijo a Chris que ni ella ni su padre usaban la palabra «retrasado» para describir a alguien que aprende despacio, pero que algunas personas sí lo hacían. Después, se sentó con Chris y juntos elaboraron una lista con las cosas que Chris sabía hacer y con las cosas que le resultaban difíciles. Después de terminar la lista, Chris llegó a la conclusión de que había muchas más cosas que podía hacer que cosas que no podía, y que «tener síndrome de Down no era malo en absoluto».

Puede resultar instructivo que consideremos algunas de las fases de este fructífero proceso. En primer lugar, Sheila no intervino en el incidente del parque. Tras una atenta observación, decidió que las preguntas de las niñas obedecían a una curiosidad normal y que le estaban brindando a Chris una maravillosa oportunidad de aprendizaje. En segundo lugar, Sheila esperó respetuosamente a que Chris sacara la conversación sobre el incidente. Sabía que su hijo necesitaba tiempo para considerar detenidamente los asuntos, y confiaba en que Chris se lo comentaría cuando estuviera preparado. En tercer lugar, su explicación sobre «el síndrome de Down» fue directa y sincera y, aun así, enormemente alentadora y llena de respeto por sus capacidades y habilidades. Por una parte, no pasó por alto el hecho de que el síndrome de Down era una discapacidad que podía hacerle «más lento que los otros». Por otra, manifestó mucha confianza en la capacidad de su hijo para tratar el asunto en sus propios términos y a su propio ritmo, al esperar a que él iniciara la conversación y al pedirle que hablase sobre las cosas que sabía hacer. Por último, el sentimiento de dignidad y de aceptación que Chris experimentó provino de un acontecimiento natural en la comunidad. Este incidente, a su vez, fue el resultado de la decisión familiar de dejar que Chris explorara el mundo y adquiriera allí sus propias experiencias.

Para Chris, evidentemente, el mensaje de esta experiencia fue que tenía derecho a estar en la comunidad y capacidad para hacerlo, a pesar de sus limitaciones. Sin duda, la confianza y el orgullo que extrajo de este incidente han seguido surtiendo su efecto en los incidentes posteriores de su vida. En la actualidad, Chris es un adulto que prospera en su trabajo en un establecimiento comunitario y, a pesar de los problemas que ha tenido que afrontar, ha seguido conservando una firme visión positiva de sí mismo y del síndrome de Down.

COMUNICAR LA NOTICIA

Llegados a este punto, podría ser conveniente tratar sobre lo que debe hacerse si usted tiene en su familia un adolescente o un adulto con síndrome de Down que todavía no ha abordado el hecho de que tiene síndrome de Down, o que no ha hablado sobre este tema durante algún tiempo. A continuación exponemos algunas preguntas que suelen plantearse al tratar este tema:

¿Por qué necesitan los adolescentes y adultos con síndrome de Down saber que lo tienen?

Es difícil que la persona con síndrome de Down desarrolle sus propios talentos y cualidades y que sea capaz de defenderse a sí misma si no puede aceptar que tiene síndrome de Down. Y esto es válido con independencia de su edad, sea un niño, un adolescente o un adulto.

¿No será ya la persona demasiado mayor para saber lo que es el síndrome de Down?

No lo creemos así. Si acaso, la necesidad es aún mayor conforme avanza la edad, porque la mayoría de las personas ya saben que son diferentes de las demás. Para cuando se llega a la adolescencia, y por supuesto al comienzo de la adultez, la mayoría ha recibido ya miradas o ha sido tratada de forma diferente cientos de veces. Con independencia de lo sensible o poco sensible que consideremos a una persona frente a estos temas, sería muy difícil que no se diera cuenta de que es diferente, a menos que viva en el vacío. En la edad adulta, pues, la cuestión no está en si son diferentes sino en cómo y por qué.

Si ya hablamos de estos temas cuando era un niño ¿es importante volver a tratarlos cuando ya es mayor?

Sí, porque la discrepancia en habilidades entre la gente con síndrome de Down y sus compañeros de la población general se nota más aún en la adolescencia y en la adultez y, por tanto, la conciencia de las personas sobre esta diferencia es aún mayor en esta etapa. Su hijo necesita hablar sobre su síndrome de Down para desarrollar una visión optimista y realista de sí mismo, como adolescente y como adulto.

¿Qué respuestas debemos esperar de nuestro hijo al abordar el tema?

En nuestra experiencia hemos visto que algunas personas tienen dificultad para aceptar el mensaje, pero la mayoría experimenta un cierto grado de alivio una vez que saben que tienen síndrome de Down. Con frecuencia, la conversación confirmará y validará sentimientos y observaciones que ya tenían sobre su diferencia. Al fin han encontrado el nombre de lo que están experimentando: el síndrome de Down. Ya hay algo que explica lo que les ha estado ocurriendo todos estos años.

¿Deberíamos esperar a que la persona inicie la conversación sobre su síndrome de Down?

Evidentemente, si la persona aborda el tema es muy importante responderle. Pero si no lo saca a relucir, no siempre es conveniente esperar. Muchas personas son muy conscientes y sensibles acerca del mundo que los rodea pero pueden tener dificultad para expresar sus sentimientos y pensamientos a otros. Si asumimos la responsabilidad y tomamos la iniciativa de tratar estos temas, podemos ayudarles a verbalizar las preocupaciones y los temores que tienen, pero que han sido incapaces de expresar. Además, las personas con síndrome de Down son a veces sensibles a pequeñas señales o signos de los demás. Y si el tema es iniciado por otros, pueden sentirse más libres para hablar de él; de lo contrario, quizá no estén seguros de si eso es lo que desean sus padres.

¿Cómo hablamos acerca del síndrome de Down?

Recomendamos frases y afirmaciones que sean sencillas y sinceras. Las personas necesitan conocer el nombre (síndrome de Down) de lo que tienen, porque esto les hace ver que se trata de una realidad concreta. Necesitan saber que hay diferencias importantes en relación con la mayoría de las personas, y cuáles son estas diferencias. Por ejemplo, que necesitan más tiempo para realizar ciertas tareas, que son más dependientes de otros en relación con sus finanzas, con los viajes o con cualquier otra actividad en la que se vea que tienen problemas.

Un modo de hablar sobre el síndrome de Down es señalar los puntos fuertes y débiles de esa persona. Es importante alabar y animar a la persona por lo que es capaz de hacer. Es también importante mencionar sus especiales dones y talentos. En cambio, es también esencial ser claro y directo sobre sus limitaciones. Todo lo que sea faltar a la verdad en estos temas conlleva el riesgo de socavar su credibilidad y, lo que es más importante, de denigrar y utilizar a la persona con síndrome de Down. La mayoría de ellas percibe muy bien la veracidad y autenticidad de los comentarios de los demás. Si llegan a pensar que usted no es sincero sobre sus limitaciones, probablemente no creerán tampoco sus comentarios sobre sus cualidades.

¿Hay modos de promover y ampliar una imagen más positiva sobre el síndrome de Down?

Puede ayudar el señalar a otras personas de diferentes edades y niveles de cualidades que él conozca, y que son buenos modelos de síndrome de Down. Algunos de ellos han alcanzado relevancia pública y se les ve en los medios, y puede apreciarse la autoestima que tienen.

¿Hay maneras de normalizar el síndrome de Down?

Hay maneras de ayudar a que la persona con síndrome de Down vea que, aunque su cuadro pueda ser exclusivo, muchos de sus problemas no lo son. Por ejemplo, será útil analizar juntos que todos tenemos cualidades y problemas. Que muchos soñamos también con ser estrellas del espectáculo, o de los deportes, o tener más éxito en el trabajo o en las relaciones amorosas, y que todos tenemos que convivir con aquello con lo que nacimos.

Además, puede ayudar el razonar sobre el hecho de que no todas sus diferencias tienen relación con el síndrome de Down. Por ejemplo, su hermana mayor puede ser capaz de utilizar un teléfono móvil porque ya ha llegado a cierta edad, no porque no tenga síndrome de Down.

¿Cuándo abordamos el tema?

Hay tipos de situaciones muy diferentes en las que la persona puede ser abordada inicialmente.

- Puede hacerlo cuando su hijo haya tenido que enfrentarse con comentarios sobre él que le resultan desagradables. Oímos cantidad de casos en los que adolescentes y adultos reciben miradas especiales, son objeto de burla o incluso víctimas de comentarios hirientes aunque no sean intencionados. En lugar de callar y dejarlo pasar, estas situaciones están pidiendo algún tipo de respuesta y razonamiento por parte de algún familiar (o de varios en una situación relajada) que ayude al hijo con síndrome de Down a aprender de esa situación y a manejar con eficacia esos temas.

- Otra oportunidad puede ser cuando la persona con síndrome de Down se compara a sí misma de modo desfavorable frente a otros sin discapacidad. Esto puede ocurrir cuando los demás disfrutan de experiencias vitales que ella probablemente no podrá experimentar, como el casarse, ir a la universidad, etc. Puede tratarse también de hechos más cotidianos, como el tener que ir acompañado a ciertos sitios cuando su hermano va solo, o que no se le permita conducir.

- Los padres pueden abordar también el tema cuando no hay aspectos negativos o dificultades en relación con la persona con síndrome de Down. Esto les permite conversar sin el agobio de alguna situación difícil. Tiene sus ventajas y sus inconvenientes. Porque se está más interesado en el tema cuando se encuentra inmerso en una situación problemática como las que hemos descrito. Pero, por otra parte, cuando no hay problemas de por medio, se pueden introducir gradualmente los temas y razonarlos con más serenidad y tiempo, dejando a la persona que vaya procesando la información con más facilidad. Hay muchas maneras de hacer surgir la conversación; por ejemplo, si están viendo en televisión o en la calle a una persona que tiene síndrome de Down.

DESARROLLO DEL SENTIDO DE LA COMPETENCIA

Después de la conciencia de sí mismos, el siguiente paso fundamental para la aceptación positiva consiste en poner de relieve los puntos fuertes y las habilidades de la persona. Con el tiempo, y con el aliento de la familia y de los amigos, la persona tendrá que cambiar su perspectiva de lo que «no puede hacer» debido a su discapacidad, hacia «lo que sí puede hacer». Los psicólogos denominan este proceso como el desarrollo de la competencia. Competencia es el término utilizado para describir la necesidad que todos sentimos de «hacer cosas por nosotros mismos», como medio para adquirir un cierto sentido de control y manejo de lo que nos rodea. La promoción de la competencia comienza en el hogar, desde la infancia, y continúa a lo largo de la vida en un proceso diario de crecimiento y de aprendizaje. Con el transcurso del tiempo, la competencia en las tareas de la vida cotidiana produce un mayor sentido de independencia y un incremento del propio orgullo y de la autoestima.

Los psicólogos del desarrollo consideran que la mejor forma que tienen los padres para fomentar la competencia es «siendo buenos padres». Esto significa que los padres deben estar preparados para dar amor, apoyo y orientación siempre que sea necesario, pero dejando que el hijo experimente grados razonables de frustración y fracaso como incentivo para aprender y desarrollar su independencia.

En nuestro centro, hemos observado que las familias que logran un mayor fomento de la competencia y de la propia dignidad son las que siguen esta fórmula. Los padres son conscientes de las limitaciones de su hijo adulto, pero también de su potencial para la independencia. Están ahí para guiarlo y ayudarlo cuanto sea necesario, al tiempo que también lo animan a «que haga las cosas por sí mismo» siempre que sea posible: cumpliendo las tareas de la vida diaria en casa, en la escuela, en el trabajo y en las demás situaciones comunitarias. El proceso de ensa-

yo y error, y el de aprender de los propios
fallos es el mismo para las personas con síndrome de Down que para las demás; lo
único que cambia es el punto de partida y el
nivel de destreza que se alcanza.

Las familias que tienen mayor dificultad para promover la competencia son las
que esperan demasiado o demasiado poco
de sus hijos con síndrome de Down.
Cuando las expectativas de los padres son
demasiado altas, la persona puede abandonar por frustración y fracaso. Hemos
visto este caso en adultos que se deprimie-
ron y desanimaron porque, a pesar de las
expectativas familiares, no pudieron lograr
los mismos objetivos (en los deportes, la
escuela, en su trabajo, carrera, matrimonio, etc.) que sus hermanos «normales» o
sus compañeros de la misma edad.

En el otro extremo, la frustración y el
escaso rendimiento pueden sobrevenir si las
familias esperan demasiado poco de la persona con síndrome de Down, y no le permi-

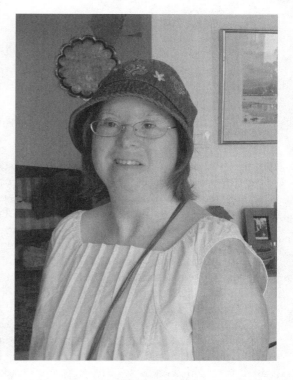

ten realizar las tareas de cuidado de sí mismo que incrementarían su independencia. De este
modo, cuando se presentan oportunidades de independencia, simplemente carece de experiencia o confianza para saber cómo actuar de manera efectiva. Y lo que es igualmente importante, cuando las personas no adquieren experiencia para manejarse con los problemas de la
vida diaria, pueden desarrollar un sentimiento de impotencia y desamparo a la hora de afrontar otros asuntos y problemas más serios. Esto es lo que se ha descrito adecuadamente en la
literatura como «incapacidad aprendida», y pone a las personas en una situación de gran riesgo de sufrir una depresión y muchos otros problemas de salud física y mental (Seligman,
1967).

Por consiguiente, tanto si se espera demasiado como si se espera demasiado poco de la
persona con síndrome de Down, el orgullo que se deriva del desarrollo de las aptitudes de
independencia queda sin realizarse. Esto ocurre cuando se fuerza a la persona a ser algo que
no es, o que no puede ser, o cuando sus talentos y capacidades son muy infravalorados. Estos
temas se han tratado con más detalle en el capítulo 3.

LO QUE SE DEBE HACER Y LO QUE NO PARA PROMOVER LA COMPETENCIA EN EL HOGAR

- Anime a la persona a realizar nuevas tareas que sea capaz de hacer, tanto física como
  mentalmente. Si la tarea la sobrepasa, la persona puede desmoralizarse en vez de
  adquirir sentido de competencia.
- Si la tarea es muy difícil, aún puede ser posible fragmentarla en pasos factibles y
  manejables.
- Las tareas que tengan mayor importancia para la persona con síndrome de Down
  supondrán un incentivo añadido.

- No se apresure a «relevarla» cuando la persona esté intentando realizar una nueva tarea.
- Por encima de todo, anímela a aceptar los errores y el fracaso como parte necesaria del proceso de aprendizaje. ¿De qué otro modo podríamos aprender las personas más que de nuestros errores y de nuestros fracasos?

COMPETENCIA EN LA ESCUELA

Las familias que apoyan la competencia y la autoestima en la escuela tienen cuidado de no confundir sus propios deseos y ambiciones con los de la persona con síndrome de Down. Lo más probable es que estas familias valoren de forma sincera y realista las aptitudes y los intereses de la persona, con la finalidad de hallar el entorno adecuado a sus necesidades. También animan al personal de la escuela a potenciar el desarrollo basándose en los puntos fuertes ya existentes y en las experiencias positivas, con el fin de incrementar la confianza y la motivación.

Una vez más, las familias que sobrestimen o infravaloren las aptitudes y las habilidades de sus hijos serán las que puedan fracasar en encontrar el marco escolar adecuado para promover el sentimiento de dignidad y de autoestima. Es cierto que en Estados Unidos todos los alumnos tienen derecho a la inclusión escolar, sin embargo, las necesidades y las capacidades del niño deben determinar su programa de estudios. Los programas académicos que están por encima de las capacidades del alumno o que sirven simplemente como un servicio de guardería de niños, no hacen nada por promover la independencia, la dignidad ni la competencia para enfrentarse con el mundo. De igual modo, cuando los alumnos son incluidos en clases dirigidas a alumnos que irán a la universidad, tampoco suelen aprender allí las habilidades prácticas para el trabajo, el manejo del dinero, la lectura, la preparación de alimentos, el desplazamiento de forma autónoma, ni las restantes tareas necesarias para vivir del modo más independiente que sea posible. Además, incluir a un alumno en un entorno donde haya poco contacto, si es que hay alguno, con estudiantes con síndrome de Down u otras discapacidades, puede tener un efecto negativo en el desarrollo social y emocional de ese alumno.

En los cursos superiores, la enseñanza deberá enfocarse en las realidades de la vida posterior a la etapa escolar. Está bien continuar asistiendo a clases académicas, especialmente

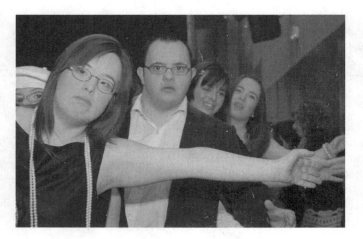

en materias como son la lectura, la escritura y las matemáticas, que los adultos necesitan para su vida independiente. No obstante, la mayoría de los estudiantes mayores con síndrome de Down también tendrán que aprender habilidades sociales y laborales que necesitarán para tener éxito en sus trabajos y para vivir independientemente en la comunidad. Además, la experiencia laboral es esencial en cualquier programa escolar de éxito. Los estudios que se han realizado demuestran claramente que cuanto mayor es la propia experiencia laboral mientras todavía se está en la escuela, mayores serán las probabilidades de conseguir y conservar un empleo una vez concluida la etapa escolar (Weyman y cols., 1988). En nuestra experiencia, tener contacto con diferentes tipos de trabajo resulta también valioso, pues ayuda a las personas a elegir el ramo que les interese. Los padres que no llegan a comprender la importancia de la experiencia laboral desde la escuela, suelen descubrir demasiado tarde que estas experiencias son críticas para triunfar en la esfera laboral.

La importancia de tener amigos con discapacidad intelectual

¿Por qué es importante para las personas con síndrome de Down tener amigos que tengan síndrome de Down y otras discapacidades intelectuales? Si usted piensa en sus amigos, probablemente se trate de personas que tengan el mismo nivel intelectual que usted. Tratamos de encontrar a estas personas. Son las que tienen más posibilidades de entender lo que queremos decirles, de compartir nuestros intereses y de experimentar el mundo del mismo modo que nosotros. Actúan como un espejo y como una validación de lo que somos y de quiénes somos.

Lo mismo es aplicable a las personas con síndrome de Down. Ellas también necesitan a otros que tengan más probabilidades de experimentar el mundo como lo hacen ellas. Es posible que no siempre puedan hablar con estos otros debido a sus limitaciones en el lenguaje expresivo, pero quizás esto no sea necesario. Como dijimos en el capítulo 4, las personas con síndrome de Down son muy conscientes y sensibles ante los otros de su entorno. Al observar cómo los otros experimentan el mundo y se manejan en él, llegan a sentir que no están solos en sus percepciones y en sus experiencias. Estos otros validan lo que son y quiénes son, y eso brinda un fuerte sentido de apoyo y de identidad.

De la misma forma, el triunfo en las experiencias laborales suele requerir un coordinador y un preparador laboral competentes. Los programas de éxito resaltarán las aptitudes y talentos necesarios para triunfar en el empleo, como son la paciencia y la perseverancia en las tareas laborales, una sólida ética laboral y el cuidado del aspecto personal. Además, el preparador laboral ayudará enseñando las habilidades sociales adecuadas en el lugar de trabajo (v. el apartado sobre el trabajo, más adelante, donde se abunda sobre este tema).

Un buen resultado suele ser el fruto de un programa que sea apropiado a las aptitudes de la persona, y que trate las habilidades de la vida necesarias después de acabar la etapa escolar. En un distrito escolar del área de Chicago internacionalmente reconocido se comprendieron estas cuestiones. El enfoque de este distrito es la preparación para la universidad, puesto que un gran porcentaje de sus alumnos prosiguen con estudios universitarios. No se varió este enfoque para los alumnos con discapacidad intelectual, muchos de los cuales se sintieron frustrados y terminaron la enseñanza secundaria sin haber conseguido las adecuadas habilidades laborales. Entonces el distrito escolar modificó su enfoque, y desarrolló un programa de transición. Este programa prima las habilidades para vivir y trabajar en la comunidad, y proporciona amplias oportunidades de experiencias laborales supervisadas en multitud de entornos. En la actualidad, los estudiantes tienen una experiencia mucho más positiva, y están mucho mejor preparados para sus empleos al finalizar la enseñanza secundaria.

PROGRAMAS DE ENSEÑANZA POSTSECUNDARIA

Hemos sabido de casos de varios adultos jóvenes con síndrome de Down que asisten a programas de enseñanza postsecundaria en universidades o en escuelas universitarias de su comunidad. La mayoría de estos individuos acuden a seguir los programas de las escuelas universitarias locales de su comunidad, y asisten a uno o dos cursos aparte de sus programas laborales y sociales normales. Habitualmente, estos programas locales realizan cursos asequibles para las personas con discapacidades cognitivas, pero ofrecen poco más en el sentido de apoyo o de actividades sociales organizadas. Con todo, las personas con síndrome de Down que asisten a estos programas disfrutan de sus cursos y suelen describir con orgullo su participación en ellos. Muchas parecen sentir que están experimentando algo que es bastante raro en personas con discapacidad. Como uno de los estudiantes describía su experiencia, «puedo ir a la facultad, igual que mis hermanos». No queda claro cuánto aprendizaje fundamental se obtiene en estos cursos, pero quizás eso sea lo de menos. Para los participantes, la experiencia parece tener un valor incalculable en y por sí misma.

También existen programas universitarios especializados en algunas comunidades, que cuentan con apoyos y con orientadores a disposición de los alumnos con discapacidad intelectual. Algunos de estos programas abarcan incluso actividades sociales, que van desde locales abiertos en el campus, hasta bailes y otras salidas y eventos sociales. Los más prósperos y populares de estos programas tienen cursos que ponen de relieve el funcionamiento independiente en la comunidad, así como formación laboral y habilidades adaptativas en el lugar de trabajo. La red de apoyo con otros estudiantes en estos programas es asimismo de gran importancia. Estos tipos de programas continúan donde la enseñanza secundaria se detuvo, y pueden resultar muy beneficiosos para ofrecer apoyo y formación a los miembros de la comunidad. Lamentablemente, no existen muchos de estos programas puesto que parece que los educadores estatales no les dan alta prioridad.

Existen varios programas más intensivos, generalmente ubicados en los campus universitarios, y los alumnos que participan suelen vivir en residencias de estudiantes. Hay dos clases diferentes de programas de campus universitarios: a) los que están adaptados para estudiantes con discapacidades de aprendizaje, pero que a veces admiten también a alumnos con síndrome de Down, y b) los que han sido específicamente diseñados para atender las necesidades de las personas con síndrome de Down y otras discapacidades. Hemos observado que los primeros no son siempre ambientes óptimos para las personas con síndrome de Down. Muchos de los estudiantes que no tienen síndrome de Down tienen dificultades de aprendizaje, pero la mayoría de estos tienen una inteligencia media, o media-baja. Puesto que los cursos van dirigidos principalmente a estos alumnos, suelen resultar muy difíciles para la mayoría de los estudiantes con síndrome de Down. Y lo que quizá sea más importante, también se enfatizan más los aspectos académicos que los laborales o los de habilidades sociales, por lo tanto puede que no sean apropiados para las necesidades de los adultos con síndrome de Down. Además, la supervisión en las residencias estudiantiles puede no ser la adecuada. Esto es así porque estos programas parten de la base de que la mayoría de sus alumnos tienen la capacidad cognitiva para controlar sus propias vidas y sus horarios. Como ya dijimos en el capítulo 3, los adultos con síndrome de Down pueden ser técnicamente competentes para ocuparse de su cuidado personal, de su aseo, etc., pero también pueden ser inmaduros a la hora de tomar decisiones como son cuándo irse a la cama, qué alimentos comer, cuándo asistir a las actividades recreativas beneficiosas, etc. Hemos sabido de algunos pocos estudiantes que se han manejado bien en este tipo de ambientes, pero la mayoría no lo ha logrado.

Dados los problemas asociados con estos programas, ¿por qué deberían asistir a ellos las personas con síndrome de Down? Muchos padres quizás esperan que su hijo pueda aprender de los demás, e incluso llegar a su nivel en estos programas. Si bien esto es posible hasta un grado limitado, lo que se demanda del estudiante, añadido a la falta de apoyo y de supervisión adecuados, hace que la mayoría de las personas con síndrome de Down no encajen bien en estos programas. La mayoría de estas personas se ven sencillamente desbordadas.

El segundo tipo de programa universitario está más específicamente diseñado para las personas con síndrome de Down y otras discapacidades intelectuales. Los objetivos planteados por la mayoría de estos programas consisten en ayudar a estas personas a desarrollar su autoestima y las habilidades para vivir independientemente en la comunidad. La mayor parte de estos programas son relativamente nuevos, y han tenido que aprender, por el sistema de ensayo y de error, la mejor forma de alcanzar estos objetivos. Los programas con más éxito ponen el énfasis en las habilidades adaptativas de la vida en las residencias estudiantiles, en los lugares de trabajo y en la comunidad, en lugar de ponerlo en las clases impartidas a la manera clásica de los cursos de estudios. Además, los programas que más triunfan tienen conocimientos sobre las necesidades y los límites de las personas con síndrome de Down. Por ejemplo, se vuelcan más en ayudar a los alumnos a estructurar horarios y rutinas, para que estos los sigan. Las escuelas más reputadas también continúan proporcionando apoyo a los estudiantes que hayan terminado la enseñanza secundaria y que vivan en la comunidad.

Abandonados a sí mismos, los adultos jóvenes con síndrome de Down pueden quedarse sin saber qué hacer, pero con las dosis adecuadas de ayuda y orientación, muchos han madurado y prosperado en estos ambientes.

COMPETENCIA EN EL TRABAJO

Quizá no haya nada tan importante para el sentimiento de competencia y de autoestima de un adulto como su trabajo. Hemos observado que la mayoría de las personas con síndrome de Down están muy motivadas por su trabajo y se aplican mucho en él. Hemos oído a los empresarios elogiar mucho la ética laboral y el rendimiento de estas personas en su trabajo. Los empresarios comentan que estas personas no son necesariamente rápidas, pero que muy a menudo suelen ser concienzudas, perseverantes y responsables (v. cap. 9). Muchas son también reacias a tomarse tiempo libre, y raramente

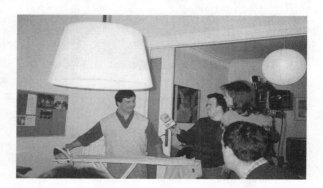

son impuntuales. Algunos empresarios ponen empeño en contratar a estas personas, por las experiencias positivas que han tenido con este grupo. Por ejemplo, una compañía de cámaras contrata a gran número de personas con síndrome de Down para el ensamblaje de las cámaras y de sus accesorios. La precisión y el cuidado que estas personas ponen en el desempeño de su trabajo es valorada por esta y por otras empresas.

El éxito de los empleos en la comunidad depende de varios factores, entre otros de los siguientes:

- Contacto con diferentes lugares de trabajo.
- Formación adecuada en las tareas laborales, habilidad para comunicarse con los supervisores y con los demás, habilidades sociales.
- Apoyo continuo.

Ha habido muchos progresos en el campo de los empleos en la comunidad, especialmente en los últimos diez años. Los empleos más comunes desempeñados por adultos con síndrome de Down son en tiendas de comestibles, servicios de conserjería y de limpieza en oficinas, o en restaurantes de comidas rápidas. También oímos hablar con frecuencia sobre empleos en oficinas, carterías, residencias de ancianos, guarderías infantiles y fábricas.

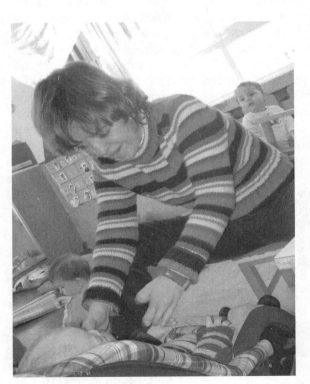

Contacto con diferentes empleos. La posibilidad de tener contacto con una amplia variedad de diferentes tipos de trabajo resulta un componente clave de todo programa de formación laboral o de colocación, ya sea escolar, o postescolar, que se precie. Este contacto posibilita que las personas con síndrome de Down prueben distintos tipos de trabajo y descubran el que se ajusta a sus deseos, necesidades, habilidades y recursos. Los preparadores laborales pueden observar a estas personas cuando trabajan en diferentes lugares de trabajo, para valorar sus puntos fuertes y las áreas en las que necesitan formación adicional. Si no se proporciona este tipo de contacto a las personas, es posible que se les den empleos que no sean adecuados a sus habilidades o a sus intereses. Por ejemplo:

La familia de un adulto encontró el «empleo perfecto» para él, como recepcionista en el departamento de saldos de unos grandes almacenes. Por desgracia, nadie se preocupó de verificar si él consideraba que este empleo era perfecto. Su familia comprendió bastante pronto que esto no era lo que él quería cuando el individuo se negó a levantarse y a saludar a la gente. Afortunadamente, la familia trabajó junto con el gerente de los almacenes, de forma que el adulto pudo probar diferentes tareas laborales en los almacenes. Después de que varias de estas tareas no funcionaran, el adulto pudo al fin encontrar el empleo adecuado en el almacén, realizando tareas de preparación de mercancía.

A Dominic, otro adulto con síndrome de Down, le habían asignado un «excelente empleo» en una tienda de comestibles, a través de una agencia de colocación. Después de haber estado aproximadamente seis meses en ese trabajo, comenzó a poner los carritos en medio de una calle muy concurrida a la que daba el establecimiento. Le dijo a su familia que él había intentado realizar su trabajo, porque sabía lo afortunado que era por haberlo obtenido, pero que sencillamente ya no podía continuar en ese empleo. En la actualidad, Dominic trabaja en un invernadero, lo que parece ajustarse mucho mejor a sus necesidades y a sus intereses.

En el capítulo 9 se describen otros dos ejemplos de adultos con síndrome de Down que fracasaron en empleos que se ajustaban mal a sus cualidades. Todos estos fracasos podrían haberse evitado si hubiese habido previamente algún contacto con diferentes entornos laborales, con el fin de determinar lo que los individuos eran capaces de hacer y su interés en hacerlo.

Formación laboral adecuada. La formación para realizar las tareas requeridas en el trabajo también es esencial. La formación laboral suele funcionar mejor si se lleva a cabo en el propio lugar de trabajo y si un entrenador o preparador laboral paciente se ocupa de fragmentar y enseñar las tareas en unidades manejables para el adulto. Hemos observado que también ayuda animar a las personas con síndrome de Down a que saquen provecho de su excelente memoria visual para memorizar y repetir los pasos necesarios para la realización de las tareas.

Lamentablemente, también hemos visto a adultos que han tenido problemas y fracasos en sus trabajos porque no recibieron la adecuada formación laboral, ni tuvieron la necesaria supervisión. Por ejemplo:

Cuando Marion, de 24 años, comenzó a trabajar en el departamento de saldos de unos grandes almacenes, la única preparación que le dio su supervisora consistió en darle un trapo y en decirle, «Limpia el polvo del almacén.» La tarea era abrumadora, y huelga decir que no funcionó. Parecía que Marion se había quedado paralizada en el sitio.

Un problema similar le sucedió a Meg, una mujer de 32 años que trabajaba en un equipo de conserjes. Le asignaron la tarea de pasar la aspiradora en un gran salón de baile. Aunque ella sabía usar la aspiradora, y disfrutaba con este trabajo, también se quedó inmóvil en el sitio ante la enormidad de la tarea. Cuando el supervisor regresó al cabo de tres horas, Meg solo había sido capaz de aspirar una zona de seis metros cuadrados. Afortunadamente, la solución al problema de Meg resultó bastante sencilla. Su supervisor y su preparador laboral dividieron el salón de baile en zonas más manejables, y así Meg pudo continuar realizando su trabajo con tanta eficiencia como siempre.

Para Marion, cuya misión consistía en limpiar el polvo de todo su departamento, el resultado no fue positivo; perdió su empleo. Esto no tendría por qué haber sucedido. Tendría que haber estado presente un preparador laboral, para fragmentar el trabajo en tareas más manejables. La supervisora de los almacenes también demostró falta de tolerancia o de paciencia al no haber adaptado el trabajo a las necesidades de Marion. A pesar de ello, en esta situación Marion ha sido la última en reír, porque pudo obtener otro empleo en otros almacenes cercanos de la competencia y, con un poquito de orientación por parte de un buen entrenador laboral, ha logrado llegar a ser una empleada modélica que es muy valorada por su jefe.

Formación en habilidades sociales. Aparte de formar a las personas en las tareas laborales, quizá el papel más importante de los preparadores laborales sea enseñar las habilidades sociales apropiadas y «la etiqueta del trabajo» en los lugares de trabajo. Los investigadores han observado sistemáticamente que lo que crea problemas en los trabajos para adultos con discapacidad mental son los déficits de habilidades sociales, y no la falta de habilidades laborales (Greenspan y Shouts, 1981; Hill y Weyman, 1981, Weyman y cols., 1988).

La competencia social en el trabajo incluye saber cómo tratar con el jefe, con los otros empleados y con los clientes o el público. La competencia social con el jefe es de particular importancia. Las dificultades en esta área constituyen una de las principales razones de los despidos laborales. Por ejemplo, un jefe le dijo a un nuevo empleado con síndrome de Down «ven a verme en cualquier momento.» El superior se quedó muy sorprendido cuando el joven aceptó repetidamente su ofrecimiento.

Algunos adultos tal vez no entiendan que otros, además de su entrenador laboral o su supervisor inmediato, estén al mando. Por ejemplo, un joven estuvo a punto de ser despedido de un almacén de comestibles cuando le dijo al gerente del comercio que él sólo aceptaba las órdenes de su supervisor inmediato. Otros incluso pueden ser fácilmente manipulados para que hagan lo que les dicen otros compañeros de trabajo que no están al mando. Por ejemplo:

> En medio de una enconada batalla entre el sindicato y la gerencia de un establecimiento de comestibles, Samantha fue manipulada por empleados descontentos para que anotara las quejas que ella tenía contra su jefe. Algunas de estas quejas eran procedentes, como la referida a la desorganización de su jefe con respecto a la planificación semanal. Sin embargo, otras eran ciertas, pero no deberían haberse expresado. Por ejemplo, describía a su jefe como un «gruñón», «que a veces gritaba», etc. Lamentablemente, Samantha demostró poco sentido común entregándole esta lista de quejas directamente al jefe, sembrando el miedo en sus familiares y entre los empleados que la habían incitado.
>
> Por fortuna, el jefe de Samantha tenía sentido del humor, y se dio cuenta de cómo había sido manipulada por los otros. Además, el jefe tenía la suficiente preocupación por Samantha y conocía sus necesidades, de modo que convocó una

reunión con la familia, el representante de la agencia del preparador laboral y el personal de nuestro centro. Curiosamente, el representante de la agencia explicó que Samantha no se reunía regularmente con su preparador laboral, puesto que ella ya sabía desempeñar su trabajo. El representante de la agencia se negó rotundamente a aceptar ninguna responsabilidad con respecto a la competencia social de Samantha en el trabajo. Al oír esto, y animada por el personal de nuestro centro, la familia decidió contratar los servicios de otra agencia de preparadores laborales. El nuevo preparador laboral se reunía con Samantha periódicamente, para ayudarla a trabajar con sus habilidades sociales, y desde ese momento no ha habido ningún otro problema. Samantha continúa desarrollando su trabajo con tanta competencia como siempre.

Las personas con síndrome de Down también pueden tener algunas dificultades para tratar con los clientes, o con las personas que se encuentran en el trabajo. Por ejemplo, una buena amiga de uno de los autores estaba comprando algunos artículos en una tienda de comestibles para un desayuno de trabajo. Tenía prisa y, sin pensárselo dos veces, alargó la mano para tratar de ayudar a una mujer con síndrome de Down a empaquetar sus comestibles. La respuesta de esta joven fue inmediata; con un tono de frustración y disgusto, dijo: «Ustedes son todos iguales... siempre tienen prisa». Al relatar el incidente, la señora sonreía y comentaba que la chica con síndrome de Down tenía razón (v. Lentitud obsesiva en el cap. 16).

Lamentablemente, no todos los clientes son tan comprensivos. Hay mucha gente de mal genio y enfadada que puede ver en el trabajador con síndrome de Down un blanco fácil. Por ejemplo, un hombre con síndrome de Down casi pierde su empleo en un restaurante, porque «le contestó» a una mujer que lo reprendía por ser demasiado lento en atender la mesa por la que ella estaba esperando. (Realmente, lo que él dijo fue: «Estoy yendo tan deprisa como puedo».) La mujer se quejó ante la oficina administrativa de la cadena del restaurante, que a su vez dio órdenes al encargado para que pusiera al chico en período de prueba. Por fortuna, este joven tenía un buen preparador laboral, y además era apreciado por el encargado y por los demás empleados del restaurante. El preparador laboral y el personal del restaurante dedicaron mucho tiempo y esfuerzo para enseñarle cómo controlar sus comentarios y su genio en este tipo de situaciones. A raíz de aquello, el joven aprendió una lección valiosa, y ha permanecido en su empleo durante muchos años sin recibir más quejas de los clientes.

Apoyo continuado. Otro tipo diferente de problema social con el que nos hemos encontrado es que muchas personas con síndrome de Down que tienen trabajos en la comunidad parecen estar solas y aisladas. Por ejemplo:

Ellen, de 30 años, fue diagnosticada de depresión en nuestro centro. Había sufrido pérdidas recientes en su vida, pero también descubrimos que no tenía amigos ni confidentes en su trabajo. Trabajaba haciendo la limpieza en un restaurante de comida rápida, donde había pocos clientes habituales, y donde los empleados y los encargados cambiaban con mucha frecuencia. Muchos de los empleados hablaban principalmente español, y tenían dificultades para hablar con Ellen y para entenderla. Comenzamos a tratar a Ellen con medicación antidepresiva, que disminuyó sus síntomas, pero también recomendamos con firmeza que trabajara en un entorno laboral donde tuviera más apoyo. Esto se deriva de nuestra convicción de que los beneficios que la medicación produce serán limitados o no se mantendrán si no cambia también el entorno de la persona. Poco después, Ellen se trasladó a otro restaurante que empleaba a varias personas con discapacidad, entre las que se encontraba una buena amiga suya. Ellen siguió haciendo firmes progresos tras este cambio de empleo. Ya han transcurrido tres años, y no ha vuelto a tener nuevos episodios depresivos.

Hemos visto a muchas personas con síndrome de Down a las que les va muy bien en unos sitios denominados «enclaves», en los que trabajan tanto empleados con discapacidades como empleados sin discapacidades. Este es un medio excelente para reducir el problema del aislamiento, y también para que el preparador laboral obtenga mayor rendimiento de su propio tiempo.

Otras personas con síndrome de Down pueden hallar el entorno laboral que más apoyo les ofrece en los talleres tutelados. Grupos de padres y otras personas vienen desarrollando estos talleres desde los años 1950-1960 para dar a los individuos discapacitados acceso a la formación y al trabajo en un lugar aparte (tutelado). Estos centros suelen tener diversos niveles, para satisfacer las necesidades de los trabajadores con diferentes grados de habilidades adaptativas. Los niveles inferiores hacen hincapié en la formación para el trabajo y en las habilidades de la vida cotidiana, mientras que los niveles superiores tienen trabajos que son similares a las tareas de las cadenas de montaje básico de las fábricas. Aunque el «patrón oro» es el empleo en empresas ordinarias, hemos observado que los talleres tutelados tienen grandes posibilidades. Esto puede ser especialmente cierto para las personas que tienen más de cuarenta años, y que no tuvieron la oportunidad de recibir la formación laboral de la que hoy en día se dispone más ampliamente. Es cierto que aún existen talleres ubicados en habitaciones ruidosas y cavernosas, donde se realizan trabajos improductivos y repetitivos. Pero, por otra parte, hemos visto también un número creciente de talleres que compiten con cualquier otro lugar de trabajo de la comunidad, en términos de trabajo valioso. Además, en estos lugares, las personas con síndrome de Down suelen tener la oportunidad de estar en contacto con sus iguales.

Generalmente, en los talleres tutelados los tipos fundamentales de trabajo remunerado son el que se paga por piezas realizadas, y las tareas de montaje. Los mejores talleres suelen tener diversas tareas de montaje, así como otros tipos de empleo, como servicios de conserjería y de envíos de mercancías. Estos talleres se esfuerzan mucho por contratar más trabajos y empleos diversos con el fin de mantener a las personas ocupadas e interesadas en su trabajo. Intentan pagar basándose en el sistema de retribución por unidad, igual que cualquier fábrica. Las personas que son más productivas deberían poder ganar más dinero. Aunque probablemente nunca se alcance un sueldo que dé para vivir, deberían ser tasas justas en compensación por un día de trabajo. Hemos observado que la mayoría de las personas con síndrome de Down se sienten orgullosas con su sueldo, aun cuando no comprendan del todo el valor del dinero.

Muchos de los mejores talleres cuentan con programas sociales, recreativos y de ejercicios físicos, a disposición de sus empleados durante y después del trabajo. Los programas de ejercicios de aeróbic son cada vez más frecuentes, y no solo durante «el tiempo de inactividad», sino como parte habitual de la rutina diaria del trabajo. Además hemos visto programas de artesanía en los talleres. Algunos son simplemente tareas inútiles sobrevaloradas, pero existe un número creciente de programas excelentes, impartidos por profesionales. Estos programas resultan beneficiosos para todos sus participantes, pues refuerzan el sentido del propio orgullo y aportan la alegría de la expresión personal.

Algunos adultos se benefician de una combinación entre un empleo en empresa ordinaria y otra parte del tiempo en un taller tutelado. Esto permite obtener el orgullo y el entusiasmo derivados de un empleo en la comunidad, y también el acceso a los amigos y a los apoyos en el taller.

Naturalmente, no pretendemos sugerir que todos los adultos con síndrome de Down tengan que trabajar con «los de su misma clase». A algunos adultos les va muy bien siendo el único empleado con discapacidad. Sin embargo, si usted sabe de algún adulto con síndrome de Down que parezca estar triste y retraído mientras trabaja, merecería la pena permitirle probar otro empleo donde hubiera más compañeros discapacitados.

COMPETENCIA EN EL HOGAR

En los entornos residenciales debe promoverse la independencia, el orgullo de sí mismo y la autoestima. Los padres, los cuidadores de los pisos tutelados u otras personas encargadas de la supervisión, deben seguir un modelo «suficientemente bueno» de orientación y de supervisión. Los adultos con síndrome de Down necesitan que se les dé autonomía para hacer lo que pueden hacer, pero también tienen que recibir ayuda y guía cuando las necesiten.

Los problemas aparecen cuando a estas personas se les da o muy poca o demasiada independencia. En nuestra experiencia, lo más común es que se les dé demasiada independencia.

Esto puede ser el resultado de una tendencia que nos parece inquietante, por la que se juzgan las necesidades de supervisión de una persona basándose en su habilidad para realizar sus tareas de cuidado personal, en vez de basarse en su nivel de madurez con respecto a determinadas cuestiones básicas. Por ejemplo, muchas personas pueden realizar tareas rutinarias de aseo, higiene y labores domésticas de forma independiente. En cambio, pueden tomar decisiones respecto a su nutrición, sueño y actividades de tiempo libre que sean perjudiciales para su salud, su bienestar y su autoestima. Por ejemplo:

> Tres mujeres, que vivían en el mismo piso, fueron derivadas al centro por depresión y por una aparente pérdida de habilidades. Los síntomas eran falta de interés o participación en las actividades de las que anteriormente disfrutaban, notable aumento de peso, pérdida de energía, cansancio y tendencia a dormitar o a «estar ausentes» durante las horas diurnas, lo que afectaba a sus actividades laborales. De hecho, una de las mujeres estuvo a punto de perder un trabajo que le gustaba mucho, en un refugio para animales, y otra estaba ganando un tercio de lo que ganaba antes en su trabajo en un taller. En la primera cita, ni las propias mujeres ni los encargados del caso pudieron arrojar ninguna luz sobre lo que estaba causando su depresión y su cansancio. Los encargados del caso estaban realmente sorprendidos por los síntomas, puesto que las mujeres habían sido muy capaces y sociables, y productivas en sus respectivos empleos.
>
> Afortunadamente, la explicación se descubrió en la segunda cita, aquel mismo día, cuando cayó la tarde. En esta ocasión, un miembro del personal de la tarde las

acompañó a la cita. Esta persona explicó que, siguiendo la política de la agencia, las mujeres del piso eran lo bastante independientes para quedarse solas por la noche. Se aseguraba de que las luces estaban apagadas y las mujeres acostadas cuando ella se marchaba a las once de la noche. Recientemente, mientras se alejaba del piso por la noche, había observado que se habían vuelto a encender todas las luces. Cuando se les preguntó, las mujeres admitieron tímidamente que se volvían a levantar de la cama cuando el personal se marchaba por las noches, y que veían sus programas y sus películas favoritas en la televisión hasta bien entrada la madrugada. Para agravar el problema, solían dedicarse a comer bastantes cosas mientras veían sus programas. Llevaban siguiendo estas pautas al menos tres meses; por consiguiente, el efecto acumulativo de la falta de sueño había comenzado a afectar negativamente, y de forma creciente, su funcionamiento habitual.

Para solucionar el problema, tuvimos varias reuniones con las mujeres, sus padres y sus cuidadores, así como con muchos miembros clave del personal y con los directores de la agencia. Después de discutir un poco sobre los límites de los derechos del paciente, la agencia se comprometió a proporcionar a las mujeres supervisión durante las 24 horas, para resolver así el problema. Con el tiempo, y con unas pautas más normales de sueño, las tres volvieron a funcionar con normalidad.

También hemos observado que muchas personas en situaciones comunitarias menos supervisadas, pueden no tener la habilidad o la iniciativa para asistir a los programas sociales o recreativos beneficiosos si son ellas las responsables de organizar estas actividades. Esto puede ser cierto incluso en el caso de los individuos que tienen capacidad para controlar adecuadamente todas las demás tareas de su cuidado personal. Como resultado de esto, pueden aislarse y, por ende, correr gran peligro de deprimirse o de tener otros problemas de salud física o mental (v. El principio de Dennis, en el cap. 3). Por ejemplo:

Peter, de 31 años, se trasladó desde un piso tutelado de quince personas a otra vivienda para tres, en un barrio más residencial. Su nivel de habilidades garantizaba el cambio a unas circunstancias de vida más independiente. Después de haber pasado un año en esta nueva residencia, su hermana y el encargado de su caso lo trajeron al centro, pues se estaba volviendo cada vez más retraído y apático. También había ganado una considerable cantidad de peso, debido a la inactividad. Peter había participado activamente en programas sociales y recreativos cuando vivía en el anterior piso tutelado, pero en su nueva residencia, él era responsable de programar sus actividades recreativas y de acudir a ellas por sí mismo. Aunque tenía la preparación y las habilidades, parecía que le faltara la motivación o la iniciativa para ir a esas actividades. Como resultado de ello, pasaba la mayor parte de su tiempo libre sentado en el sofá, viendo la televisión. Además, la mayor parte del tiempo, Peter estaba solo en su nueva vivienda, porque sus dos compañeros estaban ocupados en sus propias actividades. La hermana de Peter concertó una cita en nuestro centro cuando su hermano se negó a visitarla en su casa, que era algo que siempre le había encantado hacer.

En la primera reunión, el personal del centro comprendió enseguida que Peter estaba deprimido a causa de su situación social. Después de esto, se programó una segunda reunión en el centro, para que acudieran a ella los administrativos de la residencia tutelada. En esta reunión, los administrativos inicialmente afirmaron que Peter tenía «derecho» a elegir asistir o no a las actividades sociales. En respuesta a eso, el personal de nuestro centro les comunicó que la salud y el bienestar de Peter se habían visto enormemente afectados, a causa de su incapacidad para organizar sus actividades sociales. En la discusión subsiguiente, los directivos de la agencia llegaron a comprender que no solo Peter, sino muchos otros individuos residentes en viviendas menos supervisadas corrían también el riesgo de sufrir una depresión.

Al final de la reunión, se elaboró un programa para proporcionarles, a Peter y a los demás, más opciones de actividades sociales. Para llevar esto a cabo, el personal trabajaría con Peter y con los otros para programar una agenda llena de eventos sociales y recreativos, y también se ocuparía de llevarlos hasta los mismos. Para Peter, el «plan social» suponía acudir a los eventos en furgoneta, junto con otras personas que vivían en apartamentos cercanos. Peter hizo algunos nuevos amigos entre estos, y reanudó la amistad con las muchas personas que había conocido a lo largo de los años, y que también asistían a esas actividades sociales. Después de comenzar su nuevo programa social, comenzó a perder peso, y recuperó su buen humor y su ánimo positivo. Al cabo de nueve meses, su hermana nos comunicó que Peter volvía a ser el mismo de siempre.

Tanto para Peter, como para las mujeres mencionadas anteriormente, la buena noticia es que la competencia y la autoestima se recuperan cuando se proporcionan la ayuda y la orientación adecuadas. Curiosamente, con frecuencia no son las personas con síndrome de Down ni sus familias quienes necesitan convencerse de la necesidad de dicha ayuda, sino más bien los encargados de los servicios residenciales, que a menudo se sienten atados por presupuestos limitados y por el nivel inadecuado de su personal.

Los apoyos sociales adecuados no son un problema exclusivo de las instituciones residenciales; también pueden distar de ser óptimos cuando un adulto con síndrome de Down vive con sus padres, o con otros miembros de su familia. En nuestra experiencia, algunos adolescentes y adultos que viven en casa tienen pocas oportunidades de acudir a actividades sociales o recreativas. En ocasiones esto obedece a una falta de transportes hasta los lugares de las actividades, como sucede cuando los padres trabajan o no pueden utilizar el coche. Existen varias fórmulas para resolver este problema. Por ejemplo, la mayoría de las comunidades cuentan con algún tipo de transporte disponible para las personas mayores o discapacitadas, como taxis, furgonetas o servicios de autobuses. También es posible ir en el coche de los familiares de otros participantes. Los trabajadores de las agencias que atienden las necesidades de las personas discapacitadas, y algunos miembros del personal de los programas recreativos suelen tener información sobre estos servicios. Las familias que dedican tiempo y esfuerzo para conseguir un medio de transporte, suelen alcanzar su objetivo. Para la persona con síndrome de Down, el tiempo y el esfuerzo que se empleen también merecen la pena.

Otro problema con el que se encuentran a veces las familias es la falta de actividades sociales apropiadas. Estas familias podrían cambiar esta situación uniéndose y organizando actividades sociales. Por ejemplo, los padres del área de Chicago presentaron un informe sobre una actividad que ha tenido mucho éxito, llamada «pizza y película» (*NADS News,* Enero 2004). Esta actividad comenzó como una reunión entre dos o tres chicas jóvenes con síndrome de Down, en las casas de las familias de cada una de las participantes, y se ha ampliado hasta incluir a ocho o diez personas, que se reúnen en las casas de los diferentes participantes al menos un viernes por la noche, cada quince días. En la actualidad, existen al menos dos o tres grupos como este, en diferentes zonas del área de Chicago. Lo bueno de esta actividad es que no hay plan. Para participar, nadie tiene que ajustarse a ninguna regla o requisito mínimo, aparte del de presentarse a una hora determinada en un lugar determinado. Las personas sencillamente se reúnen para la pizza y la película. Para las personas con síndrome de Down, a quienes suele decirse lo que han de hacer durante la mayor parte del día, esto supone un cambio más que bienvenido. Lo que resulta sorprendente para las familias es observar cómo han evolucionado estos grupos, y cómo han ido madurando juntos sus participantes. Con el tiempo, los participantes se han ido sintiendo cada vez más libres para compartir entre sí sus sentimientos personales, y entre los miembros del grupo se ha ido desarrollando una cercanía y una auténtica amistad. La participación es voluntaria, pero casi nadie suele perderse la noche de la pizza.

Estimular a las instituciones para que proporcionen los apoyos adecuados

Hemos observado que este patrón de supervisión inadecuada que hemos descrito en los ejemplos de los casos anteriores, es un problema que afecta a muchas personas que viven en pisos tutelados de su comunidad. Las agencias o instituciones proveedoras de estos servicios tienen recursos limitados para contratar personal, pero también puede que convenga un poquito más de lo debido atribuir la supervisión inadecuada a una «cuestión de derechos». Hemos observado que, con frecuencia, las familias se muestran renuentes a pedir a las agencias que proporcionen más supervisión, por miedo a perder la plaza residencial. Sin embargo, un tercero interesado, como podría ser la persona que esté llevando el caso o la persona encargada de proporcionar servicios sociales o atención sanitaria, podría unirse con la familia para defender las necesidades del individuo con síndrome de Down. Con esta estrategia, la familia suele sentir que hay menos riesgo de poner en peligro la plaza.

En nuestro centro, podemos discutir con las instituciones cuando estas hacen un mal uso de la «cuestión de los derechos», y las convencemos de que proporcionen más supervisión y educación, especialmente cuando esto constituye una amenaza para la salud y el bienestar de la persona. Cuando es necesario, incluso expedimos prescripciones facultativas, especificando lo que se necesita para atender a la persona. De nuevo, las áreas que más preocupan suelen ser los problemas importantes con el sueño y la alimentación, así como dejar de participar en actividades sociales y recreativas beneficiosas. Estas actividades son de importancia crucial para el bienestar de la persona. Estando activa y evitando un estilo de vida sedentario, las personas tienen más posibilidades de estar en buena forma física y de estar sanas. Esto es especialmente importante para los individuos con síndrome de Down, que necesitan ejercicio y actividad regularmente debido a que su metabolismo es más lento. Asistir de forma regular a los programas sociales y recreativos también es esencial para evitar el aislamiento social, como explicaremos más adelante.

«El derecho a elegir» frente a «la necesidad de hacer elecciones sanas»

Siempre que sea posible, a los adultos con síndrome de Down debe permitírseles que elijan sus propias opciones y que aprendan de sus errores. Pero ¿qué ocurre cuando continuamente elijen las que son perjudiciales para sí mismos? ¿Cuándo y cómo debe intervenir la familia para proteger al adulto de las consecuencias de las malas elecciones? La respuesta a esta cuestión dependerá frecuentemente de tres áreas que son clave de preocupación: *a)* la seguridad; *b)* las personas con influencia, y *c)* las cuestiones legales.

En primer lugar, consideramos que la seguridad es la preocupación primordial. Creemos que las familias deben intervenir cuando la persona sistemáticamente elija opciones que la pongan en peligro de sufrir daño físico o emocional. Ya hemos tratado sobre las razones más frecuentes de que esto pueda ocurrir, como son los problemas más serios relacionados con el sueño, la dieta y el aislamiento social. Los peligros más inmediatos pueden consistir en no estar acompañado en su entorno comunitario, o en quedarse solo en casa, exponiendo al individuo a riesgos tales como incendios, gente desagradable, etc.

La segunda consideración es si hay diferencia de opiniones respecto a la cantidad de independencia que el individuo con síndrome de Down puede manejar. Los padres, los hermanos adultos, los profesores del colegio, el personal de un piso tutelado o del lugar de trabajo, u otras personas con ascendiente sobre el individuo, pueden tener diferentes planes o filosofías que pueden competir en su deseo de influir sobre las opciones que tome la persona con síndrome de Down. Esto la sitúa justo en el medio, lo cual puede resultar muy estresante. También puede ser contraproducente si una de las partes propugna un grado de independencia que el individuo es incapaz de manejar, y en consecuencia lo pone en riesgo de sufrir un perjuicio (como se vio en los anteriores ejemplos de Peter y en el de las mujeres del apartamento). En estas situaciones, a las familias bien podría aconsejárseles que trabajen con un tercero que sea capaz de negociar una solución más positiva (v. la discusión sobre el caso de Peter en este mismo capítulo). Una vez más, las instituciones que tengan experiencia y autoridad, porque hayan trabajado con personas con síndrome de Down, pueden ser buenas candidatas para asumir este papel.

La tercera cuestión tiene que ver con si los miembros de la familia son los tutores legales, o si el adulto con síndrome de Down es su propio custodio. Las cuestiones del tutelaje pueden afectar la facilidad con que los padres y los prestadores de servicios resuelven las diferencias de opinión relativas a los niveles de supervisión. Los padres que son tutores tienen el derecho legal de pedir al prestador de servicios que proporcione la supervisión adecuada. Cuando los padres teman perder una plaza, pueden trabajar conjuntamente con un tercero (v. antes). Pero por otra parte, si el adulto con síndrome de Down es su propio custodio, una agencia o un prestador de servicios pueden decir con propiedad que el adulto tiene derecho a decidir por sí mismo, incluso cuando la decisión sea perjudicial. Para más información sobre los pros y los contras del nombramiento de un tutor, véase el apartado sobre la tutela legal en el capítulo 13.

Aunque existen programas recreativos especiales en la mayor parte de las comunidades de Chicago, estos grupos de «pizza y película» son especialmente útiles para sus participantes. Este tipo de actividad de grupo puede resultar incluso más beneficiosa en las comunidades donde haya relativamente pocos programas sociales disponibles, como es el caso de las zonas más rurales, o de las comunidades donde la gente vive en zonas más dispersas en las afueras de las ciudades (sin estructuras gubernamentales, ni base impositiva para financiar los programas). Los padres que viven en estas localidades menos densamente pobladas probablemente deberán trasladarse a cierta distancia para ir de una casa a otra pero, una vez más, el esfuerzo valdrá la pena.

También puede haber otros recursos disponibles en las comunidades, para organizar estas clases de grupos. Por ejemplo, los licenciados de los departamentos de educación especial de las universidades han formado grupos sociales. También nos han impresionado los programas que emparejan a los adolescentes o adultos con síndrome de Down y a sus compañeros de la población general. Muchos colegios de enseñanza secundaria tienen estos programas, que reciben diferentes nombres, según las distintas escuelas, como *Peer Buddies,* por ejemplo. Con frecuencia estos programas emparejan a un compañero adolescente, como asociado especial, con otro adolescente con síndrome de Down, pero también tienen actividades de grupo con todos los participantes del programa. Estos programas suelen servir de ayuda para integrar a las personas con síndrome de Down en la corriente general de la escuela, y especialmente en los programas extraescolares, donde se produce la mayor parte de la socialización entre los estudiantes de enseñanza secundaria.

Hay programas similares para estudiantes de edades universitarias, que unen a estos estudiantes con otros adolescentes y adultos con síndrome de Down y otras discapacidades. A diferencia de los programas de enseñanza secundaria, las personas con síndrome de Down raramente asisten a las facultades de las que provienen estos estudiantes. Estos programas se denominan de diferentes formas en las distintas universidades y facultades, como por ejemplo *Best Buddies* y *Natural Ties.* Hemos oído muchos comentarios, tanto de las familias como de las propias personas con síndrome de Down, sobre los beneficios de estos programas. Curiosamente, los que afirman estar obteniendo los mayores beneficios suelen ser los estudiantes universitarios o los de enseñanza secundaria. Sus comentarios suelen ser similares a los que hacen las familias, respecto al afecto y la sensibilidad de las personas con síndrome de Down, pero también hablan de las lecciones de vida que aprenden de ellos, como por ejemplo, a tomarse las cosas con más calma y a apreciar las cosas aquí y ahora. También hemos sabido que muchas personas mantienen su amistad mucho tiempo después de terminar sus carreras, lo que es una indicación de la fuerza de estas relaciones.

Si usted es creativo y persistente, seguramente podrán ocurrírsele muchas otras opciones. Por ejemplo, quizá podría unirse con otras familias para contratar a un profesor de educación especial o a un profesional, para organizar agendas sociales para estos adultos.

Desarrollo de los propios talentos y características

Además del sentido de la conciencia de sí mismos y del sentido de la competencia en las tareas esenciales de la casa, la escuela o el trabajo, existe otra área que es esencial para la autoestima de los adultos con síndrome de Down, y es la identificación y el desarrollo de sus dones y talentos específicos.

Algunas personas con síndrome de Down tienen esos talentos convencionales, que son fácilmente reconocidos por los demás –ya se trate de escribir poesía, hablar en público, tocar un instrumento musical, la creatividad artística, la interpretación, nadar, etc.–. Otras están verdaderamente dotadas de habilidades personales, como por ejemplo, el ser capaces de captar los sentimientos de los demás, o hacer que aflore lo mejor de los demás, aunque sus habilidades comunicativas dificulten a veces la justa apreciación de sus talentos. O bien puede haber personas con síndrome de Down que no tengan talentos fácilmente apreciables por los extraños pero que tienen, en cambio, ciertas cualidades conocidas y apreciadas por sus familiares y por quienes los conocen de cerca.

Pues bien, sea o no sea una «superestrella» en el universo del síndrome de Down, la persona necesita sentirse alentada para desarrollar sus propios talentos y habilidades, y estar orgullosa de ellos. Para las personas con síndrome de Down, que suelen ser juzgadas más bien por lo que les falta, o por lo que no son capaces de hacer, esta es una forma de decir «soy más que eso».

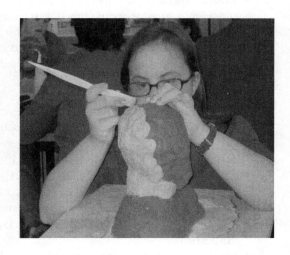

Igual que cualquier individuo que forme parte de un grupo minoritario, las personas con síndrome de Down desean ser contempladas como pertenecientes a ese grupo, pero también como seres dotados de sus propios y específicos talentos. En efecto, estos talentos definen a la persona tanto o más que el propio síndrome, y por tanto es preciso que sean identificados y cultivados. La mayoría de las familias saben muy bien lo importante que es esto. Por tanto, no es de extrañar que, con frecuencia, oigamos a los familiares decir frases como estas: «Por supuesto que tiene limitaciones, como cualquiera con síndrome de Down, **pero ¿sabías que**… es un artista… que puede realizar este trabajo mejor que nadie… que ha cambiado a nuestra familia… que es especialmente sensible a los sentimientos y necesidades de los demás… que tiene una memoria excepcional?», etc. El orgullo y el respeto expresados en estas afirmaciones son de enorme importancia para el individuo con síndrome de Down. Dicen a la persona que tiene algo especial y único que ofrecer a su familia y al mundo. El individuo tiene limitaciones en algunas áreas pero, sin embargo, en otras tiene cualidades y talentos, y eso define quién es uno y lo que es.

Lo que se debe hacer y lo que no para fomentar los dones y los talentos

He aquí algunas indicaciones sobre lo que se debe hacer y lo que no, para ayudar a un adulto con síndrome de Down a identificar y a apreciar sus propios y específicos talentos y características (con ejemplos de diferentes áreas de talentos):

- Asuma que el individuo tiene talentos y dones de algún tipo.
- Expóngale a muy diversas actividades, para que pueda identificar sus talentos.
- No dé por supuesto que no tiene habilidades en determinadas áreas. Pruebe en todas.
- Fomente los talentos en los que el individuo muestre verdadero interés. Si la iniciativa proviene del propio individuo, significa que habrá verdadero interés y orgullo al desarrollar ese talento.
- Busque fórmulas para desarrollar con éxito el talento que el individuo tiene interés en desarrollar. Por ejemplo, si está dotado para el arte o para la música, sería conveniente que recibiera clases de un profesor. Si muestra sensibilidad hacia los demás, encuéntrele una vía para que la exprese (p. ej., en una residencia de ancianos o en un buen programa de atención infantil). Si le gusta el deporte, busque diversos deportes y sedes recreativas.
- Busque medios para fomentar los talentos en casa. Por ejemplo, en el caso de los músicos o artistas, conviene que tengan un lugar para trabajar o practicar con los correspondientes instrumentos o materiales artísticos. A los que son sensibles con los demás, anímeles a utilizar este talento con familiares y amigos. A los que les guste el deporte, dedíqueles tiempo para jugar o para organizar actividades deportivas en su vecindad.
- Anime, pero en ningún caso presione. Nada ahoga tanto el espíritu y la energía como sentirse demasiado presionado por los demás.
- Tómese su tiempo para observar y descubrir los talentos de la persona. Por ejemplo, mire sus dibujos, escuche su música, véale mientras actúa como voluntario en una residencia de ancianos, asista a sus actividades deportivas, etc.
- Alábele sinceramente, pero sin excederse. Las personas con síndrome de Down suelen darse cuenta de cuándo la alabanza no es genuina.
- Las alabanzas excesivas pueden incrementar el interés del individuo en desarrollar sus talentos para complacer a los demás, en vez de hacerlo para aumentar su propia autoestima.
- La alabanza de los demás miembros de la comunidad fluye con naturalidad cuando el individuo pone su corazón en su talento (v. el ejemplo de Emily, que se describe a continuación). Las actividades deportivas, las realizaciones artísticas y otros tipos de actividades también generarán los elogios de los demás, incluso los de sus compañeros (lo que es una forma muy preciada de alabanza).
- Finalmente, la alabanza deberá acentuar el orgullo propio, más que la complacencia ajena. Por ejemplo, dígale, «debes sentirte muy orgulloso de ti mismo», en vez de, «¡me siento tan orgulloso de ti!».

Una madre estaba preocupada por cómo respondería su hija Emily, de 29 años, ante el deterioro de su abuela, que tenía demencia senil y que iba a trasladarse a una residencia de ancianos. Tras haber aplazado la visita a dicha residencia durante algún tiempo, la madre de Emily la llevó finalmente a visitar a su abuela. La madre se quedó asombrada y llena de orgullo al comprobar que Emily no solo se mostraba extraordinariamente sensible y cariñosa con su abuela, sino que también desplegaba esa delicadeza con muchos otros ancianos de la residencia, especialmente con aquellos que estaban solos y más necesitados de atenciones. La madre de Emily le hizo saber lo orgullosa que se sentía, pero los ancianos que habían recibido sus afectuosos cuidados también expresaban su profunda gratitud por medio de sus palabras y de la expresión de sus caras. Emily volvió a aquella institución muchas veces, antes y después de que muriera su abuela. Finalmente, los administradores de la residencia le pidieron que continuara como voluntaria, lo que ha hecho para gran beneficio de todos, incluso de sí misma.

CARIÑO, AMISTAD Y AUTOESTIMA

Como ya dijimos en los apartados anteriores, los tres factores clave para el desarrollo de la autoestima son: *a)* la aceptación de la propia identidad, *b)* el desarrollo de la competencia, y *c)* el conocimiento de los propios dones y talentos. Un cuarto factor, igualmente clave y esencial para la autoestima, es el sentimiento de que uno es amado y digno de ser amado.

Muchas de las consultas psicológicas de *todas* las personas giran en torno a sus percepciones de no ser amadas ni dignas de serlo, o bien sobre cómo hallar la manera y los medios para obtener cariño en sus vidas.

Si bien algunas personas con síndrome de Down tienen claramente ciertas dificultades para hallar el amor que necesitan, hemos observado que muchas son grandes expertas en este terreno. En cualquiera de los casos, la mayoría de estas personas son muy sensibles a las expresiones de cariño, y muy conscientes de ellas. La mayoría también son extremadamente conscientes de cuándo faltan estas expresiones en su vida. En muchas ocasiones, son tan capaces de suscitar el cariño que, con frecuencia, transforman la cantidad y la intensidad del afecto que se expresa en la familia. Como todas las habilidades, esta puede reportar enormes beneficios, pero también puede acarrear ciertas consecuencias negativas que trataremos a continuación.

La expresión del amor y del afecto

Sentirse amado es algo esencial para todos nosotros, pero para las personas con síndrome de Down, existen también algunas cuestiones específicas. Antes de entrar en el tema, expliquemos antes que constantemente hemos oído hablar acerca de dos estereotipos en referencia a los individuos con síndrome de Down. El primero es que son obstinados. Hablaremos de esto en el capítulo 9. El segundo estereotipo se refiere a la idea de que estas personas son extraordinariamente tiernas y afectuosas. En general, creemos que este estereotipo es cierto. Muchas familias afirman que su hijo con síndrome de Down ha supuesto una gran influencia positiva pues ha aumentado la cantidad de cariño y de afecto que los miembros de la familia se manifiestan mutuamente. En el centro, nosotros sentimos este cariño por experiencia propia. A estas personas les ponemos inyecciones, las exploramos como pacientes y, lo que es peor, las aburrimos con nuestras preguntas y, así y todo, recibimos de ellas más abrazos que ningún otro profesional sobre el planeta Tierra. Y a nosotros nos encantan estos abrazos, tanto como sabemos que les gustan a sus familiares.

Pero, como cabría esperar, existe un aspecto negativo en la expresión del cariño y del afecto. Hay importantes cuestiones de habilidad social relativas a cuándo, dónde y a quién

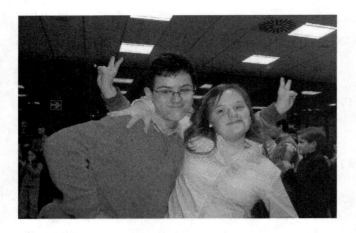

expresa su afecto el individuo con síndrome de Down. Los padres, los cuidadores y los profesores suelen dedicar mucho tiempo y esfuerzo para enseñarles la correcta expresión de los afectos. Por ejemplo, se les enseña que las demostraciones de cariño con la familia y los amigos están muy bien, pero no necesariamente en lugares públicos. Igualmente, las muestras de afecto con un «novio» o «novia» pueden ser apropiadas en espacios privados, pero no en el trabajo ni en público. Naturalmente, no todas las personas con síndrome de Down son sociables y afectuosas, y algunas se resisten decididamente a que las toquen los demás, especialmente los extraños. De hecho, algunas familias pasan más tiempo diciendo a los otros que preferirían que saludaran a su hijo con un «choca esos cinco», o con un apretón de manos, que el que dedican enseñando a sus hijos cómo saludar a los demás.

Cuando un adolescente o un adulto con síndrome de Down *son* físicamente expresivos, lo que más preocupa es cómo va a expresar el afecto a los extraños o a las personas que no son familiares ni amigos. Esto tiene sentido. Hay gente desaprensiva que puede aprovecharse de las personas con síndrome de Down, igual que hay gente que abusa de los niños. La preocupación de las familias por la seguridad y el bienestar de sus hijos con síndrome de Down está justificada, y el candor y el afecto que demuestran tantas de estas personas intensifica sin duda esa preocupación.

Recientemente ha crecido la preocupación por las cuestiones de la seguridad, tanto en el entorno de la población general, como en el de la discapacidad. Creemos que esto puede estar contribuyendo a otro problema diferente con el que nos hemos encontrado. El problema parece presentarse más frecuentemente cuando los adultos se mudan del hogar familiar a pisos tutelados. En el hogar familiar, las personas con síndrome de Down suelen sentirse con libertad para dar y recibir cariño y afecto. En los pisos tutelados, sin embargo, al personal se le encarece que se abstenga de demostrar afecto físico a las personas a su cuidado, debido a la creciente preocupación con respecto a los abusos sexuales.

Creemos que muchos adultos experimentan un gran sentimiento de pérdida cuando se mudan de sus hogares familiares a instituciones más asépticas o carentes de afecto. El adulto puede entender, o no, la razón por la que al personal no se le permite demostrarle afecto físico. Puede pensar: «Esta es mi casa, y esta es la persona que se ocupa de mí y a la que aprecio y, sin embargo, jamás me abraza». El problema aumenta si al adulto le cuesta conectarse con la gente, debido a sus limitaciones de lenguaje expresivo. La falta de contacto físico y las limitaciones expresivas son dos de las razones principales por las que estas personas tienen dificultades para adaptarse a los pisos tutelados. También pueden ser las razones por las que les resulte tan difícil afrontar el reemplazo de ciertos miembros del personal.

LO QUE SE DEBE HACER Y LO QUE NO PARA INCULCAR UNA EXPRESIÓN SEGURA DEL AFECTO
La necesidad de expresar y recibir afecto físico, y la de proteger a las personas con síndrome de Down de los abusos y de los acosadores sexuales, son muy importantes. Y no existe una solución fácil para satisfacer ambas necesidades.

A continuación damos algunas directrices que ayudarán a salvaguardar la seguridad de los adultos con síndrome de Down:

- Si fuera posible, inscriba al adulto en un programa ideado para enseñar a las personas con discapacidad intelectual a desenvolverse por la calle, y a ser conscientes de su seguridad. Estos tipos de programas los ofertan normalmente las asociaciones locales o las instituciones que atienden las necesidades de las personas con discapacidad intelectual. Estos programas pueden resultar provechosos, especialmente cuando lo que se aprende en ellos se convierte en parte de la rutina ordinaria del adulto. Por ejemplo, a un adulto al que a veces se le dejaba solo en casa, se le enseñó a no abrir la puerta a nadie. Sus padres se sintieron muy tranquilizados cuando descubrieron que el hijo era tan estricto en el cumplimiento de esta norma que ni siquiera abría la puerta a la vecina cuando esta quería pedir un poco de azúcar. En la misma línea, otra mujer se negó a aceptar que una vecina la llevase en su coche porque no era un miembro de su familia, a pesar de que estaba lloviendo.
- Enseñe a la persona cuáles son las demostraciones físicas de afecto apropiadas. Recuerde que los individuos con síndrome de Down son aprendices visuales, y que aprenden mejor cuando ven cuál es el comportamiento adecuado.
- Tenga presente que, aunque estos adultos suelen tener un entendimiento general del contacto físico apropiado, muchas situaciones pueden resultarle confusas y aparentemente contradictorias. Por ejemplo: ¿por qué se puede abrazar a la gente en una boda, pero no en un centro comercial?; ¿por qué se puede demostrar afecto a los padres, pero no a los miembros del personal de un piso tutelado, especialmente cuando estas personas se comportan casi como los padres? De forma parecida, en el centro dejamos que nuestros pacientes nos abracen, pero ¿qué sucede si intentan abrazar a otros médicos? Por esta variedad de expectativas contradictorias, las personas con síndrome de Down necesitan directrices más específicas sobre a quién, cuándo y dónde es apropiado demostrar su afecto. Puede que necesiten identificar individualmente a cada persona a la que pueden demostrar afecto físico, y no simplemente una clase de personas, como por ejemplo, todos los médicos, todos los cuidadores, etc.

A continuación, damos algunas indicaciones para procurar que los adultos con síndrome de Down den y reciban afecto físico, salvaguardando su seguridad:

- Si se han marchado de la casa familiar, asegúrese de que sigan viendo regularmente a los miembros de su familia, y de que esos familiares les proporcionen abundantes y apropiadas ocasiones para abrazarse, etc.
- Anime al adulto a que asista con sus amigos a bailar, pues es una actividad en la que entra en juego el contacto físico.
- Cerciórese de que el individuo tenga el apoyo, las oportunidades y la intimidad necesarios para demostrar su afecto en una cita, o en cualquier otro tipo de encuentro, con su novia o novio. Hemos observado que en este tipo de encuentros rara-

mente se produce el contacto sexual, pero sin embargo, cogerse de las manos y otras demostraciones afectivas resultan experiencias muy enriquecedoras.

- Las mascotas también pueden ser una forma segura y estupenda para que estas personas puedan dar y recibir afecto. Además, tener la responsabilidad de cuidar al animal añade al asunto otra dimensión importante.
- No olvide que atender a los que lo necesitan puede ser una forma beneficiosa para que estas personas puedan compartir su naturaleza tierna y afectuosa. Los cuidadores deberán asegurarse de que la persona que reciba estos cuidados sea la adecuada, y que no se aproveche del individuo con síndrome de Down. Sin embargo, cuando la ocasión lo permite, tanto la persona que recibe los cuidados, como el individuo con síndrome de Down pueden beneficiarse enormemente de esta experiencia. Al darse a sí mismas, estas personas reciben a cambio afecto y gratitud, y además adquieren el sentimiento de un deber cumplido y el orgullo de haber ayudado a los demás.

Si bien deben fomentarse los esfuerzos continuos por mantener la seguridad, la solución no puede estar en la ausencia total de contacto físico. Un abrazo, un golpecito en el hombro y cualquier otro contacto físico sin contenido sexual, son muy importantes. El esfuerzo continuado, la vigilancia y el trabajo de cuidadores que presten su apoyo cordial, son esenciales para conseguir el máximo tanto de apoyo emocional, como de seguridad.

Relaciones con los compañeros

Las amistades con los compañeros resultan esenciales para la salud y el bienestar de cualquier persona. Las amistades con los compañeros son diferentes de las relaciones con los padres o con los profesores, pero cumplen un papel igualmente importante en el desarrollo de uno mismo y de la autoestima. Igual que la relación paterno-filial, la relación con un compañero implica la expresión de sentimientos positivos y de apoyo, pero también proporciona el sentimiento, sumamente importante, de sentirse perteneciente al grupo de los propios compañeros. Los amigos comparten intereses comunes, se esfuerzan en similares tareas y aspectos propios del desarrollo, y cumplen el importante papel de actuar como espejos en la formación de la propia identidad. Los compañeros con discapacidades similares juegan incluso un papel más fundamental, pues muestran el camino para poder sentirse orgulloso y respetarse a sí mismo, independientemente de cualquier limitación causada por esa discapacidad. Igualmente, los compañeros que son personajes públicos, como los actores Chris Burke y Andrea Friedman, o como muchos de los artistas y músicos que despliegan sus talentos en las múltiples convenciones en que se reúnen personas con síndrome de Down, desempeñan un papel de gran importancia, pues proyectan una imagen positiva del síndrome de Down de la que los demás pueden sentirse orgullosos, y a la que pueden aspirar.

Y, a pesar de eso, algunas familias y algunos investigadores cuestionan la oportunidad y calidad de las amistades entre los compañeros que tienen síndrome de Down u otras discapacidades. Señalan las dificultades que tienen los individuos con síndrome de Down para iniciar y sostener una conversación, y las dificultades descritas para mostrar interés por los demás y para comprender sus puntos de vista. Sin embargo, muchas otras fami-

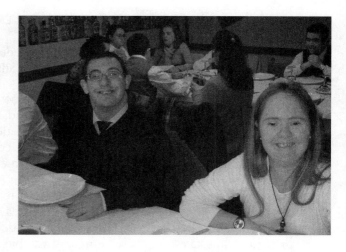

lias afirman que, incluso si existe una aparente falta de habilidades para la interacción, las relaciones entre los compañeros suelen ser sólidas, duraderas y de trascendental importancia. Normalmente, estas relaciones entre los compañeros se van desarrollando a medida que transcurre el tiempo y aumenta la familiaridad, como sucede cuando las personas comparten el mismo trabajo o el mismo programa escolar durante muchos años. Aunque puede que estas amistades tarden más tiempo en desarrollarse, una vez creadas suponen una forma esencial de apoyo y autoestima.

Las familias que tienen dificultades para aceptar el síndrome de Down pueden frenar el desarrollo de estas relaciones con los compañeros discapacitados. Otras familias pueden impedir estas relaciones sin querer, pues están tan volcadas en la «inclusión» de su hijo con síndrome de Down en la escuela y en otras actividades que este raramente, si es que lo hace alguna vez, tiene ocasión de encontrarse con otras personas con el mismo síndrome. Esto no quiere decir que no sean posibles las amistades con otros compañeros sin discapacidad o que estas no sean muy beneficiosas. Sin embargo, estas relaciones no son tan comunes como los padres podrían esperar y, cuando se establecen, puede que resulte difícil mantenerlas a lo largo del tiempo, puesto que estos otros compañeros suelen cambiar y marcar nuevos rumbos en sus propias vidas.

Evitar las amistades con los compañeros con discapacidad es poco prudente. Algunas de las personas más tristes que hemos visto en el centro son personas que no quieren relacionarse con compañeros con síndrome de Down (u otras discapacidades). Estas personas están atrapadas entre dos mundos y tienen dificultades para mantener una imagen positiva de sí mismos. Por una parte, no siempre son fácilmente aceptados por sus compañeros con desarrollo ordinario, o pierden el contacto con ellos en el transcurso del tiempo. Por otra, se desvinculan voluntariamente de los compañeros con discapacidad que podrían ser sus amigos, y que seguirán estando ahí cuando los compañeros sin discapacidad se vayan a la universidad o se dediquen a las actividades propias de un adulto corriente.

Algunos de nuestros pacientes viven en lo que nosotros llamamos un «infierno existencial». Se han encontrado con que sus compañeros sin discapacidad de la escuela secundaria han emprendido otros caminos en sus vidas. Y aun así, creen que es inapropiado vincularse con personas discapacitadas. Además, luchan contra su propia identidad, debido a su incapacidad para aceptar, o para «manejar», el hecho de tener síndrome de Down. Se encuentran aislados entre dos mundos. Sienten que están solos, pero desgraciadamente ni siquiera se sienten a gusto consigo mismos. Las propuestas que hemos hecho en este capítulo serán más fructíferas si se utilizan como estrategias preventivas para evitar que eso ocurra; no obstante, si ocurriera, habrá que volver a los conceptos expuestos al inicio del capítulo y trabajar en el restablecimiento de la autoestima.

LO QUE SE DEBE HACER Y LO QUE NO PARA FOMENTAR LAS AMISTADES ENTRE COMPAÑEROS CON DISCAPACIDAD

Mientras tanto, hay varias cosas que las familias pueden ir haciendo para animar a la persona a que interactúe con otros individuos con discapacidad, en vez de evitarlos:

- Fomente su participación en los Juegos Olímpicos Especiales, y en otras actividades recreativas ideadas para personas con discapacidad. Esto es importante incluso si la persona se resiste a participar en dichas actividades. Hemos observado que el entusiasmo del esfuerzo en equipo es algo que suele contagiarse y que ayuda a crear una buena comunicación y una experiencia positiva con los otros compañeros (aunque tengan discapacidad).
- Trate de buscar situaciones en que la persona remisa tenga que ayudar a otra con discapacidad. Por ejemplo, hágale que enseñe a otro compañero de trabajo cómo realizar una tarea laboral, o a otro compañero de piso cómo realizar una labor doméstica. Con esta estrategia se cumplen tres objetivos:
  1. El incentivo de demostrar que puede realizar una buena labor con estas tareas ayudará a la persona esquiva a vencer su rechazo inicial para interactuar con otra persona también discapacitada. Para conseguir mejores resultados, tal vez resulte útil apelar a la habilidad del individuo para realizar la tarea que le va a enseñar al otro.
  2. Al adoptar el papel del que ayuda, la negatividad y la apatía de su actitud y de su conducta se transformarán en otras de carácter positivo y servicial.
  3. Esto, a su vez, posiblemente cambie la actitud y la respuesta de la persona que recibe la ayuda. Esto es importante porque muchas personas con síndrome de Down perciben cuando no gustan o no son apreciadas por los otros, y suelen entonces evitarlos o responderles negativamente.

  El resultado de todo esto es la posibilidad de una experiencia positiva entre la persona que esquiva y la que es esquivada. Así puede cambiarse la actitud y la conducta futura de la persona reticente respecto a los otros individuos con discapacidad. Después de haber tenido varias de estas experiencias positivas, la persona desarrollará una actitud positiva más perdurable hacia los demás compañeros con discapacidad.
- Hemos observado que algunas personas que tienden a evitar a otras con síndrome de Down pueden estar más abiertas a interactuar con alguien que tenga otro tipo de discapacidad, como podría ser una discapacidad física. Por ejemplo, a algunas personas con síndrome de Down les gusta ayudar a otras en sillas de ruedas a ir de un lugar a otro. En ese caso, usted podría sacar provecho de esto, alabando a la persona por su sensibilidad. Después, usted podrá decirle que las personas con síndrome de Down tienen simplemente un tipo de discapacidad distinto al de las personas con discapacidad física, lo que podrá ayudar al individuo a aceptar mejor su propia discapacidad (v. cap. 13, sobre los consejos para las personas con problemas de aceptación, donde abundamos en este tema).
- Observe si el adulto se resiste menos a ayudar a las personas más jóvenes, como por ejemplo, a los niños de las guarderías. Muchas veces, los niños a los que ayudan los miran como a héroes o como a personas modélicas. Esto no solo les ayudará a considerarse a sí mismos, y a su síndrome de Down, de forma más positiva, sino que también beneficiará a los niños.

- Procure que el adulto asista a conferencias y jornadas sobre el síndrome de Down. En estos actos estará rodeado de personas y actividades que apoyan el síndrome de Down, y que son positivas respecto al mismo. Y, lo que es tal vez más importante, el adulto podrá recibir las influencias positivas de otros líderes y autogestores con síndrome de Down que han logrado aceptarse y sentirse orgullosos de sí mismos, a pesar de su discapacidad.
- Vigile su propia actitud y su propio comportamiento, y el de los otros cuidadores, con respecto a las personas discapacitadas. Sus actitudes tendrán enorme influencia sobre la persona con síndrome de Down a su cargo. Incluso aunque usted crea que oculta eficazmente su actitud, su familiar con síndrome de Down generalmente detectará la negatividad. Si usted cree que no tiene una actitud positiva hacia las personas discapacitadas, tendrá que hablar con alguien que le pueda ayudar o acudir a grupos de apoyo para padres que tengan problemas similares.

FOMENTAR AMISTADES EN LOS ADULTOS QUE SEAN TÍMIDOS O INEXPERTOS

A veces, los adolescentes y adultos con síndrome de Down evitan a los demás porque son tímidos, o tienen poca experiencia en hacer vida social, y no necesariamente porque se resistan a interactuar con personas discapacitadas. Hay unas cuantas estrategias de probados resultados que utilizan las familias que acuden a nuestro centro:

- Fomente la participación en los Juegos Olímpicos Especiales, y en actividades recreativas similares. Participar en actividades estructuradas resulta mucho más fácil que participar en otros actos sociales menos estructurados. Con el tiempo, las personas suelen sentirse cada vez más cómodas al interactuar con los demás, especialmente cuando se contagian del entusiasmo de las actividades de equipo, que sirven para crear una buena comunicación.
- Los bailes son una modalidad sorprendentemente buena para que los adultos tímidos se reúnan con los otros. A muchas personas con síndrome de Down les encanta bailar, independientemente de que estén solos o acompañados. En estas ocasiones, parece que todo el mundo baila y se divierte, y no dan la impresión de tener el mismo tipo de presión social que acompaña los bailes de los adolescentes o de los jóvenes de la población general.
- Algunas personas pueden descubrir que la participación en los programas para adolescentes y adultos de los congresos, reuniones y conferencias sobre el síndrome de Down es una buena manera de conectarse con sus compañeros. Estos programas suelen posibilitar que las personas interactúen cómodamente con sus compañeros, mientras se dedican a realizar las actividades de los programas, que pueden incluir apartados específicamente diseñados para aumentar la propia confianza al estar en situaciones sociales. Además, los autogestores con más experiencia que estén presentes suelen actuar como fuente de inspiración y fomentar actitudes positivas y orgullo propio. Y esto se traducirá en un aumento de la confianza en futuras situaciones sociales con los compañeros.
- El trabajo de voluntariado o la colaboración en programas para atender a jóvenes o a niños con síndrome de Down también puede ayudar a fortalecer la confianza en las situaciones sociales. Además, si los jóvenes admiran a la persona mayor que les está ayudando, eso también contribuirá a que aumente el propio orgullo y la confianza en sí mismo del adulto.

- La participación en programas del tipo *Buddy Walks* u otros, puede resultar útil para infundir confianza, especialmente cuando hay fuerte apoyo por parte de los que se ocupan de las personas con síndrome de Down. En estas situaciones también se produce el contacto con otras personas con síndrome de Down que se sienten orgullosas de sí mismas y que tienen una alta autoestima.
- Procure idear reuniones informales entre compañeros con síndrome de Down, como por ejemplo, la noche de pizza y película descrita anteriormente. Este es el tipo de actividad planificada a la que la gente acude más gustosa, particularmente si se celebra en el ambiente de un hogar acogedor. Además, al involucrar a diversos participantes para que actúen alternativamente como anfitriones en este tipo de reuniones, se les permite que desarrollen la confianza en sí mismos, puesto que se les da la oportunidad de ocuparse de los demás en un acto social. Como incentivo añadido, las personas pueden aprovechar estas ocasiones para enseñar a sus compañeros la música que les gusta, sus hobbies y otros intereses, lo que a su vez generará una buena comunicación con los demás, y se despertará también el interés mutuo.

RESUMEN

Las familias que tienen más éxito en el fomento de la autoestima:

- Desarrollan la comprensión y la aceptación del síndrome de Down, y animan a su hijo a hacer lo mismo.
- Son conscientes de las limitaciones de su hijo, pero también de sus posibilidades para desarrollar habilidades de vida independiente, y de sus propios dones y talentos.
- Fomentan la autoestima y la independencia, por medio de la competencia con las tareas de cuidado personal, y los retos diarios que se producen en el hogar y en la comunidad.
- Fomentan las habilidades del lenguaje expresivo, y las relaciones sociales con sus compañeros.
- Fomentan las «costumbres/rutinas» productivas; especialmente las que ayudan a la persona a llevar a cabo con éxito sus tareas laborales y de cuidado personal.
- Fomentan la participación en actividades sociales y recreativas.
- Procuran encontrar el programa escolar, laboral o residencial adecuado, que encaje con las necesidades y habilidades de su hijo. También animan a los profesionales y cuidadores a progresar partiendo de los puntos fuertes y de las experiencias positivas de la persona con síndrome de Down, para lograr de este modo incrementar la confianza y la motivación en estos sectores.

Por último, las familias que fomentan la independencia, son conscientes de la capacidad de su hijo para enseñar lecciones valiosas sobre cómo tomarse la vida con más calma, y cómo experimentar el aquí y el ahora.

El soliloquio, los amigos imaginarios y el mundo de fantasía

Cuando examinamos y evaluamos a los pacientes en nuestro centro, oímos decir repetidamente que los adultos con síndrome de Down hablan solos. A veces, las palabras de los padres y de los cuidadores reflejan una honda preocupación, pues creen que este comportamiento «no es normal», y que es un síntoma de graves problemas psicológicos.

Evitar la interpretación errónea del soliloquio como un signo de psicosis en las personas con síndrome de Down, fue el principal motivo que nos indujo a investigar el soliloquio en nuestros pacientes. Creemos que con excesiva frecuencia estas conversaciones, consigo mismos o con amigos imaginarios se han equiparado con «las alucinaciones auditivas» y se han tratado con medicamentos antipsicóticos (como haloperidol o risperdal). Puesto que es francamente difícil evaluar los procesos del razonamiento de los adolescentes y adultos con discapacidad cognitiva y con habilidades verbales limitadas, recomendamos encarecidamente una actitud prudente cuando se trate de interpretar y de tratar lo que parece ser un comportamiento común, y con frecuencia muy útil para sobrellevar sus problemas, en los adultos con síndrome de Down.

Desde que el centro se abrió en 1992, hemos estado preguntando a nuestros pacientes, a sus familias y a sus cuidadores sobre el soliloquio. Nuestros registros indican que el 83% de nuestros pacientes entablan conversaciones consigo mismos o con amigos imaginarios (McGuire y Chicoine, 2002). El intervalo de edad de estas personas está entre 12 y 83 años. A pesar de la gran frecuencia del soliloquio, este no parece ser ampliamente conocido; para algunos padres y cuidadores, enterarse de esta realidad resulta tranquilizador. Pero el contenido de estas conversaciones, su frecuencia, su tono y su contexto pueden ser importantes para determinar si su tratamiento está justificado o no.

Entrelazada con la cuestión del soliloquio, se encuentra la tendencia de las personas con síndrome de Down a tener vidas ricas en fantasías. Algunas de estas personas conversan con amigos imaginarios o representan escenas sacadas de su imaginación para entretenerse. Una vez más, conviene entender cómo y por qué esto puede ser «normal» en alguien con síndrome de Down, y no un síntoma de psicosis.

EL SOLILOQUIO ÚTIL

Muchas personas «normales» hablan solas a veces. El soliloquio es muy común en niños pequeños con desarrollo ordinario, y tampoco es insólito en adultos por lo demás «normales». En general, las personas hablan consigo mismas por cuatro razones:

- Para dirigir el propio comportamiento (p. ej., una persona que esté tejiendo un jersey puede decirse entre dientes «dos al derecho, dos del revés»).
- Para pensar en voz alta (p. ej., para reflexionar sobre un asunto o para reconsiderar los hechos que han sucedido a lo largo del día).
- Para aliviar la tensión en medio de emociones fuertes (p. ej., muchas personas dicen palabrotas en voz alta, o se critican a sí mismas con comentarios del tipo «¡Chico, qué tontería has hecho!»).
- Para entretenerse a sí mismas (p. ej., durante los largos y aburridos trayectos en coche algunos de nosotros cantamos, hablamos solos o le hablamos a la radio, a pesar de que sepamos que la radio no puede oírnos).

La mayoría de las veces, cuando las personas con síndrome de Down hablan solas, se debe a una de estas razones normales. Sin embargo, suelen reprimirse menos delante de los demás y, por lo tanto, se les «pilla» hablando solos mucho más a menudo.

Utilizar el soliloquio para dirigir la conducta

Los familiares y los cuidadores deben entender que el soliloquio no solo es «normal» sino que además es útil. El soliloquio desempeña un papel esencial en el desarrollo cognitivo de todos los niños hasta los siete años aproximadamente, aunque en algunos niños puede darse hasta edades tan tardías como los nueve (Diaz y Berk, 1991; Vygotsky, 1991). El soliloquio ayuda a los niños a coordinar sus acciones con sus pensamientos. También parece ser una herramienta importante para aprender nuevas habilidades y adquirir niveles superiores de pensamiento. Por ejemplo, Suzy, de tres años de edad, se dice a sí misma: «Esta pieza roja va en el agujero redondo». Después, Suzy pone la pieza roja en el agujero redondo del puzzle.

Sospechamos que en muchos adolescentes y adultos con síndrome de Down el soliloquio cumple el mismo fin, o sea, el de dirigir su comportamiento. Por ejemplo, pensemos en Nick, de veinte años. Su madre nos contó la siguiente escena. Ella le había pedido a Nick que asistiera a un acto familiar un domingo por la tarde, a pesar de que la rutina habitual de Nick era ir al cine los domingos por la tarde. Nick le respondió a su madre que no iría con la familia. Entonces, la madre le pidió a Nick que lo pensara. Nick se marchó enfadado a su habitación, y la cerró de un portazo. Su madre pudo oír el siguiente diálogo (la voz de Nick es la única que se escucha):

> *«Deberías ir con tu familia, Nick.»*
> «Pero es que yo quiero ir al cine.»
> *«¡Hazle caso a tu madre!»*
> «Pero es que el domingo es mi día para el cine.»
> *«Puedes ir el domingo que viene.»*

La madre de Nick nos contó que su hijo acudió finalmente al acto familiar, con la condición de que podría ir al cine al domingo siguiente. Puede que Nick estuviera hablando con una persona imaginaria, o discutiendo consigo mismo, pero el caso es que se las arregló claramente para afrontar una situación que no era de su agrado. Utilizó el «soliloquio» para revisar el asunto.

Los niños que no tienen problemas de aprendizaje identificados interiorizan progresivamente el soliloquio a medida que van creciendo. Además, parece que los niños con mayores facultades intelectuales interiorizan antes su soliloquio. A medida que este va transformándose en razonamiento de orden superior, el soliloquio va siendo menor, y el niño comienza *a pensar* las indicaciones que debe seguir su comportamiento, *en vez de decirlas en voz alta*. Por tanto, el alto índice de soliloquio audible del que hemos sido informados en nuestro centro puede obedecer a las dificultades intelectuales y lingüísticas de los adultos con síndrome de Down. Consideramos esta conducta «mentalmente apropiada», dadas las limitaciones intelectuales y adaptativas de la mayoría de los adultos con síndrome de Down.

En general, las funciones del soliloquio entre los adultos que no tienen discapacidad intelectual no se han investigado ni comprendido a fondo. Existen, no obstante, pruebas cada vez mayores de que un gran porcentaje de los deportistas utilizan el soliloquio para automotivarse y para aumentar su rendimiento. Incluso, según un estudio, se ha descubierto que un alto porcentaje de las personas que hacen ejercicio físico también hablan solas, o que al menos lo hacen con bastante frecuencia (Gamage y cols., 2001). La experiencia ordinaria sugiere que los adultos que no participan en programas deportivos o de ejercicio físico también pueden hablar solas en voz alta, cuando están solos o cuando se enfrentan a tareas nuevas o difíciles. Aunque la frecuencia puede ser menor, la utilización del soliloquio por parte de un adulto parece concordar con los datos obtenidos sobre el soliloquio de los niños. Es decir, los adultos hablan solos para dirigir su comportamiento y para adquirir nuevas habilidades. Los adultos son más susceptibles ante el entorno social y, por ende, su soliloquio se observa con menos frecuencia porque probablemente no deseen que los demás escuchen estas conversaciones íntimas.

En la población general, se percibe con frecuencia el soliloquio en las personas mayores y, normalmente, se acepta con naturalidad al igual que el de los niños. El aislamiento social y la creciente dificultad de ciertas tareas de la vida cotidiana pueden explicar esta mayor frecuencia del soliloquio en las personas mayores. En el caso de los adultos con síndrome de Down, estas explicaciones también cobran sentido. Estos adultos tienen más riesgo de aislamiento social, y los retos de la vida cotidiana pueden resultarles abrumadores.

UTILIZACIÓN DEL SOLILOQUIO PARA PENSAR EN VOZ ALTA Y PARA DESAHOGAR LAS EMOCIONES

Además, hemos comprendido que muchos adultos con síndrome de Down se apoyan en el soliloquio como medio para desahogar sentimientos como la tristeza o la frustración. *Piensan en voz alta* con el fin de procesar los acontecimientos de la vida diaria. Esto puede deberse a que sus limitaciones lingüísticas o cognitivas inhiben su comunicación. De hecho, los cuidadores suelen observar que la cantidad y la intensidad del soliloquio reflejan el número y la intensidad emocional de los acontecimientos de la vida cotidiana experimentados por la persona con síndrome de Down. También observan que el habla de la persona suele ser más clara cuando habla sola que cuando sostiene una conversación con los demás. Probablemente esto obedece a que hay menos presión social cuando la persona habla consigo misma.

Uso del soliloquio como entretenimiento

Para los adultos con síndrome de Down puede que el soliloquio sea el único entretenimiento, o el entretenimiento preferido, del que disponen cuando están solos durante largos períodos de tiempo. Por ejemplo, una madre nos contó que su hija Debbie, de 23 años, pasaba horas en su habitación hablando con sus «amigos imaginarios» cuando se mudaron a un barrio nuevo. A medida que Debbie fue involucrándose más en las actividades sociales y laborales de su nuevo barrio, dejó de tener tanto tiempo para hablar con sus amigos imaginarios con tanta frecuencia, y menos necesidad de hacerlo.

Parece que muchas personas con síndrome de Down disfrutan contándose a sí mismas, una y otra vez, sus historias o películas favoritas, mientras están inactivas, o cuando les aburre lo que sucede a su alrededor. En el apartado sobre los «amigos imaginarios» profundizaremos en el papel que desempeña la imaginación en el soliloquio, y en otros aspectos de la vida de las personas con síndrome de Down.

IDONEIDAD DEL SOLILOQUIO

Los adultos con síndrome de Down muestran cierta sensibilidad sobre la naturaleza íntima de sus soliloquios. Como hacía Nick, en el ejemplo anterior, los padres y los cuidadores comentan que el soliloquio suele producirse a puerta cerrada, o en lugares en los que el adulto cree que está solo. Sus dificultades para discernir entre lo que se supone que es privado, y lo que se considera «socialmente adecuado», pueden contribuir a la alta prevalencia del soliloquio que hemos observado en estos adultos.

CUÁNDO HAY QUE PREOCUPARSE

La distinción entre el soliloquio útil y el preocupante no es fácil de establecer. En algunos casos, incluso el soliloquio en voz muy alta y amenazante puede ser inofensivo.

Esta utilización del soliloquio por parte de un adulto con síndrome de Down puede no diferenciarse tanto de la de otra persona que raramente maldice, pero que de repente dice una palabrota si se golpea un dedo con un martillo. Estos arrebatos pueden ser simplemente un acto inmediato, casi reflejo, con los que desahogar algunas frustraciones de la vida.

Lo que se debe hacer y lo que no con respecto al soliloquio

- No haga que la persona con síndrome de Down se sienta mal por el hecho de hablar sola.
- No intente suprimir el soliloquio.
- Hable del soliloquio con el individuo: hablar solo está bien, pero algunas personas no lo entienden y se sienten molestas por ello, por lo tanto, lo más correcto y educado es no hacerlo delante de los demás.
- Indique qué lugares son adecuados (socialmente aceptables) para practicar el soliloquio, y disuada a la persona con gentileza de hablar sola en los lugares inapropiados (p. ej., la escuela o el trabajo).
- Considere la posibilidad de ponerse de acuerdo en una señal privada, para recordársela a la persona cuando esté hablando sola en público.
- Comente el soliloquio a las demás personas que estén en contacto con el individuo con síndrome de Down (explíqueles que es algo normal).

Nuestro mejor consejo sobre cuándo preocuparse es que escuche atentamente si se producen cambios en la frecuencia y en el contexto del soliloquio. Si en este predominaran el menosprecio y la minusvaloración de sí mismo, convendría intervenir. Por ejemplo, no tendría importancia que Jenny exclamase «Soy tonta» una sola vez, después de haberle salido mal un pastel la primera vez que intenta cocinarlo. Sin embargo, si Jenny comenzara a decirse a sí misma, reiteradamente, «Soy tonta, y no sé hacer nada bien», entonces sí cabría preocuparse y, posiblemente sería conveniente llevarla a un psicólogo.

Si la frecuencia aumenta marcadamente o cambia el tono del soliloquio también podrían ser indicios de algún problema latente. Por ejemplo, Irving comenzó a hablar solo con mayor frecuencia y no únicamente en su habitación del piso tutelado. Parecía haber perdido interés en sus compañeros de piso, y pasaba más tiempo dedicado a estas conversaciones consigo mismo. Irving hablaba solo, a veces en voz muy alta y en tono amenazante, en la parada del autobús, en el taller y en el piso. A Irving se le diagnosticó una grave depresión. Transcurrido un largo tiempo, comenzó a responder al tratamiento con medicación antidepresiva y terapia de grupo.

En otro caso, Ray (al igual que Irving) mostró un drástico aumento en sus soliloquios. Ray se negaba a acudir a su trabajo y a participar en las actividades sociales que tanto le gustaban. Resultó que el cambio conductual de Ray no era debido a una depresión. Pero la familia de Ray y el personal de su lugar de trabajo descubrieron que Ray estaba siendo intimidado y molestado por un nuevo compañero de trabajo. Cuando el abusón fue despedido de su taller, Ray recuperó gradualmente su sentimiento de confianza en la seguridad del taller. Su soliloquio y su interés por participar en las actividades volvieron a sus niveles habituales anteriores.

El estudio más profundo del contenido, el contexto, el tono y la frecuencia del soliloquio de los adultos con síndrome de Down podrá proporcionar una mayor comprensión de su vida personal interior. Lo que nosotros hemos observado, y lo que nos han contado los familiares y los cuidadores, sugiere que el soliloquio es un instrumento importante para afrontar los problemas, y que solo en raras ocasiones deberá considerarse un síntoma de grave enfermedad mental o de psicosis. Un cambio drástico en el soliloquio puede ser indicativo de un problema de salud mental o de un problema de una situación concreta. A pesar de la extraña o molesta naturaleza del soliloquio, nuestra experiencia en el centro nos indica que el soliloquio ayuda a los adultos con síndrome de Down a resolver sus problemas, a desahogar sus sentimientos, a entretenerse, y a procesar los acontecimientos de su vida diaria.

Signos que advierten de cuándo el soliloquio puede estar indicando la existencia de un problema

- La frecuencia del soliloquio aumenta considerablemente.
- El soliloquio se vuelve cada vez más autocrítico.
- El soliloquio se hace en voz muy alta o en tono amenazante.
- El soliloquio se vuelve agitado.
- La persona habla sola en sitios públicos (cuando anteriormente solo lo hacía en lugares privados).

Lo que conviene hacer cuando se perciben estos cambios
- Pregunte a la persona si hay algo que le preocupa.
- Escuche el soliloquio, para descubrir claves sobre la causa del problema.
- Hable con los profesores, los empresarios, con otros familiares, etc., para ver si existe alguna nueva causa de estrés.
- Observe si existen síntomas de alguna enfermedad física, y lleve al individuo a una revisión médica.
- Si con los pasos anteriores no se obtuviera resultado para identificar la causa (y la solución), lleve a la persona a que le hagan un examen psicológico.

IMAGINACIÓN Y FANTASÍA

Hemos observado que las personas con síndrome de Down suelen tener una imaginación y una vida de fantasía muy ricas e imaginativas. Crean fantasías fácilmente, partiendo del bagaje, rico y fértil, de sus recuerdos visuales y de sus películas y programas de televisión favoritos, que también guardan en su memoria (v. cap. 5, para más información sobre la memoria). Los ejemplos más frecuentes consisten en imaginar que son policías o bomberos, campeones de lucha libre u otras figuras del deporte, princesas, héroes y superhéroes y, naturalmente, estrellas de cine o cantantes. Curiosamente, las estrellas musicales más populares no son siempre cantantes actuales, sino estrellas «antiguas», como los Beatles, los Beach Boys y Elvis Presley (que sigue existiendo en el mundo del síndrome de Down). De forma similar, las estrellas del cine y de la televisión siguen existiendo gracias a las cintas de vídeo y a las reposiciones en televisión y, por lo tanto, son también muy populares entre estas personas. Los musicales como *Fiebre del Sábado Noche* y *Cats*, suelen estar entre los predilectos.

También hemos oído historias más extravagantes sobre matrimonios, nacimientos de bebés, idilios con estrellas y proezas personales realizadas por la persona o por otros cercanos a ella, que son burdas exageraciones o fantasías. Los padres, los cuidadores y otros profesionales manifiestan frecuentemente su preocupación ante tal comportamiento, que consideran «inadecuado» en un adulto con síndrome de Down. Nosotros no compartimos esa opinión en la mayoría de los casos. Cuando se evalúa la oportunidad de tales historias y fantasías, es importante tener en cuenta la edad mental y no la cronológica. Por ejemplo, un individuo con una edad cronológica de 27 años puede, en realidad, tener la edad mental de un niño de cinco o seis años, en términos de pensamiento abstracto, madurez en la toma de decisiones, etc.

Además, la línea entre realidad y fantasía es borrosa para la mayor parte de estas personas, del mismo modo que lo es para niños con desarrollo ordinario hasta que tienen seis años, o más en algunos casos. Por ejemplo, muchos niños de siete años, e incluso muchos otros que son aún mayores, siguen creyendo en Papá Noel. Por consiguiente, los hechos con los que se fantasea, y los personajes de las películas y de los dibujos animados pueden confundirse fácilmente con las personas y los acontecimientos de la vida real. Teniendo esto presente, crear fantasías y creer en ellas es algo bastante normal y apropiado para la mayoría de las personas con síndrome de Down.

Otra preocupación estriba en si las historias y las fantasías inventadas son solo «mentiras» o si son, y si pueden ser, un síntoma de psicosis. Si bien hemos visto a algunas personas con síndrome de Down que mienten, o que tienen síntomas psicóticos, por lo general hemos observado que los casos de creación de fantasías suelen ser, frecuente y sencillamente, indicación de una imaginación activa y creativa.

Consecuencias positivas de las fantasías

Si tomamos la edad mental más joven que tienen la mayoría de las personas con síndrome de Down, y la combinamos con una vida de fantasía rica, alimentada por los vívidos recuerdos visuales de las películas y de las experiencias de la vida, veremos que ahí existen muchas posibilidades para el desarrollo de historias y fantasías muy interesantes. El resultado de este fantaseo puede ser tanto positivo como negativo. En el lado de las ventajas, hemos observado que puede estimular la brillantez en las facetas creativas como pueden ser la pintura, la música y la danza. Como dijimos anteriormente, las representaciones imaginativas pueden ser también una forma estupenda para pasar los ratos inactivos. Los individuos pueden recrear sus recuerdos de las películas o de otros acontecimientos del pasado, o pueden tener accesorios, como por ejemplo, fotos de las revistas que traten sobre sus pasatiempos favoritos (lucha libre, deportes, personajes famosos, etc.) También pueden utilizar juguetes o coleccionables (p. ej., muñecas, coches, etc.) en las representaciones de sus fantasías.

Además, tenemos sólidos argumentos a favor de la fantasía como parte necesaria de una vida sana para todos nosotros. De hecho, las fantasías creativas cumplen una función importante, que ha sido descrita por Daniel Levinson como «el sueño». Un sueño puede contener todas nuestras esperanzas y aspiraciones respecto al éxito en nuestra carrera, nuestro matrimonio y nuestra vida familiar, pero también nuestras fantasías sobre ser una estrella del rock, una celebridad del deporte, etc. La verdad es que raramente podemos realizar del todo nuestros sueños y, sin embargo, estos siguen siendo una parte esencial de nuestro desarrollo como seres humanos. Necesitamos tener algo a lo que aspirar, incluso cuando se trate de algo que no podremos alcanzar.

Es interesante observar que los sueños y las fantasías de las personas con síndrome de Down muchas veces consisten en poder tener sencillamente la misma vida y las mismas actividades que tienen sus hermanos y sus padres (p. ej., casarse, estudiar una carrera, tener hijos, etc.). Como nos sucede a todos los demás, puede que ellas no logren realizar sus sueños, pero esto normalmente no es problemático. Por ejemplo, durante los diez años en que un adulto ha estado viniendo al centro, ha estado prometiendo que se casaría dentro de cinco años. Obviamente, si esto no sucede, su mundo no se acabará, pero él necesita seguir soñando, como lo necesitamos todos nosotros.

Consecuencias negativas de las fantasías

Por otra parte, esta rica reserva de memoria y fantasía puede entrar en conflicto con lo que sucede en la vida real de un adulto. Es fácil comprender por qué puede que esto suceda, especialmente si el «aquí y el ahora» es un ambiente ruidoso, aburrido o estresante, y la vida que se fantasea está llena de cosas divertidas, entretenidas, relajantes o apasionantes. Por desgracia, cuando alguien dedica mucha atención a su vida de fantasía, especialmente cuando se está en público, puede malinterpretarse como el síntoma de un problema conductual o de una enfermedad mental. Por ejemplo:

Al Dr. McGuire se le solicitó una consulta en una escuela de distrito, referente a Tim, un chico de 15 años con síndrome de Down que, supuestamente, estaba teniendo un comportamiento extraño en clase. Cuando el Dr. McGuire llegó a la escuela, encontró a Tim bajo una mesa haciendo ruidos con la boca, gesticulando con los brazos y hablando solo en voz alta. En una reunión posterior con los familiares y los responsables del colegio, los profesores comentaron que Tim estaba mostrando este y otros comportamientos extraños en algunas de sus clases. En el colegio estaban preocupados pensando que Tim estaba mostrando signos de psicosis.

Al considerar más de cerca esta situación, se hizo evidente que el chico estaba intentando comunicar su enorme aburrimiento. Lo que hacía debajo de la mesa era representar «La Guerra de las Galaxias» y otras escenas de su imaginación, para llenar con algo las horas aburridas. Su madre lo describió como una persona tremendamente imaginativa y creativa en sus juegos. Resultó que las clases en las que Tim hacía más despliegue de soliloquio y representaciones eran clases de tipo académico, que no se adecuaban ni a sus intereses ni a sus capacidades. Por el contrario, casi no hablaba solo ni representaba escenas fantásticas en su clase de arte, en la que sobresalía, ni en sus programas prelaborales, que consistían fundamentalmente en la preparación para el trabajo. Basándose en nuestras recomendaciones, lo sacaron de las clases académicas, y lo pasaron a clases prelaborales más adecuadas, con lo que el problema quedó resuelto.

Otro ejemplo, correspondiente al otro extremo del ciclo cronológico, podemos verlo en el caso de Phil:

> Phil era un hombre agradable, de 52 años, con síndrome de Down, que vivía con su hermano y su cuñada. Había estado realizando tareas de conserjería en un taller local. Phil tenía una familia imaginaria, increíblemente rica y compleja, formada por familiares de la vida real (muchos de los cuales ya habían muerto), y por personajes de programas televisivos clásicos (*El show de Lucille Ball* y *Todo queda en familia* eran sus favoritos). Aunque su hermano nos comentó que Phil siempre había tenido una rica vida de fantasía, daba la impresión de que cada vez pasaba más tiempo en su mundo imaginario. Este caso se estaba produciendo especialmente en el taller, donde durante muchos años había sido capaz de limpiar, concienzuda y meticulosamente, tres cuartos de baño grandes. Lamentablemente, ahora pasaba tanto tiempo hablando con su familia imaginaria que, al final del día, apenas podía terminar de limpiar un solo cuarto de baño. Al personal del taller le preocupaba que Phil tuviera psicosis o demencia pues, en ocasiones, parecía confuso y olvidadizo.
>
> Afortunadamente, la conducta de Phil cambió cuando lo cambiaron de su trabajo de limpieza, en el que pasaba solo la mayor parte del día, a un taller con otros 15 participantes y un supervisor. Tras este cambio, los miembros del personal se sorprendieron al descubrir que Phil era muy sociable con los demás miembros del grupo y que ya no parecía necesitar hablar con su familia imaginaria. Además, volvió a concentrarse en sus actividades laborales, y no volvieron a producirse incidentes referentes a la confusión o al olvido. ¿Cuál fue la causa de este cambio positivo? Creemos que sencillamente necesitaba el estímulo social del grupo, y también un cambio de tareas en el trabajo. Igual que Tim, puede que Phil estuviera intentando comunicar la necesidad de algo (un grupo social) que le resultara más atractivo que su rica vida de fantasía.

Hemos conocido a personas con síndrome de Down que no solo se imaginan que son uno de los personajes de sus películas o de sus series de televisión favoritas, sino que van aún más lejos y asumen el papel del personaje en su propia vida. Por ejemplo, un adulto asumió la identidad del personaje de la película de Disney *El Inspector Gadget,* con toda la parafernalia del detective de la película. Todo el mundo en su vida se convirtió también en un personaje de esa película. Esto era un poco molesto para estas personas, pero afortunadamente no afectó a su capacidad para seguir realizando normalmente sus tareas domésticas y laborales.

También hemos conocido a varios adultos con síndrome de Down que se han «convertido» en bomberos o en oficiales de policía, completamente, con las camisas de los uniformes, la placa, la radio y el resto de la parafernalia. Otros se vuelven figuras del deporte, o cantantes famosos. A veces, la asunción de estos papeles puede llegar a ser muy extremada (o «pasarse de la raya», como nos dijo un padre). Por ejemplo:

Un adulto asumió el personaje de Fonzie, forrado en su chaqueta de cuero, de la serie de televisión *Días Felices*. Esto fue «gracioso» durante un tiempo. Pero desgraciadamente, asumir este papel casi le cuesta el empleo cuando se dirigió a su jefa llamándola «nena». También estuvo a punto de ser expulsado del piso tutelado, pues llamaba al personal femenino «chavalas», y a varias de ellas les llegó a dar palmaditas en el trasero. Este problema pudo resolverse bastante pronto, cuando se convocó una reunión con carácter urgente, y todos los cuidadores clave, incluyendo a sus familiares y al personal de su trabajo, le dejaron muy claro que, si seguía asumiendo el papel de Fonzie, habría graves consecuencias.

En otra situación, se llegó a precisar una intervención terapéutica para resolver el problema. Este afectaba a Jack, un hombre de 28 años, con síndrome de Down:

Jack había desarrollado una relación con una compañera de su vida real, basándose en las relaciones de amor romántico de su serie de televisión y de su película favoritas, *La Familia Partridge*. Jack había experimentado mucho estrés, y había sufrido muchas pérdidas en su propia vida, y esta película le proporcionaba el medio de escaparse a un mundo más perfecto. Lamentablemente, la realidad de su relación no era como en las películas. Al principio, él intentó que la mujer cambiase. Como esto no funcionó, se dedicó a reconstruir la película en su propia imaginación, cada vez más absorto en ella, y en detrimento de su trabajo y de su vida social.

Después de que esto viniese sucediendo durante algún tiempo, trajeron a Jack a nuestro centro, donde fue tratado por depresión, con características obsesivo-compulsivas. Jack respondió bien a la medicación, y también al personal de su lugar de trabajo, que lo apoyó y lo recondujo a sus actividades diarias. Con el tiempo, Jack pudo volver a realizar sus actividades normales.

Lo que se debe hacer y lo que no para tratar la fantasía

Intente limitar la fantasía si esta interfiere con las relaciones en el trabajo, la escuela o con los compañeros.

Si la implicación está interfiriendo con la vida real del individuo, recondúzcalo hacia otras actividades.

Cuando esté reconduciendo a la persona, puede que no sea necesario decirle que el objeto de su fantasía no es real (p. ej., «Rocky es solo un personaje de la televisión. La persona que tú ves en la película es solo un actor que simula ser Rocky»). Sin embargo, con frecuencia la persona no lo acepta o no lo comprende. Si fuera así, no es necesario, ni suele ser útil, continuar insistiendo en que el personaje no es real.

Cuando esté reconduciendo a la persona para alejarla de su fantasía (p. ej., limitando el acceso a los vídeos, DVD, juegos, etc., con los que la persona esté obsesionada), hágalo de forma positiva, de modo que usted esté dirigiendo a la persona *hacia* otra cosa, en vez de *apartándola* de esos objetos.

CONCLUSIÓN

Lejos de ser síntomas de enfermedad mental, el soliloquio y los amigos imaginarios suelen ser bastante «normales» en los adolescentes y en los adultos con síndrome de Down. Para la mayoría de estas personas, hablar a solas en voz alta, o con sus amigos imaginarios, puede tener muchas utilidades posibles. En general, la intervención solo es necesaria cuando existen otros síntomas concordantes con una enfermedad mental, o cuando la conducta estuviera interfiriendo considerablemente la participación en otras actividades, o si se dieran ambas circunstancias a la vez.

Hábitos, costumbres, rutinas y flexibilidad

Don se levantaba todos los días a la misma hora, e invariablemente seguía la misma rutina. Primero se tomaba las tostadas y el zumo, después se afeitaba, se duchaba y se vestía con igual meticulosidad. Tanto sus padres como su jefe podían contar con que estaría aseado y bien arreglado para su trabajo. Su jefe también podía contar con su puntualidad y con la buena realización de sus tareas laborales. Después del trabajo, Don se tomaba un tentempié, hacía sus tareas domésticas (sacar la basura y poner la mesa), y se aseguraba de que todo estuviera ordenado en su habitación. Todos los martes se lavaba la ropa; los miércoles, recogía la casa y pasaba la aspiradora. Después de cenar, se relajaba en su cuarto con sus películas o su música favorita, mientras escribía en su cuaderno o hacía pasatiempos de sopas de letras. Los sábados se levantaba a la misma hora para desayunar, y después afeitarse, ducharse, vestirse e ir a jugar a los bolos y, más tarde, acudir a un club social. Su familia se acostumbró a esperar de él esta regularidad y Don, por su parte, era muy fiable en sus rutinas.

Hemos comprobado en nuestro centro que una enorme cantidad de personas con síndrome de Down, igual que Don, necesitan la monotonía, la repetición y el orden en sus vidas. Llamamos a esta tendencia hábito, ritual, rutina o costumbre fuertemente arraigada*. Estas tendencias rutinarias son tan comunes en las personas con síndrome de Down que lo raro es que no se observen. Resumiremos los conceptos sobre los diferentes tipos de hábitos o costumbres y sobre sus ventajas y desventajas. Después, trataremos sobre los medios para identificar y resolver los problemas derivados de los «hábitos o rutinas inflexibles».

---

*Utilizaremos estos términos para designar el término inglés *groove* (N. de los T.).

¿Qué es un hábito/rutina?

Se podría definir de manera sencilla como el patrón o rutina que se ha establecido en las acciones o pensamientos de una persona. Todos nosotros tenemos hábitos/rutinas en nuestras vidas cotidianas pues, de lo contrario, no podríamos hacer nada en absoluto. Por ejemplo, si todos los días tuviésemos que repensar cuándo o cómo ducharnos, lavarnos los dientes, ponernos los calcetines, atar los cordones de los zapatos y hacernos las tostadas, nunca llegaríamos a salir de casa por las mañanas. Multipliquemos esto por todas las demás acciones automáticas y rutinarias que realizamos todos los días en casa, en el trabajo y en nuestra comunidad, y comprobaremos fácilmente que el mundo sin los hábitos/rutinas se quedaría parado.

Los individuos con síndrome de Down son especialmente buenos en este asunto de tener y seguir sus propios hábitos/rutinas en la vida cotidiana. Muchos de ellos los siguen con un grado de precisión que dejaría impresionado al más puntilloso de los contables. Ejemplos de las costumbres o rutinas que hemos observado son los siguientes:

- Tener un orden y un horario fijos para los hábitos diarios, incluyendo las rutinas fijas de la mañana, la tarde y la noche, y las laborales, así como las rutinas que son relajantes. Por ejemplo, muchas de estas personas dibujan o copian palabras o letras durante su tiempo libre en casa.
- Ser muy meticulosos en el cuidado de su aspecto y de su aseo personal, así como en el de sus habitaciones y sus cosas. Las personas con síndrome de Down suelen tener un lugar determinado para los muebles y para el resto de sus pertenencias en sus cuartos, o en los lugares en que viven. Los objetos que los demás mueven o cambian de sitio suelen ser restituidos inmediatamente a su posición original.
- Elaborar rutinas/rituales en relación con otras actividades menos frecuentes, como por ejemplo, un método fijo para hacer las maletas, para pedir en los restaurantes, o para celebrar las bodas, los bautizos, para pasar las vacaciones, etc.
- Tener rutinas o rituales focalizadas en sus preferencias personales para cosas o personas como la música, los equipos deportivos, las actividades sociales y recreativas, los ídolos y personalidades; o también para asuntos más personales como un pariente predilecto o un interés amoroso. Estas preferencias ayudan a definir quién es el individuo a partir de lo que le gusta hacer y de las personas con quienes le gusta hacerlo.

Ventajas de los hábitos/rutinas

Mantener ciertos hábitos/rutinas tiene sus ventajas. Dan un sentido importante de orden y estructura a las vidas cotidianas de las personas. Son muy beneficiosos para aumentar la independencia. Una vez que se ha aprendido una actividad, y que esta se vuelve parte de la rutina diaria, se realizarán fielmente las tareas aprendidas. También pueden incrementar la independencia y mejorar el rendimiento en el entorno laboral. Son muchos los empresarios que suelen quedarse impresionados por la fidelidad y precisión con que las personas con síndrome de Down ejecutan sus tareas rutinarias en el trabajo, y por la puntualidad con que siguen los horarios.

Utilizar los hábitos/rutinas para relajarse

Las actividades rutinarias también pueden servir de refugio para el estrés y las tensiones de la vida cotidiana, en casa o en el trabajo. Estas actividades suelen consistir en repetir una determinada acción que sea del agrado de la persona, en un lugar tranquilo o privado, actividad que a veces forma parte de la rutina diaria. En casa, el espacio privado de la persona suele ser el cuarto de baño o su habitación. Algunas de las actividades más frecuentes que les gusta repetir consisten en leer, escribir o dibujar, oír música, ver la televisión o vídeos, revisar fotos familiares, o tener *hobbies* o hacer manualidades, como por ejemplo, bordar u ordenar los objetos de sus colecciones. De hecho, algunas de las actividades más frecuentes podrían parecer muy poco comunes, como el copiar letras o palabras en una hoja o en un cuaderno, u ordenar la habitación. Sin embargo, no hay duda de que resultan relajantes para el individuo. En el cuarto de baño, las actividades relajantes consisten en tareas de limpieza o de aseo, o simplemente en sentarse y descansar.

En el trabajo, repetir una actividad relajante puede dar a estos adultos un breve pero valioso respiro para descansar de la interacción con los demás, del bullicio y del jaleo del lugar de trabajo y del tedio laboral. En el trabajo, el espacio elegido casi siempre es el cuarto de baño, porque suele ser el único lugar donde hay un poco de tranquilidad y de intimidad. Al igual que en casa, las rutinas o hábitos relajantes pueden consistir en asearse o simplemente en sentarse y descansar en uno de los compartimentos. Debra, una oficinista de 32 años, suele relajarse durante los recesos del trabajo oyendo música por los auriculares, o haciendo sopas de letras en su escritorio.

Hábitos/rutinas relacionados con el aspecto personal y las pertenencias propias

Para las personas con síndrome de Down también son muy beneficiosos los hábitos/rutinas referentes al cuidado meticuloso de su propio aspecto, de su habitación y de sus cosas. Ir bien arreglado y bien vestido transmite a los demás una imagen de orgullo, de respeto propio y de dignidad, y puede incrementar el orgullo y la estima que uno siente por sí mismo. Esto resulta especialmente importante para las personas con síndrome de Down, cuyas características físicas distintivas señalan inequívocamente su diferencia. Esta diferencia los hace susceptibles a la discriminación a la que puede estar expuesto cualquier grupo minoritario. El orgullo propio que se deriva de la atención prestada al aseo y al aspecto personal ayuda mucho a reducir el efecto estigmatizador que causa el ser diferente.

Hábitos/rutinas en el orden

Los hábitos/rutinas en el orden son también muy importantes para las personas con síndrome de Down. El orden supone tener limpios y organizados el propio cuarto, los muebles, la ropa y los demás objetos personales, como las cintas de vídeo, las fotos, los CD, etc. Cuando ordenan y organizan, muchas de ellas sienten la necesidad de cerrar las puertas y los armarios, y de apagar las luces. También son muy cuidadosas cuando doblan y guardan su ropa en los cajones, o la cuelgan en sus armarios. Si se hacen muy extremadas, estas tendencias relativas al orden pueden resultar difíciles de sobrellevar para la familia, como se describe más adelante y con más detalle en el apartado Desventajas.

Hábitos relacionados con las preferencias personales

Por último, y lo que es más importante, la rutina/hábito es un poderoso medio de expresión y de comunicación. Esto es especialmente cierto en el caso de las personas con síndrome de Down, que tienen una capacidad limitada para expresarse verbalmente. Cada uno de los hábitos/rutinas es una declaración, clara e inequívoca, de una opción o de una preferencia personal. Por ejemplo, los hábitos y las rutinas cotidianos manifiestan la forma en que uno decide organizar y controlar cosas como el aseo, el aspecto y los objetos personales; la participación en las actividades sociales, recreativas y laborales; las preferencias personales en relación con la música, las aficiones y las realizaciones artísticas. Las elecciones de cada persona, a su vez, ayudarán a formar y a definir su propio estilo y su propia personalidad, que son únicos.

Para algunos, los hábitos/rutinas pueden incluso desempeñar un papel de salvavidas. Por ejemplo:

Cassie, de 28 años, tiene síndrome de Down y también una enfermedad genética que causa un deterioro muscular progresivo e irreversible que, finalmente, desembocará en una muerte prematura. Esta terrible enfermedad ya le ha costado la vida a todos sus hermanos menos a uno. Cassie es muy consciente de su situación, pero incluso así, sigue conservando una firme actitud positiva frente a la vida y frente a la gente que la rodea. De hecho, la primera vez que la vimos, uno de los aspectos que más le costaba sobrellevar de su enfermedad no era ni el dolor ni la incomodidad que esta le causaba, sino que añoraba a sus amigos del trabajo o de sus actividades sociales, porque con frecuencia se encontraba muy cansada o muy enferma para salir a verlos.

Descubrimos que la primera razón por la que Cassie es capaz de mantener su actitud positiva se debe a que ha creado una serie de hábitos/rutinas que no solo son enormemente relajantes, sino que además le permiten conectarse con los demás. Fieles a la naturaleza de los hábitos, estas rutinas suelen producirse a una hora y en un orden preestablecidos. Por ejemplo, Cassie suele comenzar por una de sus actividades favoritas que consiste en elaborar una de sus listas interminables de cosas en el ordenador. Después suele dedicar un rato a escribir amables cartas a sus amigos y a otros miembros de su extensa familia. Por último, escribe cuidadosa y meticulosamente sus pensamientos personales en su diario.

A pesar de su enfermedad y de las muchas pérdidas que ha sufrido en su vida, estas costumbres le dan a su tiempo libre un perfil y una forma que sirven para cumplir, como mínimo, tres objetivos importantes. Primero, puede evitar la desesperación, porque sencillamente está demasiado ocupada para compadecerse de sí misma. Segundo, sus cartas le permiten conectarse con su familia y con sus amigos, aunque no sea personalmente. Gracias a su extraordinaria memoria visual, se llega a sentir casi como si estuviera hablando con ellos mientras les escribe. Incluso es capaz de escribir a sus familiares fallecidos que están «en el cielo», lo que le proporciona un enorme alivio. Tercero, a través de sus cartas y de su diario, puede expresar sus sentimientos (incluyendo los sentimientos positivos), y también sus temores y su preocupación por su enfermedad, y por el gran sentimiento derivado de la pérdida de sus familiares. Como los hábitos/rutinas, estas actividades se repiten fielmente todos los días, garantizando así que va a seguir beneficiándose con su realización.

DESVENTAJAS DE LOS HABITOS/RUTINAS

Aunque son muchos los beneficios y las ventajas derivados de los hábitos/rutinas, también puede haber problemas y desventajas. Algunos de estos problemas no son importantes, o no lo son necesariamente si los demás los tratan adecuadamente. Por ejemplo, un adulto con síndrome de Down puede tener interés en un tema determinado, como puede ser un equipo deportivo predilecto, y sacarlo a colación reiteradamente ante la familia y los amigos. Esto puede significar un pequeño fastidio para los amigos, pero no supone necesariamente un problema que interfiera con los ámbitos importantes de la vida del adulto.

También existen hábitos que pueden ser útiles si se realizan en el momento o en los lugares adecuados, pero que pueden ser problemáticos si se llevan a cabo en el lugar o en los momentos inoportunos. Por ejemplo, la costumbre de limpiar el cuarto de baño puede ser muy apreciada por los demás miembros de la familia, salvo que se efectúe por la mañana, cuando todo el mundo necesita prepararse para ir a trabajar. Un plan mejor podría ser programar esta tarea como una rutina vespertina. Igualmente, al gerente de un restaurante puede agradarle mucho lo limpios que mantiene los cuartos de baño un empleado con síndrome de Down, siempre que los clientes no tengan que hacer largas esperas hasta que concluya su meticuloso trabajo. La mejor alternativa será que el empleado realice su trabajo cuando haya pocos clientes, o antes de abrir el restaurante.

No es infrecuente que los hábitos/rutinas relativos al orden se vuelvan problemáticos, en mayor o menor grado. Por ejemplo, nos han descrito que algunas personas «tienen su propio sentido del orden». Organizan las cosas en su habitación «precisamente de ese modo», pero no necesariamente de una forma que los demás consideren ordenada, o tan siquiera práctica. Los libros, la ropa, las cintas de vídeo, el papel, etc., pueden estar dispuestos en diferentes montones sobre el suelo, lo que puede ser un inconveniente y dificultar el paso por la habitación e incluso su limpieza.

Algunos adultos tienen el hábito de doblar y guardar hasta la ropa usada. Otros pueden pasar demasiado tiempo ordenando sus pertenencias, o volviendo a ordenar la ropa doblada o colgada «precisamente así», lo que puede retrasar una salida o interferir con otras actividades. Estos adultos pueden «sobre-ordenar» todo, desde la ropa o los muebles de todos los días, pasando por las revistas u objetos de interés especial, hasta las cosas únicas o inusuales, como papeles recortados, tapones de botellas, etc.

Guardar cosas como estos objetos únicos o absurdos, al igual que fotos, revistas, recuerdos, plumas, CD, etc., es otra costumbre o hábito bastante frecuente. Muchas personas con síndrome de Down llevan consigo las cosas que guardan, o las cosas especiales, y guardan cuidadosamente sus objetos especiales en bolsas o mochilas, que llevan dondequiera que van. Esta conducta se vuelve menos adaptativa y puede llamarse de acaparamiento, cuando conlleva resistencia a desprenderse de los objetos, cuando las mochilas se vuelven excesivamente pesadas, o cuando los objetos acumulados incluyen basura o artículos desechados (v. cap. 16, Almacenar).

Una costumbre menos adaptativa sobre el orden también podría implicar la insistencia en hacer siempre las cosas del mismo modo, como por ejemplo, sentarse en la misma silla, o en el mismo sitio fijo para comer, usar siempre la misma taza, disponer los alimentos «precisamente así» en el propio plato, etc.

El ritmo para llevar a cabo las rutinas es también un área de inflexibilidad en algunas personas con síndrome de Down. Por ejemplo, los intentos para hacer que vayan más deprisa solo pueden desembocar en que vayan más despacio todavía. A veces, cuando se los presiona demasiado, responden quedándose como paralizados (a lo que algunas familias se refieren diciendo que «se bloquean»). Puede que hasta reinicien la secuencia de la rutina una y otra vez. Nos han contado que esto suele suceder durante las rutinas de la mañana, cuando hay poco tiempo para levantarse de la cama y salir de casa. Esto también puede suceder cuando hay cambios inesperados de última hora, respecto a los planes cotidianos. Por otra parte, el bloqueo también puede producirse como respuesta a un cambio más significativo en la vida del adulto. Por ejemplo:

> Susan, de 39 años, solía negarse a salir por las tardes a sus actividades recreativas con los otros cinco residentes de su piso tutelado. Este rechazo había creado un creciente resquemor entre sus compañeros, a quienes sí les gustaban sus salidas regulares. Resulta que Susan se había mudado hacía poco desde otra residencia, que compartía con quince mujeres mayores, que tenían un estilo de vida más sedentario y que salían mucho menos que sus actuales compañeros.

> En un intento por resolver el problema, el personal del piso comenzó a comportarse con Susan de forma cada vez más enérgica, porque ellos pensaban que su argumento para quedarse en casa –no perderse su baño de las 7 de la tarde–, era una excusa absurda. Como era de prever, respondió a los intentos de presionarla oponiendo aún más resistencia. Al principio, ralentizaba su ritmo para prepararse y lógicamente retrasaba la salida. Cuando la presión aumentó, ya no solo ralentizaba su ritmo hasta el máximo, sino que también se volvió más meticulosa para vestirse y asearse, y reiniciaba la rutina una y otra vez, hasta que fuera «del modo exacto» que ella quería.

> Como resultado de una reunión que sostuvimos en nuestro centro con todas las partes implicadas, recomendamos que Susan se mudara a un nuevo piso, con residentes de más edad, pues creímos que esto se ajustaría mejor a sus necesidades. Antes de poder llevar a cabo este proyecto, se presentó una segunda opción. Surgió una propuesta para que los residentes de varios pisos tutelados cercanos entre sí salieran juntos, por lo que sobraba un miembro del personal que podía quedarse en el piso con Susan. Este último plan fue el que se adoptó finalmente, pues era la mejor opción para ella. Curiosamente, a medida que comenzó a sentirse cada vez más cómoda e integrada en el piso, también empezó a participar con mayor frecuencia en las salidas que se planificaban. Esto mejoró notablemente sus relaciones con los otros residentes, y también surtió efectos beneficiosos en el control de su peso.

Naturalmente, en nuestro trabajo en la clínica oímos hablar sobre las rutinas, pero también hemos aprendido a respetar sanamente los hábitos de nuestros internos y empleados con síndrome de Down en nuestro centro. En la mayoría de los casos, hemos podido encontrar la fórmula para que las rutinas funcionen con estas personas de forma que realicen las tareas de oficina que se les asignan de forma fiable. Sin embargo, a veces las rutinas originan problemas sin importancia. Por ejemplo, un hombre tenía una hora fija para almorzar, a las 12 en punto, y no podía ajustar su rutina de trabajo para almorzar a las 12 y media, junto con los demás compañeros de la oficina. Pudimos dejarle que tuviera su propio horario para comer, pero esto implicaba perderse un tiempo beneficioso de relación social con los demás empleados. Afortunadamente, después de pasar varias semanas animándolo con delicadeza, aceptó al fin almorzar con los otros empleados. En algunos casos, hemos aprendido simplemente a no meternos en el camino de la gente cuando está realizando su rutina. Por ejemplo, hemos aprendido a tratar de no interrumpir a las personas con síndrome de Down que están haciendo fotocopias, para que nos dejen hacer rápidamente «una copia nada más». Sencillamente, les resulta demasiado molesto.

PROBLEMAS MÁS IMPORTANTES

En algunas ocasiones, un hábito/rutina puede convertirse en un problema más serio y, a veces, puede incluso ajustarse a los criterios de un trastorno obsesivo-compulsivo. El hábito/rutina puede convertirse en un trastorno de este tipo si va acompañado de pensamientos repetitivos (obsesiones) o conductas repetitivas (compulsiones), que interfieran considerablemente las actividades normales y básicas de la vida. Por ejemplo, un hábito o ritual se convierte en un problema importante si las rutinas de la mañana o de la tarde se vuelven tan complicadas y minuciosas que la persona que las practica falta a su trabajo reiteradamente, o se pierde las actividades sociales que le benefician.

Riesgo de hábitos/rutinas maladaptativos

Las personas con síndrome de Down son más susceptibles de adquirir hábitos/rutinas maladaptativos que el resto de la gente. Después de la depresión, estos son el segundo problema de salud mental diagnosticado con más frecuencia en nuestro centro. Como aspecto positivo, los hábitos/rutinas maladaptativos, especialmente en la forma de un trastorno obsesivo-compulsivo más grave, no son inevitables en los adultos con síndrome de Down. Parecen estar claramente fundamentados en la propia química cerebral de la mayoría de estos individuos, pero hemos comprobado que los tienen diferentes grados de intensidad en las personas con síndrome de Down.

Una forma de contemplar los hábitos/rutinas consiste en compararlos con el concepto de temperamento (Carey y McDevitt, 1995). El temperamento es un término psicológico aceptado que hace referencia a los rasgos o características propios de nuestra personalidad innata, la que nos es consustancial, y que rigen nuestros estados de ánimo y nuestra naturaleza emocional. Cualquiera que tenga más de un hijo, podrá dar fe de las diferencias temperamentales que cada hijo muestra desde el momento de su nacimiento. Esto no quiere decir que las familias, u otros agentes externos, no ejerzan una decisiva influencia sobre el temperamento, sino que existe un potente componente biológico que desempeña un papel preponderante en todos los aspectos de las emociones y estados de ánimo de cada uno de nosotros. Parece que los hábitos también tienen una base biológica intrínseca pero, como sucede con el temperamento, parece existir una amplia variación en la intensidad de estas tendencias. Dicho de otro modo, algunas personas tienen una mayor tendencia inherente a una intensidad o rigidez más acusada en sus hábitos/rutinas que otras. Hemos observado que esto puede afectar al grado en que una persona es susceptible de desarrollar hábitos/rutinas maladaptativos. Además, en nuestra experiencia, las personas con mejores habilidades adaptativas, en sentido general, suelen ser más flexibles y menos propensas a contraer hábitos/rutinas más graves o trastornos obsesivo-compulsivos.

EL FUNDAMENTO BIOQUÍMICO DE LOS HÁBITOS/RUTINAS

Para comprender la tendencia hacia los hábitos maladaptativos en ciertas personas con síndrome de Down, quizá resulte útil entender el proceso químico subyacente que se desarrolla en el cerebro. Ya hace tiempo que los investigadores saben que el comportamiento humano es el resultado de la actividad nerviosa del cerebro. El sistema de las vías nerviosas cerebrales funciona de forma muy parecida a un sistema eléctrico en el que las neuronas y sus prolongaciones conforman los elementos de transmisión mediante sus conexiones entre ellas. En estos puntos de conexión entre las neuronas, que se llaman sinapsis, existe un finísimo espacio libre o hiato intersináptico que es salvado mediante la producción y presencia de sustancias químicas que llamamos neurotransmisores, y son los que permiten que la transmisión nerviosa se mantenga y que el sistema nervioso funcione adecuadamente.

Más recientemente, los investigadores han utilizado unos sofisticados escáneres cerebrales, que localizan realmente las vías nerviosas y las regiones cerebrales específicas que están asociadas con tipos concretos de comportamiento humano (Saxena y cols., 1998; Schwartz, Stoessel, Baxter y cols., 1996; Breiter, Rauch, Kwong y cols., 1996). Por ejemplo, los hábitos o rituales (obsesiones, compulsiones) están asociados con los sistemas neuronales situados en el lóbulo frontal y los ganglios basales del cerebro y las relaciones entre ellos. Los investigadores también han descubierto que la deficiencia en la sustancia química llamada serotonina, un neurotransmisor presente en determinadas sinapsis nerviosas, puede originar conductas maladaptativas. Con otras palabras, la actividad nerviosa específica está asociada con los hábitos y las rutinas adaptativos, pero puede también provocar hábitos o rituales menos funcionales o maladaptativos cuando en las sinapsis nerviosas existen déficits de serotonina. Véase el capítulo 13, para más información sobre las sustancias químicas del cerebro.

El *continuum* de los hábitos

El hecho de que todos los hábitos/rutinas, tanto adaptativos como maladaptativos, se asocian a los mismos procesos bioquímicos puede ayudar a explicar cómo se desarrollan los hábitos maladaptativos en las personas con síndrome de Down. Para comprender esto, puede resultar provechoso que visualicemos los hábitos/rutinas como un *continuum*, desde el más adaptativo hasta el más maladaptativo:

Más adaptativo	menos adaptativo	maladaptativo	trastorno obsesivo-compulsivo

◄──►

La parte izquierda de este *continuum* representa los hábitos/rutinas adaptativos, que creemos que son esenciales para la subsistencia diaria y para el funcionamiento de todo el mundo, incluyendo a las personas con síndrome de Down. Son los que posibilitan a las personas la realización eficaz de sus tareas diarias, tanto en el cuidado personal como en el trabajo. Podríamos ir un poco más lejos y afirmar que son la base de nuestra propia subsistencia y que constituyen los cimientos y la estructura de la sociedad civilizada.

Si está más próximo al centro del *continuum*, un hábito/rutina puede convertirse en algo menos adaptativo y menos funcional. Esto sucede cuando las personas se adhieren con demasiada rigidez a una costumbre/hábito, o cuando esta no tiene una finalidad útil. Las familias suelen iniciar sus descripciones de estos tipos de hábitos con la frase «no sé por qué lo hace, pero…». Por ejemplo, algunas personas con síndrome de Down sienten el impulso de repetir la misma pregunta una y otra vez, a pesar de conocer la respuesta de antemano. Otros ejemplos frecuentes son la necesidad de colocar los muebles, o los objetos personales, de una habitación «precisamente así», apagar y encender las luces repetidamente, o cerrar las puertas varias veces al salir de casa o de una habitación. Entre los hábitos/rutinas también pueden figurar los pensamientos o las actividades repetitivos que no tienen una finalidad funcional real, incluso aunque alguna parte de esas actividades *sí sea* funcional. Por ejemplo, comer es algo necesario, pero no hay ninguna necesidad de colocar la propia silla «justamente así», ni de sentarse siempre a la mesa para cenar exactamente en el mismo sitio. Tampoco es necesario disponer la comida en el propio plato de forma que los diferentes alimentos no se toquen entre sí.

Incluso en el caso de las personas cuyos hábitos son indiscutiblemente adaptativos, existen siempre unas cuantas áreas que son pensamientos o conductas repetitivos, absurdos o inexplicables. Lo cierto es que la mayoría de nosotros tenemos ciertos pensamientos o conductas repetitivos y sin sentido, como contar para nosotros mismos, comprobar varias veces si la cocina está apagada, limpiar meticulosamente u ordenar las cosas «exactamente así». ¿Qué es, pues, lo que pasa? Tenemos que reconsiderar una vez más que el proceso químico cerebral que da lugar a nuestros hábitos/rutinas puede fluctuar, u obedecer a deficiencias químicas en la mayoría de los casos, lo que origina ciertas conductas «sin sentido».

Entonces, ¿cuándo podemos decir que un hábito/rutina es patológico? En realidad, independientemente de lo ilógica, extraña o absurda que pueda parecer una determinada conducta repetitiva, esta no tiene por qué ser maladaptativa, ni cumplir los criterios de un trastorno obsesivo-compulsivo, salvo que interfiera con el funcionamiento normal de un individuo en los ámbitos fundamentales de su vida social, doméstica o laboral. Por ejemplo, colocar la silla o la comida «exactamente así» es algo raro pero no es un problema, salvo que esa actividad nos impida comer nuestros alimentos de forma oportuna. Igualmente, repetir las preguntas o los comentarios sobre las celebridades favoritas, las vacaciones o los equipos deportivos predilectos, es algo que puede volver un poco locos a los demás, pero no sería algo problemático, salvo si la preocupación interfiriera con las actividades sociales o del trabajo.

Moviéndonos algo más hacia el extremo derecho del *continuum*, se llega a un punto en el que la rutina comienza a interferir las actividades de la vida, y se vuelve cada vez más maladaptativa. Una vez que el pensamiento o la conducta repetitivos comienzan a interferir considerablemente las actividades de la vida normal, entonces se cumplen los criterios de un trastorno obsesivo-compulsivo. Es importante mencionar que hemos observado una diferencia en la forma en que el trastorno obsesivo-compulsivo se presenta en la población general, y en cómo lo hace en los adolescentes y adultos con síndrome de Down. En la población general, la característica distintiva de este trastorno son las ideas extrañas o perturbadoras que interfieren en el pensamiento de la gente, lo que a su vez origina las clásicas y debilitantes manías, y las conductas repetitivas que adquieren las personas para intentar evitar, o para controlar, esas ideas perturbadoras. Por ejemplo, los miedos ilógicos a la suciedad o la infección pueden desembocar en rituales de lavado repetido. Lo que hace de esto un problema que precise tratamiento no son necesariamente los pensamientos extraños, sino el cambio resultante de la conducta, que interfiere en la vida de las personas.

En cambio, los individuos con síndrome de Down tienen muchas menos posibilidades de presentar pensamientos perturbadores asociados con las compulsiones. Esto tal vez se deba, en parte, a las limitaciones en su lenguaje expresivo, que pueden dificultar la conceptualización y la comunicación de tales pensamientos, o quizá se deba a que la mayoría de estos individuos no tengan estas ideas perturbadoras (al menos, no de una forma consciente). Sin embargo, hay casos en los que sí podemos inferir que existen pensamientos perturbadores. Por ejemplo, hemos tratado a unas cuantas personas que pasaban excesivo tiempo duchándose o realizando tareas de limpieza, lo que parecía indicar la existencia de temores relativos al contagio a causa de la suciedad, los gérmenes u otras sustancias perjudiciales. Los miedos irracionales también pueden deducirse de los costumbres o hábitos que terminan por eludir de forma reiterada ciertas actividades específicas, como las salidas fuera de casa o montar en coche. Incluso en los casos en que estos miedos al contagio o a la inseguridad parecen obvios, las personas con síndrome de Down casi nunca son capaces de verbalizar sus miedos ni sus preocupaciones, ni siquiera cuando se lo pide una persona de su confianza. Independientemente de ello, la presencia o la ausencia de un pensamiento perturbador no son tan importantes como la presencia del comportamiento repetitivo que está interfiriendo en sus vidas.

Puede reducirse la intensidad de los hábitos/rutinas maladaptativos si se consigue disminuir el estrés, y si se puede desviarlos hacia fines más productivos y mejorar la flexibilidad, como puede ser el realizar tareas de cuidado personal o actividades laborales. Pero cuando persisten hasta interferir las funciones esenciales de la vida, el interesado puede beneficiarse de la medicación antidepresiva con el fin de mejorar el desequilibro bioquímico, lo que se analiza con más detalle en el capítulo 16.

Cómo afecta el estrés a los hábitos/rutinas

Hasta ahora, hemos establecido lo que constituye un hábito/rutina realmente maladaptativo frente a lo que es sencillamente una conducta rara o absurda. Ahora es necesario que hablemos sobre algunas de las otras causas o factores estresantes que motivan los hábitos maladaptativos. Para esto debemos tener en cuenta un concepto sencillo pero importante: las personas con síndrome de Down tienen una gran propensión a repetir las ideas o las conductas, una vez que estas han comenzado. Por desgracia, esto puede abarcar ideas o conductas que no siempre son apropiadas, y que pueden incluso suponer una seria amenaza para su salud y su bienestar, y que son, por tanto, maladaptativas. Por ejemplo, muchas familias se quejan de que el adulto con síndrome de Down adquiere «malos hábitos» primero imitando, y después repitiendo las conductas de los demás, como agitar las manos, dar golpes, rascarse la piel, e incluso fingir ataques. Las personas con síndrome de Down también pueden desarrollar rutinas maladaptativas cuando eligen opciones inadecuadas con respecto a su conducta, y después esto se convierte en una pauta habitual. Por ejemplo, pueden «acostumbrarse» a quedarse levantados hasta muy tarde viendo películas o la televisión, mientras se dedican también a consumir alimentos o refrescos poco saludables.

Asimismo, debemos tener en cuenta que esta propensión a generar hábitos/rutinas puede conducir a la adquisición de hábitos maladaptativos cuando alguien está experimentando demasiado estrés. Esto sucede porque representan tendencias o caminos preexistentes, que se convierten después en conductos naturales para expresar el estrés. En otras palabras, un hábito/rutina es similar a cualquier tipo de predisposición física. Por ejemplo, las personas pueden tener predisposición a sufrir dolores de cabeza, o a tener problemas estomacales o intestinales, que se activan durante los períodos de estrés. Estas áreas parecen ser los «puntos débiles» de esas personas, y ahí es donde se localizan los síntomas físicos colaterales del estrés. De forma similar, la tendencia de las personas con síndrome de Down para adquirir rutinas y hábitos/costumbres pueden volverse inflexibles e improductivas como consecuencia del estrés.

El proceso específico para adquirir un hábito/rutina problemático puede explicarse si tenemos en cuenta la asociación que existe entre los hábitos/rutinas y el proceso químico cerebral de un trastorno obsesivo-compulsivo. En una situación de estrés sostenido, las sustancias químicas cerebrales necesarias para activar la sinapsis existente entre las terminaciones nerviosas (neurotransmisores) pueden volverse deficitarias y, por consiguiente, más similares a las deficiencias químicas observadas en los trastornos obsesivo-compulsivos. Como consecuencia de ello, el hábito/rutina puede volverse más rígido y maladaptativo. Por ejemplo, en una situación de estrés, una persona que normalmente sea un tanto flexible, puede adherirse con rigidez a alguna rutina, como la de ducharse todos los días a las 7 de la tarde, aunque esa actividad le impida realizar otra que anteriormente le gustaba, como ir al cine, por ejemplo. Otro ejemplo común es obsesionarse tanto con algún famoso, o con algún asunto amoroso (real o imaginario), que esta preocupación comience a interferir con las actividades en casa o en el trabajo.

En resumen, las personas con síndrome de Down suelen tener tendencia a repetir ideas y conductas que pueden ser enormemente beneficiosas, pero también una fuente de problemas más graves. Irónicamente, los hábitos/rutinas maladaptativos pueden resultar muy útiles como método de comunicación. Así como las costumbres/rutinas adaptativas constituyen un medio poderoso para expresar las opciones y las preferencias de las personas, de igual modo un hábito/rutina inflexible puede ser un medio poderoso para expresar la presencia de problemas de salud, sensoriales, sociales o de estrés emocional. Esto es semejante al concepto del dolor físico, que puede ser la única clave que revele la existencia de un problema de salud. Un hábito/rutina inflexible puede manifestar el estrés referido a cualquier área del funcionamiento, como por ejemplo, problemas de salud, deficiencias sensoriales o estrés ambiental, en casa o en el trabajo.

INTERPRETAR LOS HÁBITOS/RUTINAS «INFLEXIBLES»

Hemos comprobado que los hábitos/rutinas inflexibles pueden expresar una advertencia general de que la persona con síndrome de Down está experimentando estrés. Pero además, pueden comunicar mensajes más específicos sobre algún problema. He aquí algunos.

Indicaciones de dolor o de problemas físicos

Volviendo a la analogía del dolor de cabeza, un dolor de cabeza puede ser una advertencia general de un problema de salud, mientras que también apunta más específicamente a la zona de la cabeza, como una sinusitis, por ejemplo. Igualmente, un hábito/rutina inflexible, como las idas continuas al cuarto de baño, pueden parecer una advertencia general sobre un problema, pero también pueden estar indicando un problema de salud concreto, como una infección de vejiga o de riñón. En algunos casos, a las personas con síndrome de Down que han tenido gestos rituales de tocarse o pellizcarse la cara o las orejas, se les han descubierto problemas serios de sinusitis u otitis. Actos similares a los descritos pueden servir para alertar a los cuidadores sobre la presencia de deficiencias visuales o auditivas.

Creemos que los problemas físicos provocan una mayor sensibilidad en la zona afectada del cuerpo, que entonces dispara y pone en marcha un patrón o una conducta repetitivos. Cuando un adulto con síndrome de Down tiene un hábito/rutina inflexible, siempre es importante llevarlo al médico, además de a un profesional de la salud mental, especialmente si el adulto presenta un hábito/costumbre que tenga alguna asociación con el cuerpo o con alguna función corporal.

> Henry presionaba repetidamente con la mano el recto. En nuestro centro le fue diagnosticado un doloroso e incómodo problema de vejiga, que le impedía orinar. Su acción le proporcionaba cierto alivio, porque estimulaba la vejiga para orinar. Sus actos, aunque fuesen poco ortodoxos y alarmantes, también surtieron efecto pues alertaron a sus cuidadores sobre la existencia de un grave problema de salud, y porque apuntaban a la zona específica donde se hallaba el problema. Como podrán imaginar, esto provocó también que el personal le prestara ayuda inmediata, especialmente teniendo en cuenta que Henry no era muy cuidadoso lavándose las manos, y que embadurnaba de heces las paredes de su piso tutelado y del cuarto de baño. El tratamiento subsiguiente de su enfermedad de la vejiga, que resultó satisfactorio, terminó por eliminar el problema. A pesar de todo, Henry tardó algunos meses en abandonar esta costumbre/hábito después que se hubiera resuelto su problema de salud.

Problemas sensoriales y hábitos/rutinas

Los problemas sensoriales, referidos al tacto, al gusto, al olfato o a la vista, también pueden desencadenar hábitos/rutinas inflexibles. Este tipo de hábitos/rutinas suelen hacer sonar una alarma general, pero también pueden ser indicativos de un problema sensorial específico. Por ejemplo, el tacto o la sensibilidad táctil es probablemente una de las principales razones que subyace en las preferencias fuera de lo común que tienen algunos adultos con síndrome de Down en relación con su ropa. Por citar un caso, hemos visto a muchos adultos que solo usan ropa suave y holgada, como pantalones de chándal, por ejemplo, debido a una aparente sensibilidad a determinados tipos de tejidos. Más de uno se niega también a ponerse unos vaqueros nuevos, y otros no aceptarán ponerse ningún tipo de ropa nueva. Algunas personas incluso intentarán ponerse la misma ropa todos los días, o el mismo «uniforme», compuesto por las mismas camisetas desgastadas y los mismos pantalones usados.

Los familiares suelen ingeniárselas aportando soluciones creativas y otras adaptaciones para afrontar esta idiosincrasia. Por ejemplo, si un adulto sólo usa un equipo, independientemente de la ocasión (una boda, un encuentro con el Presidente, etc.), existe el remedio del lavado de ropa nocturno mientras la persona duerme. Otras familias lavan la ropa nueva veinte veces antes de que el adulto se la ponga, compran vaqueros especiales que vienen desgastados ya de fábrica, o adquieren ropa de segunda mano, previamente seleccionada.

Por suerte, hemos notado que estos problemas aparecen y desaparecen según el grado de estrés que el adulto esté experimentando, o dependiendo de su madurez y de otros factores. En consecuencia, las personas son a veces más capaces de probar diferentes soluciones para resolver estos problemas. Por ejemplo, puede que un adulto esté mejor dispuesto a probar prendas diferentes del chándal, como podrían ser unos pantalones cortos de algodón fino, en las temporadas más calurosas del año, o pantalones largos de algodón suave, que quizá sean más apropiados para las ocasiones más formales. Afortunadamente también, muchas de las personas que tienden a usar un equipo, o solo un uniforme, cambian periódicamente a otra cosa distinta. Aun así, si el problema está fuera de control y comienza a interferir en las actividades básicas en casa o en el trabajo, nosotros hemos ayudado a algunas personas a volverse un poco más flexibles utilizando estrategias conductistas y, cuando ha sido necesario, utilizando medicación (fármacos inhibidores de la recaptación de serotonina).

Muchas personas con síndrome de Down también tienen rituales referentes a los alimentos, que pueden convertirse en hábitos/rutinas maladaptativos. Una de las muchas causas posibles es una aversión a ciertas texturas y a ciertos sabores. Las personas con este problema suelen ser tildadas de melindrosas, porque con frecuencia rechazan determinados alimentos. A veces, estas personas rechazan ciertos tipos de alimentos basándose en sus experiencias previas con los mismos, pues en el pasado los tomaron preparados de una forma que no les gustaba (crujientes, poco hechos, etc.). Con el tiempo, y utilizando el sistema de ensayo y error, casi todas las familias descubren los alimentos suficientes y los modos de prepararlos, para que resulten del gusto del individuo. Unos pocos adultos con síndrome de Down adquieren una aversión a los alimentos más extremada, y pueden incluso negarse a comer. Afortunadamente, este problema no es frecuente ni suele durar mucho, y los que lo tienen generalmente responden bien a la medicación y a la terapia conductual (v. más sobre el tratamiento en el cap. 18).

Otro problema sensorial frecuente en los adultos con síndrome de Down es un tipo de percepción de la profundidad de campo, u otros problemas visuales derivados de esta, que hacen que para ellos resulte difícil subir escaleras o pasar por superficies desniveladas o irregulares. Parece que este problema suele aumentar con la edad, aunque algunos individuos lo tienen ya desde niños. Normalmente, no es un problema incontrolable. La mayoría de estas personas siguen caminando por superficies irregulares (incluso por superficies mojadas o nevadas), y también siguen subiendo y bajando escaleras, solo que lo hacen muy despacito y con mucho cuidado. Sin embargo, algunas personas adquieren hábitos y desarrollan rituales en torno a estas dificultades, lo que, en ocasiones, puede causar problemas. Por ejemplo, hemos notado que muchos de estos individuos tienen dificultades para utilizar las escaleras de los auditorios, las salas de cine o los estadios deportivos, especialmente cuando estos lugares están a oscuras o muy atestados.

Muchas personas intentan sobrellevar este problema moviéndose muy lenta y metódicamente, lo que no siempre es práctico si, por ejemplo, acuden a un acto que se celebra en un local muy grande. Sin embargo, normalmente las familias resuelven este tipo de problemas llegando con algo de antelación, y esperando después, para salir, hasta que casi todo el mundo lo haya hecho. Aun así, algunos individuos se niegan de plano a acudir a este tipo de eventos, probablemente debido a las experiencias negativas que han tenido anteriormente. Esto puede convertirse en un problema más serio si también afecta a la habilidad de la persona para utilizar las escaleras situadas en los lugares a los que resulta inevitable acudir, como los centros comerciales, la escuela o el trabajo. Por lo general, estos problemas implican trastornos de ansiedad y también un hábito/rutina maladaptativo más grave (trastorno obsesivo-compulsivo).

La aparición de rutinas inflexibles también puede deberse a muchas otras clases de problemas sensoriales. Estos pueden manifestarse como movimientos repetitivos manuales o corporales, incluyendo conductas autolesivas leves, como levantarse las costras de las heridas, morderse los dedos, etc. La causa de estas conductas es diversa, y a veces conlleva ansiedad e incluso tics que la persona no puede controlar conscientemente. Sin embargo, este tipo de conductas repetitivas también puede estar relacionado con problemas sensoriales, que incluyen los que mencionamos anteriormente relativos al tacto, el gusto, la vista, el oído y el olfato, y también a otras áreas menos conocidas como la propiocepción y el sistema vestibular (que tiene que ver con el movimiento y la orientación del cuerpo en el espacio). Quien mejor puede evaluar estos problemas es un terapeuta ocupacional, profesional especializado en problemas de integración sensorial. Los terapeutas ocupacionales han venido realizando grandes progresos desde hace más de 25 años, identificando y resolviendo los problemas derivados de las disfunciones del complejo sistema sensorial.

Indicaciones de estrés ambiental

Un hábito/rutina rígido también puede indicar la presencia de algún tipo de tensión ambiental. Uno de los mensajes más corrientes expresados por dicho hábito es un mensaje de evasión. Con frecuencia, una rutina inflexible que se utiliza para evitar alguna cosa, se desarrolla a partir de otra que servía originalmente para relajarse. Por ejemplo, como dijimos anteriormente, las personas con síndrome de Down suelen relajarse repitiendo una actividad agradable en un espacio tranquilo o privado. A medida que aumentan en su entorno las tensiones o los conflictos, es posible que comiencen a pasar cada vez más tiempo en sus espacios privados, realizando las actividades que les relajan o que los absorben. Algunos adultos se mueven más despacio y se vuelven todavía más meticulosos para llevar a cabo sus rutinas matutinas, con la finalidad de rehuir algún problema en la escuela o en el trabajo. Si consiguen ser lo suficientemente lentos, puede que pierdan el autobús, y de paso eviten el conflicto.

Existen muchos y muy diferentes conflictos o situaciones que las personas pueden tratar de evitar, por ejemplo, las agresiones físicas o verbales, o a un cuidador (padres incluidos) sobreprotector o demasiado entrometido. En el trabajo, los adultos con síndrome de Down pueden intentar evitar los conflictos o las tensiones con los demás, así como el bullicio y el aburrimiento del trabajo, y tal vez lo hagan quedándose en un sitio tranquilo, como la cabina de un cuarto de baño.

Otras razones

En otras ocasiones, el mensaje de un hábito/rutina rígido es una clara expresión de algún asunto que tiene poca importancia o gravedad. Por ejemplo, puede que algunos individuos adquieran hábitos rígidos en relación con su arreglo personal a medida que van entrando en la etapa de conciencia de su propia imagen en la adolescencia (recuerde que esta suele comenzar más tarde en los adultos con síndrome de Down, en comparación a la población general). Por ejemplo, es posible que se peinen o que se cepillen el pelo excesivamente, o que una y otra vez se pongan y se quiten distintos modelitos por la mañana, tratando de descubrir el que mejor les sienta.

Las conductas impropias o extrañas, como decir o dibujar repetitivamente algunas cosas con contenido sexual o violento, pueden servir para alertar a los demás sobre la posibilidad de que se esté produciendo un abuso físico o sexual. Por ejemplo, cuando de pronto Gary comenzó a dibujar reiteradamente unas figuras con explícito contenido sexual, se investigó cuidadosamente y se llegó a descubrir que Gary estaba siendo objeto de abusos sexuales. El tratamiento adecuado, después de haberlo apartado de la situación abusiva, produjo una reducción en su conducta repetitiva.

Cómo pueden influir los demás en el desarrollo de hábitos/rutinas adecuados

Los padres, los hermanos, los compañeros de trabajo, los amigos, los compañeros de piso y los demás profesionales pueden ejercer una influencia decisiva sobre los hábitos/rutinas de los adultos. Ciertamente, lo bien que los comprendan y acepten, y lo bien que respondan ante ellos, puede determinar si los hábitos/rutinas de la persona serán adaptativos y útiles, o si, por el contrario, serán maladaptativos y problemáticos. Los modos fundamentales en que los familiares y las demás personas pertenecientes al entorno del adulto pueden influir en su desarrollo son los siguientes:

- Su forma de interpretar la conducta relacionada con el hábito/rutina (p. ej., si la consideran una conducta deliberadamente rebelde, o si la ven como algo que la persona tiene necesidad de hacer).
- Si establecen y ponen en práctica normas que interfieran con los hábitos/rutinas saludables.
- Si se ocupan de proporcionar el adecuado nivel de supervisión para evitar las malas costumbres que puedan convertirse en hábitos/rutinas maladaptativos.
- En lo bien o mal que fomenten la flexibilidad.

Interpretar la conducta

Resulta bastante fácil malinterpretar las necesidades que alguien pueda tener de llevar a cabo sus rutinas o sus hábitos/costumbres, y confundirlas con una conducta rebelde. Por ejemplo, la mayoría de las personas con síndrome de Down procurarán terminar una rutina ya iniciada, antes de comenzar otra nueva tarea que se les asigne. Por desgracia, si la persona que ha asignado esa nueva tarea cree que el motivo de retrasarla obedece a un deseo de oponer resistencia, puede sobrevenir un conflicto que irá en aumento. Cuanto mayor sea la presión que ejerzan los padres, los profesores o los cuidadores, mayor será el atrincheramiento del individuo. ¿Esto es desobediencia o es una conducta que no está completamente bajo el control de la persona y que equivale a una especie de imperativo biológico? Si usted piensa que es una conducta rebelde y deliberada, es probable que intente seguir forzando el asunto, lo que sin duda creará un mayor atrincheramiento en la conducta del individuo.

Lo que puede hacer más confuso todo este asunto es que la mayoría de las personas nos sentimos inclinadas hacia la independencia, y tenemos la pulsión normal de rebelarnos en cualquier situación en las que se nos diga lo que tenemos que hacer. Sin embargo, probablemente aquí la biología sea una fuerza mayor, y con la biología (igual que con la madre naturaleza) no podemos jugar, ni podemos ignorarla, a riesgo de pagar por ello un alto precio. Podemos establecer una analogía con los comportamientos y los estados de ánimo tumultuosos de los adolescentes, que se encuentran en medio de los cambios hormonales propios de esta fase de desarrollo. Los padres que triunfan con sus hijos adolescentes son los que tienen un sano respeto por el modo en que estos cambios hormonales afectan al estado de ánimo y el temperamento de sus hijos. Estos padres aprenden a reaccionar muy atenta y pacientemente ante los estados de ánimo de los adolescentes, y han comprendido que reaccionando con excesivo rigor solo se consigue empeorar las cosas. También podemos ver otra analogía en las personas que tienen bajas concentraciones de azúcar en la sangre, y que pueden volverse irritables e irrazonables cuando su concentración de azúcar es bajo. Los familiares de estas personas suelen aprender a animar a la persona a que coma algo, antes de discutir ningún tema importante. Igualmente, en un individuo con síndrome de Down, la excesiva presión para forzar cualquier asunto fracasará porque la persona se enredará cada vez más en la «conducta problemática».

En nuestra experiencia, siempre es importante averiguar la razón que ocasiona la conducta de una persona, incluso de una conducta como pueda ser un hábito/rutina absurdo o molesto, antes de llegar a la mera conclusión de que la persona está siendo terca y rebelde. Es muy importante tener en cuenta que las personas con síndrome de Down no siempre son capaces de articular o de comunicar verbalmente sus problemas o sus preocupaciones y, por lo tanto, puede que necesiten expresarlos conductualmente. El hecho de que los hábitos sean una parte natural de las vidas de estos individuos, los convierte en el vehículo lógico para poder comunicar su estrés. Por ello, y siempre que sea posible, si identificamos y reducimos el estrés en las vidas de estas personas, podremos reducir también sus hábitos/rutinas problemáticos o molestos.

Una vez aclarado este punto, *hay* algunas situaciones en que estas personas no están siendo simplemente compulsivas, sino también rebeldes. Por lo general, podremos determinar si este es el caso percatándonos del número y de la intensidad de las situaciones en que se producen estas conductas. Por ejemplo, si la intención de alguien consiste en ser rebelde y en oponerse sin más, esta persona actuará así siempre que alguien que tenga autoridad le pida que haga algo. Si, por el contrario, el individuo sólo está tratando de finalizar una tarea habitual ya comenzada, en una situación determinada, esto no debería afectar otras áreas de su conducta, cuando disponga del tiempo necesario. Otra clave podría ser la forma en que la persona reacciona ante los intentos por resolver el problema. Si se le da más tiempo, y persiste en su actitud negativa, es probable que el propósito de su conducta no sea ganar más tiempo, sino oponerse a la autoridad de la otra persona. En estos casos, es posible que el individuo con síndrome de Down esté demandando y necesitando más libertad e independencia, pero este ya sería otro tipo de problema, y entonces no bastaría solo con ajustar el tiempo para adaptarlo a sus hábitos/rutinas.

Hacer cumplir las normas razonables

Los problemas también pueden presentarse si los adultos que están a cargo de la persona con síndrome de Down establecen normas que interfieran con la conclusión de sus hábitos, o que demuestren una falta de comprensión o de indulgencia ante las costumbres del individuo. Por ejemplo:

A Lynne, de 42 años, la trajeron a nuestro centro para que valorásemos sus problemas de conducta, que consistían en gritar al personal y a los otros residentes de su piso tutelado, e incluso golpeaba en ocasiones a la persona que estaba barriendo el suelo. Las normas de su piso tutelado establecían la rotación de las tareas domésticas. Los lunes a Lynne le tocaba barrer; los martes, recoger la mesa; los miércoles, sacar el cubo de la basura, etc. Cada día, ella y las demás mujeres realizaban una labor diferente, y se establecieron turnos de rotación por las diferentes labores. Sin embargo, a ella le encantaba barrer, y además lo hacía muy bien. Se disgustaba cuando le tocaba hacer otra tarea distinta. Cuando hicimos más preguntas, descubrimos que al resto de las mujeres del piso no les importaba tanto el acto de barrer. El miembro del personal que acompañó a Lynne a nuestro centro nos preguntó si este era un ejemplo de trastorno obsesivo-compulsivo. Sí que era un ejemplo de este tipo de trastorno, pero no en lo referente a Lynne. Las normas eran excesivamente compulsivas para la situación, y estaban creando un conflicto innecesario. Nosotros animamos a estas personas a cambiar la política de la casa, y una vez que a Lynne se le permitió barrer todos los días, el suelo estuvo siempre reluciente, y en el piso «volvió a reinar la paz».

Con mucha frecuencia nos hemos encontrado en los lugares de trabajo o en las residencias con este tipo de problemas referentes a las normas, cuando el personal o los administradores tenían poca experiencia con las personas con síndrome de Down. Estos problemas también pueden presentarse en la propia casa de la persona, si su familia no llega a comprender del todo el tema de los hábitos/rutinas. Por ejemplo:

La familia Baker tenía continuas dificultades con su hijo adolescente, Greg, que se retrasaba invariablemente por la mañana, al prepararse para ir a la escuela. Con la mejor de las intenciones, sus padres habían establecido las mismas normas, tanto para él como para sus dos hermanos, porque querían que fuese igual que los demás. En muchas áreas, era igual que los otros, pero desde luego lo que no conseguía era moverse tan deprisa como ellos por las mañanas. Igual que muchas personas con síndrome de Down, Greg era lento, minucioso y metódico para bañarse, arreglarse y vestirse. Por consiguiente, después se presentaba muy pulcro y muy guapo, pero también con retraso.

Los Baker acudieron al centro cuando los conflictos y las tensiones de todas las mañanas llegaron a su punto álgido. Según los padres, ellos habían comenzado a «animarle» a moverse más deprisa. Según Greg, lo estaban presionando y tratando como a un bebé. Cuanto más lo intentaban sus padres, más se resistía él. Finalmente, se desató una batalla de gritos. Incluso comenzó a negarse a ir al colegio, algo insólito en él. En el centro, todos convinimos en que lo que se había intentado no había funcionado, y en que lo indicado sería implantar una nueva estrategia. Sus padres oyeron pacientemente nuestras explicaciones sobre los hábitos/rutinas. Reconocieron que su hijo tenía muchas tendencias rutinarias y que estas, por lo general, eran beneficiosas para él. No habían considerado que eran estas tendencias las que subyacían en su lentitud de por las mañanas. Todos convinieron en que Greg se sentiría mejor disponiendo de más tiempo para prepararse. Él mismo tomó la iniciativa de poner su propio despertador y, a partir de entonces, ya no hubo más problemas en relación al asunto del retraso.

También nos hemos encontrado con situaciones parecidas a la de Greg en el colegio o en el lugar de trabajo. Por ejemplo, el personal de los lugares de trabajo se solía quejar de que los empleados con síndrome de Down se incorporaban siempre tarde al trabajo después de la hora del almuerzo. Resultaba que la pausa para almorzar duraba solo media hora, lo que no era tiempo suficiente para que los adultos comieran y regresaran a sus puestos de trabajo, dado su ritmo más lento. Cuando se trata de buscar una solución para este tipo de problemas, generalmente es posible hablar sobre los beneficios de los hábitos/rutinas. Con frecuencia, los empresarios admitirán fácilmente que la responsabilidad del individuo con síndrome de Down y su atención a los detalles hacen de él un trabajador excelente en las tareas que se le encomiendan. Cuando se les explica a los empresarios que el ritmo de estos adultos está relacionado con la precisión que despliegan en su trabajo, los empresarios suelen conceder el tiempo extra que sea necesario (por lo general, es suficiente con cinco o diez minutos más).

De forma similar, también hemos oído decir que los alumnos con síndrome de Down suelen llegar tarde después de la clase de educación física porque necesitan un tiempo extra para ducharse y vestirse. Al trabajar con los colegios, con frecuencia hemos observado que los padres ya han intentado comunicar que sus hijos necesitan algo más de tiempo. Los colegios no suelen aceptar estas indicaciones, pues piensan que los padres están siendo parciales, o que intentan sobreproteger a sus hijos. Sin embargo, en los colegios consideran que el personal de nuestro centro es más imparcial y más profesional, y por ello el personal de la escuela suele estar mejor predispuesto para escucharnos a nosotros, aun cuando digamos lo mismo que ya les han dicho las familias. Hemos notado que lo que los alumnos con síndrome de Down necesitan a menudo es cuestión de unos pocos minutos extra. Una vez que se comprende esto, los problemas se resuelven con mucha facilidad.

En algunas ocasiones puede que no sea posible que el individuo se tome tanto tiempo como realmente le gustaría, y quizá tampoco sea conveniente para él. Por ejemplo, dilatar mucho el tiempo del baño puede agravar los problemas de las pieles secas. Hemos tenido algo de éxito utilizando cronómetros. Sin embargo, y siempre que sea posible, hacemos responsable a la persona con síndrome de Down de ajustar su cronómetro interior.

Tenemos que equilibrar las necesidades y las habilidades de la persona con las necesidades de la familia, de la escuela, etc. Si el individuo es físicamente incapaz de moverse lo suficientemente deprisa como para cumplir las normas, se produce aquí una situación injusta para él. Si, por el contrario, la persona tarda mucho tiempo, y lo hace como una táctica dilatoria, esto suele indicar la presencia de un problema más grave. Por ejemplo, la persona con síndrome de Down no quiere llegar a ese otro lugar por alguna razón.

Creemos que este tipo de interpretaciones erróneas de los hábitos/rutinas es una de las razones por las que estas personas tienen la reputación de ser «obstinadas». Si entendemos estas tendencias, y modificamos nuestro enfoque para establecer y hacer cumplir unas normas basadas en este conocimiento, lograremos evitar muchos problemas.

Proporcionar el nivel adecuado de supervisión

Los adultos que ejercen algún tipo de autoridad también tienen una influencia decisiva al permitir, o al impedir, el desarrollo de los «malos hábitos» que podrían convertirse en hábitos/rutinas maladaptativos. Por ejemplo, en uno de los casos anteriores, varias compañeras de piso con síndrome de Down adquirieron la costumbre de quedarse levantadas hasta muy tarde para ver la televisión o películas. Obviamente, esto suponía una mala opción por parte de estas mujeres adultas, pero pensamos también que ahí faltó la supervisión necesaria, adecuada a la edad mental y al grado de madurez de dichas mujeres.

Como se ha explicado en el capítulo 4, la edad mental difiere de la edad cronológica del individuo. Por ejemplo, un hombre de 30 años con síndrome de Down puede tener buenas y abundantes habilidades para la vida cotidiana, pero tal vez su capacidad de discernimiento esté muy a la zaga. Si los demás presuponen que las habilidades de este adulto para resolver problemas están al mismo nivel de sus habilidades para limpiar, cocinar y asearse, puede que el adulto no reciba la supervisión o el apoyo que necesita en otras áreas. En situaciones como las de los pisos tutelados, la falta de apoyo puede deberse a las restricciones económicas y a la escasez de personal que traten de justificarse escudándose en pretextos erróneos o falsos, sosteniendo que a la gente hay que tratarla «de una forma acorde con su edad».

En segundo lugar, la falta de entendimiento, o de reconocimiento, del poder y de la persistencia de los hábitos/rutinas suele empeorar este tipo de situaciones. Puede que los cuidadores no comprendan que existe una tendencia natural a repetir una conducta una vez que esta se ha iniciado. Por desgracia, cuando alguien le toma el gusto a los programas televisivos nocturnos, y a los tentempiés de medianoche, la persona posiblemente adquiera enseguida la mala costumbre de quedarse levantada hasta muy tarde. Como es lógico, esto puede originar serios problemas de falta de sueño, fatiga y apatía diurnas, absentismo, impuntualidad y falta de productividad en el trabajo, así como un mayor riesgo de depresión, de aumento de peso y una larga lista de problemas de salud derivados de todo lo anterior.

Recomendaciones para frenar los hábitos/rutinas maladaptativos

Recuerde que las personas con síndrome de Down tienden a hacer lo que ven hacer a los demás, y no lo que los demás dicen (al contrario que en la máxima clásica de «Haz lo que yo digo, y no lo que yo hago»)

Muchas de estas personas aprenden visualmente (analizado en detalle en el cap. 5). Aprenden observando a los que les rodean. Si usted no quiere que la persona con síndrome de Down adquiera un mal hábito, limítele el contacto con las personas que sí los tengan. Los individuos con síndrome de Down que están en contacto con personas que comen, duermen y hacen ejercicio de forma saludable, por regla general suelen seguir estas buenas prácticas.

Proporcione a estas personas cuidados paternales y supervisión lo «suficientemente buenos»

Descrita con más detalle en el capítulo 7, esta es la práctica que consiste en dar a las personas tanta libertad como sean capaces de manejar, al tiempo que se mantienen su salud y su bienestar. La supervisión excesiva puede resultar sofocante, pero la insuficiente puede propiciar el desarrollo de malos hábitos relativos al sueño y a las comidas.

Limite la exposición a situaciones con mayor nivel de riesgo

La mayoría de los padres saben que existen diferentes situaciones que pueden poner al individuo en peligro de adquirir hábitos/rutinas maladaptativos. Exponerle a este tipo de situaciones equivaldría a colocar varias cajas de bombones delante de un adicto al chocolate. Habría muchas posibilidades de que los bombones fueran engullidos rápidamente. De igual modo, algunas personas con síndrome de Down pueden volverse adictas con mucha facilidad a ver la televisión o películas. Permitirles, pues, decidir cuánto tiempo dedicarán a estas actividades desembocará sin duda en mucho de estas y muy poco de otras actividades más beneficiosas, como las sociales o las recreativas, por ejemplo. Afortunadamente, los hábitos/rutinas pueden funcionar en los dos sentidos. Una vez que estos adolescentes o adultos tengan un programa que comprenda unas pautas más razonables para ver la televisión o películas, generalmente las seguirán.

Tomarse el tiempo necesario para hablar de ello

Nuestros hábitos y nuestras pautas de conducta no son solo aquello a lo que estamos expuestos, ni tampoco solo lo que queremos o deseamos. Podemos razonar y responder a la influencia de los demás. Las personas con síndrome de Down pueden tener ciertas dificultades con el razonamiento abstracto, pero aun así son muy sensibles ante los sentimientos y las opiniones de los demás. Tomarse el tiempo necesario para hablarles sobre los motivos por los que deberían realizar actividades saludables puede resultar algo muy productivo, a la vez que respetuoso. Incluso si estas personas no llegan a comprender del todo por qué son beneficiosas una dieta razonable o las actividades recreativas y sociales, el hecho de que estas sean valoradas por las personas próximas, es algo muy importante para ellos. Además, sería útil tomarse el tiempo adecuado para explicarles estos temas usando términos más concretos. Por ejemplo, intente explicarles que una dieta y un ejercicio razonables les ayudan a caber en su ropa, a tener más energía, a sentirse mejor, etc.

Fomentar la flexibilidad

Aunque desde luego recomendamos que se respeten los hábitos/rutinas del individuo, también reconocemos que su exceso puede ser un problema. Por consiguiente, aconsejamos que se anime al individuo a desarrollar una cierta flexibilidad. Este es un proceso continuo, que debe realizarse día a día. Supone respeto por la rutina, mientras que al mismo tiempo se anima y se dirige con delicadeza a la persona para que tenga en cuenta otras opciones.

Lo que se debe hacer y lo que no para fomentar la flexibilidad en una conducta que se ha convertido en un hábito/rutina
- Elija una conducta que sea posible cambiar. Una tarea que sea demasiado difícil solo conducirá a la desmoralización y a una rigidez aún mayor.
- Para fomentar la flexibilidad, elija un momento en el que usted tenga tiempo para ser paciente.
- Explique con claridad y con paciencia qué otras conductas constituirían opciones flexibles con respecto a la conducta actual.
- Desglose la actividad en fases manejables, para facilitar su aprendizaje.
- Utilice medios visuales: fotos, un calendario, una demostración de otra conducta alternativa, u otro tipo de pistas que faciliten el aprendizaje y la comprensión.
- No intente cambiar el hábito/rutina cuando la persona con síndrome de Down esté sometida a mucho estrés.
- No juzgue ni critique (nada fomentará más la rigidez que el decir frases del tipo «Es que me vuelves loco/loca cuando...»).
- Explique las cosas con el tiempo suficiente para que la persona se prepare para el cambio, pero no con tanta antelación que lo que consiga sea que la persona se obsesione con el cambio.
- Puede resultar útil enseñar deliberadamente la palabra «flexible», señalando y alabando los casos en que la persona con síndrome de Down esté siendo flexible (v. el ejemplo siguiente).

Un estupendo ejemplo de flexibilidad puede verse en la siguiente historia:

> William, de 34 años, volvió del trabajo a casa, y se encontró a su madre y a su tía, que venía de visita desde Europa, hablando ante la mesa de la cocina. La madre invitó a William a ir al cine con ellas dos aquella misma tarde. William dijo que era martes por la tarde, y que los martes por la tarde siempre hacía una hora de ejercicios viendo su vídeo de gimnasia favorito. La madre le sugirió que tal vez podría cambiar su plan habitual, e ir con ellas al cine y que, quizá, podría hacer su sesión de ejercicios otro día de aquella misma semana.
>
> William se marchó a su habitación, y la madre lo oyó hablando solo sobre el asunto. Después, regresó a la cocina y le dijo a su madre, «Quiero hablar sobre la palabra que empieza por efe». La madre se preparó para el apuro que podría darle esta conversación (nunca antes sostenida) delante de su tía. William siguió diciendo, «Quiero hablar sobre la flexibilidad. Iré al cine esta tarde contigo y con la tía Jenny». Los años dedicados a animar amablemente a William a buscar

alternativas para sus hábitos/rutinas cuando fuera conveniente, desembocaron en una velada muy fructífera y agradable.

CONCLUSIÓN

Hemos repasado las múltiples formas en que se manifiestan los hábitos/rutinas. Todos ellos pueden tener una función beneficiosa. Lamentablemente, también hemos visto a algunos pacientes con estos mismos hábitos que se desplazan hacia el extremo derecho del *continuum*, hasta el punto en que se han convertido en graves problemas. Estas conductas pueden convertirse en hábitos/rutinas maladaptativos, o incluso volverse lo suficientemente problemáticas como para cumplir los criterios para el diagnóstico del trastorno obsesivo-compulsivo. Si el individuo es sencillamente incapaz de ser más flexible después de haberlo animado amablemente muchas veces, y si sus rutinas están causando numerosos conflictos o problemas, entonces puede ser el momento de considerar una evaluación que considere la posibilidad de un trastorno obsesivo-compulsivo o la conveniencia de alguna medicación. Tanto la evaluación como las opciones de los tratamientos se explican con más detalle en el capítulo 16.

Aunque a muchos adultos con síndrome de Down les resulta difícil ser flexibles con sus rutinas, en la mayoría de las ocasiones estos hábitos no interfieren en sus vidas de una manera significativa. La mayoría son capaces de adaptarse a los cambios, si los demás les dan el tiempo y el ánimo necesarios. Incluso en situaciones como la de Susan, comentada en este mismo capítulo, cuando los hábitos rígidos crean problemas, estos problemas pueden resolverse si los demás ayudan a estos adultos a adquirir nuevas costumbres más productivas o a encontrar los ambientes adecuados que resulten más aceptables para sus hábitos, y que se ajusten mejor a estos.

Evidentemente los hábitos/rutinas son una característica común en las personas con síndrome de Down. Su completa erradicación no solo tiene muy pocas posibilidades de prosperar, sino que además puede resultar perjudicial. Utilizarlos de forma saludable puede ser con frecuencia algo muy ventajoso. Recomendamos que se hagan continuos esfuerzos para respetar los hábitos de la persona, al tiempo que se busca el justo equilibrio entre costumbre/rutina y flexibilidad.

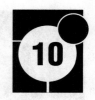

Problemas de las diferentes etapas de la vida

La «conducta de la adolescencia», el aislamiento, el retraimiento, la jubilación

Ninguno de nosotros es exactamente la misma persona a los 50 años, que a los 20 o a los 40. El crecimiento, el desarrollo y los efectos de nuestras experiencias vitales nos cambian a todos con el transcurso del tiempo. El cambio es una parte normal y sana de nuestras vidas como seres humanos. Las conductas cambian, las actitudes cambian y la personalidad puede cambiar. El grado del cambio varía según la persona, pero el cambio en cierto grado es inevitable. Las personas con síndrome de Down también cambian a lo largo de su existencia. Asimismo, y esto también les sucede a las personas sin síndrome de Down, hay determinadas etapas de la vida en las que el cambio siempre es más acentuado. Este capítulo se centra en las diversas etapas de la vida que con toda probabilidad producirán cambios en los adultos con síndrome de Down, cambios que los demás pueden interpretar erróneamente como problemas de conducta.

CONDUCTA ADOLESCENTE

La adolescencia es una edad problemática, tanto para el adolescente como para los que lo rodean. Es una época en la que se desarrolla el sentido de uno mismo y el sentido de la propia independencia. El proceso de descubrirse a sí mismo, mientras que al mismo tiempo se intenta «encajar con la gente», es un difícil malabarismo. Los cambios del estado de

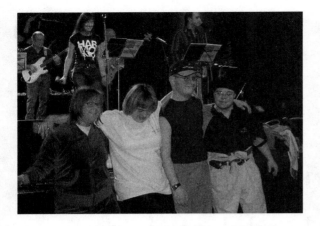

ánimo, el aislamiento, la conducta experimental y la volubilidad y la inconstancia con que se afirman las elecciones personales, son señales propias de esta lucha. Para las personas que están alrededor del adolescente, en especial para sus padres, entender y aceptar este proceso es el primer paso para conseguir superar esta transición. Pero, para los padres, la aceptación no siempre llega fácilmente, y menos aún en medio de los intensos conflictos que suelen envolver a los padres y al adolescente durante esta etapa.

Para que los padres aprendan a superarla, recomendamos uno de los libros más útiles que se han escrito sobre la adolescencia. Su autor es el Dr. Anthony Wolf, padre y experto psicólogo, que ha tratado a miles de adolescentes y a sus familias en el ejercicio de su profesión. El título de su libro, *Get Out of My life, But First Could you Drive Me & Cheryl to the Mall...?* (Sal de mi vida, pero antes, ¿podrías llevarnos a Cheryl y a mí al centro comercial...?) define ya su comprensión y conocimiento de estos temas, así como su sentido del humor. Su mensaje para los padres es un mensaje de esperanza asombrosamente sencillo para esta etapa que puede ser muy confusa y difícil. El Dr. Wolf afirma que los adolescentes suelen actuar del modo en que lo hacen porque están demasiado próximos a sus padres. El impulso para establecer la propia identidad y la propia independencia requiere cierta distancia de los padres. Naturalmente, la revolución hormonal y los cambios corporales de los adolescentes, que los vuelven irritables, de humor variable e impredecibles, no son factores que ayuden mucho.

Dada la dificultad de la tarea de los adolescentes y de los cambios físicos que tienen que soportar, nosotros, los padres, puede que salgamos bien parados si todo lo que nos toca vivir sea que no nos hablen durante tres o cuatro años, con intervalos periódicos de intensas expresiones de enfado, hostilidad y desafío. Posiblemente los adolescentes cuestionen las normas, pero al mismo tiempo, las ansían. Wolf asegura que, con el paso del tiempo, la revolución hormonal se estabiliza, y que el impulso de establecer su propia identidad e independencia se vuelve más razonable, y el adolescente se hace más responsable.

Nuestro apoyo permanente como padres, y el mantenimiento de las normas establecidas ayudarán a nuestros hijos adolescentes a tener una guía y una orientación en los retos que les toca afrontar en esta etapa de su vida. En la primera etapa de la adolescencia (el comienzo de la pubertad), esto significará enseñarles las tareas básicas, pero esenciales, del aseo y de la higiene personal (uso de desodorantes, cuidado del cabello, el manejo de la menstruación en las chicas). En etapas posteriores, tendremos que trabajar con ellos en los aspectos sociales, académicos y relativos al trabajo, tan necesarios para que los adolescentes afronten con éxito su transición a la vida adulta y para que aprendan a asumir sus responsabilidades. El orgullo, la autoestima y la identidad de los adolescentes se construyen sobre la base de su creciente habilidad para «hacer las cosas por sí mismos» (lo que los psicólogos denominan «la competencia») en cada una de las etapas de este proceso. Lo que ayuda en este proceso es el desarrollo de las habilidades cognitivas, pues estas incrementan la capacidad del adolescente para razonar y para pensar en abstracto. Esto les sirve para controlar mejor sus emociones y para descubrir la necesidad de ser responsables de sus acciones, y no solo para sentirse dueños de las mismas.

SEMEJANZAS ENTRE LOS ADOLESCENTES CON SÍNDROME DE DOWN Y SIN ÉL

Cambios físicos y hormonales

Lo que les sucede a los adolescentes con síndrome de Down y a sus familias es análogo a lo que les sucede a los adolescentes de la población general. La mayoría de los adolescentes con síndrome de Down pasan por los mismos cambios físicos y hormonales de la pubertad, más o menos en la misma época (o con un ligero retraso) que los adolescentes y preadolescentes de la población general. Como resultado de ello, muchos padres nos comentan que sus hijos adolescentes tienen los mismos episodios de malhumor e irritabilidad que sus homólogos de la población general. Ellos, como el resto de los adolescentes, también pueden:

- Vestirse y arreglarse con más esmero.
- Pasarse la vida en el cuarto de baño, peinándose, etc.
- Usar excesivamente las colonias, los desodorantes, la espuma para el pelo.
- Tener problemas con las espinillas y el acné.
- Estar más interesados en el sexo opuesto.
- Comenzar a masturbarse.

Los padres también suelen percatarse de otros cambios característicos de cada sexo. Los chicos intentan afeitarse (como sus padres, tengan o no tengan vello facial) y usar desodorante por primera vez. Las chicas pueden probar a maquillarse (como hace su madre) y tienen que adaptarse a su ciclo menstrual, e incluso algunas, a las incomodidades y a los efectos emocionales asociados al síndrome premenstrual. En otras palabras, parece que los adolescentes con síndrome de Down responden a la pubertad y a los demás cambios físicos y emocionales de la fase inicial del desarrollo de la adolescencia de igual modo que el resto de los adolescentes.

Conflictos con los padres

Las quejas sobre los problemas emocionales y conductuales suelen ser similares a las de otros padres de adolescentes en general. A veces, algunos pueden manifestar una conducta y unas emociones que son más infantiles o regresivas por naturaleza, especialmente en el caso de los adolescentes más jóvenes con problemas. Por ejemplo, puede que en ocasiones utilicen conductas del tipo de las pataletas o los berrinches que no manifestaban desde la infancia. Los padres también comentan que todos los problemas acaecidos antes del comienzo de la pubertad parecen intensificarse, o incluso empeorar con estos cambios, al menos temporalmente. Como muchos otros adolescentes, suelen ser, por lo general, menos pacientes y más intolerantes ante las pequeñas molestias y contrariedades. Naturalmente, también pueden resistirse a obedecer a los padres o a otras personas que tengan autoridad sobre ellos.

Los efectos de los cambios de esta época de la adolescencia pueden tener más impacto en unas personas que en otras. Para algunas, este proceso puede venir con algo de retraso, pero se manifiesta en toda su plenitud en una fecha posterior. Muchos padres nos comentan que sus hijos adolescentes o preadolescentes con síndrome de Down han tenido pocos trastornos emocionales, o incluso ninguno. Sin embargo, lo mismo podría decirse de los adolescentes de la población general, que experimentan el paso por esta edad con diversos grados de intensidad, y con diversos grados de dificultad por parte de sus padres.

Deseo de hacer las cosas por sí mismos

Otra área de semejanza es la necesidad que tiene el adolescente de «hacer las cosas por sí mismo». El punto de partida de las tareas que el adolescente con síndrome de Down desee hacer por sí mismo puede ser diferente debido a los retrasos en su desarrollo. Por ejemplo, puede que el adolescente con síndrome de Down quiera realizar por sí mismo alguna tarea de aseo o de higiene personal sin la ayuda paternal, como ducharse solo. La mayoría de los adolescentes de la población general dominan estas habilidades desde edades más tempranas, pero puede que quieran «desenvolverse por sí mismos» en otra área importante, como por ejemplo, salir solos.

Debido al amplio rango de habilidades y de desarrollo existente entre las personas con síndrome de Down, algunas tratarán de realizar solas ciertas tareas a edades similares a las de los adolescentes de la población general, pero la mayoría estarán en un nivel de habilidades distinto al de los adolescentes de la población general. Lo que es similar entre los adolescentes con síndrome de Down y sin él es que los padres suelen quejarse de que quieren hacer las cosas por sí mismos, incluso aunque no estén realmente preparados o todavía no sean capaces de realizar estas tareas. Esto suele llevar aparejada la prueba de los límites de la libertad, como por ejemplo a qué distancia se permite al adolescente de la población general alejarse de su casa. Los adolescentes suelen intentar alejarse cada vez más cuando salen de su casa, sin tener en cuenta los riesgos que puedan existir (ni las canas que añaden a sus padres).

De modo similar, los padres de los adolescentes con síndrome de Down también se quejan de que sus hijos insisten en hacer cosas para las que no están lo suficientemente preparados. Esto puede agravarse por el hecho de que muchos de estos adolescentes son aprendices visuales, y pueden ver lo que han conseguido los demás adolescentes de la población general. Es posible que quieran ser sencillamente como todos los demás que tienen su edad, al menos en lo que se refiere al modo de asearse y de vestirse, y esto quizá no resulte siempre razonable ni sea lo que más les convenga porque, por ejemplo, algunos individuos no se lavan con el suficiente cuidado sus partes íntimas, o no se saben quitar bien el champú del pelo cuando se lo lavan, o no se cepillan los dientes adecuadamente.

Para afrontar estos problemas es necesario que los padres se vuelvan muy creativos. Si se es muy directo, o «paternalista», lo que se consigue es que el adolescente se cierre en banda ante sus padres. Pero, por otra parte, permitir al adolescente que haga las cosas inadecuadamente puede dejarle expuesto a las críticas y a las burlas de sus compañeros. También pueden derivarse efectos nocivos para su cuerpo, como la posibilidad de contraer enfermedades en las encías a causa de una mala higiene dental, o de padecer dermatitis, sarpullidos o dolorosos forúnculos, por no lavarse adecuadamente. Una solución creativa para la higiene dental podría ser comprar cepillos de dientes eléctricos, que son divertidos y efectivos. Otra estrategia de eficacia comprobada consiste en encontrar a otras personas que el adolescente acepte mejor, para que le enseñen determinadas tareas. Estas personas podrían ser los hermanos mayores, los primos, los abuelos, etc. Los mejores profesores suelen ser las personas maduras a las que el adolescente admire. Las clases sobre habilidades sociales impartidas en las escuelas también pueden ser estupendos lugares para aprender.

Independientemente del número de clases en las que el adolescente esté integrado, también puede beneficiarse de un tiempo aparte con otros estudiantes que tengan síndrome de Down u otras discapacidades intelectuales. Aunque algunos padres se muestran reacios a que se congreguen varios compañeros con discapacidades en los espacios de la escuela ordinaria, esto suele ser esencial para que el adolescente aprenda a aceptarse y para que adquiera una buena autoestima (v. cap. 7, para más información sobre este tema). Con frecuencia, los otros adolescentes discapacitados están enfrentándose con los mismos retos y con los mismos problemas propios de esta etapa. En estas situaciones, tanto los profesores como los demás compañeros desempeñan un papel decisivo en el proceso de aprendizaje. El adolescente aprende observando a los demás, pero además no hay mejor modo de aprender que el ayudar a enseñar a los otros. Lo que también puede resultar útil en este proceso es la tendencia de los adolescentes con síndrome de Down a seguir sus propios hábitos/rutinas. Una vez que aprenden cómo se hace algo correctamente, seguirán realizando esas tareas de forma muy fiable (v. cap. 9).

DIFERENCIAS ENTRE LOS ADOLESCENTES CON SÍNDROME DE DOWN Y LOS ADOLESCENTES DE LA POBLACIÓN GENERAL

Razonamiento abstracto

Como se ha expuesto anteriormente, es normal que los adolescentes cuestionen las normas, y que sus padres se preocupen a medida que los desafíos de los adolescentes parecen volverse cada vez más atrevidos y arriesgados conforme van creciendo. Por ejemplo, a una edad más temprana, puede que los adolescentes quieran elegir su propia ropa o su propio corte de pelo, pero más adelante puede que quieran salir con sus amigos y volver a casa cada vez más tarde. Los padres de los adolescentes de la población general se sienten aliviados al comprobar que, a medida que sus hijos van madurando, suelen volverse más razonables. Esto se debe al aumento de sus habilidades cognitivas, que dan lugar al desarrollo del razonamiento abstracto. Al tener mayores habilidades de razonamiento, los adolescentes comienzan a comprender las razones por las que los padres establecen sus normas, y dejan de considerarlas como algo a lo que sencillamente hay que oponerse. Por ejemplo, pueden entender por qué es conveniente llegar pronto a casa durante los días en que hay colegio, pues hay que estar bien despiertos a la mañana siguiente, o la importancia de evitar a determinadas personas.

En contraste con los adolescentes de la población general, los adolescentes con síndrome de Down continúan siendo muy concretos en su forma de pensar. Esto puede influir negativamente sobre su habilidad para comprender y resolver los problemas de esta etapa de la vida. Sin embargo, hemos comprobado que estos adolescentes suelen tener otros puntos fuertes y otros atributos que les permiten compensar estos déficits. Por ejemplo, muchos de ellos tienden a ser muy conscientes y sensibles ante los sentimientos y las emociones de los demás (v. cap. 4). Comparemos esto con los adolescentes de la población general, a quienes sus padres suelen describir como personas absortas en sí mismas, narcisistas, egocéntricas, etc. Para ser justos, este acto de centrarse en sí mismos y en otros como ellos es algo de esperar en esta etapa de la adolescencia debido a la revolución hormonal y a la necesidad de definir la propia identidad. Con esto no pretendemos decir que los adolescentes con síndrome de Down no sean también narcisistas y egocéntricos, solo que algo menos si los comparamos con el resto de los adolescentes.

La razón de que los adolescentes con síndrome de Down tengan esta sensibilidad especial no queda clara. Podría tratarse de un mecanismo de autoprotección que permitiera sobrevivir a estas personas (al ser capaces de «adivinar» lo que sienten las personas que son importantes en sus vidas) a pesar de sus limitaciones. A veces, llamamos a esta habilidad el «radar emocional». Los profesores o los cuidadores, suelen llamarla «deseo de complacer», pero la mayoría de los padres saben muy bien que esta habilidad es mucho más que eso. Es una percepción intuitiva de los demás que les ayuda a saber a quién pueden acudir y a quién tienen que evitar. También les permite captar los problemas físicos o emocionales de sus familiares y amigos, y responder a ellos ayudándolos y confortándolos. Y centrándonos en el tema que nos ocupa, esta sensibilidad hacia los demás, y en especial hacia sus padres, sin duda alguna ayuda a moderar el malhumor y la rebeldía de muchos de estos adolescentes con síndrome de Down. Con frecuencia les permite aceptar lo suficiente la influencia de sus padres como para no desviarse del camino, y seguir desarrollando las tareas adecuadas a su edad mental, a pesar de no contar con la ventaja del pensamiento abstracto.

Tendencias compulsivas

Una segunda diferencia clave entre los adolescentes con síndrome de Down y los adolescentes de la población general, es que los primeros suelen tener sus habitaciones limpias y ordenadas, con su ropa y sus objetos personales colocados «exactamente así». Compare esto con los padres de los adolescentes de la población general, que suelen calificar a sus hijos de «dejados», y sus habitaciones de «desastrosas». Incluso cuando los adolescentes con síndrome de Down tienen habitaciones con aspecto caótico, hay un cierto orden en ese caos (suelen disponer de montones específicos para colocar en ellos cosas específicas). Según nuestros cálculos, alrededor del 90 por ciento de estos adolescentes suelen hacer sus camas y organizar sus habitaciones, mientras que el 90 por ciento de todos los adolescentes de la población general no hacen ni una cosa ni la otra. Esto concuerda con nuestras observaciones de que las conductas obsesivo-compulsivas, o los hábitos/rutinas, son más frecuentes en los adolescentes con síndrome de Down, igual que sucede con estas personas cuando son adultas (v. cap. 9).

El problema con los hábitos/rutinas es que estos pueden volverse más rígidos e inflexibles, especialmente con el tipo de estrés que los adolescentes experimentan durante esta etapa de cambios físicos, emocionales y sociales. Por ejemplo, al principio de cada nuevo curso académico, y hasta que se calma su ansiedad ante la expectativa de las nuevas clases y los nuevos compañeros, Beth se vuelve cada vez más rígida y más compulsiva en casa. Insiste en hacer su cama «exactamente así» antes de desayunar, aunque corra el riesgo de perder el autobús; se niega a desayunar si su tostada ha sido «mal» cortada, o si su zumo se lo han servido en el vaso «equivocado», y vuelve a recolocar todas sus cosas en la mochila si su madre intenta ponerle dentro la fiambrera con el almuerzo, para ganar tiempo.

En cambio, e incluso con el estrés propio de la adolescencia, hemos comprobado que los hábitos/rutinas pueden ser muy beneficiosos para los adolescentes con síndrome de Down. Pueden servir como un medio eficaz para que el adolescente exprese su independencia y su autonomía. Como dijimos en el capítulo 9, los hábitos/rutinas son una declaración clara e inequívoca de una elección o preferencia personal, en áreas tan claves como la forma de vestir y el aspecto externo, las actividades sociales y recreativas, así como la música, las aficiones y las inclinaciones artísticas. Las elecciones de cada persona ayudarán, a su vez, a formar y a definir su propio y único estilo y su propia y única identidad, lo que es de importancia crítica para el adolescente en esta fase de su desarrollo. Los hábitos también pueden ser una forma menos antagónica, y una manera inteligente de expresar la independencia de uno con respecto a sus padres. Decimos esto porque los hábitos/rutinas no exigen necesariamente del adolescente que este manifieste su enfado, ni que tenga que mantener una actitud de rebeldía.

Con respecto a esta inclinación a persistir en sus rutinas, hemos observado una tendencia interesante en un grupo de adolescentes más jóvenes con síndrome de Down. Estos adolescentes parecen poseer más experiencia en hacer las cosas por sí mismos y, por tanto, también tienen más confianza y más firmeza en el trato con sus padres y con las demás personas que tienen autoridad. Por consiguiente, estos adolescentes se parecen más a los de la población general en la expresión de sus sentimientos y de su independencia. Además, lo expresan generalmente sin la clase de arrebatos de impulsividad y de enfado, tan característicos de los adolescentes de la población general. Curiosamente, sin embargo, las exigencias que hacen a sus padres este grupo de adolescentes con síndrome de Down suelen manifestarse bajo la forma de ciertas preferencias en sus hábitos/rutinas, cosa que no sucede en el caso de los adolescentes de la población general que tienden a ser más inconstantes y más volubles con respecto a lo que les gusta y a lo que no, al cumplimiento de los horarios, etc. Los padres de los adolescentes de la población general suelen sentirse confusos y desconcertados ante estos continuos cambios, mientras que los padres de los adolescentes con síndrome de Down pueden sentirse ligeramente irritados por las exigencias de sus hijos, que pretenden seguir con rigidez ciertos patrones y conductas preestablecidos. Afortunadamente, la mayoría de los padres aprenden a apreciar las formas y los medios personales que emplean sus hijos para «llegar a conseguirlo» (independientemente de que sean perezosos y dejados o, por el contrario, maniáticos de la limpieza, aficionados a acumular objetos, o sean cuales fueren sus características).

Retrasos en las conductas adolescentes

La tercera diferencia importante entre los adolescentes con síndrome de Down y sin él es que los padres de los primeros pueden acabar afrontando los problemas de la adolescencia en dos épocas distintas, en comparación con la única (aunque posiblemente larga) época de la adolescencia de la mayoría de los individuos de la población general. Del hecho de tener una segunda época de adolescencia pueden derivarse ciertas ventajas, pero también puede generarse mucha confusión si los padres y los demás cuidadores no comprenden este asunto.

Expliquemos cómo sucede. Para los adolescentes con síndrome de Down, la primera época de los problemas de la adolescencia puede producirse cuando el individuo sufre los cambios físicos y hormonales característicos de la pubertad. Esto suele suceder más o menos al mismo tiempo en los adolescentes con síndrome de Down y sin él, es decir entre los diez y trece años. Sin embargo, la mayoría de los adolescentes con síndrome de Down no tienen el nivel de habilidades ni de madurez necesario para realizar las tareas de la adolescencia, que les servirán para efectuar la transición a la vida adulta. Por lo tanto, esta transición puede producirse a una edad muy posterior, comparada con la de los adolescentes de la población general.

Sabemos que el instinto de independencia individual no es algo exclusivo de los adolescentes. Los niños pugnan por su independencia en todas las fases de su desarrollo. Por ejemplo, el instinto de independencia de un niño que empieza a andar puede ser tan fuerte como el de un adolescente. La diferencia entre el adolescente y el niño pequeño es que el niño lucha por volverse independiente *dentro* de la familia, mientras que el adolescente lucha por independizarse *de* la familia. Pues bien, lo que define la fase de la adolescencia no son tanto los cambios físicos del adolescente, ni tampoco su conducta rebelde, sino más bien su progreso en la realización de los cometidos propios de esta etapa del desarrollo. Es posible que algunas personas con síndrome de Down que sean más maduras que otras se encaminen hacia su independencia mientras todavía estén en los años de su adolescencia. Esto suele producirse en una o en varias áreas específicas, como podría ser el deseo de tener un trabajo, o de tener más independencia en sus vidas. Sin embargo, muchas personas con síndrome de Down experimentan la primera oleada de la pubertad, y los cambios que esta implica en la conducta y en el estado de ánimo, pero eso no significa que estén necesariamente preparadas desde entonces para afrontar la tarea de separarse de su familia, para la que no estarán preparados hasta que sean mayores (cuando tengan más de 20, de 30, o quizá más de 40 años). E incluso entonces, puede que sigan dependiendo de sus padres en ciertas áreas.

Esto es lo que se denomina un patrón de desarrollo «desfasado» o «asincrónico», porque para muchos de estos individuos, la madurez del cuerpo físico no es paralela (no está en sincronía) con la madurez de la mente o de las habilidades adaptativas. Esto no significa que la madurez física y la madurez mental de la persona no lleguen nunca a sincronizarse; solo significa que el proceso puede retrasarse o modificarse durante años. El hecho de que este proceso esté desfasado, y de que pueda producirse cuando a los padres quizá les parezca que los problemas de la adolescencia ya hace mucho tiempo que pasaron, puede dar lugar a confusión y a interpretaciones erróneas.

Hemos visto a muchas personas con síndrome de Down, en la década de los veinte, treinta o más, en esta fase de adolescencia tardía, cuyos padres estaban preocupados por sus cambios de conducta. «Ya no participa en las actividades familiares como solía», «Pasa más tiempo en su habitación». Estos y otros comentarios de los padres reflejan un cambio en sus hijos.

Estos cambios suponen un reto para todas las familias. Como ya dijimos, no es algo exclusivo por el hecho de tener un hijo con síndrome de Down, ni algo inesperado en una persona con síndrome de Down. Sin embargo, existen unas cuantas cuestiones que tal vez dificulten el éxito de la transición:

- Las familias, las personas que ofrecen apoyo, etc., quizá no se den cuenta de que la persona está atravesando un proceso de desarrollo normal (porque es desfasado), o quizá no lo acepten, y puede que no interpreten bien su conducta.
- Es posible que los familiares y las demás personas tengan dificultad para dar al adulto la adecuada cantidad de independencia que este necesita.
- Puede resultar difícil discernir la diferencia entre una conducta adolescente normal y un comportamiento que requiera intervención profesional.

RECONOCER Y ACEPTAR LOS CAMBIOS NORMALES DEL DESARROLLO

A las familias de más edad que vemos en el centro, cuyos hijos tienen en la actualidad 40 años o más, se les solía decir en el momento del nacimiento de sus hijos que estos no llegarían a vivir hasta la edad adulta. Normalmente, se les decía que sus hijos no podrían andar, hablar ni leer, y que tendrían, además, otras graves discapacidades. Incluso a algunas de nuestras familias más jóvenes se les dio una visión muy pesimista sobre el desarrollo final de sus hijos. Por lo tanto, no es de extrañar que los padres a quienes se les hizo creer que sus hijos no vivirían hasta la adultez, y mucho menos desarrollarían las habilidades necesarias para participar en el mundo, no se preocuparan demasiado por el transcurso de las etapas de la vida. La predicción profesional era la de un ser humano estático, un ser que no se desarrollaría con el paso del tiempo.

Muchas familias rechazaron la idea de un individuo estático cuando se trató del desarrollo de sus habilidades. Contra la opinión de los médicos, se llevaron a su hijo a casa y le ayudaron a desarrollar las habilidades que les habían dicho que eran inalcanzables. Sin embargo, considerar a la persona con síndrome de Down como una persona en continuo desarrollo, que experimenta los cambios asociados con el paso por las etapas de la vida, puede seguir siendo un reto para ellos. Incluso las familias más jóvenes, a quienes se proporcionó una información mejor y más optimista en el momento del nacimiento de sus hijos, suelen pasar un momento difícil, pues les cuesta entender la normalidad del desarrollo de la persona con síndrome de Down: el patrón es similar, aunque con retraso.

Entender que es probable que estos cambios vayan a producirse es el primer obstáculo que hay que vencer para poder apoyar al individuo con síndrome de Down a pasar por ellos. Cuando una familia nos consulta sobre los cambios que están observando, lo primero que les preguntamos suele ser: «¿Recuerdan ustedes los años de la adolescencia de sus otros hijos?». A esta pregunta suelen responder con una mirada perspicaz, y después con una sonrisa y con un gesto burlón. Los padres comprenden el reto que supone ayudar a un adolescente a desarrollar el sentido de sí mismo, para «encajar» y para desarrollar su independencia. Quizá no siempre sea fácil aceptar o manejar el proceso, pero los padres saben que este tiene que producirse.

Hemos notado que cuando un adulto tiene habilidades verbales limitadas, para los padres puede resultar incluso más difícil comprender que la conducta de su hijo es parte de su deseo de independencia. En algunas ocasiones, la conducta de la persona puede ser el único medio fiable con el que cuenta para comunicar que esto es lo que le está sucediendo. Por ejemplo, una madre nos llamó para informarnos de que su hijo Richard, de 33 años, se negaba a levantarse de la cama. Cuando investigamos, descubrimos que este hombre tenía contacto sólo con su familia, y tenía muy poca o prácticamente ninguna independencia, pues su madre lo hacía todo por él. Su rechazo, y su actitud de no querer hacer nada, era la única estrategia que le quedaba, pero resultó ser muy eficaz. Al negarse a hacer nada, su conducta envió un mensaje:

- a su **madre**,
- que llamó a su **hermana** (la única de la familia que seguía preocupándose por Richard),
- que consultó nuestra página web, y llamó al **centro**,
- donde investigamos el problema, y aconsejamos que **Richard** tenía que «tener una vida».

Aunque evidentemente faltan muchas cosas que contar sobre esta historia, tanto el problema clave como su solución están ahí. La madre de Richard consintió en permitirle salir a un programa matinal y a otros programas y actividades diferentes que, de hecho, le dieron vida. Costó algo convencer a la madre, porque hacía 15 años algunos estudiantes se habían burlado de Richard cuando este estaba en el colegio, y ella temía que su hijo estuviera en sociedad. Aun así, fue capaz de escuchar el mensaje de su hijo y finalmente se alegró cuando vio que Richard se sentía feliz con su recién descubierta independencia. Hemos encontrado soluciones parecidas a otras situaciones que eran menos dramáticas que esta, pero que también conllevaban una preocupación ante «un cambio de conducta». Este cambio puede manifestarse como una conducta que no es habitual en la persona, o incluso en el aumento de una conducta preexistente, pero el mensaje es claro: «¡Necesito más independencia!».

Cuando esta es la causa, y la familia es capaz de ver la solución, se sienten aliviados y alegres por el progreso que ha hecho la persona para comunicarse, y para obtener algo de control y de independencia en su vida.

PROPORCIONAR EL NIVEL APROPIADO DE INDEPENDENCIA

Encontrar el equilibrio entre orientar, apoyar y dejar marchar es un reto para todos los padres. Los padres pueden sentir temor de dejar que su hijo encuentre su camino porque, cuando un hijo extiende las alas, es posible que se equivoque, que tropiece e incluso que sufra algún daño. Para los hijos *que no tienen* síndrome de Down, las expectativas son que al final llegarán a ser «independientes». Por el contrario, la mayoría de las personas con síndrome de Down tienen un gran grado de dependencia durante toda su vida, aunque algunas puedan ser más independientes que otras. Además, la independencia que adquieran, tardarán más tiempo en conseguirla. Esto hace que la ya difícil tarea de «dejar marchar» sea mucho más difícil. Además, cada familia tiene un sentido diferente de lo que significa «dejar marchar», y eso sucede también con las familias cuyos hijos no tienen síndrome de Down.

El dejarlos marchar también puede resultar más difícil para los padres de un hijo con síndrome de Down, porque estos padres pueden ser mayores de lo que eran cuando dejaron marchar a sus otros hijos. Este hijo suele ser el último en abandonar el nido. A veces, los padres se encuentran en una etapa de la vida en la que ya no tienen las mismas energías para ayudar en este proceso a su hijo con síndrome de Down que las que tenían cuando ayudaron a sus otros hijos.

A pesar de todo, las «reglas» son parecidas:

1. Comprender que el proceso hacia la independencia se va a producir.
2. Aceptar este proceso.
3. Prestarle mucho apoyo. Ayudarle a conseguir toda la independencia de que sea capaz.
4. Permitirle que desarrolle la capacidad para tomar más decisiones personales. La persona solo podrá desarrollar su habilidad para tomar decisiones si toma decisiones y experimenta el resultado.
5. Pensárselo bien antes de llamarle la atención. El hijo debe tomar decisiones como parte del proceso. Algunas de sus elecciones pueden ser absolutamente inaceptables (v. punto siguiente), y no podrán permitírsele. Sin embargo, aprender a pensárselo bien antes de llamarle la atención es algo que requiere tiempo y práctica. Un hijo necesita tomar muchas decisiones y experimentar su resultado en el transcurso del tiempo, para poder aprender y madurar. Probablemente, una persona con síndrome de Down necesitará más tiempo para este proceso. Si intervenimos continuamente, puede que el proceso se ralentice y hasta que se detenga.
6. Mantener a salvo a la persona. Obviamente, dejar que un niño juegue en la calle y sea atropellado por un coche es una forma insensata de enseñarle que jugar en la calle es peligroso. Hay muchas otras opciones que, de modo similar, también serán peligrosas a medida que la persona avance en su adolescencia y en su primera adultez. Sin embargo, es obvio que hay muchas decisiones que «no ponen en peligro su integridad». El que todas las opciones que se ofrezcan sean seguras es algo que puede proporcionar orientación. Permitir que la persona con síndrome de Down vuelva a casa caminando cuando ya ha oscurecido puede ser algo inseguro. No obstante, pueden ofrecérsele otras opciones, como un viaje en un coche compartido con otros compañeros, tomar un taxi o un transporte público, u otras posibilidades que se le ofrezcan en la localidad en que viva.
7. Cuando se trate de decisiones que no entrañen peligro, pero que puedan exponer a la persona a ser objeto de burlas, anímela y ofrézcale otras opciones, y háblele de sus preocupaciones. Sin embargo, al final, la elección de la persona puede ser parte de su proceso de aprendizaje. Los amigos (entre otros) también pueden enseñarle (aunque a veces de una forma menos delicada). Esté preparado para apoyar después a su hijo sin decirle «te lo advertí». Además, también es posible que la persona perciba las burlas, y aun así decida mantenerse en su elección, tener un sentido más fortalecido de su propia independencia y sentirse orgullosa por «no seguir la corriente».
8. Recuerde que para las personas con síndrome de Down suele ser más fácil imitar las conductas apropiadas que seguir las instrucciones verbales. Por ejemplo, si usted quiere que su hijo adolescente le conteste educadamente y le haga caso, tendrá usted que contestar a sus preguntas educadamente en vez de responderle con un gruñido si está ocupado o distraído.
9. Reconozca que algunas conductas que se inician durante la adolescencia puede que nunca se vuelvan a «arreglar». Por ejemplo, puede que, en adelante, el adulto prefiera siempre hacer cosas con sus amigos antes que con sus padres. O puede que sea más propenso a discutir las cosas para hacerlas a su manera. Fomentar la independencia supone a veces aceptar elecciones que quizá usted no habría hecho. (Pero, mirándolo bien, si el adulto hiciera cada una de las elecciones que usted hubiese hecho, no sería auténticamente independiente.) Por ejemplo:

Kevin, de 23 años, se estaba aislando en su habitación y se relacionaba cada vez menos con sus padres. Su hermano mayor, Steve, que se había mudado recientemente de la casa familiar, se comprometió con él a salir regularmente a jugar a los videojuegos, a hacer unas canastas, u otras actividades similares. Kevin también comenzó a participar en un programa mentor y a reunirse frecuentemente con los padres de un chico joven con síndrome de Down para asistir a diversos actos sociales. Kevin siguió teniendo menos interacción verbal con sus padres y pasando más tiempo solo en su habitación que cuando era un niño, pero también estaba saliendo y divirtiéndose. Como sucede con muchos adolescentes, se notaba que su relación con las demás personas era mejor que la que tenía con sus propios padres.

Nosotros calificaríamos el comportamiento de Kevin como «normal». Incluso cuando su conducta mejoró, seguía siendo diferente de cómo había sido de niño. Este no es un fallo de intervención. Es el resultado previsto. Las personas se desarrollan a medida que avanzan en sus vidas, y hay determinados momentos en los que el cambio tiende a ser mayor y más rápido. La «etapa adolescente» es sin duda una de esos momentos.

LOS COMPAÑEROS

El deseo de ser como los amigos suele formar parte de la adolescencia. Esto puede suponer un desafío especial para algunos adolescentes con síndrome de Down, porque tal vez haya ciertas cosas que ellos no puedan hacer. Ven que sus compañeros conducen, tienen citas sin la vigilancia de un acompañante, van a la universidad, se emancipan y se casan. La persona puede sentirse «abandonada», triste o frustrada al no poder hacer las mismas cosas. Si bien esta lucha siempre ha estado presente en las familias, a medida que los otros hermanos iban madurando y haciendo todas esas cosas, ahora comienza a hacerse cada vez más patente en relación con sus compañeros. Puesto que las personas con síndrome de Down están integradas en los colegios locales y en los entornos sociales, tienen más compañeros no discapacitados que participan en estas actividades. Este contacto tiene muchos aspectos positivos, pero uno de los posibles aspectos negativos es ver que los demás realizan actividades que el adulto con síndrome de Down tal vez no pueda realizar (v. cap. 7 para obtener más información).

Reconocer la necesidad de ayuda profesional

Durante las épocas en que los cambios acontecen con mayor rapidez, hay mayor estrés y mayores posibilidades de contraer una enfermedad mental. La adolescencia es claramente una de esas épocas. La depresión es la enfermedad mental más corriente que solemos ver, aunque también puede aparecer ansiedad. A veces puede resultar difícil distinguir la conducta adolescente de los síntomas de una depresión. Por ejemplo:

- Si bien la pérdida de interés en realizar actividades con los padres no es algo infrecuente, la pérdida de interés por todo tipo de actividades sí es algo preocupante.
- Los patrones del sueño suelen cambiar en la adolescencia. La necesidad de dormir aumenta, y los adolescentes quieren quedarse despiertos hasta más tarde y levantarse más tarde por las mañanas. Sin embargo, dormir continuamente, o no dormir en absoluto son hechos preocupantes.

- Los cambios de humor son de esperar, pero el enfado incontrolable y las agresiones pueden ser signos de un problema más importante. Los cambios periódicos de humor también pueden ser signos del síndrome premenstrual.

El tema de la depresión lo trataremos más a fondo en el capítulo 14, y deberá considerarse si la intensidad y la duración de los cambios de conducta parecen inusuales o excesivos.

CUANDO SE PRODUCEN PROBLEMAS MÁS IMPORTANTES EN LA ADOLESCENCIA

Depresión. Hemos observado que hay algunos adolescentes con síndrome de Down que responden ante el estrés de la adolescencia con una depresión que conlleva una forma más grave de retraimiento y de aislamiento. Cuando esto sucede, el enfado que normalmente se expresa entre el adolescente y sus padres sólo se produce cuando estos tratan de sacar al adolescente de su aislamiento. Esta tendencia a retraerse y a buscar el aislamiento puede deberse al concepto de «incapacidad o debilidad aprendida» (Seligman, 1975), que también provoca con mucha frecuencia retraimiento y depresión en los adultos con síndrome de Down.

La incapacidad o debilidad aprendida puede producirse cuando el individuo tiene poca experiencia para resolver sus propios problemas o para defenderse solo. Por consiguiente, cuando se enfrenta con un desafío importante, como el torbellino físico y emocional de la edad adolescente, tiende a cerrarse y a retraerse en un estado de impotencia, en vez de abordar el desafío o hacerle frente. Esto, a su vez, puede llevarles a focalizar su atención en su interior, en sus fantasías, sus películas o hechos del pasado, debido a las habilidades de memoria visual que tienen estos individuos (v. cap. 5). De este modo, el retraimiento puede servirles para alejarlos de los conflictos y de las tensiones de su mundo, pero así solo se consigue retrasar la resolución de los retos propios de esta fase de la vida (v. cap. 14, que ofrece más estrategias sobre el tratamiento de este problema).

Los adolescentes de la población general también pueden retraerse y aislarse en cierta medida, pero también es más probable que se defiendan mejor. El lector podrá decir, llegado este punto, que los adolescentes de la población general se caracterizan por cerrarse a sus padres. Si bien esta *es* una forma de retraimiento, de hecho no hay nada de pasividad en esa conducta, como podrá confirmar cualquiera que haya intentado hablar con un adolescente hosco. Por otra parte, es más probable que los adolescentes con síndrome de Down se escondan y se aíslen, en lugar de expresar su enfado directa o indirectamente a los demás por medio «del tratamiento del silencio».

Gestos suicidas

La «buena noticia» sobre los adolescentes deprimidos con síndrome de Down es que es mucho menos probable que estos hagan gestos de suicidio, en comparación con los adolescentes deprimidos de la población general. En parte, esto puede deberse a que los gestos suicidas suelen implicar un alto grado de enfado/rabia contra uno mismo y contra los demás, que es mucho menos probable que se manifieste en los adolescentes con síndrome de Down.

Hiperactividad con déficit de atención. Hemos visto adolescentes con síndrome de Down con problemas conductuales más graves. Cuando miramos más de cerca, solemos descubrir la existencia de uno o varios problemas de salud o de otros problemas neurológicos que, añadidos al intenso estrés experimentado en los años de la adolescencia, hacen que sea muy difícil para estas personas controlar su comportamiento. Algunos de estos adolescentes tienen hiperactividad con déficit de atención, trastorno que se caracteriza por la impulsividad, la distractibilidad y por los problemas de atención. Como sucede con los niños y los adolescentes de la población general que padecen este tipo de trastorno, la medicación correcta y un programa académico adaptado a sus necesidades pueden servir de gran ayuda para reducir el estrés experimentado por estos individuos. Aun así, las tensiones de los años adolescentes, añadidas a los problemas de la hiperactividad con déficit de atención, pueden suponer un importante desafío para estos adolescentes y sus familias.

Síndrome de la Tourette. También hemos visto que los cambios hormonales de la adolescencia pueden provocar la aparición de trastornos neurológicos, como el síndrome de la Tourette o el trastorno bipolar. Como decimos en el capítulo 21, el síndrome de la Tourette suele conllevar una constelación de tres series de síntomas: *a)* déficit de atención y distractibilidad; *b)* tics motores, y con menor frecuencia, tics vocales, y *c)* conducta obsesivo-compulsiva. Las personas con este trastorno pueden ser diagnosticadas erróneamente como si solo tuvieran uno de los trastornos anteriores, o como si tuvieran otro tipo de trastorno, como un trastorno de oposición desafiante (si se considera que los tics de la persona son voluntarios, ignorando que tienen un fundamento biológico). Los diagnósticos erróneos pueden reducir el buen resultado de los tratamientos. La combinación de estos síntomas y conductas resulta extenuante para los adultos, pero para un adolescente puede resultar particularmente demoledora, en especial cuando el adolescente está intentando encajar en la escuela y entre sus compañeros.

Trastorno bipolar. El trastorno bipolar es un trastorno del estado de ánimo que conlleva fluctuaciones extremas en el estado de ánimo y en la conducta. Este trastorno suele comenzar en la adolescencia, y tiene un efecto devastador en el individuo y en su familia. El trastorno bipolar resulta más difícil de diagnosticar en las personas con síndrome de Down, especialmente en su adolescencia, porque los cambios de estado de ánimo pueden confundirse con la conducta adolescente. Además, es más probable que los adolescentes y adultos con síndrome de Down tengan un patrón de ciclos rápidos de estados de ánimo bajos y altos. No es infrecuente que estos ciclos se produzcan en un período tan corto como puede ser un día, a diferencia de las semanas o meses que duran estos ciclos en la población general (v. cap. 14 para más información).

Trastorno del espectro autista. El trastorno del espectro autista, que se caracteriza por las dificultades en las habilidades sociales y comunicativas, y por los problemas de control de la conducta, puede volverse más intenso e incontrolable en el comienzo de la pubertad. Sin embargo, muchos adolescentes con trastorno del espectro autista y síndrome de Down han sido diagnosticados antes de su adolescencia, por lo que, aunque algunos síntomas puedan ser más intensos, no son necesariamente nuevos para los familiares ni para los profesionales que trabajan con el adolescente con este trastorno y síndrome de Down. A menudo, las mismas estrategias utilizadas para tratar a los adolescentes que solo tienen síndrome de Down sirven también para los adolescentes con síndrome de Down y trastorno del espectro autista. Estos adolescentes quieren independencia, exactamente igual que los demás, pero pueden necesitar más adaptaciones para conseguirla.

Problemas de salud o problemas sensoriales. Por último, seríamos negligentes si no comentáramos el caso de los adolescentes con síndrome de Down que tienen problemas de salud o problemas sensoriales. Cuando investigamos las causas por las que los adolescentes con síndrome de Down tienen problemas conductuales, solemos encontrarnos con problemas de salud, igual que sucede, como ya dijimos, con los adultos con síndrome de Down (v. cap. 2, donde se trata más detenidamente este tema).

Además, los problemas de integración sensorial también pueden tener un profundo impacto en el adolescente. La integración sensorial es la habilidad que tiene una persona para recibir y controlar e integrar eficazmente todos los estímulos sensoriales, incluyendo el oído, la vista, el tacto, la propiocepción, el olfato y el gusto. Aunque la integración sensorial es un campo de estudio relativamente nuevo, existen datos que demuestran que los problemas de integración sensorial pueden afectar a un mayor porcentaje de adolescentes y adultos con síndrome de Down, en comparación con la población general. Los problemas de integración sensorial pueden ser diagnosticados erróneamente como si fueran trastornos de hiperactividad con déficit de atención, o confundirse con muchos otros trastornos, y también pueden añadirse a los problemas de salud o de salud mental ya existentes. Los problemas de salud y los problemas sensoriales pueden hacer que para un adolescente sea aún más difícil manejar las tensiones de la adolescencia, y provocar por ende el tipo de problemas conductuales descritos en esta y en otras secciones de este libro. Para resolver los problemas conductuales y para proporcionarle al adolescente buenas posibilidades para afrontar las intensas tensiones de esta edad, necesitamos en primer lugar diagnosticar y tratar los problemas de salud o los problemas sensoriales.

Cambios conductuales de la adultez

Aunque muchas personas con síndrome de Down empiecen a actuar como adolescentes más tarde de lo que es habitual, lo contrario también es cierto cuando se trata de actuar como un adulto de más edad. Las personas con síndrome de Down parecen envejecer más rápidamente. En realidad, en la niñez y en la primera parte de la adultez, muchas de estas personas parecen ser mucho más jóvenes de lo que en realidad son. Sin embargo, cuando van entrando en la treintena, suelen empezar a actuar como si tuvieran más edad de la que tienen, y también a aparentarla. Por nuestra experiencia, nos inclinamos a creer que estas personas cuando tienen más de 35 o 40 años, tienen 5, 10, 15 e

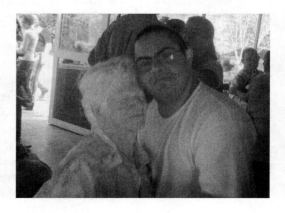

incluso 20 años más que su edad cronológica. Comienzan a tener los problemas de salud asociados al envejecimiento, y también tienden a «aflojar el paso» antes que los demás. Por consiguiente, los problemas de la adultez más avanzada pueden surgir a una edad más temprana.

Para los adultos mayores *sin* síndrome de Down, los cambios o los desafíos suponen que los hijos se van de casa, se convierten en abuelos, se jubilan y afrontan los cambios de salud de sus padres o los suyos propios. Una persona con síndrome de Down puede experimentar muchos desafíos similares a estos: convertirse en tío o en tía, jubilarse y afrontar los cambios de salud de sus padres o los suyos propios.

Cuando las personas con síndrome de Down maduran, pueden seguir aprendiendo. Independientemente de la edad mental o del nivel de habilidades que hayan alcanzado, siguen gozando del beneficio de vivir y de aprender. Como otras personas mayores, a medida que estos individuos van envejeciendo, suelen tener más calma, más paciencia y más aceptación de sí mismos y de los demás, y también son capaces de tomar decisiones más meditadas y más sensatas. Sin embargo, al igual que les sucede a algunas personas mayores sin síndrome de Down, pueden también volverse más reacios a aprender cosas nuevas o a aceptar los cambios. Es posible que también prefieran actividades más tranquilas y más sedentarias. Suelen imitar a sus padres mayores, quienes también prefieren este tipo de actividades. Si no contraen la enfermedad de Alzheimer, estos individuos tienen un declive cognitivo y de memoria semejante al de los otros adultos mayores de la población general.

Ya que muchos adultos con síndrome de Down nacieron cuando sus padres ya eran mayores, suelen ser relativamente jóvenes cuando sus padres comienzan a afrontar los problemas de su propia vejez. Curiosamente, algunos de nuestros pacientes están todavía procesando los problemas de la adolescencia (p. ej., los hermanos que se van de casa), cuando empiezan a afrontar los problemas de la adultez avanzada (p. ej., la decadencia de los padres).

> Lawrence tenía un empleo que le exigía un ritmo rápido de trabajo. A medida que fue haciéndose mayor, le fue resultando más difícil sostener aquel ritmo. Tanto física como mentalmente, su empleo le resultaba un desafío creciente. Cuando Lawrence cumplió los 48 años, su padre se jubiló, y a Lawrence le pareció que aquella era una alternativa más atractiva que acudir al trabajo todos los días. Comenzó a faltar cada vez más al trabajo, y finalmente perdió su empleo. Se volvió muy sedentario, y en la actualidad pasa la mayor parte de su tiempo sentado frente al televisor controlando el mando a distancia.

> A Melissa, de 44 años, la trajeron sus hermanas a nuestro centro. Las hermanas estaban preocupadas ante la posibilidad de una depresión, porque Melissa había dejado de interesarse por realizar las actividades de las que había disfrutado durante muchos años. Estas actividades consistían en ir a bailar, y en practicar deportes, como el softball, el voleibol y la natación, en el polideportivo municipal, y también en pruebas de atletismo en las Olimpiadas Especiales. Melissa seguía trabajando en su empleo de ensamblaje de piezas, pero no era tan productiva como lo había sido en el pasado. Sus hermanas también habían notado que ya no tenía tantas energías ni tanto entusiasmo para ir de compras durante largo rato, ni para las reuniones familiares, especialmente cuando en ellas había varios niños más pequeños.

Las hermanas de Melissa se sintieron aliviadas cuando el personal del centro no descubrió ningún síntoma de depresión. Nuestro personal les explicó que las personas con síndrome de Down tienen un proceso de envejecimiento prematuro, que puede representar una diferencia de unos 20 años aproximadamente, en comparación con las personas de la población general. Como otros que estaban envejeciendo, Melissa se movía con más lentitud, y estaba interesada en actividades que le exigían menos esfuerzo, pero que aun así le resultaban estimulantes. Le gustaban las actividades artísticas y artesanales y el bingo, y también salir de compras durante períodos más cortos de tiempo, que supusieran menos cansancio para sus pies. También siguió participando en las Olimpiadas especiales, pero se cambió a los bolos, una actividad menos agotadora. Dicho de otro modo, sus patrones de conducta no eran inusuales para una persona que estaba, desde el punto de vista de su desarrollo, en una edad próxima a la jubilación.

¿Por qué el envejecimiento de Melissa parecía ser un proceso más positivo que el de Lawrence? Lo que las familias quizá necesiten comprender es que no solo la energía, los intereses y las motivaciones son los que cambian a medida que las personas envejecen, sino que las personas también pueden volverse un poco más inflexibles en sus maneras. Y esto también es aplicable a las personas sin síndrome de Down, pero puesto que tantas personas con síndrome de Down tienen una tendencia preexistente a persistir en sus hábitos/rutinas, esta tendencia puede volverse más acentuada con la edad. Esto no quiere decir que las personas tengan que quedarse rígidamente ancladas en los patrones de sus hábitos, especialmente si estos han dejado de ser adaptativos para ellas. Observamos, sin embargo, que los cuidadores tienen que ser un poco más pacientes cuando intenten cambiar esos patrones. Sencillamente, puede que los adultos mayores con síndrome de Down necesiten más tiempo. Además, cuanto más haya durado un patrón determinado, puede que resulte más difícil cambiarlo. Pero esto no es aplicable a todos los cambios. Hemos visto a muchas personas responder muy rápidamente ante los cambios que ellas mismas consideraron positivos. Por ejemplo:

Juan, de 39 años, mostró gran entusiasmo al mudarse de la casa de sus ancianos padres a una nueva residencia. Su hermana, que ayudó a facilitar esta mudanza, fue incapaz de decir a sus padres lo contento que estaba Juan ahora, porque ellos estaban convencidos de que el traslado le haría venirse abajo. Trató el asunto con mucho tacto, y les dijo a sus padres que Juan les echaba de menos, pero que se estaba adaptando y sintiéndose mejor (porque ellos lo habían preparado muy bien para esta mudanza).

Por el contrario, hemos visto a otras personas tener enormes dificultades con los cambios súbitos, como por ejemplo una mudanza inesperada a un piso tutelado a causa del fallecimiento repentino de su padre o de su madre. Esto no es aplicable a todas las personas ya que algunas se manejan muy bien con este tipo de cambios. Sin embargo, gran número de personas tienen serias dificultades de adaptación. También vemos que las personas logran adaptarse, con el paso del tiempo y con un entorno de sensibilidad y de cariño, pero este proceso puede durar años y conllevar mucho sufrimiento.

El mensaje que esperamos que los padres extraigan de esto es que preparen a su hijo para marcharse del hogar con mucha antelación. Esto posibilitará que tanto la persona con síndrome de Down, como ustedes, sus padres (a quienes este paso suele costarles más que al propio hijo) puedan afrontar esta situación de forma provechosa. Y lo que es más importante, los padres que esperan pueden quedarse sin voz ni voto con respecto al cómo y al dónde será trasladado su hijo. Nuestro consejo, y el consejo de cualquiera que haya tenido que tratar con una persona con síndrome de Down adaptándose a un cambio brusco, es que la planificación y la instalación efectuadas con antelación son muy preferibles a cualquier otra alternativa.

Niños eternos, no

La gente suele referirse a las personas con síndrome de Down como «los niños» o «los chicos», aunque estos tengan cincuenta años. Se considera a la persona con síndrome de Down como si esta se hubiera quedado congelada en la infancia. Hay muchas razones posibles para esto. Desde luego, la presencia de una discapacidad intelectual lleva a mucha gente a asumir erróneamente que la persona con síndrome de Down sigue siendo un niño. Si bien la persona puede ser «infantil» en ciertos aspectos, generalmente también tiene cualidades, sueños y esperanzas muy adultos.

Otra posible causa para considerar a estas personas como niños eternos está relacionada con el tipo de mundo en el que nacieron los adultos con síndrome de Down de hoy en día. Los que nacieron en los años 60, o antes, tuvieron poco acceso a los cuidados sanitarios básicos, y mucho menos al colegio, a la sociedad y a otro tipo de posibilidades, y además había pocas expectativas de que sobrevivieran a su infancia. Los que nacieron un poco más tarde tenían derecho legal a la enseñanza en las escuelas públicas (a partir de 1975), pero aun así es posible que se hayan tenido que enfrentar en su vida cotidiana a una gran cantidad de ignorancia y de resistencia frente a su inclusión. Las familias de estas personas mayores con síndrome de Down tienen a veces dificultades para considerarlas como adultos, porque es posible que los profesionales y los miembros de la comunidad a su alrededor hayan tenido pocas expectativas, y porque las oportunidades que había para el desarrollo de sus habilidades eran más limitadas que en la actualidad.

Hoy, sin embargo, tenemos una nueva generación que ha nacido en un mundo en el que la intervención temprana y la inclusión en el colegio y en la comunidad son derechos del individuo. Cuando vemos crecer a la nueva generación de niños con síndrome de Down, suelo preguntarme si no veremos también un síndrome distinto, que goce de una salud mejor y con mejores habilidades cognitivas, sociales y ocupacionales. Al ver a las personas con síndrome de Down viviendo más años y desarrollando mayores habilidades, resulta imperativo que comprendamos y que apoyemos su desarrollo como adolescentes y como adultos, y a lo largo de toda su vida.

La jubilación

En el caso de Lawrence, descrito anteriormente, su decisión de dejar el trabajo (de jubilarse) era algo que él deseaba, y de lo que los demás no se daban cuenta. Hizo saber sus deseos del único modo eficaz que pudo encontrar.

La edad a la que las personas con síndrome de Down están dispuestas a retirarse es tan variable como lo es para las personas sin síndrome de Down. Algunas personas con síndrome de Down están dispuestas a retirarse cuando están en la década de los cuarenta (considerando el envejecimiento prematuro, esto podría compararse a otra persona que se retirase a los 60). Otras personas con síndrome de Down nunca están dispuestas a retirarse. No existe una edad fija; las necesidades de cada persona deben ser tenidas en cuenta de forma individual.

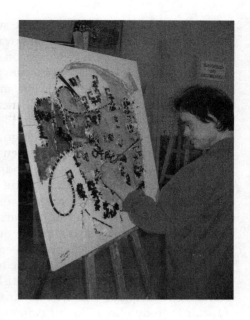

Si el lugar de trabajo se ha convertido en una dificultad demasiado grande, físicamente, mentalmente, o ambas cosas a la vez, ya ha llegado el momento de buscar algo diferente que hacer. *No es el momento de buscar la inactividad.* Aunque la jubilación suele verse como una época en que la actividad disminuye, es en realidad una parte natural del proceso del desarrollo. Si las familias y los profesionales no consideran este cambio como parte natural del desarrollo, es posible que les resulte difícil aceptarlo. Además, las normativas estatales suelen exigir algún tipo de programación diaria para las personas con síndrome de Down que viven en pisos tutelados o en residencias. Por lo tanto, aceptar el cambio no es solo cuestión de cambiar la mentalidad, sino que también implica contar con la normativa y ajustarse a ella.

Si se considera esta fase del desarrollo como «retirarse *a* algo», en vez de «retirarse *de* algo», hay mayores posibilidades de éxito. Un programa de retiro fructífero deberá tener las siguientes características: un ritmo más lento, menos «trabajo», más ocio, y previsiones para las necesidades de la salud, que van a ser distintas. Puede que sea necesario incluir en este programa un lugar en el que la persona pueda descansar durante el día, si necesitara hacerlo.

Los programas de jubilación no deben ser aburridos ni dejar de ser estimulantes. Hemos visto algunos programas que son deplorables, en los que la única actividad del adulto consiste en ver la televisión, o en encontrar por sí mismo sus propios medios de entretenimiento. Afortunadamente, a medida que la población con síndrome de Down envejece, hemos visto un creciente grupo de programas que colman las necesidades del adulto, al mismo tiempo que también le estimulan y enriquecen. Los mejores de entre estos programas cuentan con excelentes actividades artísticas y artesanales, incluyendo algunas que son impartidas por profesionales (y que suelen tener tanta calidad como para ser luego expuestas en algunas galerías). Estos programas también incluyen un calendario regular de salidas a restaurantes y a centros comerciales, e incluyen también dosis saludables de actividades culturales, deportivas, aeróbicas y otras actividades de ocio. Muchos de estos programas podrían complementarse con cualquier otro programa para la tercera edad. Puede que las personas estén retiradas, pero en estos programas están de todo menos inactivas, y además a ellas les encantan. Muchas residencias han desarrollado programas de estas características, que además cumplen con la normativa que exige que cada persona que vive allí debe asistir a un programa diario.

También el trabajo de voluntariado suele cumplir con estos requisitos. Hemos sabido de la existencia de varios programas innovadores que consisten en proyectos de voluntariado o cívicos, para las personas mayores con síndrome de Down. Por ejemplo, uno de estos programas lleva a un grupo de «retirados», formado sobre todo por personas con síndrome de Down, a visitar una residencia de ancianos. La finalidad es la de ayudar a aquellos que son «menos afortunados» en esas residencias, a los que están solos, ancianos y enfermos, hablando y relacionándose con ellos. El personal de estas residencias de ancianos dice que algo mágico sucede cuando llega el grupo de personas con síndrome de Down. Esto no debería sorprender a nadie, dada la sensibilidad de estas personas ante las necesidades de los demás. Para los individuos con síndrome de Down quizá no exista nada tan enriquecedor y estimulante como tener la oportunidad de hacer cosas por los demás, y especialmente por esas otras personas que saben mostrarse así de agradecidas por su ayuda. Incluso cuando exista la posibilidad de incluirse en programas de la tercera edad tan excelentes como los descritos más arriba, puede que estos no sean los adecuados para determinados individuos. La clave consiste, pues, en encontrar el programa idóneo para cada persona. ¿La persona quiere retirarse? ¿Su trabajo le resulta demasiado estresante? ¿Si se modificaran las condiciones de su trabajo podrían satisfacerse sus necesidades? ¿Sería más conveniente y estaría mejor adaptado a la persona otro programa distinto? La jubilación no es la solución idónea para todo el mundo, así como tampoco existe ningún programa de jubilación que sea el único adecuado para todas las personas que estén listas para retirarse.

> Víctor, de 52 años, encontraba cada vez menos placer en su trabajo. Notaba que su trabajo le exigía cada vez más esfuerzo y que era frustrante, y que su productividad era cada vez menor. Sin embargo, le seguía gustando estar ocupado y activo. Disfrutaba con el ritmo más lento que desplegaba cuando limpiaba la casa en que vivía. Podía descansar cuando quería, y seguir trabajando después. Sus habilidades verbales eran muy limitadas, de manera que hizo saber cuáles eran sus deseos quedándose levantado hasta tarde para limpiar, y negándose después a levantarse de la cama por las mañanas para acudir a su trabajo. Victor fue trasladado al «programa de retiro» que se encontraba en el edificio contiguo. Allí pudo pasar parte del día limpiando, como él quería, y la otra parte del día relacionándose socialmente con sus otros compañeros del grupo de retiro. Su sueño mejoró porque podía hacer lo que él quería durante el día, y dejó de sentir la necesidad de quedarse levantado por la noche para hacerlo.

CONCLUSIÓN

Las personas con síndrome de Down no son estáticas. Esto sigue siendo cierto en la edad de la jubilación, en su adolescencia y a lo largo de toda su vida. Sus necesidades, sus deseos y apetencias cambian con el transcurso del tiempo. Muchas de las propuestas que tienen éxito con las personas de la población general pueden servir también para proporcionar apoyos beneficiosos y solidarios a los individuos con síndrome de Down. Sin embargo, también es necesario recordar que las diferencias en las personas con síndrome de Down, como su desarrollo más lento, y su envejecimiento precoz, pueden exigir ciertas modificaciones en estos apoyos.

Sección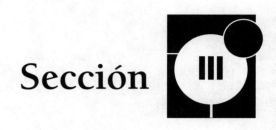

ENFERMEDAD MENTAL

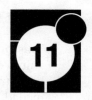

La enfermedad mental y sus desencadenantes

Hasta este punto del libro, hemos tratado sobre las diversas formas en que se puede fomentar y mejorar la salud mental de las personas con síndrome de Down. Hemos señalado que la buena salud mental en los adultos con síndrome de Down no tiene que parecerse necesariamente a la buena salud mental de los demás, debido a las conductas que les son propias, como el soliloquio o «los hábitos/rutinas», y debido también a sus diferencias en las habilidades del lenguaje y de la memoria. Estas diferencias se confunden a veces con signos de enfermedades mentales, pero generalmente no son nada preocupantes si los padres y los profesionales saben actuar apropiadamente ante ellas.

Por otra parte, en algunas ocasiones, los adolescentes y los adultos con síndrome de Down *sí sufren* una enfermedad mental. En la cuarta edición revisada del *Manual diagnóstico y estadístico de los trastornos mentales* (DSM-IV-TR) se define el trastorno mental (la enfermedad mental) como:

- Un síndrome o patrón conductual o psicológico, que se presenta en un individuo, y que es significativo desde el punto de vista clínico.
- Se asocia con la presencia de malestar o discapacidad, o con un riesgo significativamente creciente de sufrir dolor, discapacidad, una importante pérdida de libertad e incluso la muerte.
- El síndrome o patrón no debe ser meramente una respuesta predecible y socialmente aceptada ante un acontecimiento determinado (p. ej., la muerte de un ser querido).
- Cualquiera que sea su causa original, debe considerarse como la manifestación de una disfunción comportamental, psicológica o biológica del individuo.
- Ni la conducta que se aparte de la normalidad, ni los conflictos que se sitúen fundamentalmente entre el individuo y la sociedad, son trastornos mentales a menos que la desviación o el conflicto sean un síntoma de la disfunción del individuo (DSM-IV-TR, 2000).

Los tipos de trastornos mentales son los siguientes:

- **Trastornos del estado de ánimo** (trastornos en que la alteración del estado de ánimo es la característica predominante), como son la depresión, el trastorno bipolar, el trastorno distímico y otros trastornos del estado de ánimo debidos a una enfermedad médica general.
- **Trastorno de la conducta** y **trastorno de oposición desafiante.**
- **Esquizofrenia** y **otros trastornos psicóticos** (trastornos en los que los síntomas de delirios o alucinaciones son las características principales).
- **Trastornos de ansiedad** y **trastorno obsesivo-compulsivo.**
- **Trastorno del control de los impulsos** (incapacidad para resistir el impulso, el deseo o la tentación de realizar un acto que es perjudicial para la persona o para los demás, y que no está causado por otra enfermedad mental).

Las enfermedades mentales son bastante frecuentes en los adultos en general, y se ha calculado que se presentan en un 26 por ciento de los adultos de la población general de Estados Unidos (Kessler y cols., 2005). Aproximadamente un 9,5 por ciento de la población adulta de Estados Unidos tiene un trastorno depresivo en un momento determinado. La depresión mayor es la causa principal de discapacidad en Estados Unidos. Los adultos con síndrome de Down parecen ser un poco más susceptibles de enfrentarse a una enfermedad mental a lo largo de sus vidas. Chen calculó una prevalencia del 27,1 por ciento en las personas con síndrome de Down que desarrollan alguna enfermedad mental durante su vida. Los datos recabados en nuestro centro apuntan a un predominio cercano al 35 por ciento (pero, puesto que muchos de nuestros pacientes acuden aquí porque están teniendo problemas específicos, es lógico que nuestro porcentaje sea mayor). Aproximadamente dos tercios de las personas que vemos nosotros no padecen ninguna enfermedad mental. Funcionan bien y hemos aprendido mucho de ellas sobre el modo de preservar la salud mental, como ya dijimos en capítulos anteriores.

DESENCADENANTES DE LA ENFERMEDAD MENTAL

En general, hay dos formas por las que se puede desencadenar una enfermedad mental en cualquiera de nosotros: por causas físicas, como las alteraciones bioquímicas o estructurales del cerebro o por una enfermedad, o por lo que los profanos suelen denominar «estrés» o «factores estresantes», o por la combinación de ambos factores.

En el capítulo 13, se explican algunas de las modalidades estructurales y químicas presentes en los cerebros de las personas con síndrome de Down, que pueden hacerlas más vulnerables a algunas enfermedades mentales. Por ejemplo, las diferencias en el transporte de serotonina pueden hacer a estas personas más susceptibles de padecer síntomas de depresión. En el capítulo 2, se han expuesto muchos de los problemas físicos que pueden provocar problemas de salud mental en estos adultos. En el presente capítulo, nos centraremos en los factores estresantes que, en algunas ocasiones, pueden provocar una enfermedad mental en estos individuos.

EL ESTRÉS

Es interesante observar que la hipertensión (presión sanguínea alta) no es frecuente en las personas con síndrome de Down. Cuando compartimos este descubrimiento con otras personas, frecuentemente su respuesta es «probablemente se deba a que estos individuos no tienen estrés en sus vidas». Esto es un mito. Las personas con síndrome de Down no solo tienen estrés en sus vidas, sino que además lo perciben en los demás y puede llegar a afectarles.

Evidentemente hay ciertos problemas de la vida por los que estas personas no tienen que preocuparse. Por ejemplo, es raro que un adulto con síndrome de Down tenga que preocuparse por cómo va a afrontar el pago de su vivienda. Sin embargo, esto no significa que en sus vidas no haya factores estresantes. En algunas ocasiones es de esperar que los adultos con síndrome de Down se enfrenten con determinados problemas con los que no tienen que enfrentarse el resto de los adultos. Por ejemplo, muchos de nuestros pacientes viven en residencias donde puede haber ciertas personas que tengan hábitos/rutinas inconvenientes, que permanezcan despiertas por la noche, o simplemente que no les gusten. Y a pesar de ello, quizá tengan pocas oportunidades para negociar un cambio o para vivir con quienes desearían. Además, la discapacidad intelectual derivada del síndrome de Down suele limitar la habilidad de la persona para afrontar el estrés. Por consiguiente, hay momentos en que estos adultos pueden experimentar tanto estrés, si no más, como cualquiera de nosotros, con la diferencia de que ellos tienen menos habilidad para sobrellevarlo.

La presencia del estrés en la vida de una persona generalmente no provoca una enfermedad mental. El apoyo adecuado, el saber apartarse de la situación, el participar en actividades que reducen el estrés, así como otras estrategias son medios que ayudan a evitar el desarrollo de una enfermedad mental. Sin embargo, es preciso reconocer el estrés, con la finalidad de desarrollar activamente las estrategias que nos permitan afrontarlo y sobreponernos. Es posible que los adultos con síndrome de Down no reconozcan su propio estrés o que no sean capaces de verbalizar sus problemas. Debemos tener cuidado de no minimizar el estrés en la vida de una persona solo porque esta no verbalice sus preocupaciones. Es importante saber que la persona con síndrome de Down puede estar experimentando estrés, y puede estar necesitando ayuda para desarrollar estrategias saludables con las que afrontarlo.

Entre los factores de estrés más frecuentes que pueden desencadenar una enfermedad mental en estos adultos se encuentran los siguientes:

- Incapacidad o debilidad aprendida.
- Falta de oportunidades.
- Falta de respeto.
- Acontecimientos esperados, pero estresantes.
- Acontecimientos inesperados y estresantes.
- Pena, sufrimiento, duelo.

CAUSAS FRECUENTES DE ESTRÉS
Incapacidad o debilidad aprendida

Uno de los desencadenantes específicos de la enfermedad mental (especialmente de la depresión) es un estado que se denomina incapacidad o debilidad aprendida. Esta se produce cuando un individuo ha experimentado un fracaso que le ha conducido a un sentido de futilidad y de desesperanza, y a una tendencia a darse por vencido en futuras ocasiones. Por ejemplo, si un bebé o un niño llora continuamente sin que nadie reaccione, al final aprenderá que llorar no le sirve de nada, y dejará de hacerlo. Esencialmente, se está dando por vencido. Ha aprendido a darse por vencido y quizá no vuelva a llorar ni siquiera en las nuevas ocasiones en que haya más posibilidades de que los demás reaccionen ante su llanto. Hemos visto a varios adultos con síndrome de Down que se sentían frustrados o infelices con su situación. Después de reiterados e infructuosos intentos por comunicar sus problemas, o porque estos no fueran tomados en serio, desarrollaron un sentimiento de desesperanza y se dieron por vencidos. Frecuentemente, no solo renuncian a lograr ese cambio en particular, sino que además se vuelven apáticos en general, y también se deprimen.

En algunas ocasiones, las habilidades limitadas del lenguaje de una persona imposibilitan que exprese sus preocupaciones de una forma inteligible. En otras, las personas que escuchan estas preocupaciones tal vez no tomen en serio al individuo, o no le den importancia a sus problemas. La limitación de recursos puede ser también un problema. Por ejemplo, si a un adulto no le gusta su piso tutelado, pero no existen más alternativas, es improbable que se produzca un cambio.

> Zachary, de 22 años, estaba deprimido. Sus padres se habían esforzado mucho para conseguirle una plaza en un taller, pero a Zachary no le gustaba aquel trabajo, y se sentía atrapado. Su habilidad para comunicar su deseo de abandonar aquel taller era limitada. Con el tiempo, su problema se hizo evidente, y sus padres se ocuparon de encontrarle un nuevo empleo. El trabajo nuevo era muy similar al anterior, pero Zachary se sentía mucho más feliz. Una gran parte de esta felicidad parecía guardar relación con su sensación de que él podía influir en su entorno.

Para que un entorno pueda ofrecer apoyo, debe ser sensible y receptivo. El primer paso para proporcionar apoyos o cuidados consiste en escuchar. Sin entender el problema, no podemos ofrecer una solución auténticamente beneficiosa. Evidentemente, entender las necesidades de una persona con síndrome de Down que tenga muy pocas habilidades de comunicación puede constituir un gran problema. Aunque en este libro describimos una serie de cuestiones que son comunes a las personas con síndrome de Down, también afirmamos que cada una de estas personas es un individuo que tiene sus propios deseos, necesidades e ilusiones. Cuando alguien expresa estas necesidades, pero no se le escucha, se produce una situación que puede ser muy frustrante y que al final puede causar desesperanza.

Piense en la siguiente analogía si quiere entender lo frustrante que puede resultar que los demás no nos escuchen. Imagínese entrando en unos grandes almacenes con una bonita camisa que se ha comprado hace poco. Tras esperar en la larga fila del departamento de Atención al Cliente, llega por fin al frente y coloca la camisa sobre el mostrador. Antes de que usted tenga oportunidad de decir nada, el empleado le sonríe, toma la camisa y le reembolsa su dinero por el artículo devuelto. A usted le agrada la cortesía del empleado, su cordialidad y su afán de atenderle. Pero, por otra parte, cuando usted ve que el empleado se lleva su camisa para volverla a colocar en los estantes, usted se siente frustrado. El propósito de su visita a los almacenes (que usted ni siquiera llegó a manifestar al empleado) era que le quitaran a la camisa la etiqueta de seguridad que olvidaron quitarle cuando la compró. A usted le gustaba mucho la camisa y ahora se la están llevando. El servicio fue excelente; pero sencillamente no era lo que usted necesitaba.

Cualquiera que vea que sus intentos por cambiar su entorno, o por influir en él, son ignorados o malinterpretados, puede sentirse frustrado. Si eso, además, ocurre continuamente, puede convertirse en un serio desencadenante de una enfermedad mental.

Falta de oportunidades

La falta de oportunidades puede resultar muy estresante, frustrante y problemática para la autoestima (v. cap. 7). La oportunidad no es simplemente poder hacer algo, o hacer algo para llenar nuestro tiempo. Es un reto interesante que nos permite sentirnos creativos e ilusionados. Las tareas o los empleos disponibles para algunos adultos con síndrome de Down empiezan por no cumplir estos requisitos. Para otros, quizá ni siquiera exista la posibilidad de realizar tareas ni de encontrar ningún empleo, debido a la falta de recursos y a otras razones.

El individuo es quien define la satisfacción que le proporciona una determinada tarea o un determinado trabajo. Por consiguiente, lo que a usted podría parecerle aburrido o insatisfactorio, puede ser bastante satisfactorio para alguien con síndrome de Down. Pero lo contrario también es cierto. Lamentablemente, los adultos con síndrome de Down no suelen participar activamente en la elección de sus trabajos, y esto puede ocasionarles un sentimiento de frustración.

Las situaciones de la vida también pueden ser una fuente de frustración o de estrés. Muchas personas con síndrome de Down tienen oportunidades limitadas para elegir su situación en la vida. Los problemas económicos, la necesidad de encontrar rápidamente un hogar tras la muerte de los padres y otras dificultades son factores que contribuyen a la carencia de formas de vivienda apropiadas de las que pueda disponerse. Desde luego, lo ideal es que las familias puedan estudiar con bastante antelación las posibilidades existentes, pero esto no ocurre siempre. Además, suele haber problemas de fluctuación de recursos. Un plan bien elaborado puede volverse problemático en el momento necesario porque se ha producido un cambio en la financiación por parte del estado o de otra institución.

Muchos adultos siguen viviendo en casa, con sus padres, con sus hermanos o con ambos a la vez, y les va muy bien. Muchos se mudan a residencias o pisos tutelados, y también les va bien. Sin embargo, en algunas ocasiones, cuando alguien quiere vivir fuera de su casa familiar, no se dispone de oportunidades. Otros se han mudado a residencias y pisos tutelados, y no encajan en ellos. Una vez más, la valoración y la planificación individual son importantes para optimizar estas circunstancias y minimizar el estrés.

Incluso cuando se vive en un buen sitio, subvencionado por alguna institución, pueden existir factores estresantes. Aunque hayamos disfrutado de nuestra estancia en residencia universitaria, hay cuestiones que se convertirían en un problema si tuviéramos que vivir allí para siempre. La presencia de ruidos, la tolerancia ante los hábitos de los demás y el compromiso de satisfacer las necesidades de todos los individuos, son cuestiones que pueden ocasionar problemas. Si bien es cierto que estos problemas se presentan en cualquier familia, a veces un piso tutelado o una residencia albergan a un mayor número de personas, lo que hace que dichos problemas sean aun más difíciles de sobrellevar. Además, las dificultades con el lenguaje y con la habilidad para expresar los problemas (v. cap. 6) pueden reducir la capacidad para afrontarlos.

El desafío para la familia o el personal que apoyen a las personas con síndrome de Down consiste en convertir esos lugares en «el hogar» del individuo. Es importante que los miembros de la familia recuerden esto. Cuando una persona con síndrome de Down se va a vivir con un hermano o una hermana, la familia también se enfrenta con el desafío de convertir esa nueva casa en el hogar de la persona. Los miembros del personal de los pisos tutelados tienen el mismo desafío.

Inclusión y elección

La política escolar es la plena inclusión, cuyo objetivo consiste en que las personas con discapacidad intelectual participen tanto como sea posible en las escuelas ordinarias, asistiendo a clases con otros alumnos no discapacitados, y en que tengan el mayor acceso posible a las asignaturas regulares. La inclusión está siendo cada vez más reconocida también como la meta para los adultos con discapacidad intelectual. Para estar incluidos en nuestra sociedad, debemos ser capaces de participar en ella. Uno de los distintivos más importantes de la participación en nuestra sociedad es el tener elección. Desgraciadamente, muchos adultos con síndrome de Down no están incluidos en nuestra sociedad porque ellos no tienen posibilidad de elección. Con frecuencia, los problemas de financiación económica o la propia sociedad (o los profesionales) las limitan, porque solo se reconoce una única forma en que estos adultos puedan hacer las cosas.

Para algunos de estos adultos, la falta de oportunidades puede ser también un problema en los campos de la enseñanza, las actividades recreativas y los viajes. Como en los restantes campos, el primer paso consiste en reconocer que estas pueden ser áreas de estrés para el individuo. Una vez que se ha identificado el problema, el adulto necesita que se le anime a continuar descubriendo y desarrollando las oportunidades que puedan optimizar su participación en estas áreas.

Falta de respeto

Lamentablemente, otro factor estresante para las personas con síndrome de Down es el trato con las personas que no los respetan. Es estresante tratar con personas (tanto niños como adultos) que hacen comentarios despectivos sobre ellos, o los llaman por nombres hirientes. Los individuos crueles o desaprensivos pueden ser muy hirientes. Incluso la gente amable o bienintencionada puede causar malestar cuando no reconoce o no aprecia las capacidades de una persona con síndrome de Down.

A Bill, de 27 años, le encanta su trabajo en la tienda de comestibles. Sin embargo, en algunas ocasiones, los clientes lo disgustan. Es fácil comprender cómo los clientes groseros que lo llaman «retrasado» son una verdadera fuente de estrés en su vida. Los otros clientes que también suponen un problema para Bill son los que le ayudan a empaquetar los artículos. Bill experimenta verdadero orgullo por su trabajo, e interpreta esta ayuda como un indicativo de que esos clientes no lo consideran capaz de realizarlo. A pesar de todos los beneficios que Bill obtiene de su trabajo, el menor de los cuales no es el aumento de su autoestima, sus relaciones diarias con los clientes podrían ser desencadenantes de alguna enfermedad mental. Todas las noches, después de cenar, Bill tiene la oportunidad de comentar con el personal de su piso de trabajo cómo le ha ido en el día. Recibe apoyo, y luego participa en las actividades que a él le resultan relajantes. Le sigue yendo muy bien, a pesar de los problemas con que se topa en su trabajo.

A continuación indicamos varias formas con las que usted podrá ayudar a un adolescente o a un adulto con síndrome de Down, a afrontar las faltas de respeto, reales o percibidas como tales:

- Trate de que se pregunte a sí mismo por qué esa persona puede estar actuando de esa forma. Ayúdele a determinar si la persona pretende ser irrespetuosa, o si es que sencillamente él está percibiendo esa conducta como una falta de respeto.
- Ayúdele a comprender que la persona que es irrespetuosa a propósito es la que tiene el problema. Anímele a no hacerle el menor caso, o a dirigirse a la persona que está siendo irrespetuosa (o a que otro lo haga por él), si se trata de una situación que puede cambiarse.
- Anímele a hablar sobre las ocasiones en las que se ha sentido tratado sin respeto. Reconozca y reafirme sus sentimientos, y apóyele para que pueda manejarlos. Anímele y apóyele para que desarrolle su autoestima de otras maneras (v. cap. 7).
- Ayúdele a desarrollar estrategias para tratar sus propios sentimientos. Entre estas podrían incluirse técnicas de relajación, ejercicio físico y otras estrategias.

Acontecimientos esperados, pero estresantes

No cabe duda de que el entorno y el transcurso del tiempo presentarán situaciones que pueden ser estresantes. Algunos de los acontecimientos y su cronología son seguros, o al menos previsibles, como la terminación de los estudios y la iniciación en el mundo del trabajo. Otros sucesos son menos predecibles. Una enfermedad, la muerte de un miembro de la familia, el divorcio y otros acontecimientos de la vida, son todos sucesos relativamente inesperados. La preparación servirá para ayudar a la persona con síndrome de Down a afrontar tanto los sucesos esperados como los inesperados.

No olvide que el cambio puede resultar difícil para muchas de estas personas. Un acontecimiento particularmente difícil es el momento en que un hermano se muda del hogar familiar, se va a estudiar a la universidad o bien cuando se casa. Estos cambios suelen afectar a la persona con síndrome de Down de dos maneras. Primero, experimenta la mudanza del hermano fuera del hogar familiar como una pérdida, y pasa por un proceso de duelo. Segundo, a menudo siente que estos son acontecimientos normales en los que ella nunca participará. Por ejemplo, Joan, tras sentirse disgustada en la boda de su hermana, dijo: «yo nunca me casaré ni tendré hijos». Cuando una persona con síndrome de Down entra en la adolescencia y en la adultez, las diferencias entre su vida y las vidas de sus hermanos, o de sus compañeros no discapacitados, se vuelven más evidentes.

No se debe quitar importancia a la pena que sienten estas personas cuando un hermano se va de casa. Ciertamente, es un hecho que en absoluto carece de importancia en sus mentes ni en sus corazones. Como indicaremos más adelante, en el apartado sobre el duelo, existen varias formas de ayudar a las personas con síndrome de Down en este proceso. Obviamente, una diferencia importante entre el hecho de que un miembro de la familia se mude o que un miembro de la familia fallezca es que, cuando el familiar se ha mudado de casa, el contacto físico con la persona sigue siendo posible. La implicación de ese miembro de la familia con la persona con síndrome de Down le ayuda a afrontar su pérdida. La estabilidad y la regularidad son esenciales. No hay duda de que la personas con síndrome de Down se sienten generalmente dolidas ante las promesas incumplidas (p. ej., cuando un miembro de la familia falta a un acontecimiento previamente planificado). Además, la tendencia al orden y a la repetición (v. cap. 9) hace que la irregularidad en las visitas les resulten especialmente difíciles de aceptar.

Es evidente que la mejora y el aumento de las oportunidades y la inclusión en la sociedad forman parte de la solución a los problemas referentes a tener menos oportunidades. Sin embargo, muchas personas con síndrome de Down tienen problemas que impiden que las actividades de sus vidas sean exactamente iguales a las de sus hermanos o compañeros. Las soluciones más beneficiosas consisten en acentuar los aspectos positivos de la vida de la persona, buscar las oportunidades que se asemejen a las de sus hermanos o compañeros y reforzar la autoestima.

ACENTUAR LO POSITIVO

Todos tenemos limitaciones. A decir verdad, la falta de estatura, la incapacidad para saltar y la escasa habilidad para encestar la pelota hicieron que el segundo autor de este libro descartara la profesión de baloncestista. Sin embargo, gracias al ánimo de la familia y de los demás, se descubrieron y se acentuaron sus puntos fuertes, y se hallaron otras actividades llenas de sentido. De igual modo, descubrimos que muchos de nuestros pacientes con síndrome de Down tienen habilidades sin explotar. El talento artístico, la aptitud para la música, la memoria increíble, el sentido real del orden y otros talentos, son todos ellos dones que pueden ser auténticamente valiosos. Estos puntos fuertes, que pueden formar parte de una vida muy satisfactoria, se explican con más detalle en los capítulos 4, 5 y 7. Valorar, orientar, enseñar y, especialmente, moldear la utilización de estos talentos, son acciones que han de conducir a la obtención de grandes satisfacciones.

BUSCAR OPORTUNIDADES SIMILARES

Resulta muy beneficioso buscar oportunidades que se asemejen a las oportunidades de los demás. Conocemos a varios adultos con síndrome de Down que manifestaron su interés por poder conducir un coche, casarse o mudarse del hogar familiar, y que después lograron cumplir estos objetivos. Como las personas con síndrome de Down cada vez están más incluidas en la sociedad, las oportunidades de lograr estas metas van en aumento. Sin embargo, siendo realistas, no todas las personas pueden participar de todas las oportunidades. Una vez más, el valorar los intereses y las capacidades, el orientar a las personas hacia otras oportunidades alternativas, enseñándoles y sirviéndoles de modelo, son factores que pueden generar una vida satisfactoria, y favorecer la autoestima y aceptación ante los cambios que se producen en la vida.

> Darryl, un joven de 18 años con síndrome de Down, se sentía frustrado porque no podía conducir. Había participado en clases de conducción, pero no tenía ni la destreza manual ni el criterio necesarios para llevar un coche. Cuando su familia analizó el problema con él, descubrieron que una parte importante de su frustración se debía a la falta de independencia para sus desplazamientos, de manera que se esforzaron y le enseñaron a utilizar el transporte público. A Darryl le ha resultado especialmente gratificante que los miembros de su familia ya no vayan en coche a todas partes, y ver que ahora ellos utilizan también el transporte público en algunas ocasiones. Cuando su hermano mayor vuelve a casa desde la Universidad, y van juntos al cine, a un museo o a algún otro lugar, suelen utilizar el transporte público. Darryl toma las riendas de la situación cuando usan este tipo de transporte, porque su hermano mayor no está tan familiarizado como él con este sistema.

Si bien la falta de habilidades o de oportunidades son problemas que hay que superar, la promoción de una sana autoestima sigue siendo, en última instancia, el objetivo al que hay que tender, a medida que se van presentando los cambios en la vida. El capítulo 7 contiene más información sobre el fomento de la autoestima.

PREPARARSE PARA LOS ACONTECIMIENTOS

Como sucede con cualquier acto planificado, los calendarios y los horarios resultan de gran utilidad para ayudar a la persona con síndrome de Down a prepararse. Como ya dijimos en el capítulo 5, la memoria visual suele ser más fuerte, y las indicaciones visuales suelen resultar más beneficiosas que las verbales. Por lo tanto, la utilización de un almanaque o de un programa con imágenes es muy útil. Hemos observado con frecuencia que una fotografía del acto que se aproxima es lo que mejor funciona, especialmente si en ella aparece la propia persona participando de la actividad.

> George, de 28 años, tenía una grave inestabilidad atlantoaxoidea. Necesitó tracción durante varias semanas antes de la intervención quirúrgica, para optimizar el alineamiento de su cuello. Realmente fue algo duro de soportar. En su calendario se colocó una imagen, que indicaba la fecha fijada para su próxima operación. Para George funcionó un símbolo que significaba cirugía. Eso le ayudó a sobrellevar el tiempo que tuvo que pasar con el tratamiento de tracción.

Además, suele ser necesaria la advertencia previa. En el día a día, es una buena idea advertir antes de cualquier cambio. Por ejemplo, puede ser útil decirle a la persona, con cinco o diez minutos de antelación, que va acercándose el momento de dejar de trabajar y de irse preparando para volver a casa. Dar el aviso con demasiada antelación no suele dar buenos resultados, porque la persona lo olvida, o vuelve a involucrarse en el trabajo. Lo contrario, la advertencia con muy poca antelación, o no advertir en absoluto, tampoco le permite a la persona prepararse para el cambio.

Las advertencias sobre otras transiciones más importantes, como una mudanza u otros cambios en la familia, también son convenientes. Puede colocarse una imagen que represente el acontecimiento en el día correspondiente del calendario. Quizá dé buen resultado una foto del adulto con síndrome de Down, de pie frente a la puerta de su nueva casa. Indicar y señalar la fecha, y contar los días que faltan, a medida que van transcurriendo, también puede servir de ayuda. Una vez más, dar la advertencia demasiado pronto puede ser problemático (aunque lo pronto que sea «demasiado pronto» será distinto para cada persona).

Con frecuencia, los padres u otras personas retrasan el momento de advertir al individuo con síndrome de Down, con la esperanza de evitar que este se dedique a rumiar el acontecimiento venidero. Pero el caso es que, de todas maneras, el individuo suele enterarse del cambio por las conversaciones que oye. Además, muchas personas con síndrome de Down tienen «una percepción» mucho mayor de lo que se supone sobre los cambios o acontecimientos venideros. Tienen una habilidad de detección de radar, que les sirve para percibir los cambios en los comportamientos de los demás, o en los eventos o actividades. En estas situaciones, es mejor tener una conversación franca, y ayudar a la persona con la transición, que retrasar el momento de comunicársela. De lo contrario, puede que saque conclusiones erróneas sobre lo que va a suceder y sobre la causa de que vaya a suceder, lo que podría ocasionarle una preocupación aún mayor. También es posible que la persona llegue a la conclusión correcta pero, puesto que se supone que ella no la conoce, se la priva de la oportunidad de manifestar sus sentimientos sobre la situación.

En muchas ocasiones hemos oído que el cambio de conducta de un paciente, o la alteración de su salud mental, aparecieron antes de que se produjera alguno de estos acontecimientos. «Ni siquiera se le había hablado sobre el cambio, cuando comenzó su depresión.» Sin embargo, aparentemente ya lo sabía, y estaba luchando con el cambio. Tenga siempre muy presente la increíble habilidad de muchas de estas personas para «captar» asuntos sobre los que no se les ha hablado.

ACONTECIMIENTOS INESPERADOS Y ESTRESANTES

Cuando un hecho sucede de forma imprevista o inesperada, es evidente que no podremos aplicar muchas de las recomendaciones indicadas en la sección sobre sucesos planificados o esperados. Sin embargo, sigue habiendo ciertas similitudes en ambos casos.

Muchos sucesos inesperados, como una muerte, una enfermedad o un divorcio, conllevan un sentimiento de pérdida. La muerte de un miembro de la familia, un amigo o un cuidador pueden resultar especialmente difíciles de sobrellevar; por tanto, el proceso de duelo será tratado con más profundidad en la siguiente sección. Muchas de las estrategias utilizadas para apoyar a una persona con síndrome de Down en su proceso de duelo, también pueden utilizarse para apoyarla frente a otros sucesos inesperados.

Un principio clave es valorar «dónde se encuentra la persona», y ayudarla a partir de ese punto. Primero pregúntele qué es lo que sabe o lo que comprende sobre la pérdida. Esto puede eliminar mucha confusión sobre cómo tendremos que ayudar. Si la persona no es verbal, las estrategias indicadas en el capítulo 6 pueden resultar útiles.

La pérdida es una forma de transición, y la transición puede ser difícil para muchas personas con síndrome de Down. Si es posible, advierta a la persona sobre la transición que se aproxima, y después déjela que prosiga a su propio ritmo. La observación atenta de su respuesta –ya sea verbal, o comunicada por medio del lenguaje corporal– ayuda a evitar que la abrumemos con información. Comparta lo que el individuo esté preparado para entender, y lo que pueda comprender, y vuelva a hacerlo cuando la necesidad y la disposición del individuo se presenten de nuevo.

Cuando la pérdida no implica muerte, suele haber oportunidades continuas para que la persona con síndrome de Down se relacione con la persona o personas que estén atravesando los cambios. Se suele suscitar la cuestión de si una persona con síndrome de Down debe visitar o no a un familiar enfermo. Por lo general, nosotros recomendamos las visitas regulares. En ocasiones, los cambios en la persona enferma pueden volverse excesivamente molestos para la persona con síndrome de Down. En estos casos, la persona con síndrome de Down debe reducir o suspender las visitas.

Puede resultar útil mostrar fotos de la persona con síndrome de Down junto con la persona (o las personas) que sienta que está perdiendo, debido a una enfermedad o a otras razones. La potente memoria que tantas personas con síndrome de Down poseen puede ser una bendición en estas situaciones. Las fotos les ayudarán a recordar tiempos más felices, lo que puede ser un auténtico consuelo.

Un calendario o un programa, especialmente con imágenes, pueden ayudar al adulto a afrontar los aspectos de la pérdida que puedan anticiparse. Por ejemplo, si pueden ponerse en el calendario los días de inicio y de fin de un tratamiento, o la fecha de una operación quirúrgica, podremos proporcionar a la persona un marco temporal, o un cierto sentido de orden.

Igualmente, si la persona con síndrome de Down se enferma o necesita una operación, también puede utilizarse un calendario, como ya dijimos anteriormente. Añadir estructuración o aumentar la predictibilidad tanto como sea posible ayudan a la persona a afrontar la enfermedad. Es importante explicarle el tratamiento, o el procedimiento de forma comprensible para ella. Por ejemplo, para los pacientes que se sienten nerviosos ante el hecho de acudir a nuestra consulta, tenemos un libro con imágenes y con texto que «guían a la persona en una visita a la consulta». El libro contiene fotos de la obtención de la historia, la exploración, la extracción de sangre y los demás aspectos de la cita. Tenemos ejemplares del libro, a disposición de nuestros pacientes, para que estos se lo lleven a casa y lo utilicen antes de su visita.

Afrontar el divorcio

El divorcio tiene aspectos que son propios tanto de los acontecimientos esperados como de los inesperados. Normalmente, no suele ser una noticia que se le dé de golpe a la persona con síndrome de Down. Con frecuencia, incluso cuando no se le ha hablado sobre los problemas existentes, la persona ya es consciente de ellos. Por ello, para la preparación ante un divorcio, damos a continuación algunos consejos que pueden resultar útiles:

* Tranquilice a la persona, y asegúrele que no es culpa suya.
* Asegúrele que sus padres la siguen queriendo.
* Asegúrele que seguirá teniendo un hogar, que seguirán cuidándola y que podrá ver a ambos padres.
* No coloque a la persona en medio de los padres. No la ponga en una situación en la que se le obligue «a ponerse en contra» del padre o de la madre.
* Mantenga sus horarios y programas tanto como se pueda.
* Déle permiso para hablar sobre sus problemas y preocupaciones, y también déle oportunidades para que lo haga.
* Fomente las actividades que ayuden a reducir el estrés.

Hay muchos cambios o pérdidas en la vida que pueden ser difíciles y problemáticos para los adultos con síndrome de Down. Suele ser útil el ayudarles en la estructuración de estas pérdidas, y optimizar la predictibilidad de los acontecimientos. Si utilizamos los puntos fuertes de la memoria y de las habilidades de aprendizaje visual, para ayudar al individuo a afrontar una pérdida, podremos mejorar los beneficios de nuestra intervención.

Es importante comprender que un cambio, aunque sea positivo, sigue siendo un cambio. Las buenas noticias, como son un ascenso en el trabajo, ser invitado a viajar por un amigo, o el nacimiento de un nuevo sobrino o sobrina, pueden ser sucesos muy positivos en la vida de una persona con síndrome de Down, pero también pueden causar estrés. La utilización de las estrategias indicadas más arriba ayudará a evitar que estos hechos positivos se conviertan en negativos.

El duelo

El proceso del duelo es algo muy personal. Las personas lo pasamos de formas muy diferentes. Sin embargo, existen algunas características comunes que hemos observado en las personas con síndrome de Down. En primer lugar, presentan con frecuencia un retraso en la respuesta de duelo. En segundo lugar, necesitan pasar este proceso a su manera y a su propio ritmo. Y en tercer lugar, sus vívidos recuerdos y su extraordinaria memoria suelen complicar el proceso. En algunas ocasiones, el duelo difícil o prolongado puede producir enfermedades mentales como la depresión.

RETRASO EN EL PROCESO DE DUELO

El proceso de duelo puede presentarse con retraso en las personas con síndrome de Down. Para nosotros no resulta extraño ver a una persona con síndrome de Down a quien le ha ido bien durante seis meses o más tras la muerte de un ser querido, y que es después cuando comienza a expresar su pena. En ciertas ocasiones, a algunas de estas personas les va bien durante un largo período, y después se produce otra pérdida que es la que desencadena la respuesta de duelo. Por ejemplo, puede que fallezca una persona muy importante (p. ej., uno de los padres), y que dé la impresión de que nuestro paciente se encuentra bien. Después, meses, o en ocasiones, años más tarde, acontece lo que pudiera parecer una muerte mucho menos importante para esa persona (p. ej., fallece un pariente muy lejano o se muere la tortuga del piso tutelado), y es entonces cuando nuestro paciente manifiesta su dolor por la muerte anterior, que era mucho más importante para él. Hemos observado muchos de estos casos, en los que un adulto comenzó de repente a hablar sobre la pérdida de la persona que era importante en su vida, varios años después del fallecimiento de esta.

En su folleto titulado *Mental Retardation and Grief Following a Death Loss* (Retraso mental y duelo tras un fallecimiento), Charlene Luchterhand, MSMW, ofrece algunas explicaciones posibles para la respuesta retrasada de duelo (Luchterhand, 1998). Puede que no se haya dado oportunidad a la persona para pasar su duelo, puede que le lleve más tiempo aclarar sus sentimientos y emociones, y puede que no haya tenido las habilidades necesarias para entender el proceso y para saber cómo afrontarlo.

Además, con frecuencia nos hemos preguntado sobre la habilidad de muchos de nuestros pacientes para comprender el concepto del tiempo. A veces, al describir la muerte de un miembro de su familia, un adulto con síndrome de Down hablará de ella como si acabara de suceder en las últimas semanas, cuando, en realidad, hace muchos años que su familiar falleció. Hemos notado que esta dificultad con el concepto del tiempo también se presenta con otras cuestiones. Por consiguiente, lo que a los demás quizá les parezca un tiempo inusual para llorar la pérdida de alguien, puede estar relacionado con las diferencias sobre la percepción del tiempo (v. cap. 4).

> Joel, de 26 años, estaba muy sano cuando vino a vernos. Hacía poco, sus padres habían actualizado su testamento y habían decidido comprar sus parcelas en el cementerio. Eran relativamente jóvenes y estaban sanos, y no se preveía un uso inmediato ni anticipado de dichas parcelas. Al comprarlas, también habían adquirido una para su hijo Joel. A este le había costado mucho comprender que esa compra era para una época posterior e indeterminada. Se llenó de temores, pensando que iba a morir pronto, a pesar de estar sano. La planificación del futuro era un concepto que sobrepasaba el nivel de sus capacidades.
>
> Si a Joel se le hubieran dado explicaciones más claras antes de haber comprado las parcelas, quizá no hubiera tenido esta reacción. Por otra parte, si sus padres pudieran haber previsto cómo iba a responder Joel ante la noticia, considerando su respuesta ante otros sucesos similares, quizás un mejor enfoque habría sido no decirle nada a su hijo.

Recuerdos

Las personas con síndrome de Down suelen tener una capacidad de memoria increíble. Esta habilidad puede servirles de mucho pero también puede causarles problemas, debido al recuerdo de los momentos dolorosos. Para muchas personas sin síndrome de Down, el proceso de duelo supone llegar a sentir alivio u olvido del dolor, al tiempo que se recuerda al ser querido. Sin embargo, la intensa memoria de muchas de las personas con síndrome de Down puede dificultar este proceso. Puede suponer un buen apoyo el utilizar estrategias que ayuden al individuo a recordar tiempos felices con las personas fallecidas. Esto se trata con más detalle en el capítulo 5.

El momento adecuado para llorar una pérdida

Para ayudar a una persona con síndrome de Down a pasar su proceso de duelo, lo mejor suele ser proporcionarle esa ayuda cuando la persona esté preparada para recibirla. Con frecuencia hemos observado que hacer que una persona asista a un «Grupo de Duelo» a una hora preestablecida puede resultar problemático para muchos de nuestros pacientes. A las cuatro en punto, los martes por la tarde, puede que la persona no se encuentre preparada ni dispuesta para hablar sobre la muerte de su madre, por ejemplo. De hecho, asistir a esa reunión de grupo a esa hora determinada puede, en realidad, traerle de nuevo recuerdos dolorosos, y hacerle persistir en su pena. Los grupos de duelo planificados pueden funcionar para algunos pero, para muchos otros, solo traen de nuevo el dolor del que han conseguido apartarse por un tiempo.

Normalmente resulta más útil, aunque también más dificultoso, permitir que la persona afronte su pena cuando esté preparada para ello, y cuando demuestre interés en hacerlo. Quizá no parezca el momento más conveniente cuando todo el mundo está vestido y arreglado, y saliendo de casa para asistir a un acto, y sea entonces cuando la persona saca a relucir la reciente muerte de su madre; sin embargo, probablemente sí que sea el momento más idóneo y acertado. Nosotros recomendamos que se deje al individuo llevar la conversación: en su momento, a su manera, en su lugar.

Cuando el individuo está interesado en hablar sobre la persona fallecida, es importante aprovechar esa oportunidad. Especialmente cuando el entramado familiar y de amistades es pequeño, hablar sobre el ser querido ausente puede ayudar al individuo a conectarse con él a través de sus recuerdos.

Pensamiento literal y duelo

Como ya dijimos en el capítulo 4, la mayoría de las personas con síndrome de Down parecen ser muy concretas y literales en sus pensamientos. Este pensamiento concreto les ayuda a llevar a cabo sus actividades cotidianas, a realizar su trabajo y a dar sentido a su mundo. Sin embargo, cierto grado de pensamiento abstracto también resulta útil en muchas situaciones, y carecer de esa habilidad puede ser problemático, especialmente cuando los demás no reconocen esa incapacidad.

Scott tenía 34 años cuando murió su madre. Le enviaron a un grupo de duelo en su piso tutelado. El grupo se llamaba «the Mourning Group» [El grupo de luto]. El grupo se reunía, cada quince días, los miércoles por la tarde. Nunca pudimos averiguar si el grupo le habría resultado útil a Scott. Se obcecó tanto en el hecho de que el grupo se reunía por las tardes, a pesar de llamarse *the morning* group*, que se negó a participar en él.

*«Mourning», luto, y «morning», mañana, se pronuncian en inglés exactamente igual, de ahí el desconcierto de Scott (N. de los T.).

Ayudar a la persona en su duelo

Luchterhand propone las siguientes directrices para ayudar a un adulto con discapacidad intelectual a superar su fase de duelo:

- Esté con la persona. Pase tiempo con ella.
- Háblele sobre la muerte y sobre la persona que ha fallecido.
- Comparta sentimientos.
- Anime a la persona a asistir al velatorio, al funeral o a los servicios conmemorativos.
- Intente evitar que se produzcan otras pérdidas.
- Deje que la persona haga sus propias elecciones (sobre cómo necesita pasar su duelo).

Luchterhand también propone los siguientes consejos para hablar sobre la muerte:

- Utilice palabras sencillas, y evite usar palabras que tengan más de un significado (p. ej., «dormirse»).
- Enseñe usando ejemplos de la vida cotidiana (como la muerte de un animal o de una persona famosa).

- Use muchos ejemplos a lo largo del tiempo.
- Deje que la persona vea cómo afronta usted las pérdidas en su propia vida.
- Deje que demuestre sus sentimientos y emociones.
- Anímele a hacer preguntas.
- Háblele sobre las fases de la vida: el nacimiento, la infancia, los años de la adolescencia, la adultez, la vejez, la muerte, etc.
- Busque a alguien que pueda dirigir una clase o un grupo para hablar sobre la muerte y sobre el duelo, y después pregúntele a la persona si desea asistir, suponiendo que sea el momento adecuado para ella.
- Háblele sobre lo bueno que tiene la muerte (p. ej., que ya no se sufre; o háblele sobre la vida eterna, en el caso de que esta sea parte de sus creencias religiosas). Sin embargo, no le presente ideas religiosas con las que la persona no esté familiarizada.
- Ayude a la persona para que se sienta segura en el momento actual. Asegúrele que tanto ella como los demás miembros de su familia están sanos (de una manera veraz).

Basándonos en nuestra experiencia con grupos de duelo, recomendamos que se determinen previamente las probabilidades de que la participación del adulto con síndrome de Down en un grupo pueda resultarle útil o, por el contrario, problemático. ¿La persona tiende a ser persistente con respecto a otros problemas? Si otra persona menciona la muerte del ser querido del adulto, ¿parece que esto le ayuda, o le ocasiona más problemas? ¿En ocasiones anteriores le ha ido bien en grupos estructurados? Al tratar de responder a estas cuestiones, se comprenderá mejor si un grupo de duelo le resultará beneficioso. En algunas ocasiones, sin embargo, si usted no está seguro, podría hacerse una prueba en un grupo de duelo para personas con síndrome de Down u otras discapacidades, para obtener una respuesta en uno u otro sentido.

Otra estrategia que consideramos muy útil consiste en hacer un libro con fotos de la persona fallecida. Resulta especialmente útil tener fotos de la persona realizando actividades agradables, que sean buenos recuerdos para el individuo con síndrome de Down. También resulta útil, por lo general, utilizar una foto en la que estén juntos la persona fallecida y el individuo con síndrome de Down. El objetivo consiste en ayudar al individuo a aliviar y a «olvidar» su pena, mientras recuerda a la persona y se centra en los recuerdos felices. Si bien hay que tener mucho cuidado y no trivializar el duelo, ni «barrer y esconder la pena debajo de la alfombra», sí puede resultar muy positivo desviar el dolor hacia los recuerdos felices.

Impedir otras pérdidas es algo que solo podemos controlar parcialmente. Evidentemente no poseemos un control absoluto sobre las muchas pérdidas que sufrimos a lo largo de nuestras vidas. Sin embargo, y en la medida de lo posible, recomendamos evitar o posponer otros cambios o pérdidas, como las mudanzas o los cambios de empleo, durante la época en que el duelo esté siendo más intenso.

Incluso el temor de una nueva pérdida puede resultar muy perturbador. Esto es particularmente cierto respecto al temor de que puedan morir otras personas cercanas. Hemos visto con frecuencia esta preocupación en nuestros pacientes, que temían perder a otro familiar, a algún hermano u otra persona cercana. Si tranquilizamos a la persona con síndrome de Down y mantenemos un estrecho contacto con ella, podremos ayudarle y lograr que estos temores se atenúen.

A veces el duelo se prolonga durante un largo tiempo, interrumpiendo seriamente la forma de vida de una persona, y puede desencadenar una depresión. Por ello, resulta imperativo intentar ayudar a la persona a sobreponerse a su dolor como hemos indicado aquí, pero si el duelo se prolongara en exceso y diera la impresión de ser algo más que una reacción ante la pena, podrían ser necesarios una nueva evaluación y un tratamiento. En el próximo capítulo trataremos sobre la evaluación de las enfermedades mentales.

Recuerde, el duelo es un proceso único en cada persona. Lo que es beneficioso para alguien, puede no serlo para los demás. Los aspectos del duelo que son comunes en las personas que nosotros hemos tratado, no son desde luego aspectos universales. Con frecuencia, alguien que conozca al individuo con síndrome de Down antes de la pérdida puede ser la persona más indicada para determinar la forma en que puede ayudársele a pasar su duelo. Además de esto, la observación atenta, con el corazón abierto y lleno de compasión, y la voluntad de responder cuando el individuo pida ayuda, son elementos claves para poder ayudarlo.

Si bien cada persona tiene su propia forma de pasar el duelo, puede resultar útil aprender el modo en que otras personas han ayudado a un individuo con síndrome de Down a pasar su duelo. En respuesta a un artículo sobre el duelo, publicado en nuestro boletín hace algunos años, Sheila Hebein, Directora Ejecutiva de la National Association for Down Syndrome, nos envió la carta siguiente:

> Mi hijo, Chris, ha tenido que afrontar muchas pérdidas a lo largo de su vida. La primera fue cuando murió mi padre, pero Chris tenía por entonces solo 5 años. Después perdió a su abuela paterna (Nona), cuando él tenía 11 años. Había tenido con ella una relación muy estrecha, pero fuimos francos con él y respondimos a sus preguntas con toda la sinceridad que pudimos. Él estuvo en el velatorio con el resto de la familia. También participó en la liturgia, recogiendo los presentes con dos de sus primos. Siendo ya Chris adulto, falleció su abuelo paterno; de nuevo se trataba de una persona muy cercana, porque el abuelito, durante varios años, pasaba temporadas viviendo con nosotros. En aquel entonces, Chris tenía 19 años, y lo involucramos en todos los aspectos que pudimos. Estuvo con toda la familia durante el velatorio (creo que fue el único nieto que no se ausentó para comer). Iba y volvía hasta el féretro, tocaba las manos de su abuelo y se arrodillaba y rezaba. Fue, junto con sus primos, uno de los portadores del féretro, y en casa hablábamos del abuelo con frecuencia.
>
> Hace cuatro años, mi madre murió en Inglaterra, y Chris no pudo asistir a su funeral, pero hablamos mucho sobre «Nana». Después, falleció el marido de mi hermana, y fue también un momento muy duro. Acudimos a su funeral, en New Hampshire, y Chris estuvo con sus primos y participó en todos los actos del funeral. Hemos pasado muchas vacaciones en New Hampshire, y suelo filmar vídeos, porque todos los miembros de nuestra familia viven fuera de nuestro estado, o fuera del país, y esas cintas han ayudado a Chris a «permanecer en contacto» con todos. Él ponía a menudo las cintas de su Nana, de su tío y de su abuelo, tras la muerte de estos, y creo que eso le sirvió de ayuda.
>
> Sin embargo, durante el año pasado se produjeron varias pérdidas más importantes. Una de las antiguas profesoras de Chris falleció (pertenecía a nuestra

iglesia, en la que Chris es acólito). Arlene, su profesora, luchó contra el cáncer, y la última vez que la visitamos antes de su fallecimiento, ella le dijo a Chris que contaba con sus servicios en su misa especial (funeral), y él le prometió que así lo haría. Fue un día tristísimo. Chris se las arregló para afrontarlo, aunque derramó lágrimas durante y después del funeral.

Otra gran pérdida para él (y para nosotros) fue cuando murió el hermano de mi marido. El tío Jim era sacerdote en Upper Michigan, y pasó el día de Año Nuevo en la unidad de cuidados intensivos, con respiración asistida. En aquel entonces, pasamos cuatro días con él, y Chris rezaba con él, le humedecía los labios, y simplemente se sentaba tranquilo a su lado. En un momento dado, estaba sentado con su papá en la salita de espera, y comenzó a llorar. Dijo: «Me temo que mi tío Jim va a morir». En aquel momento nosotros no pensábamos que Jim iba a morir, sin embargo falleció al cabo de tres semanas. También en esta ocasión, Chris participó en todos los actos del funeral. Como Jim era sacerdote, el obispo celebró la misa, en la que hubo más de 50 sacerdotes, todos con sus casullas blancas. Verdaderamente, aquella misa fue una celebración de la vida de Jim. Chris tocó el piano durante la misa y durante el velatorio, que tuvo lugar en la iglesia. También en esta ocasión, portó el féretro junto con sus primos.

Chris tenía una relación muy estrecha con su prima Julie, que vive en Inglaterra. Hace tres años, fue el encargado de recibir y sentar a los invitados en la boda de su prima. En el mes de abril, Julie tuvo a su primer bebé, que murió cuando tenía solo 2 semanas. Aquello resultó muy duro para Chris, porque esperaba con entusiasmo el momento de ver al bebé, cuando fuéramos a Inglaterra en junio. Me conmovió la franqueza con que trató a Julie y a su marido, Ciaran. Rodeó con el brazo a su prima y le dijo, «Julia, siento mucho lo de tu bebé, Sinead», y en otra ocasión lo oí hablándole a Ciaran, y diciéndole lo triste que se sentía por que él hubiera perdido a su hijita. Algunas personas le decían que no hablara sobre aquella pérdida terrible, puesto que así entristecería a Julie y a Ciaran, pero yo pienso que es sano y que ayuda el expresar nuestros sentimientos, y sé que su sensibilidad y su amor conmovieron al matrimonio. También sé que, de todas formas, ellos piensan en Sinead continuamente, y Chris pudo llorar junto a ellos.

En la mayor parte de los casos, tratamos de preparar a Chris para la muerte de nuestros seres queridos. Siempre que fue posible, lo llevamos a visitarlos al hospital o a sus casas, y le decíamos lo muy enfermos que estaban. Creo que todo eso ayudó a Chris a afrontar la pérdida.

Chris es una persona muy espiritual, y nosotros hemos compartido nuestra fe con él. Por lo tanto, él cree realmente que cuando muere un ser querido, este se va al cielo. Todos los días reza por las personas que quiso y que ha perdido. Cuando visitamos las tumbas de nuestros seres amados, él reza con los brazos extendidos y le pide al Señor que cuide a su Nana y al abuelito, y al bebé Sinead, o a su Nona, y al abuelo y al tío Jim. Creo que el hablar abiertamente de ellos, y el rezar por ellos, son cosas que lo ayudan, tanto a él como a nosotros.

Chris tiene un sentido del tiempo bastante bueno, pero sé que no es el caso de todos los adultos. A pesar de eso, no tengo la certeza de que el tiempo sea tan importante cuando estamos pensando en alguien a quien quisimos y a quien hemos perdido. Si la persona piensa en sus seres queridos fallecidos, creo que probablemente esté bien hablar de ellos. Cuando alguien parezca haberse quedado «pegado» y pensando sólo en una persona que ha muerto varios años atrás, quizá convenga reconocer que usted también añora a esa persona. Una idea podría ser rezar juntos, por ejemplo, y después intentar fijar la atención en otras cosas distintas, pero creo que es importante valorar los sentimientos de la persona y no desconsiderarlos. Mi sobrino murió hace varios años en un accidente de coche, a los 25 años. Aún hoy, mi hermana apenas puede hablar de Neil sin que se le escape el llanto, y a mí ni se me ocurriría decirle que debería seguir adelante. Todos somos distintos y afrontamos nuestras pérdidas a nuestra manera, tengamos o no síndrome de Down.

CONCLUSIÓN

Hay muchos factores estresantes en nuestras vidas que pueden desencadenar enfermedades mentales. Algunos de estos factores son contratiempos relativamente pequeños, que forman parte de la vida diaria, otros son problemas más importantes, pero esperados, y otros son importantes e inesperados. Podemos utilizar muchas estrategias para ayudar a una persona con síndrome de Down a manejar su estrés. El primer paso consiste en reconocer la posibilidad (y la probabilidad) de que una persona con síndrome de Down tenga estrés en su vida. El segundo paso consiste en escuchar sus problemas y en ayudarla a idear fórmulas para manejar el estrés. Pueden utilizarse los métodos adicionales indicados anteriormente, basándonos siempre en las necesidades y en la personalidad de cada individuo.

Evaluación de la enfermedad mental

En el capítulo 1 analizamos de forma general cómo evaluamos nosotros la salud mental de un adolescente o de un adulto con síndrome de Down, independientemente de si se sospecha o no la existencia de una enfermedad mental. Cuando parece probable que *exista* una enfermedad mental, hacemos una entrevista más exhaustiva. Buscamos más detalles respecto al orden cronológico de los hechos, a los posibles desencadenantes, a la historia de la familia, a los tratamientos previos, al efecto que el cambio haya tenido en el individuo y en su familia, y a otras cuestiones sobre la enfermedad.

Evaluar a una persona con síndrome de Down que tenga una enfermedad mental, o que presente un cambio conductual, puede resultar bastante problemático. Existen algunas barreras que limitan la posibilidad de obtener una historia adecuada. Los impedimentos relativos a las habilidades de lenguaje, al razonamiento conceptual y al funcionamiento cognitivo general, son obstáculos que hay que superar. Esto se debe a que uno de los elementos principales de los criterios diagnósticos para las enfermedades mentales, establecidos por la American Psychiatric Association (Asociación Americana de Psiquiatría), se basa en la descripción de los sentimientos subjetivos efectuada por el propio individuo. Estos criterios vienen descritos en la cuarta edición revisada del *Manual diagnóstico y estadístico de los trastornos mentales* (DSM-IV-TR). Por ejemplo, las personas de la población general con depresión suelen manifestar que experimentan tristeza, falta de energía, pérdida de interés por cosas de las que antes disfrutaban y sentimientos de culpa e inutilidad. Las personas con ansiedad suelen manifestar que se sienten ansiosas y temerosas en ciertas situaciones.

Para las personas sin discapacidad intelectual, existen cuestionarios estandarizados que ayudan a diagnosticar la enfermedad mental. Estos cuestionarios ayudan fundamentalmente a los profesionales a evaluar al sujeto, basándose en los criterios del DSM-IV-TR. Por lo general, las personas con síndrome de Down tienen dificultades para responder a los cuestionarios escritos.

Puesto que suele ser difícil obtener una historia clara sobre los cambios emocionales o conductuales de las personas con síndrome de Down utilizando los métodos convencionales, nosotros tratamos de obtener la información a través de un abordaje en varias direcciones:

1. Obtenemos toda la historia que sea posible del propio adulto.
2. Pedimos a los padres y a los demás cuidadores información sobre la historia del cambio emocional o conductual.
3. Observamos la conducta de la persona.

OBTENER LA HISTORIA DEL PROPIO ADULTO CON SÍNDROME DE DOWN

Como dijimos anteriormente, la mayoría de estas personas tienen problemas para compartir sentimientos subjetivos, o para responder a las cuestiones referentes a estos. Como indicamos en el capítulo 6, este problema puede acrecentarse aún más cuando el adulto está hablando con una persona que no le resulte familiar. A pesar de ello, recomendamos que se obtenga del propio adulto toda la historia que sea posible. Aunque puede que no describa sus sentimientos subjetivos, el adulto suele proporcionar una información muy útil. Por ejemplo:

> Estábamos evaluando a Randy, a causa de su conducta agresiva. Nadie le había preguntado previamente por qué pensaba él que su conducta había cambiado, pero a nosotros nos dijo que la causa era el comportamiento de Alvin, un compañero de su piso tutelado. Alvin entraba en la habitación de Randy todas las tardes, cuando el personal bajaba a las oficinas. Alvin molestaba a Randy y cogía sus cosas personales. Mientras esto sucedía, Randy no tomaba ninguna medida pero se dedicaba a rumiarlo por las noches, e incluso tal vez durante varios días. Después reaccionaba de forma físicamente agresiva ante el personal. (Como sus aptitudes verbales son limitadas, no sabía cómo contarle al personal lo que estaba haciendo Alvin y, por su parte, el personal tampoco le preguntaba a él.) Sin la historia proporcionada por el propio Randy, el personal había etiquetado su conducta como un «arrebato no provocado». La historia obtenida de Randy resultó de inestimable valor para tratar sus cambios conductuales.

Cuando se esté obteniendo la historia de una persona con síndrome de Down, en relación con un cambio de conducta o una posible enfermedad mental, recomendamos lo siguiente:

- Si es posible, apártela de la situación. Por ejemplo, si existe una interacción inadecuada entre dos personas, sepárelas para conseguir así que se difumine la situación, y para que haya intimidad para hacerle preguntas.
- Tranquilícela e infúndale seguridad. «Tina, sabes que te quiero, pero esta conducta no parece propia de ti y, como creo que tú bien sabes, tampoco es adecuada.» «Julie, últimamente pareces estar muy triste. Estoy preocupado por ti y quiero ayudarte.»
- Comience con una pregunta con respuesta abierta. «¿Puedes contarme lo que pasó? ¿Puedes decirme lo que te está molestando?»

- Si la persona no es capaz de responder a las preguntas abiertas, intente sondearla con preguntas más directas, pero sin proporcionarle usted la respuesta (que pudiera, o no, ser el problema real). Tenga cuidado de no hacer sugerencias inadecuadas a la persona. Por ejemplo, si usted ha observado que Rosie está teniendo dificultades en la clase siguiente a la de educación física, sería adecuado preguntarle: «Rosie, ¿ha estado pasando algo en la clase de educación física?». Y una pregunta que probablemente sería demasiado capciosa sería: «Seguro que George te está molestando en la clase de educación física. ¿Me equivoco?». Como ya hemos dicho, muchas personas con síndrome de Down buscan complacer a los demás, y con frecuencia darán a las preguntas la respuesta que creen que usted desea oír. Por lo tanto, si hacemos las preguntas con segundas, probablemente obtengamos solo la respuesta que estamos induciendo.

Cuando el paciente no pueda proporcionar una historia verbalmente, deberemos intentar obtener la historia con otros métodos. Como se describe en el capítulo 9, Gary, de forma espontánea, comenzó a hacer dibujos con un marcado contenido sexual. Los dibujos llevaron a la conclusión de que Gary había sido objeto de abusos sexuales. Basándonos en esa información, pudimos intervenir. Muchos de nues-tros pacientes escriben extensamente. El contexto de los escritos también puede proporcionar partes valiosas de la historia. Para algunos individuos, puede asimismo resultar beneficioso pedirles que hagan dibujos o que escriban sobre lo que les está molestando.

Arrebatos no provocados

Los términos «arrebatos no provocados» suelen suscitar en nosotros un «arrebato provocado». Con excesiva frecuencia se utilizan estos términos para eludir la responsabilidad de evaluar a fondo el entorno y los aspectos de la vida del individuo, que pudieran estar contribuyendo a su conducta. Es cierto que a veces una persona con síndrome de Down puede comportarse de forma inadecuada sin motivo aparente. Sin embargo, como ya dijimos anteriormente, estas personas pueden ver el mundo de forma diferente a como lo ven los demás. Por ejemplo, la fuerte memoria de muchas de estas personas, su tendencia a rumiar los acontecimientos y la diferente concepción del tiempo, son factores que pueden contribuir a la aparición de una respuesta que parezca no guardar relación con un hecho determinado. Por lo tanto, la etiqueta «no provocado» puede deberse mucho más a la falta de comprensión del que observa, que a una pérdida de control gratuita por parte de la persona con síndrome de Down. Lo que implican los términos «arrebato no provocado» es que hay que «arreglar» a la persona con síndrome de Down, y que el entorno no juega ningún papel en la causa ni en el tratamiento del problema.

OBTENER LA HISTORIA DE LOS PADRES/CUIDADORES

Aunque la historia de los sentimientos subjetivos obtenida de un adulto con síndrome de Down suele ser limitada, con bastante frecuencia los miembros más cercanos de la familia pueden observar los cambios sintomáticos claves en la conducta. Por ejemplo, hemos notado que la mayoría de las personas con síndrome de Down no manifiestan verbalmente que están tristes, pero sus familiares observan un cambio evidente en su personalidad, que describimos como «pérdida de chispa, de viveza y de vitalidad». La mayoría de las personas con síndrome de Down tampoco suelen comunicar verbalmente que están experimentando pérdida de energía, o falta de interés, al realizar las actividades de las que anteriormente disfrutaban, pero los miembros más próximos de la familia suelen detectar este cambio de conducta. Además, en raras ocasiones hemos oído a una persona con síndrome de Down decir que se siente inútil, y por eso no hemos usado este parámetro para establecer nuestros criterios para la depresión. Del mismo modo, la mayoría de nuestros pacientes tampoco verbalizan sus sentimientos de ansiedad, y sin embargo, las tensiones corporales y otros síntomas indicativos de ansiedad suelen hacerse bastante evidentes para los observadores familiarizados con la persona (v. cap. 14 y 15 para más información sobre los criterios para la depresión y la ansiedad).

Otra fórmula con la que la familia puede obtener información importante consiste en escuchar los soliloquios. Hemos visto a varios adultos que no eran capaces de dar respuestas claras a las preguntas referentes a los problemas que les estaban molestando. Sin embargo, sus familiares a menudo les veían hablando sobre esos problemas en sus soliloquios (v. cap. 8). Curiosamente, muchas familias han descubierto también que la persona con síndrome de Down habla con más claridad cuando habla solo, que cuando habla con otra persona.

Otra parte de la historia que pueden proporcionar los familiares es la historia médica de la familia. Muchas enfermedades mentales vienen de familia. Por consiguiente, la historia de la familia puede proporcionar un mayor conocimiento de las causas del cambio en la salud mental de una persona con síndrome de Down. Además, a veces, la respuesta de un miembro de la familia a una determinada medicación puede orientar a los profesionales sobre el tipo de medicación que convendría utilizar.

Otra parte importante de la información que pueden proporcionar los padres y los cuidadores es la forma en que el individuo ha respondido a medicaciones anteriores. Cuando nos enteramos de que una medicación determinada no ha funcionado, nos preguntamos: «¿El diagnóstico es el correcto? ¿La medicación es la correcta? ¿Hay otros factores que no hemos tenido en cuenta?». Por ejemplo, imagine que alguien tiene un problema de depresión pero no obtenemos la historia de manía que también tiene esa persona. En esta situación, prescribir un antidepresivo para tratar la depresión podría desencadenar la manía. Si eso ocurre, puede ser una parte valiosa de la historia. Además, puesto que la obtención de la historia resulta difícil y problemática, la continua reevaluación y obtención de la historia (especialmente cuando el tratamiento no esté dando buenos resultados) son esenciales para determinar si hay partes de la historia que se pasaron por alto o cuya importancia no se reconoció anteriormente.

Dificultades para interpretar la información de segunda mano

A pesar de nuestros esfuerzos por obtener de nuestros pacientes toda la historia que se pueda, lo cierto es que gran parte de esa información debe provenir de la familia o de los cuidadores. Lamentablemente, esto añade un grado de interpretación. El observador trae consigo sus propios prejuicios, sus interpretaciones y la posibilidad de equivocarse al dar la información. Además, otro individuo puede dar a una conducta determinada un grado de importancia distinto del que le daría la propia persona con síndrome de Down. Esto puede dar lugar a que los informes sobre los cambios conductuales se magnifiquen o se minimicen, y puede resultar especialmente problemático en el caso de los observadores no familiarizados con personas con discapacidad intelectual. El observador puede interpretar las conductas comunes típicas descritas en la sección II como si se tratara de conductas anormales. Esto puede nublar la percepción total de los acontecimientos o la forma de presentarlos. Además de esto, es frecuente que las historias obtenidas sean totalmente distintas, según provengan de los familiares, del personal de la residencia, del personal de los programas diarios o de otros cuidadores. Estas cuestiones hacen que sea necesaria la obtención de todos los antecedentes que se pueda, partiendo de múltiples fuentes, e intentar después aclarar las discrepancias.

LO QUE SE DEBE HACER Y LO QUE NO AL COMUNICAR LA HISTORIA DE UNA CONDUCTA

Cuando se esté observando el comportamiento de una persona con síndrome de Down, recomendamos lo siguiente:

- *Escriba sus observaciones.* Puede que resulte difícil recordar los elementos concretos y, con frecuencia, la conexión con una causa solo se verá después de revisar las anotaciones.
- *Anote los acontecimientos cronológicos.* ¿Cuándo aparecieron los síntomas por primera vez? Si se trata de un episodio aislado ¿cuál es el orden de los hechos durante cualquier episodio concreto?
- *¿Qué otra cosa sucedía cuando se presentó la conducta?* ¿Qué más estaba pasando en la familia, en el trabajo, en el colegio, con los amigos? Para episodios aislados, es importante tener en cuenta los acontecimientos, las personas y los demás elementos circundantes. Como dijimos anteriormente, puesto que muchas personas con síndrome de Down tienen una memoria tan grande, es importante buscar claves que, aunque pudieran parecer poco relevantes a primera vista, tal vez indiquen la causa del cambio de conducta. Por ejemplo, ¿podría haber un olor, un objeto, o cualquier otro de-sencadenante que recuerde a la persona un acontecimiento negativo del pasado?
- *Sea lo más objetivo que pueda.* Evite observaciones subjetivas como «Está actuando como si me odiara». Cuando estemos observando, igual que cuando estemos entrevistando, debemos ser cuidadosos y no enfocar nuestras observaciones hacia una dirección inadecuada, antes de haber entendido cuál es el problema.

HACER OBSERVACIONES

Además de obtener todos los datos posibles del propio paciente, así como de los familiares y cuidadores, con frecuencia consideramos necesario hacer alguna indagación por nuestra cuenta. A veces obtenemos la mejor información observando a la persona, o estando con ella en su domicilio o en su lugar de trabajo. Como indicamos en capítulos anteriores, las dificultades de lenguaje, la memoria, el concepto del tiempo y otras cuestiones propias de las personas con síndrome de Down, pueden hacer que la historia sea confusa. Por ello, situar la historia verbal en su contexto, visitando a la persona en su entorno habitual, puede resultar de un valor incalculable.

> A Jason, de 34 años, lo trajeron a nuestra consulta a causa de sus arrebatos agresivos. Una visita a su piso tutelado, a las 7.30 de la mañana, nos reveló de inmediato la causa del problema.
>
> Aquel día, el autobús de Jason llegó puntualmente a las 7.50, y él se puso nervioso cuando seguimos hablando, e intentamos que esperara un poco antes de subirse al autobús. Había un evidente componente compulsivo en su comportamiento. Tras comentar mi observación, y después de volver a hacer algunas preguntas al personal, este nos comunicó (cosa que previamente había negado) que Jason tenía muchas conductas compulsivas que estaban interfiriendo con ciertas actividades. Por ejemplo, Jason necesitaba terminar una tarea, como por ejemplo guardar las cosas de su habitación, antes de pasar a otra labor o actividad. Si alguien del personal intervenía para intentar que realizara otra tarea, antes de haber finalizado la anterior, Jason podía volverse agresivo. Con esta clara comprensión del problema de Jason, sugerimos al personal que organizara las actividades de Jason de forma que quedasen reducidas al mínimo las veces en que se le impidiera finalizar sus tareas, y de este modo Jason se recuperó muy bien.

Por lo general, acordamos de antemano la hora de nuestras visitas. Nuestra recomendación es que se acuerde previamente la hora de la visita con la familia o con el personal, y que nos cercioremos de que la persona con síndrome de Down va a estar informada también. En algunas ocasiones, cuando hemos quedado en ver a una persona en un ambiente de grupo (bien sea en su residencia, o en su trabajo), puede que se nos pida que observemos a alguna otra persona, o puede que veamos involuntariamente a otra persona. En cualquier caso, recomendamos preguntar si la conducta observada es la habitual. El mero hecho de sentirse observado podría alterar la conducta, y es importante que sepamos si la conducta observada no es la que habitualmente se muestra.

CONCLUSIÓN

La evaluación de la enfermedad mental de un adolescente o adulto con síndrome de Down puede resultar difícil. Tratar de obtener una historia clara, tanto relatada por el propio individuo como por las demás personas, y observar directamente a la persona cuando sea necesario, puede resultar problemático y llevarnos mucho tiempo. Sin embargo, la evaluación concienzuda y continua, utilizando un abordaje en varias direcciones, resulta esencial para comprender la naturaleza del problema de la persona, y para desarrollar el plan terapéutico que se describe en el próximo capítulo.

Planteamientos terapéuticos de la enfermedad mental

Una vez que la enfermedad mental es diagnosticada, el paso siguiente consiste en desarrollar la intervención terapéutica. De los capítulos 14 a 23 se analizan los tratamientos específicos que a menudo son eficaces para los adolescentes y adultos con síndrome de Down a los que se les ha diagnosticado un particular problema o trastorno mental. Sin embargo, puesto que muchos de estos tratamientos implican el asesoramiento de apoyo o la prescripción de ciertas clases de medicamentos, ofrecemos ahora una visión de conjunto de los temas generales relacionados con estos planteamientos terapéuticos con el fin de evitar su repetición en un capítulo tras otro.

PARTE I: CUANDO LA ORIENTACIÓN Y EL ASESORAMIENTO DE APOYO SON NECESARIOS

El asesoramiento puede ser extraordinariamente útil para algunos adolescentes y adultos con síndrome de Down. En la circunstancia correcta, el asesoramiento de un terapeuta formado, sensible e inteligente puede:

- Prestar apoyo y dar ánimo a la gente.
- Promover el orgullo y la autoestima.
- Ayudar a la gente a identificar y resolver los problemas de su vida.
- Ser una parte útil en el tratamiento de problemas más graves como por ejemplo la depresión, la ansiedad, los trastornos obsesivo-compulsivos, etc.

Esto suena precioso, y puede serlo, pero hace falta que se den una serie de condiciones si se quiere que las personas con síndrome de Down se beneficien de este asesoramiento.

Para que un adulto con síndrome de Down y su familia y cuidadores lleguen a hacerse un juicio que esté bien informado sobre la necesidad y eficacia del asesoramiento, necesitan asegurarse de que:

- Los asesores tienen la educación, formación, experiencia y sensibilidad adecuadas.
- Encajan bien las personalidades del asesor y de la persona asesorada.
- El asesoramiento resulta ser un proceso seguro y sin riesgos.
- El proceso del asesoramiento se plantea objetivos valiosos, utiliza los medios para conseguirlos y evalúa el resultado.

LOS ASESORES

El término «asesor» es un término genérico que utilizamos para referirnos a cualquier profesional que está formado para identificar y resolver cualesquiera problemas de carácter emocional o comportamental que las personas presenten en su vida. Son muy diversos los profesionales formados para ofrecer asesoramientos, y abarcan asistentes sociales, psicólogos, asesores, psiquiatras, asesores religiosos y terapeutas matrimoniales y familiares.

En la mayoría de los casos, no importa cuál sea el tipo de profesional que usted busque como asesor. Lo que más importa es su capacidad para establecer una relación así como su formación y experiencia. Su capacidad para utilizar un abordaje específico en su asesoramiento también dependerá más de su formación que de su título académico o profesional. Por ejemplo, el asesoramiento en el campo del comportamiento se inició hace más de 40 años dentro del campo de la psicología, pero actualmente su abordaje lo emplean todos los profesionales relacionados con el asesoramiento. Como segundo ejemplo, el asesoramiento de matrimonios y familiar lo iniciaron hace unos 30 años asesores pertenecientes a prácticamente todas las diversas profesiones y sigue siendo practicado por todos esos campos como área especializada de formación y práctica (v. más adelante sobre este abordaje como ejemplo). Hay también un campo relativamente nuevo de asesoramiento que se especializa en este enfoque, y está representado por los terapeutas matrimoniales y de familia. Por consiguiente, tanto estos terapeutas como los demás profesionales asesores que estén adecuadamente formados en este campo son capaces de practicar este tipo de asesoramiento. Al igual que en el asesoramiento de matrimonio y familia, la mayoría de los demás profesionales asesores utilizan sus propios abordajes y técnicas de asesoramiento, siempre que estén bien formados para llevarlos a cabo.

No obstante, existen varias profesiones que realizan tareas específicas que son propias de esas profesiones.

- Los **psicólogos** están formados para ejercer el asesoramiento pero tienen además una especial práctica en psicometría. La psicometría utiliza tests e instrumentos estándar para medir diferentes áreas del funcionamiento mental y conductual. Existen muchos tipos diferentes de tests estándar (baterías neuropsicológicas, tests de personalidad, medidas de las habilidades adaptativas y del funcionamiento maladaptativo, tests de trastorno por déficit de atención con hiperactividad, etc.). Sin embargo, los tests que a menudo se mencionan como psicológicos son los tests habituales que miden el coeficiente intelectual como medida del nivel de funcionamiento intelectual de la persona. Con frecuencia las agencias estatales solicitan estos tests con el fin de establecer el grado de retraso mental de las personas con síndrome de Down u otra discapacidad.

- Los **psiquiatras** tienen también algún papel propio en el campo de la salud mental. Son médicos o doctores en osteopatía que han sido formados para tratar a las personas con problemas de salud mental. A menudo poseen formación en el campo del asesoramiento pero muchos se especializan en el manejo de los fármacos psicotropos. Estos son los medicamentos que se utilizan para tratar los problemas de salud mental como, por ejemplo, los antidepresivos, los ansiolíticos (contra la ansiedad) y los antipsicóticos. Para complicar más las cosas, los médicos no psiquiatras tienen también capacidad para prescribir fármacos psicotropos, y muchos lo hacen en su práctica. Este es el caso principalmente en problemas que presentan los síntomas más frecuentemente conocidos, como son la depresión y la ansiedad. Los médicos pueden también derivar a la consulta de un psiquiatra, al igual que lo hacen para cualquier otra especialidad médica. Además, muchas personas pueden consultar inicialmente a un psiquiatra que ayude al diagnóstico y recomiende el fármaco para el problema de salud mental, pero después pueden recurrir a su propio médico general para que siga firmando las recetas y continúe evaluando médicamente el problema.

LA PRESENCIA DE UN PROBLEMA DE SALUD MENTAL MÁS IMPORTANTE ¿EXIGE EL TRATAMIENTO DE UN PSIQUIATRA O DE UN MÉDICO?

La respuesta es doble, Sí y No. Los asesores que diagnostican problemas de salud mental en su práctica y carecen de capacidad para prescribir medicamentos referirán al paciente a un médico para que formule la prescripción de medicación psicotropa. En estos casos, el asesor suele seguir viendo a la persona dentro de su asesoramiento, mientras el médico vigila la medicación. Del mismo modo, muchos médicos que prescriben los medicamentos para los problemas de salud mental referirán al paciente a un asesor para que continúe realizando sus tareas de asesoramiento. En ambos casos, el paciente se beneficia de la combinación de ambas terapias: la medicación y el asesoramiento continuado. Todos los estudios confirman que tanto la medicación como el asesoramiento pueden ser beneficiosos, pero su combinación es con mucho la terapia más eficaz a la hora de resolver este tipo de problemas y síntomas (Frank y cols., 1990).

Pago por los servicios de asesoramiento

Sería una desidia analizar el asesoramiento sin comentar sobre cómo la gente paga por este servicio. La verdad es que los servicios de asesoramiento y salud mental están lamentablemente mal financiados por las aseguradoras y los servicios del gobierno en Estados Unidos. Las aseguradoras privadas o del gobierno pueden no pagar por este servicio y, cuando lo hacen, a menudo no pagan más de un tercio o la mitad de lo que cuesta el servicio. Ciertamente, los pagos están por debajo de lo que se paga por un gasto equiparable que implique un problema médico.

Aun así, se ha progresado mucho en este campo en los últimos 30 años aproximadamente. El caer en la cuenta de este tipo de problemas y el pagar por ellos han crecido de manera exponencial. La punta de lanza para conseguir estos cambios han sido las familias de las personas con problemas de salud mental. Además, la mayoría de las profesiones relacionadas con el asesoramiento se han inclinado por el cobro de sus servicios a través de terceras partes. La mayoría de las compañías aseguradoras que cubren los servicios de salud mental cubren el asesoramiento ofrecido por trabajadores sociales, psicólogos y psiquiatras; algunas cubren también los servicios de otros profesionales. Sin embargo, la política de cada aseguradora es diferente. Conviene llamarlos antes para conocer qué tipo de servicios cubren. Si sus servicios son limitados, es posible cambiar a una cobertura diferente cuando la póliza es abierta, o tratar de gestionar una cobertura más amplia que abarque los servicios de salud mental.

Educación y formación

Las personas con síndrome de Down necesitan asesores terapeutas plenamente cualificados. Solo porque sus pensamientos y sentimientos pudieran parecer menos complicados que otros de su misma edad no significa que alguien que no es un asesor profesional «sea suficiente» para asesorarles.

Al igual que para otros adolescentes y adultos, las personas con síndrome de Down deben recibir el asesoramiento por parte de un individuo que tenga como mínimo un grado de máster obtenido en un programa acreditado dentro de la profesión que haya elegido (cuatro años de estudios universitarios y por lo menos dos más del programa máster especializado en el campo del asesoramiento). Deben poseer además el título o licencia dentro de la profesión elegida otorgado por el estado donde ejerce. En la mayoría de los casos, la licencia estatal se obtiene tras aprobar un examen de acreditación y de haber ejercido el número exigido de horas bajo la supervisión de un clínico sénior, una vez terminado el programa educativo académico. Su formación y su posterior experiencia laboral deben estar documentadas en un escrito que deberá estar a disposición de quien recabe su asesoramiento, junto con una copia de su diploma.

En el campo de la discapacidad, existen diversos tipos de gerentes de casos, incluidos los profesionales cualificados en retraso mental. Existen también los gerentes y cuidadores directos en los complejos de viviendas residenciales y en los centros de trabajo. Estas personas ejercen papeles críticamente importantes y por lo general son gente muy cuidadosa y sensible, pero no han tenido previamente formación o educación para actuar como asesores, por lo que no se les debe considerar apropiados para desempeñar esta tarea.

Temas personales

Los asesores deben ser personas sensibles, clarividentes y atentas. Además, su experiencia a lo largo de la vida puede ser un factor importante para asesorar con garantía. Los asesores que han «estado allí» (han experimentado aspectos diversos de la vida: matrimonio, criar niños, sufrir el duelo por alguna pérdida, etc.) con frecuencia comprenden mejor y prejuzgan menos que los que son más jóvenes o menos experimentados. De hecho, los estudios han comprobado que los terapeutas mejor considerados tienden a ser más experimentados y prueban diversos abordajes hasta dar con el que mejor se ajusta al individuo y a su problema. Puede que los terapeutas más jóvenes necesiten ser más rígidos en sus enfoques simplemente porque carecen de experiencia de la vida o del tratamiento a la hora de probar las diferentes alternativas que funcionen. Afortunadamente, los asesores jóvenes suelen estar supervisados por terapeutas más experimentados. Esta forma de actuación puede ofrecer «lo mejor de ambos mundos»: la energía y el entusiasmo del joven terapeuta acoplados a la sabiduría de un supervisor maduro.

Otra cuestión es si el asesor debería tener experiencia previa de trabajo con las personas con síndrome de Down. En nuestra experiencia, un asesor que goce de dicha práctica puede ayudar a que el adulto con síndrome de Down disfrute de un asesoramiento más positivo. Esto sucederá si nota que el asesor le entiende y aprecia de verdad, tanto en sus puntos débiles como en sus puntos fuertes. El asesor que «sabe» hace las preguntas correctas y atiende a los temas correctos; esto significa «te entiendo» para la persona que recibe el asesoramiento.

Pero por otra parte, puede ser muy difícil encontrar un asesor entrenado que posea experiencia sobre los adultos con síndrome de Down. En este caso, la mejor opción será encontrar a alguien deseoso de aprender. De hecho, cuando empezamos este centro, teníamos muy poca experiencia de cómo comprender a las personas a las que ahora atendemos. Teníamos, sin embargo, gran respeto por el conocimiento que poseían los familiares que los cuidaban. Escuchamos y respetamos las ideas de los cuidadores que han invertido tanto tiempo, energía y esfuerzo en su intento de comprender y defender a la persona que está a su cuidado. Si un asesor es capaz de aportar su propio conocimiento y, además, está abierto a aprender de la familia, entonces esta colaboración tiene una oportunidad excelente de que funcione. En cambio, si el asesor parece minusvalorar a la persona con síndrome de Down o carece de comprensión y respeto hacia ella o sus cuidadores, será mejor prescindir de él.

CONFLICTOS DE INTERÉS

Una regla esencial en el mundo del asesoramiento es que el profesional no tenga un «papel dual» con la persona asesorada. Esto significa que sólo desempeñe el papel de asesor para la persona asesorada y no el de amigo, padre, cuidador, gerente, supervisor, vendedor y, menos aún, amante o compañero sexual. El personal o los gerentes de los centros residenciales o sitios de trabajo no pueden servir de asesores para las personas con las que trabajan o a las que supervisan. Simplemente, eso no funciona.

Puede resultar un tanto confuso si al personal al que se asigna como gerentes de casos o a cuidadores directos se les llama «defensores» o incluso «asesores». Si bien pueden defender con toda propiedad las necesidades y servicios de la persona y asistirle en sus cuidados, no pueden servir como su asesor. Esto debe quedar en manos de los asesores profesionales con el fin de mantener la integridad y la seguridad de este proceso (v. los apartados de Seguridad y Confidencialidad, más adelante).

Temas sobre seguridad

Los asesores sin duda atienden a seres humanos pero deben también mantener con todo cuidado un papel y una frontera profesionales si quieren asegurar la inocuidad y seguridad de la experiencia asesora. Ha ido creciendo la conciencia pública en relación con la preocupación sobre la seguridad ante las acusaciones de abuso por parte de personas religiosas y otras que atienden a los niños. Las familias están también preocupadas por motivos de seguridad en relación con sus parientes con síndrome de Down que dependen del cuidado de otras personas.

Puede producir cierto alivio el saber que la seguridad y los temas de confidencialidad siempre han sido el centro de atención del campo de los asesores desde que se inició esta profesión. Así como los profesionales médicos tienen el cuidado de que esté presente el personal de enfermería durante cualquier procedimiento médico, los asesores deben ser cuidadosos cuando ejercen su asesoramiento individual. Por ejemplo, una manera de conseguir seguridad durante las sesiones de asesoramiento individual es dejar abierta la puerta varios centímetros. La persona en consulta no es oída desde fuera de la puerta (para proteger la confidencialidad, v. más adelante), pero los demás asesores o miembros de la familia pueden ver lo que pasa dentro.

A veces es aconsejable tener presente a una segunda persona del equipo durante las sesiones de asesoramiento. Por ejemplo:

> Teresa, mujer de 28 años con síndrome de Down, vino a asesorarse sobre temas relacionados con la sexualidad y las citas. Tenía muchas preguntas sobre sexo y su relación con un amigo suyo. Sus preguntas manifestaron mucha información equivocada y confusión sobre lo que «sexo» significaba. Como ejemplo, preguntó si estaba embarazada cuando tenía la regla. O si podría quedarse embarazada al besar a su amigo.
>
> Aunque Teresa era muy verbal y capaz en el manejo de sus habilidades de la vida diaria y tenía un trabajo en la comunidad, era inmadura en algunas áreas y no tenía un sentido correcto sobre lo que era privado. Preguntaba cuestiones sobre sexo a cualquiera que se encontrara, incluidos los clientes en el sitio de trabajo o personas extrañas en reuniones sociales. Cuando su madre se enteraba de esto se sentía avergonzada y trataba de contestar a las preguntas de su hija. Por desgracia no se sentía cómoda discutiendo estos temas y la hija no parecía entender sus explicaciones. Poco después la madre trajo a su hija a nuestro centro.
>
> En el centro, Teresa fue sometida a una exploración física completa (a cargo de Janet Bilodeau (una experimentada enfermera), y ella y su madre mantuvieron una reunión con el Dr. McGuire (del personal asesor) para comentar esa conducta inapropiada. Aunque Teresa pidió sesiones individualizadas de asesoría aceptó que estuviera presente junto al Dr. McGuire un miembro femenino del equipo, Jenny Howard, que había formado parte del equipo del centro durante muchos años. Jenny aportó mucho en cuanto al tema de seguridad (en beneficio del Dr. McGuire y de Teresa), pero también lo hizo al ofrecer su perspectiva femenina al conjunto de la discusión.
>
> Para manejar su problema de conducta social, Teresa aceptó anotar por escrito cualquier pregunta que tuviera sobre sexo y citas, y de comentarlas sólo cuando se reuniera con el equipo del centro (o con su madre). También se programó una reunión con ella sobre educación sexual con Jenny y Janet. Lo interesante fue que, en el curso del proceso de asesoramiento y de la educación sexual, el personal del centro comprobó que Teresa no deseaba realmente tener sexo, sino solamente sentirse querida por su novio. Con el tiempo, estos y otros temas fueron solucionándose a plena satisfacción de Teresa y su familia.

Como ilustra este ejemplo, el prestar atención cuidadosa a los temas de seguridad protege la integridad del proceso de asesoramiento, al tiempo que permite la discusión y la correcta resolución incluso de los problemas y temas personales más sensibles.

Confidencialidad

La confidencialidad es también un tema clave del asesoramiento. ¿Cómo puede nadie sentirse libre para hablar sobre temas personales sensibles («abrir su corazón»), si esa información no se va a guardar de forma privada y confidencial? La profesión responsable del asesoramiento es clara sobre este tema para los adultos de la población general. Se permite a los asesores comentar con el supervisor hechos conocidos durante el asesoramiento, si bien este deberá mantener una estricta confidencialidad. Por otra parte, el único momento en que la confidencialidad se rompe es cuando la persona que está siendo asesorada muestra una amenaza clara de herirse a sí misma o a otros, o cuando la persona permite que se proporcione una cierta información, como por ejemplo a una compañía aseguradora, por motivos de prestación económica.

La confidencialidad es más complicada en el caso de los adolescentes de la población general. En un sentido estrictamente legal, se permite a los tutores legales acceder a los antecedentes y documentos registrados hasta que el adolescente alcanza la mayoría de edad, los 18 años en la mayoría de los estados. Sin embargo, y con el fin de conseguir la confianza, los padres permiten invariablemente que sus hijos de 14 años o más (e incluso de 12 y 13 años, si se les ve bien maduros) estén bajo el principio de la confidencialidad, excepción hecha de los temas serios de seguridad (amenaza a sí mismo o a otros).

El tema se hace más complicado para los adultos con síndrome de Down. Cronológicamente son adultos pero, en nivel de desarrollo, a menudo se parecen más a los niños o adolescentes. Los temas legales resultan también confusos para muchas de sus familias. De hecho, adultos con síndrome de Down que tienen tutores legales (establecidos mediante la adecuada acción judicial) están sometidos a las mismas reglas que los niños de la población general. Los tutores tienen acceso a sus documentos. En cambio, los adultos con síndrome de Down (por encima de la edad de la mayoría) que no tienen tutores legales son considerados como sus propios tutores y, por tanto, tienen todos los derechos legales de los demás adultos. Hemos visto que a veces esto presenta problemas legales, como pudiera ser el caso de personas que son sus propios tutores y no acceden a recibir el tratamiento médico necesario. Sin embargo, no hemos experimentado esto como un problema importante a la hora de asesorar a las personas. En la mayoría de los casos, una vez que se les ha explicado sus derechos cuidadosamente, los adultos con síndrome de Down aceptan compartir la información relevante con sus cuidadores. Esto es una suerte porque es raro el caso en que el asesoramiento individual no deba implicar de forma constante a los cuidadores.

Nos gusta implicar a los cuidadores porque la limitación del lenguaje expresivo hace difícil para muchas personas con síndrome de Down comunicar al asesor temas y problemas importantes. El asesoramiento individual no es útil si está dirigido en el vacío rutinario. Por eso, recopilar información de los cuidadores en diversos ambientes ayuda a mantener el asesoramiento centrado en las necesidades y temas reales del adulto. Cuanta más información exista a disposición del terapeuta, mejor comprenderá la situación y más útil será su trabajo.

Dada la necesidad de que exista una comunicación lo más abierta posible entre el asesor y los cuidadores, el tema de la confidencialidad debe ser explicado muy claramente a la persona con síndrome de Down y a sus cuidadores antes de iniciar el proceso de asesoramiento. En lo posible, el asesor debe respetar las necesidades y deseos de la persona con síndrome de Down. Por ejemplo, algunos individuos están tratando temas de independencia de sus padres, propios de la adolescencia (que se retrasa hasta la veintena o la treintena en las persona con discapacidad intelectual). En estas situaciones, podemos intentar negociar con sus cuidadores más privacidad para la persona con síndrome de Down (tal como lo hacen los asesores de adolescentes en la población general), incluso si los cuidadores son los tutores. Además, si es necesario informar a los padres y darles cuenta de su progreso sobre el asesoramiento, intentamos obtener permiso para hacerlo de la persona con síndrome de Down. Aunque esto no sea legalmente necesario si alguno de ellos es tutor, vemos necesario mantener un clima de confianza a lo largo de toda la relación terapéutica.

Tenemos cuidado también de preguntar primero a la persona con síndrome de Down antes de compartir cualquier información con sus padres u otros cuidadores. Puede servir de ayuda que también esté presente cuando se comenta la información con el cuidador, bien en persona o por teléfono. Una vez más, esto ayuda a mantener la confianza en la integridad del proceso asesor. No hemos tenido problema alguno al crear una relación de cooperación entre las distintas partes cuando hemos tratado estos temas de una forma abierta y sensible desde el principio.

¿Un asesor inadecuado para mí?

Algunos asesores han pasado por su etapa de formación e internado, tienen amplia experiencia de la vida e incluso experiencia con personas con síndrome de Down, y aun así pueden no ser el asesor adecuado para una persona concreta con síndrome de Down. Quizá no son muy perspicaces en general, o en el área de un problema específico, a pesar de su formación y experiencia. O pueden carecer de la capacidad para comprender y transmitir un cierto sentido de calidez y atención a la persona a la que están asesorando.

Incluso si los asesores han sido formados y son comprensivos y sensibles, pueden no ser la persona adecuada para ese trabajo. La verdad es que todos poseemos nuestros peculiares estilos y personalidades, y las personalidades pueden chocar entre el asesor y la persona asesorada, al igual que ocurre entre la gente en cualquier esfera de la vida. Asesorar es tanto un arte como una ciencia, y buena parte de ese arte implica al estilo personal del asesor.

Los asesores son plenamente conscientes de que la personalidad es un componente crítico en esa actividad y a menudo recomendarán al paciente tener una entrevista antes de iniciar la terapia. Muchos recomiendan también un período de prueba antes de comprometerse a mantener el asesoramiento. Para las familias que buscan asesor para un miembro con síndrome de Down, se recomienda vivamente que permanezcan sentados al menos durante una sesión con el fin de ver si el asesor es la persona correcta para ese trabajo concreto. Los aspectos de personalidad y estilo sólo se pueden calibrar mediante el contacto cara a cara. Cuando observan el proceso de asesoramiento, las familias necesitan confiar en su intuición y en su capacidad para sentir si el asesoramiento les va bien a ellas mismas y, sobre todo, a su hijo o hermano con síndrome de Down.

Además, la mayoría de la gente con síndrome de Down tendrá un sentimiento especial sobre el asesor al que están visitando. La cuestión no está en *si* la persona tiene esos sentimientos sino en cómo obtener de ella la información. Como se ha comentado en el capítulo 6, las personas con síndrome de Down tratan a menudo de evitar ser negativos o críticos, pero alguien que los conoce bien puede determinar por general sus sentimientos verdaderos a partir de la intensidad de su respuesta (de más a menos entusiasta). Si el adulto con síndrome de Down da una aprobación o respuesta de tono bajo al asesoramiento, entonces será necesario seguirlo muy de cerca. Quizá la persona necesite más tiempo para acostumbrarse al proceso de asesoramiento porque es una novedad. Sin embargo, si la respuesta sigue siendo de tono menor o tibia tras varias sesiones, puede significar que el asesor no es el adecuado para las necesidades y la personalidad del paciente. Cualquier asesor que sea responsable no tendrá problema alguno en referirlo a otro asesor que se ajuste mejor a su personalidad.

TIPOS DE ASESORAMIENTO QUE SON ÚTILES PARA LOS ADULTOS CON SÍNDROME DE DOWN

Asesoramiento de apoyo

Como parte de toda evaluación multidisciplinaria en nuestro centro, se realiza una evaluación psicosocial por parte del personal asesor (Dr. McGuire) para obtener información clave sobre las habilidades sociales y adaptativas de la persona, así como sobre su red de apoyo por parte de la familia y los compañeros.

Durante esta evaluación, los cuidadores de la persona a menudo le preguntan si le gustaría hablar a solas con el Dr. McGuire. Explican que este puede ser el modo de que la persona exprese sus sentimientos, «se desahogue del todo», etc.

Aunque muchas personas con síndrome de Down no sienten la necesidad de hablar en privado, algunas la tienen. Curiosamente, muchos de los individuos que desean hablar no tienen problemas o temas actuales o urgentes. En cambio a menudo desean comentar algunas experiencias o acontecimientos importantes del pasado. Temas frecuentes son el haber sido heridos o tratados inadecuadamente por otros, el haberse sentido rechazados en temas de amor, o el haber perdido a un ser querido. Puede que el tema parezca insignificante a los demás, como el haber roto accidentalmente un plato. Muchas veces estos temas de asesoramiento suponen la repetición de la misma historia una y otra vez.

Por insignificantes o repetitivos que puedan parecer los temas, en el centro nos tomamos muy seriamente el proceso de asesoramiento. Los escuchamos con mucha paciencia y respeto, pedimos una clarificación si es necesaria, reflexionamos sobre los sentimientos expresados, y damos consejo si lo consideramos adecuado. En nuestra experiencia y por lo que las familias nos han contado, es extraordinariamente importante para los adultos con síndrome de Down el verse capaces de hablar con alguien que de verdad les escucha, y ello favorece su autoestima. Para estas personas, el mensaje verbal es menos importante en sí que la comunicación de algún sentimiento que es escuchado y al que se le responde con respeto y comprensión.

A este tipo de asesoramiento se le llama asesoramiento de apoyo, y pese a la aparente ausencia de un problema o tema urgente, el proceso puede resultar altamente beneficioso para la persona asesorada. Esta propuesta se usa solo si se le propone y acepta la invitación a conversar con un asesor experimentado. En nuestra experiencia, los que aceptan esta invitación a menudo piensan que son capaces de decir lo que necesitan en una o dos sesiones, aunque algunos continúan durante más tiempo. Terminado el asesoramiento, tratamos de «seguirle» la pista a la persona mediante breves reuniones individuales cuando vuelve a hacerse los chequeos médicos rutinarios. A menudo, esto ayuda a mantener la conexión terapéutica entre asesor y paciente durante bastante tiempo después de haber tenido las sesiones de asesoramiento. Además, y quizá lo más importante, proporciona a mucha gente abundante experiencia positiva con el proceso de asesoramiento, y de este modo pueden pedir el volver a conversar cuando surjan nuevos temas y problemas que les estén preocupando.

El buen asesoramiento siempre incorpora elementos de asesoramiento de apoyo, en términos de sensibilidad hacia los pensamientos y sentimientos de la persona, con independencia del mensaje verbal. El asesor comunica un mensaje de amabilidad, comprensión y respeto. Este mensaje puede ser comunicado a alguien que no sea verbal o que posea escasas habilidades verbales, tanto como a otro que tenga buenas cualidades verbales. El proceso de escuchar y responder con respeto es altamente beneficioso para todos, con independencia de sus habilidades expresivas verbales. Estamos convencidos de que esto es así porque la gente nos ha comunicado mediante claros mensajes no verbales su deseo de continuar con el asesoramiento. Por ejemplo, algunas personas usan el signo para hablar mientras que otros los improvisan moviendo su mano desde sus bocas hacia afuera. Y otros todavía ponen su mano sobre su pecho, indicando su necesidad de expresar sentimiento (desde el corazón).

Propuestas o enfoques de asesoramiento orientados hacia el conocimiento o profundización, frente a enfoques orientados a modificar la conducta

Todo buen asesoramiento incluye algún tipo de introspección y conocimiento de uno mismo o de su conducta. Incluso en el asesoramiento de apoyo, la persona puede aprender que es valiosa y que tiene más cualidades y recursos de los que pensaba. A menudo, el asesoramiento de apoyo es suficiente. Otras veces son necesarias medidas de mayor amplitud. En tales casos, a menudo el objetivo del asesoramiento es la identificación y el cambio de las maneras maladaptativas en el pensar y comportarse, que están creando problemas a la persona.

ENFOQUES ORIENTADOS HACIA EL CONOCIMIENTO DE UNO MISMO

Algunas propuestas de asesoramiento destacan la necesidad de cambiar el modo en que la gente piensa. Se llaman con frecuencia enfoques orientados hacia la profundización o el conocimiento. Quienes proponen este enfoque suponen que si la gente entiende la causa del problema, se sentirá motivada a comportarse de forma mejor adaptada. Por ejemplo, para Teresa, el discernimiento clave estaba en comprender lo inapropiado que era el hacer preguntas sobre temas sexuales a cualquier otra persona que no fuera el personal asesor y médico del centro.

Otros enfoques acentúan el cambio de la conducta como medio para ganar en profundización y conocimiento. Por ejemplo, utilizan tareas cuidadosamente programadas para interrumpir los patrones maladaptativos de conducta. La hipótesis en estos enfoques es que resulta más fácil mejorar en el conocimiento de la cuestión una vez que la persona realiza una tarea y ve el resultado positivo. En realidad, ambos enfoques –conducta y conocimiento– trabajan codo con codo y no es infrecuente ver componentes de ambos en cualquier situación de asesoramiento. Volviendo al ejemplo de Teresa, podemos comprobar que profundizó en su problema de comportamiento (el comentario inapropiado de sus temas personales sexuales) tanto antes como después de que realizara la tarea que se le asignó (que fue comentar esos temas sólo con el personal del centro).

ENFOQUES ORIENTADOS HACIA LA MODIFICACIÓN DE CONDUCTA

Existe todo un conjunto de enfoques que destacan la modificación de conducta por encima del conocimiento. Se denominan enfoques conductuales y comprenden los relacionados con la modificación de conducta y el análisis de la conducta aplicada. Los asesores conductuales identifican las conductas en las vidas de las personas que crean problemas para después reforzar una conducta alternativa que sea más deseable. Los conductistas dividen el problema en etapas más manejables de cambio, y se les conoce por su costumbre de seguir sistemáticamente la frecuencia de la conducta analizada para evaluar cualquier cambio.

Los conductistas no son conocidos por sus técnicas de asesoramiento de apoyo, pero necesitan mostrar su sensibilidad hacia los pensamientos y sentimientos de las personas con síndrome de Down y su familia si han de desarrollar con ellos una relación en su trabajo. Por ejemplo, al diseñar un plan de conducta, los asesores que consiguen lo que se pretende son los que escuchan con atención y respeto a los cuidadores con el fin de identificar las conductas y los temas problemáticos. Puesto que los cuidadores son a menudo los que refuerzan la conducta del adulto, el asesor va a necesitar su completa cooperación y aceptación del plan. Necesita dar a conocer la causa por la que usa un determinado abordaje y el cambio que espera conseguir en la conducta.

Igualmente importante es que para conseguir su objetivo el conductista deberá trabajar muy duro para obtener la comprensión, la aceptación y la cooperación de la persona con síndrome de Down. Como mínimo, debe consultar cuidadosamente al adulto para saber qué refuerzos son los más adecuados. Ayudar a la persona a que ponga de su parte en el proceso no solo resulta considerado sino que aumenta notablemente la posibilidad del éxito. Esto es así porque la persona siente que está en su mano el manejar su propia conducta. Siguiendo este mismo razonamiento, los adultos con síndrome de Down pueden ser capaces de utilizar gráficos para seguir su propia conducta sin tener que depender de sus cuidadores para hacerlos. Estas y otras estrategias hacen del enfoque conductual algo más agradable para los cuidadores y personas con síndrome de Down. A lo largo del libro ofrecemos unos cuantos buenos ejemplos de este enfoque. Vean por ejemplo la historia de Janine en la página 311.

ENFOQUES MIXTOS DE ASESORAMIENTO

Diversos enfoques de asesoramiento combinan los dos definidos anteriormente: los orientados hacia el conocimiento y los orientados hacia la modificación de conducta. Aquí describimos los dos que hemos comprobado que son especialmente eficaces para trabajar con las personas con síndrome de Down: el enfoque de aprendizaje social y el cognitivo-conductual.

ENFOQUE DE APRENDIZAJE SOCIAL

El enfoque de aprendizaje social es uno de los más populares en el campo del asesoramiento. Se ha demostrado su eficacia en una amplia diversidad de problemas, incluidas la depresión y la ansiedad. Mediante este método, la gente cambia la conducta problemática observando primero a los demás realizar la tarea y aprendiendo después a hacerla por sí mismos mediante una técnica llamada modelado.

Hemos comprobado que se trata de una estrategia particularmente eficaz para las personas con síndrome de Down porque tienden a pensar en imágenes visuales y porque tienen una memoria visual excelente. Como se ha explicado en el capítulo 5, esta es la razón por la que tienden a recordar los acontecimientos pasados con gran detalle. Es muy notable también su capacidad para aprender mediante la observación visual y para recordarlo.

En el capítulo 16 exponemos el ejemplo de un adulto con síndrome de Down que utiliza la técnica del aprendizaje social para seguir el modelo del cambio deseado de conducta demostrado primero por su hermana. El adulto, Carlos, ha desarrollado el hábito de comprar los mismos objetos de tocador una y otra vez, aun cuando tienen más que suficientes en casa (hasta diez frascos de champú). Cuando murieron sus padres y se trasladó a la casa de su hermana, esta nos consultó sobre cómo romper ese hábito. El primer paso fue que Charles se fijara en su armario del cuarto de baño y viera los objetos que realmente necesitaba. Su hermana le ayudó después a encontrar una imagen del objeto que necesitaba o a pintarlo. Por último, llevó él la imagen a la tienda para ayudarle a localizar el objeto y comprarlo.

La nueva estrategia dio a Charles un sentido de independencia y de objetivo en sus paseos de compras. Su hermana estaba también muy satisfecha porque le ayudó a desarrollar independencia al tiempo que le mantenía apartado de comprar y almacenar objetos innecesarios. Su hermana hacía un seguimiento de sus compras observando cómo las ponía en su armario. Entonces le llenaba de elogios por el trabajo bien hecho. Después de seguir juntos esta metodología durante varias ocasiones de compra, Charles empezó a hacer la tarea por sí mismo.

Quizá el uso más interesante e innovador del enfoque de aprendizaje social es el uso de fotografías o de visionado de video de la persona misma. Esta estrategia se llama automodelado. Como se comenta en el capítulo 4, a las personas con síndrome de Down les encantan las fotografías y videos de la familia y de los amigos, pero les interesan especialmente las imágenes de sí mismos. Por ejemplo, comprobamos que nuestros pacientes con síndrome de Down persisten con más probabilidad en los ejercicios de aeróbic si ven una cinta de sí mismos realizando este ejercicio. Otro ejemplo del enfoque de aprendizaje social es el de Brian, que rehusó ver a su hermano después de que este no pudo ir a una reunión de vacaciones (v. cap. 5). Con el fin de reunir a los dos hermanos, su hermana siguió nuestro consejo de enseñar a Brian fotos de anteriores y simpáticas reuniones familiares en las que estaban los dos hermanos. No nos sorprendió comprobar que las fotos que tuvieron mayor influencia sobre Brian eran las que figuraba él con su hermano.

La imagen que la persona tiene de sí misma posee una gran potencial como motivadora para realizar la conducta apropiada. Lo bueno del plan es que puede prepararse una cinta de video o DVD para mostrar la conducta deseada que la persona no está actualmente realizando. Por ejemplo:

Rosemary, de 34 años, había sido independiente para realizar sus tareas básicas de autocuidado, pero empezó a rehusar salir de casa por la mañana para ir a trabajar. Después de una completa evaluación, determinamos que esto se debía a varios factores que incluían un trastorno hipotiroideo, fatiga y un conflicto con un miembro joven del personal en el sitio donde trabajaba. Se trató su trastorno tiroideo y se resolvió su cansancio trasladando a Rosemary a compartir habitación con otra persona que no la mantenía despierta hasta bien entrada la noche. El conflicto con el miembro del equipo se resolvió haciendo que tratara con ella otra persona en su trabajo de la mañana.

Una vez hechos estos cambios, su actividad de la mañana mejoró algo pero todavía necesitaba que se le urgiera constantemente para que terminara de hacer las cosas a su debido tiempo. Creemos que esto se debió a que se permitió que el problema persistiera durante el tiempo suficiente como para que se convirtiera para ella en un patrón habitual. Sugerimos que el equipo filmara en video su rutina de la mañana, lo que incluía el constante estímulo por parte del equipo. Siguiendo nuestras indicaciones, el equipo preparó la cinta con dos máquinas VHS (Dowrick, 1991). La cinta editada omitió toda la conducta en la que el equipo la estimulaba. Y pedimos al equipo que se la mostrara a Rosemary por la mañana después de despertarse.

En la primera mañana en la que Rosemary vio la cinta, el equipo se sorprendió del resultado. No solo se quedó hipnotizada por la cinta sino que procedió a realizar su actividad a una velocidad mucho más rápida y sin necesitar casi que se la estimulara. Durante los siguientes días, continuó viendo la cinta cada mañana y después actuaba a más velocidad hasta que, a la semana, trabajaba a la misma velocidad que tenía antes de que empezara su conducta problemática. Curiosamente, el único cambio que se vio en relación con su actividad inicial fue el mirar a la cinta cada mañana. Siguió haciendo esto durante mucho tiempo después de que el problema se hubiera resuelto.

ENFOQUE COGNITIVO-CONDUCTUAL

El enfoque cognitivo-conductual es también muy eficaz tanto para la población general como para las personas con síndrome de Down. Se centra en cambiar los pensamientos que influyen sobre el estado de ánimo y la conducta de la persona. Ha sido especialmente eficaz para tratar la depresión. Los estudios han demostrado que las personas que están deprimidas tienen pensamientos negativos sobre sí mismos («no sirvo para nada»), sobre su capacidad para influir sobre el mundo («no puedo hacer nada») y sobre el mundo (un sitio frío y carente de sensibilidad). Es fácil comprobar cómo afecta eso a su autoestima y los hace altamente susceptibles a la depresión. En el modelo cognitivo-conductual, el asesor ayuda a la gente a identificar esos pensamientos negativos y a cambiarlos en pensamientos y conducta positivos.

A veces, los pensamientos negativos de una persona tienen un fundamento real: su limitada capacidad para realizar determinadas tareas. Para una persona con una clara inclinación a tener pensamientos negativos, el fallar en una tarea confirma sus propias creencias de que es malo, o deficiente en algún sentido, lo que le llevará a la depresión. En ocasiones, ese fallo puede deberse simplemente a la falta de formación para ejecutar una tarea. Una vez que la persona la aprende, lo consigue. En otros casos, la dificultad de la tarea puede superar sus posibilidades. En tales situaciones, se debe animarle a realizar otra más asequible a sus habilidades. En ambos casos, una vez que se le enseñe a realizar con éxito la tarea o que consiga realizar la tarea más apropiada para ella, se le anima a escuchar y aceptar la retroalimentación positiva que otros le pueden ofrecer. Además se le anima a practicar la elaboración de comentarios positivos sobre lo que ha conseguido, con el fin de contrarrestar cualquier pensamiento o conducta negativos que pueda albergar todavía.

Al usar este enfoque en una persona de la población general, el terapeuta examina cuidadosamente los patrones de pensamiento que esta utiliza, buscando los pensamientos contraproducentes responsables de originar la respuesta problemática ante un determinado reto. Por ejemplo, el terapeuta preguntará a esa persona qué se diría a sí misma cuando trata de solucionar un problema (p. ej., «No puedo superarlo»). El asesor le ayudará entonces a sustituirlo por un pensamiento positivo dentro de su patrón mental («Tengo la fuerza y la habilidad para afrontar este problema»), un pensamiento que tendrá más posibilidad de generar una solución positiva. Esta forma de actuación puede usarse también para personas con síndrome de Down muy verbales.

Hemos comprobado que para las personas menos verbales, el hablar consigo mismos (v. soliloquio, cap. 8) es un vehículo excelente para examinar los pensamientos negativos. Los cuidadores frecuentemente saben o tienen posibilidad de conocer el contenido del soliloquio de una persona. Cuando se identifican los mensajes negativos de un soliloquio, el asesor de nuestro centro ayuda a la persona a sustituirlo con frases que sean más positivas, tal como lo hacen los asesores con la de la población general. Buen ejemplo de esto es el caso de Ben que se detalla más adelante. Una vez que las personas tienen pensamientos más positivos, se comportan de forma más positiva. Entonces reciben más elogio y sienten aumentar el orgullo y la autoestima, lo que a su vez les llevará a tener pensamientos y conductas más positivas (y así sucesivamente en una espiral más positiva).

Para ofrecer una visión más realista de los tipos de problemas que vemos en nuestro centro y cómo podemos utilizar una combinación de enfoques diversos en nuestro asesoramiento para resolver un problema, veamos el ejemplo de Ben:

Ben, de 18 años, vivía con sus padres y un hermano mayor y acudía a un programa de transición que destacaba en la formación de habilidades para el trabajo comunitario. Podía comunicarse de forma eficiente con otros miembros de la familia pero a veces tenía problemas para verbalizar sus sentimientos. Según su familia, todo iba bien hasta que comenzó su segundo año del programa de transición. En ese momento mostró síntomas de depresión, ansiedad y de un trastorno obsesivo-compulsivo. En lugar de mostrar su habitual buen talante, estaba malhumorado, tenso e irritable. Empezó a aislarse y rehusaba acudir a las actividades sociales y recreativas con las que disfrutaba anteriormente. Dejó también de hacer las actividades de su tiempo libre que tanto le gustaban, como el escuchar música, ver sus películas favoritas o jugar con video-juegos. Su familia notó también disminución del apetito y mucha dificultad para dormirse y permanecer dormido durante la noche. Permanecía indiferente y parecía tener poca energía durante el día.

La familia de Ben empezó también a preocuparse por su conducta compulsiva crecientemente molesta. Anteriormente, sus compulsiones o «hábitos/rutinas» habían sido por lo general beneficiosas para él y su familia. Era limpio y ordenado, cuidadoso con su aseo personal y su aspecto. Era capaz también de terminar con seguridad las tareas de autocuidado así como las laborales o escolares, porque formaban parte de sus rutinas diarias. Esto cambió conforme sus hábitos/rutinas se fueron haciendo más rígidos y empezaron a interferir en su funcionamiento normal. Por ejemplo, empezó a sacar la basura cada hora y a guardar cantidades cada vez mayores de comida en su cuarto. Se fue haciendo más y más extremado sobre la necesidad de guardar los objetos en el mismo punto con toda exactitud.

Había insistido anteriormente sobre el sitio exacto de los objetos en su cuarto, pero conforme esta exigencia se fue extendiendo a otros cuartos de la casa, se convirtió en un tema de seguridad. Los objetos que ahora trasladaba incluían aparatos grandes como el piano, la TV, sofás, grandes objetos de vidrio, etc.

Quizá lo más perturbador para la familia de Ben fueron sus diatribas nocturnas. Aunque no era agresivo con los familiares, conforme avanzaba la noche, se volvía crecientemente irritado y agitado. El contenido de sus peroratas incluía cualquier comentario negativo o burlón dirigido por otros hacia él. Por desgracia, hacía uso de su estupenda memoria para reunir comentarios de los últimos quince años. Tendía también a repetir los mismos incidentes una y otra vez en sus soliloquios nocturnos, con creciente intensidad conforme avanzaba la noche. Para su familia, parecía que Ben entablaba conversaciones con otras personas imaginadas (lo que no es infrecuente; v. cap. 8), pero reconocían la mayoría de estas conversaciones como reproducciones de anteriores experiencias negativas. Pareció a su familia como si estuviera elaborando un duro proceso o pleito negativo contra sí mismo.

El diagnóstico y tratamiento del problema de Ben se inició con una exploración física completa, que reveló hipotiroidismo y alteración de la audición. Sin duda estas perturbaciones tenían un efecto sobre sus actuales síntomas. Pero sus padres contaron también que recientemente había sido víctima de abuso por parte de una estudiante con discapacidad, algo que ocurrió cuando Ben y la otra estudiante participaban en un grupo de ocio y tiempo libre en un centro comunitario. La otra estudiante tenía a su vez serios problemas consigo misma y daba salida a su enfado a través de Ben que era mucho más pequeño que ella. En por lo menos una ocasión esta había manoseado los genitales de Ben. Sus padres creían que este manoseo sexual alteraba a Ben más que la agresión física.

Una vez que nos enteramos del abuso comprendimos mejor la conducta de Ben. Su agitado soliloquio era un claro ejemplo del modo en que se culpaba y recriminaba, algo común a las víctimas de abuso. Su capacidad excepcional para recordar acontecimientos pasados negativos no hacía más que añadirse a su sentimiento de vergüenza y autoinculpación. En el lado positivo, su enfado fue una respuesta mucho mejor que si hubiese caído en el aislamiento y en un estado grave de depresión, algo que ocurre en muchos individuos que sufren este tipo de abuso. El incremento en su rígida conducta compulsiva es también una respuesta al estrés, especialmente en las personas con síndrome de Down que de por sí tienen ya una tendencia a la conducta compulsiva y a establecer costumbres/hábitos inflexibles.

La estrategia de nuestro tratamiento siguió varias líneas de acción, incluido el tratamiento médico para el hipotiroidismo y la consulta para evaluar su problema auditivo. Después de considerarlo cuidadosamente, se le prescribió medicación antidepresiva para reducir la intensidad de sus conductas compulsivas y su ánimo preocupado. Al mismo tiempo, ofrecimos asesoramiento de apoyo para elevar su valía y autoestima, tan gravemente dañada por el abuso. También dimos asesoramiento a sus padres, que estaban muy perturbados y preocupados por Ben. En las reuniones con la familia alabamos a Ben y su familia por haber tenido esa fortaleza de carácter en su respuesta a la crisis, lo que les ayudó para superar su sentimiento de autoinculpación.

Además, en nuestro trabajo con Ben y su familia utilizamos varias estrategias de asesoramiento que analizaremos más adelante. Por ejemplo, a sugerencia nuestra, los padres buscaron muchas fotografías y películas caseras en las que Ben participaba en experiencias positivas. Esto sirvió como una forma poderosa de automodelo, ya que le mostraba como un joven fuerte, satisfecho y capaz que disfrutaba de la vida. Sirvió también como sustituto de su recuerdo de los comentarios y experiencias negativas que plagaban los atardeceres. Sus padres consiguieron que se centrara en estos recuerdos positivos en el «tiempo de silencio» después del trabajo, cuando era más susceptible a sus recuerdos de los pasados acontecimientos negativos. Y comentaban las imágenes de forma positiva («Mira qué buen aspecto tienes»... «Cómo te divertías»... «Qué bien hacías esto», etc.).

También le ayudó una versión modificada de la técnica cognitiva-conductual. Aceptó usar una estrategia sencilla pero eficaz de «cambio de canal» siempre que tenía pensamientos negativos. Uno de sus padres describió a esta técnica como de «producción multimedia». Ben elevaría sus dos manos como si fuera a cambiar de canal en una TV imaginaria, al tiempo que decía fuerte y claramente «cambia el canal». Sus padres le ayudaron recordándole que «cambiara de canal» siempre que le oían un soliloquio negativo. Le ayudaron también a sustituir los comentarios negativos con afirmaciones positivas como «Soy una buena persona... y mi familia y amigos me quieren». Aunque estas afirmaciones eran sencillas, resultaron muy eficaces para ayudarle a contrarrestar los comentarios negativos. Después repetiría estas frases una y otra vez, particularmente al anochecer que era cuando se sentía más susceptible al soliloquio negativo.

Tras un cierto número de sesiones de práctica y de recordatorio, fue capaz de utilizar el soliloquio positivo y «el cambio de canal» de forma bastante automática. Con el tiempo, fue capaz incluso de recordárselo a sí mismo cuando se daba cuenta del soliloquio negativo. Sus padres le ayudaron también a centrarse en algo positivo cuando «cambiaba de canal»: o le comentaban sobre un recuerdo favorito o le mostraban una fotografía de alguno de sus acontecimientos favoritos.

Con el tiempo, Ben mostró una respuesta positiva a la medicación y a las técnicas de asesoramiento. Mejoró su ánimo, sus obsesiones y compulsiones fueron menos rígidas y más productivas, su enfado desapareció, y mostró renovado interés por realizar todas las actividades con las que antes había disfrutado. Después de dos años, sigue encontrándose bien en todas las áreas de su vida. Incluso ha sido capaz de trabajar con la joven que abusó de él. Afortunadamente, esta mujer había sido tratada y el personal del equipo la vigilaba estrechamente.

ASESORAMIENTO A PERSONAS CON PROBLEMAS DE ACEPTACIÓN

Una razón importante de asesoramiento es ayudar a las personas a que comprendan y acepten mejor quiénes son. En el centro esto implica con frecuencia ayudarles a que acepten el hecho de tener síndrome de Down. Como se ha comentado en el capítulo 7, esto es muy importante porque la aceptación aumenta el uso y desarrollo de sus propias habilidades y capacidades, y fomenta la gestión de sus propios derechos y necesidades.

Aunque son relativamente pocas las personas con síndrome de Down que muestran problemas de aceptación, estos temas pueden ejercer un efecto profundo en sus vidas. Esto lo vemos en varias áreas clave de su vida, incluida la social y la laboral.

Las personas con problemas de aceptación tienden a tener aversión a la socialización o asociación con compañeros que tienen síndrome de Down u otras formas de discapacidad intelectual. Para algunas, se trata de un problema menor. Algunas prefieren tener su socialización con el personal del equipo, mientras que otras son selectivas a la hora de relacionarse en una reunión social, inclinándose por personas que tengan mayor capacidad. En general, estas personas no muestran aversión a participar en actividades con otros miembros con discapacidad y, lo que es más importante, no tienen una visión negativa sobre su propia discapacidad. Por supuesto, no les forzaríamos a hacer amigos que no elegirían por sí mismos como tampoco obligaríamos a alguien sin síndrome de Down a estar con gente que no es de su elección. En tanto en cuanto muestren buena autoestima y tengan una visión positiva sobre el síndrome de Down, sus hábitos de socialización no constituyen problema.

En cambio hemos visto gente que claramente no desea sentirse asociada con personas con discapacidad y tienen una visión negativa sobre el síndrome de Down. Muchos se ven a sí mismos como diferentes de quienes tiene discapacidad e incluso pueden llegar a decir que «no son como ellos» (refiriéndose a personas con síndrome de Down). Unos pocos hacen incluso comentarios negativos sobre los demás (llamándoles «retrasados» o algo incluso peor). Lo que subyace en esta falta de aceptación es por lo general un rechazo de sí mismo (algunos incluso han llamado a esto «odio a sí mismos»), lo que les lleva a tener una baja autoestima. ¿Cómo podría ser de otro modo cuando alguien no acepta una parte importante de sí mismo? Para las personas con síndrome de Down, esta falta de aceptación puede tener una consecuencia desastrosa en sus vidas.

Por desgracia, a menudo resulta difícil el asesoramiento a individuos que muestran problemas de aceptación, porque rehúsan frecuentemente comentar el hecho de que tienen síndrome de Down o aceptarlo. Por ejemplo, Patrick verbalizó su falta de aceptación afirmando que deseaba que le curarán «eso» (el síndrome de Down). Pero el admitirlo significó todo un adelanto en el proceso de asesoramiento porque durante meses no siquiera admitía que «eso» existiese. ¿Cuál es el daño que se origina de estos sentimientos negativos hacia el síndrome de Down? Estas personas eligen no asociarse con la gente que tiene síndrome de Down u otras discapacidades intelectuales, pero a menudo presentan alguna dificultad para ser aceptados por las personas de la población general. En consecuencia, existen en una especie de limbo infernal de soledad y desesperanza porque se sienten apartados de las personas con las que les gustaría estar, y ellos mismos se apartan de las personas con las que podrían contraer amistad (o sea, la gente con discapacidad).

Además, al no comprender ni aceptar sus propias limitaciones, muchas de estas personas tienen también problemas en su puesto de trabajo. Por ejemplo, hemos visto a muchas personas que han perdido un buen empleo (en oficinas, tiendas de comestibles, etc.) porque pensaban que ese puesto no era lo suficientemente bueno en comparación con el que otros conseguían. Los fracasos laborales que se derivan de esta actitud no hacen más que sumarse al sentimiento de desesperanza y pobre autoestima.

Aunque la aceptación es un tema difícil de tratar, hay unos cuantos factores que pueden aumentar o reducir el resultado del asesoramiento. Uno de los aspectos más importantes es si la familia de la persona acepta el síndrome de Down. La falta de aceptación puede manifestarse en multitud de formas, como por ejemplo si la familia evita o hace comentarios negativos sobre las personas con síndrome de Down o si la familia evita que el miembro con síndrome de Down participe en reuniones sociales o acontecimientos comunitarios porque le produce vergüenza, etc. Si la familia tiene estos problemas de aceptación, entonces nuestro

trabajo es mucho más difícil y somos menos optimistas sobre el resultado de nuestro tratamiento. A menudo estas familias nos piden que tratemos los síntomas (depresión, desesperanza, etc.) sin analizar la causa real del problema: su falta de aceptación del síndrome de
Down.

Incluso en estas situaciones hemos conseguido cambiar el curso de la aceptación, al
menos en parte. En primer lugar, mediante el asesoramiento y el acercamiento a otros individuos con síndrome de Down en el propio centro somos capaces de promover una visión
positiva del síndrome de Down. Y esto puede ocurrir incluso si el tema de la aceptación no
es afrontado de manera directa, al menos no en las primeras sesiones de asesoramiento. En
segundo lugar, hemos comprobado que la gente puede hacerse más receptiva al mensaje
de que está bien el tener síndrome de Down conforme crece y madura. En estas circunstancias, la paciencia y la persistencia darán su fruto. Por ejemplo:

> Judd había sido seguida en nuestro centro desde 1996 hasta el presente. A lo largo
> de este período, había venido varias veces aquejada de soledad, depresión y dificultades
> para mantener su puesto laboral, todo ello relacionado con su falta de aceptación. Cada
> vez que venía al centro le escuchábamos y apoyábamos, y al mismo tiempo
> promovíamos una visión positiva sobre el síndrome de Down y sobre sus propios y
> específicos talentos y recursos como persona con síndrome de Down. Le animábamos a
> ver sus problemas como algo solucionable si era capaz de aceptarse a sí mismo.
>
> Tras años de dolor y contratiempos, Judd empezó por fin a dar señales de
> autoaceptación y complacencia consigo mismo. Una cosa que le ayudó a cambiar el
> curso fue una experiencia positiva en su trabajo, después de toda una serie de fracasos.
> Curiosamente, este trabajo consistía en ayudar a personas con discapacidades físicas en
> un hospital de rehabilitación. Recomendamos a Judd para este trabajo porque
> habíamos comprobado que había significado una experiencia positiva para algunos
> otros que también tenían problemas de aceptación. Como ellos, Judd actuó
> sorprendentemente bien en este trabajo. Esto pudo deberse en parte al hecho de que
> los supervisores estaban familiarizados con personas con discapacidades mentales y
> físicas y fueron muy pacientes y le animaban. Además, el hecho de ayudar a otra
> persona significó para él una experiencia transformadora, tal como lo es también para
> nosotros. Esta no es una experiencia que puedan tener muchas personas con síndrome
> de Down. Se les cuida pero rara vez les damos la oportunidad de que cuiden a otros, a
> pesar de que comprobamos en nuestra clínica que las personas con síndrome de
> Down son a menudo sensibles y responsables para con los demás. Judd respondió
> bien a esta oportunidad trabajando con paciencia y sensibilidad en su puesto para
> ayudar a otros. Por eso, sus supervisores le otorgaron el elogio y el reconocimiento que
> tanto necesitaba. Y no menos importante, desarrolló una mayor comprensión de la
> idea de la discapacidad, y un nivel de bienestar con esta, algo que podría utilizar para
> contemplar más positivamente su propia discapacidad.

Además, la paciencia y la constancia pueden compensar en nuestro trabajo con las
familias que tienen problemas de aceptación. Estas familias que rechazan inicialmente
aceptar el síndrome de Down pueden ser más receptivas con el tiempo conforme entran en
contacto con el centro y con otras familias. En efecto, las reuniones en el centro se convierten en una especie de asesoramiento familiar en relación con los temas de aceptación, aun

cuando no sean oficialmente denominados de esa manera. Esto es muy importante porque, si existe aceptación en la familia, es mucho más fácil que el miembro con síndrome de Down resuelva el tema de la aceptación. Una razón es que las familias que lo aceptan animan frecuentemente a sus hijos con síndrome de Down a participar en actividades sociales y de entretenimiento con otras personas con discapacidad, a pesar de su resistencia. Estas personas aprenden a menudo a «tolerar» los actos sociales con compañeros con discapacidad y, con el tiempo, puede que incluso entablen amistad.

Nuestra experiencia nos enseña que las personas pueden inicialmente preferir quedarse apartadas cuando acuden a actividades sociales y recreativas. Por lo general esto no dura si otros participantes empiezan a hablar con ellas y no tienen más remedio que responder si esto incluye una actividad de equipo. Por ejemplo, un joven se mostraba inicialmente reservado en su equipo de softball, pero cuando su grupo empezó a competir para las medallas de Juegos Olímpicos Especiales, participó en el esfuerzo del equipo. Otro adulto se hizo más social porque fue cortejado por una joven con síndrome de Down muy amable y atractiva. Igualmente, el jefe de Judd le animó a acudir a Juegos Olímpicos Especiales, y como resultado se le vio más y más implicado en estos tipos de actividades.

Hemos visto a algunos adultos con síndrome de Down que presentan dificultades de aceptación porque no pueden conducir, o ir a la universidad, casarse y tener la misma vida que sus hermanos y compañeros. Por ejemplo:

> Bridget «fue un desastre» (tal como su familia describió su conducta) en la boda de su hermana menor. Fue dama de honor de la novia pero mostró un estado de ánimo desagradable sin querer participar en el baile y demás actividades de la recepción, aun cuando le encantaban las invitaciones y el baile. Sus hermanos y padres trataron de hablar con ella y sacarla de su mal humor, pero sencillamente, ni habló ni cambió su humor durante la boda. Más de seis semanas después, Bridget fue capaz de explicar a su hermana Colleen que estaba molesta por que su hermana pudiera tener una familia, una carrera e independencia, y ella no. Colleen era muy receptiva y comprensiva con ella y la trajo al centro para que lo discutiera como asesoramiento.
>
> A lo largo de las sesiones, Bridget, el Dr. McGuire y Colleen analizaron los sueños de Bridget y sus limitaciones. Con el tiempo pudo comprender que también otros tenían sueños que no iban a ver cumplidos. Por ejemplo, su hermana admitió que no se casó con su amor de la infancia, que no pudo ingresar en la facultad de medicina o ser cantante en una banda como lo había soñado cuando era niña y adolescente. Pero que ella había sido capaz de encontrar felicidad en lo que era capaz de hacer y capaz de llegar a ser. A partir de ahí y con el tiempo, el asesoramiento fue derivando, desde lo que Bridget no podía hacer hacia lo que era posible que hiciera.
>
> Bridget decidió que tenía tres objetivos clave en su vida: a) ir a la universidad, b) encontrar un buen trabajo, y c) vivir de manera independiente. Al igual que su hermana, encontró soluciones suficientemente buenas para conseguir estos objetivos a tiempo, a base de: a) asistir a cursos en la universidad de la comunidad, b) encontrar un empleo divertido y bien pagado en una tienda de comestibles, y c) trasladarse a un apartamento donde se le dio toda la independencia y apoyo que necesitaba (a través de una buena institución que atiende las necesidades de personas con discapacidad). Bridget volvió recientemente al centro después de

varios años de ausencia y admitió que todavía a veces deseaba ser capaz de tener una vida como su hermana, pero que se sentía mucho más contenta y orgullosa de lo que era capaz de hacer.

En muchos aspectos, el asesoramiento que Bridget u otros reciben en el centro no difiere del que reciben otras personas de la población general, cuando intentan hallar el equilibrio entre sus sueños y la realidad de sus limitaciones. Para las personas con síndrome de Down, el asesoramiento simplemente se verá más dirigido a encontrar un patrón diferente de realizaciones; pero un patrón que, no obstante, les suponga un estímulo para sus habilidades y sus talentos.

Asesoramiento familiar

Dado el papel crítico que las familias juegan en las vidas de las personas con síndrome de Down, vamos a analizar y comentar de forma extensa los enfoques de asesoramiento familiar. Describiremos cómo se lleva a cabo el asesoramiento familiar en nuestro centro, con la esperanza de que pueda encontrar uno equivalente en su comunidad, si considera que puede ser útil para su familia.

Al igual que con el asesoramiento individual, los modos de abordaje en el familiar incluye elementos de apoyo y de conocimiento o profundización. En general, las familias que vienen al centro retienen de su experiencia un gran sentimiento de apoyo. Sienten que tanto ellas como sus familiares con síndrome de Down son bien recibidos, valorados y comprendidos. Además, los sentimientos y opiniones de la familia son escuchados y su experiencia como cuidadores y gestores es altamente respetada.

En el centro, la entrevista psicosocial con los cuidadores y con la persona con síndrome de Down (por el Dr. McGuire) puede consistir en explorar temas y problemas sustanciales que resultan muy importantes para la familia. Ahí pueden entrar aspectos sensibles, así como preocupaciones de la familia que pueden terminar en que la persona con síndrome de Down se sienta criticada o examinada. A menudo, lo que sucede en el proceso de asesoramiento que se pone en marcha es un tipo de asesoramiento familiar que es de naturaleza educativa.

En las entrevistas con miles de familias desde 1992, hemos identificado muchos temas de importancia clave para comprender a las personas con síndrome de Down. Durante el curso del asesoramiento usamos este conocimiento para ayudar a explicar a la familia y los demás cuidadores lo que es normal (o no tan normal). Contemplamos este proceso como un modo de aportar a la reunión la sabiduría compartida de todas las familias y cuidadores que hemos atendido. Hemos escuchado tantas veces y de tantas familias cuestiones sobre estos temas que podemos hablar sobre ellos con autoridad. Frecuentemente, esto aporta un enorme sentimiento de alivio y de comprensión tanto a la persona con síndrome de Down como a su familia. Por ejemplo, preguntamos si la persona con síndrome de Down habla en voz alta consigo misma, y afirmamos que esta es una conducta normal en la mayoría de los casos. Del mismo modo, tenemos capacidad para transmitir al cuidador y a la persona con síndrome de Down que la necesidad de seguir ciertos rituales y patrones establecidos puede suponer muchos beneficios. En relación con estos y otros temas analizados en este libro, nos convertimos en una fuente de conocimiento interno para las familias y las personas con síndrome de Down. Resulta de igual importancia el transmitir a estas familias el conocimiento y las estrategias compartidas por miles de otras familias que pueden resolver los problemas derivados de temas como son el soliloquio, los hábitos rutinarios, etc.

Lo que se transpira en estas reuniones, entonces, es un tipo de asesoramiento que ayuda a normalizar y educar a las personas con síndrome de Down y a sus familias, basados en la sabiduría y experiencia de otras familias.

Puesto que no todas las familias tienen acceso a un centro que atienda las necesidades de los adultos con síndrome de Down, existen otros medios de conseguir formación y apoyo. Por ejemplo, puede conseguir mucho asistiendo a conferencias organizadas por grupos de padres a escala local o nacional. Se puede beneficiar de los talleres educativos pero quizá aún más del intercambio de información y experiencias con otros padres y cuidadores que asisten también a esas conferencias. Hemos comprobado que cuando ofrecemos sesiones de asesoramiento en grupo a personas con síndrome de Down, surgen espontáneamente reuniones de grupos de apoyo entre los padres de estos participantes. A menudo, cuando nos damos cuenta de que esto ocurre, los padres aceptan que su propio asesor asista para facilitar estas reuniones. Hemos comprobado también que siempre que los padres se reúnen para charlar, surge un intercambio muy útil de información y apoyo.

ASESORAMIENTO FAMILIAR DE APOYO

Cuando la persona con síndrome de Down tiene problemas más graves, el asesoramiento familiar de apoyo puede ser esencial para que el proceso de tratamiento consiga su objetivo. Por ejemplo, cuando un adulto tiene depresión grave que implica una forma grave de aislamiento, los miembros de la familia frecuentemente reducen sus actividades sociales y laborales para atender al adulto. En efecto, es la familia entera la que está en riesgo de depresión como consecuencia del problema. En estas y parecidas situaciones hemos aprendido que el apoyo a la familia es indispensable. Después de todo, los cuidadores familiares juegan un papel crítico en la vida de la persona cuando no hay problemas. Son aún más importantes cuando existe un problema y deben apoyar el tratamiento y el proceso de recuperación. Si la familia se encuentra abrumada y estresada, también lo estará la persona con síndrome de Down y persistirán los problemas graves.

Al tratar estos temas, es importante inyectar esperanza y confianza, pero es incluso más importante el actuar tan pronto como sea posible. El objetivo número uno del tratamiento es hacer que la persona con síndrome de Down vuelva a su programa normal, social y laboral, de modo que la familia pueda hacer lo mismo. Volver a un programa más normal permite a la familia seguir siendo esa base fuerte que mantiene la mejoría conseguida por el adulto deprimido. El único obstáculo que hemos encontrado con esta estrategia es que algunos empresarios se muestran reacios a que la persona con síndrome de Down vuelva al trabajo, especialmente si hay síntomas graves visibles como, por ejemplo, el soliloquio con agitación (chillando a gente que no se encuentra allí). Nosotros entonces abogamos para que la persona vuelva con independencia de si todavía se mantienen esos síntomas graves. Intentamos convencer al personal de que esa conducta no es infrecuente en las personas con síndrome de Down que están deprimidas y que desaparecerá con el tiempo. Lo que nosotros y las agencias de colocación hemos comprobado es que, una vez que las personas vuelven a su rutina habitual, desaparece buena parte de esa «conducta loca» conforme se van encontrando absorbidos en su trabajo y en las actividades sociales que los rodean allí.

Existen otros tipos de problemas en un miembro de la familia que tenga síndrome de Down que pueden ser tan difíciles para las familias como lo es la depresión, pero por diferentes motivos. Por ejemplo, la gente con síndrome de Down con conductas obsesivo-compulsivas más graves pueden mostrar hábitos rituales que termina por controlar y perturbar las costumbres habituales de la familia. En este caso, el asesoramiento ayuda a la familia a aprender los mejores métodos para comprender y responder a estas conductas compulsivas. Por ejemplo, aprenden que el enfado o los intentos de frenar esa conducta pueden empeorar realmente las cosas, mientras que el distraer la conducta hacia alguna otra cosa puede ser mucho más productivo. Este proceso ayuda a la familia a aprender a aliviar la rigidez y la intensidad de la conducta ritual de la persona, algo que le ayudará a volver a la normalidad (v. cap. 16).

La tercera razón para el asesoramiento familiar es su capacidad para resolver conflictos entre los miembros de una familia o grupo que afectan a la persona con síndrome de Down. Los enfoques de asesoramiento que manejan estos problemas consideran a la familia como un sistema de relaciones que ejercen su influencia entre sí. Esta influencia, por lo general, es beneficiosa como es el caso de los cuidadores que atienden las necesidades emocionales y materiales de la persona con síndrome de Down. Pero, por otra parte, surgen problemas cuando hay un conflicto entre los padres o entre otros cuidadores. Parece que cuanto mayor sea la dependencia del niño o del adulto con relación al cuidador, y cuanto mayor sea la intensidad y duración del conflicto entre los cuidadores, mayor es el estrés para la personas con síndrome de Down que están bajo su cuidado. Por ejemplo:

Andre, de 28 años, fue traído al centro por sus padres y varios hermanos mayores. Se había aislado y estaba cada vez más deprimido y muchas veces ni siquiera se levantaba para ir a trabajar o acudir a las actividades sociales de las que previamente disfrutaba. Resultó que sus padres mantenían un penoso conflicto que se prolongaba en el tiempo, pero no se divorciaban por motivos religiosos. Los tres hermanos mayores de Andre se habían marchado de casa para ir a la universidad y establecer sus propios domicilios, mientras que Andre se quedó en casa con sus padres.

Después de que se marchara el último de los hermanos, el conflicto entre sus padres empeoró. Su padre afrontaba el conflicto pasando más tiempo en su trabajo, y su madre centrando más su atención en Andre. Durante el día, la madre le mimaba haciendo más y más de las tareas que él era capaz de hacer por sí mismo. Durante la noche los padres se peleaban, frecuentemente por razones claramente relacionadas con él. Se echaban la culpa el uno al otro por los síntomas depresivos de Andre: el padre acusaba a la madre de mimarlo, y la madre al padre de abandonarlo.

Conforme transcurrió el tiempo, Andre se fue deprimiendo más a causa del conflicto. Su negativa a levantarse de la cama indicaba el grado de su desesperación y, quizá, era también su modo de enviar un mensaje de que había que arreglar esa situación.

En su primera entrevista en el centro sus hermanos explicaron cómo había surgido y se había desarrollado el problema y cómo trataban de remediar su situación. Hace algún tiempo le habían puesto en listas de espera para viviendas en grupo con la esperanza de que pudiera escaparse del conflicto familiar (como el que tenían). De hecho, había una plaza disponible en una vivienda de confianza, pero ambos padres se oponían a que se trasladara. Los hermanos temían que sus padres faltaran a su deber sobre el traslado porque deseaban retener a Andre en casa como amortiguador de sus propios conflictos.

Después de varias visitas familiares en el centro, los padres de Andre permitieron que se trasladara. Una vez que estuvo en su nueva residencia, su depresión empezó a superarse gradualmente. A los meses ya se había adaptado a su nueva situación y con el tiempo volvió a ser el mismo de antes y participaba en un trabajo interesante y en las actividades sociales.

El asesoramiento fue clave para liberar a Andre del conflicto de sus padres y trasladarse a su nueva casa. Esto ocurrió porque el asesor del centro fue capaz de desviar una buena parte del conflicto de los padres fuera de Andre (como tercer miembro en el matrimonio) y dirigirlo hacia el propio asesor. Para facilitarlo, tuvieron lugar varias sesiones familiares entre el matrimonio y el asesor sin la presencia de Andre. En estas reuniones, la pareja aceptó ponerse en manos de un terapeuta familiar para recibir su propio asesoramiento. Además, los hermanos de Andre le acogieron en sus propias casas mientras sus padres recibían asesoramiento familiar en el centro. Fueron extraordinariamente valiosos para conseguir y organizar la nueva residencia de su hermano. Esto proporcionó a Andre el aislamiento de sus padres necesario para evitar que lo arrastraran en su conflicto matrimonial. Fueron ellos también los que llevaron a su hermano a muchas sesiones de asesoramiento individual que le ayudaron en el proceso de distanciarse del conflicto de sus padres.

Como se ha explicado anteriormente, el asesoramiento familiar y matrimonial es un enfoque especializado de asesoramiento. No pueden ustedes asumir que los asesores que hacen tratamiento individual estén formados o tengan experiencia para hacer asesoramiento familiar o matrimonial. Un modo de localizar a un asesor que tenga esta formación es acudiendo a la delegación local de la *American Association for Marriage and Family Therapy*, un grupo nacional que tiene afiliados en cada estado. Dispone de un servicio de localización de la mayoría de asesores que poseen esta especialización e incluso puede tener asesores en diversas localizaciones con experiencia en el trabajo con familias de personas con síndrome de Down u otra discapacidad.

NECESIDAD DE ESTABLECER OBJETIVOS Y EVALUAR LOS RESULTADOS

Tal como hemos expuesto en la introducción de este capítulo, el asesoramiento debe plantearse objetivos significativos y específicos y el medio de determinar si se han conseguido. Los enfoques conductuales son muy claros a la hora de definir y evaluar un cambio. Los enfoques de asesoramiento de apoyo o de profundización en el conocimiento insisten más a menudo en objetivos subjetivos, como son «incremento de la autoestima» o «mejor actitud», etc. A menudo, también los objetivos de estos enfoques pueden incluir mediciones más objetivas del comportamiento, como son el aumento en la participación en actividades que le benefician, o sonreír más, etc. Los resultados se pueden medir también por la disminución de emociones negativas, como los ataques de furia.

Los familiares o los cuidadores más próximos a menudo evalúan los resultados ya que suelen ser observadores excelentes en su cuidado a la persona con síndrome de Down. Si el asesoramiento está siendo adecuado los cuidadores apreciarán un cambio claro en algunas áreas clave del estado de ánimo de la persona, en su temperamento o en su conducta. El asesor debe comentar muy claramente y al comienzo del proceso los resultados que sirvan como objetivos, y debe vigilar el progreso realizado para alcanzarlos a lo largo de toda su actuación.

Algunos asesores usan instrumentos de evaluación estándar, que han sido normalizados para las personas con síndrome de Down y otras discapacidades intelectuales con el fin de ayudar a evaluar los síntomas de salud mental y las conductas maladaptativas. Se pueden utilizar también estos instrumentos al final del tratamiento para evaluar la mejoría. El instrumento de evaluación más ampliamente utilizado con este fin es el *Reiss Screen for Maladaptive Behavior*. Algunos asesores usan también escalas de maladaptación tomadas de los siguientes instrumentos de asesoramiento: *The Inventory of Client and Agency Planning (ICAP)*, las *American Association of Mental Retardation Adaptive Behavior Scales (AAMR ABS)*, y las *Scales for Independent Behavior (SIB-R)*. En nuestra propia práctica en el centro hemos empezado a utilizar las pruebas de Reiss como ayuda para el diagnóstico, para evaluar el resultado y como medio para comparar nuestros hallazgos con los de otros centros que utilizan este mismo instrumento. Estas mediciones son especialmente útiles para los clínicos que poseen menos experiencia en el diagnóstico y tratamiento de las personas con síndrome de Down.

LAS PERSONAS MENOS VERBALES ¿SE PUEDEN BENEFICIAR DEL ASESORAMIENTO?

Algunos asesores cuestionan los beneficios del asesoramiento o terapia a las personas con síndrome de Down que sean menos verbales. En nuestra experiencia, el asesoramiento puede ser dirigido con plena garantía en este grupo mediante el uso creativo de medios no verbales como son los signos, la señalización y la pantomima. Se pueden incluir también instrumentos de comunicación aumentativa como son los computadores hablantes y otras técnicas menos sofisticadas como son los libros de dibujos, las notas escritas, etc. Con otras palabras, un asesor debe emplear cualquier medio que la persona usa habitualmente para comunicarse con los demás.

Los padres y demás cuidadores asumen con frecuencia un papel importante como mediadores en este proceso. Ayudan a interpretar la comunicación no verbal, en especial los gestos propios de esa persona y los medios de comunicación que utiliza. Dan además una descripción de los acontecimientos importantes vividos anteriormente y de los del día a día que transcurren entre una sesión y otra. Por ejemplo:

> Molly, una joven con síndrome de Down, se sentía dolida cuando su amigo prefirió a otra chica. Tenía habilidades verbales relativamente limitadas, pero su madre adoptiva, Joan, nos contó la historia de Molly. Tal como explicó, Molly era muy sensible a este tipo de pérdidas. Había sido puesta en adopción desde el nacimiento porque sus padres no la aceptaban debido al síndrome de Down. Molly era consciente de este hecho porque siguió viendo a su abuela, varios hermanos y una tía que la aceptaban y le prestaban apoyo. Aunque sus relaciones con los miembros de su familia que sí la aceptaban y con los de la familia adoptiva eran muy

cariñosas, sus sentimientos de pérdida de sus padres eran todavía intensos. Y así lo fue también cuando experimentó una nueva pérdida, la de su amigo.

Aunque Molly tenía habilidades verbales limitadas, fue muy expresiva durante el asesoramiento con su cara, sus gestos y algunas notas escritas. Además, su madre adoptiva le ayudó a explicar los hechos pasados y las novedades que ocurrían durante las dos o tres semanas entre sesión y sesión. Su madre se sentaba a menudo con ella y con el asesor durante unos diez o quince minutos previos a la sesión individual. Esto proporcionaba al asesor puntos de referencia que después analizaban en el curso de las sesiones. Por ejemplo, el asesor le preguntaba a Molly cómo había experimentado un determinado suceso y ella comunicaba su respuesta con expresiones faciales o con un mensaje escrito.

Según su madre adoptiva, las sesiones le fueron muy valiosas. Molly tenía su propio y característico signo para indicar que deseaba seguir con el asesoramiento. Lo expresaba llevando sus manos desde el corazón hacia adelante. Siguió usándolo durante aproximadamente tres meses hasta que comprobó que ya no necesitaba más sesiones.

Aunque la información de los padres es útil por lo general para personas con limitaciones del habla, hay varias circunstancias en las que no se debe utilizar a los padres como intérpretes. En primer lugar, la información de los padres puede ser contraproducente si la persona con síndrome de Down quiere sincerarse sobre sus padres o si forman parte del problema. Por lo general, este problema resulta muy evidente al asesor cuando la persona con síndrome de Down responde a los comentarios o interpretaciones de sus padres con expresiones faciales y lenguaje corporal negativos. Cuando esto suceda, el asesor debe buscar fuentes alternativas de información de otros cuidadores que formen parte de su vida y actividades diarias. Por ejemplo, puede haber hermanos que vivan en casa o cerca, maestros de la escuela, personal o supervisores en su residencia, centro de trabajo o centro recreativo. Si estas personas no pueden venir al centro intentamos abordarlos por diversos medios para conseguir la información que necesitamos para comprender mejor lo que la persona con síndrome de Down necesita comunicar.

Existe también otro tipo de problema al utilizar a los padres como intérpretes. Algunas personas con síndrome de Down no tienen problema alguno o quejas con ellos, pero quieren hablar por sí mismos. A menudo tratan de impedir a sus padres que hablen e intentan comunicarse por sí mismos. Si bien esto es digno de alabanza, crea un problema al asesor si el habla de la persona es ininteligible. En tales casos, el asesor encontrará a menudo alguna excusa para hablar con los padres antes y durante la reunión individual, con el fin de conseguir datos importantes que le ayuden a interpretar lo que la persona intenta contar. En la mayoría de los casos, los padres ayudan mucho a clarificar los comentarios de la persona porque por lo general tiene que ver con temas o sucesos clave que ocurrieron en un pasado reciente.

Las fotografías y la memoria en el asesoramiento

Hemos comprobado que las fotografías son un medio especialmente versátil para ayudar a que las personas expresen sus pensamientos y sentimientos en el curso del asesoramiento. Especialmente, este es el caso de las personas con síndrome de Down que tienden a tener una memoria visual excepcional, independientemente de sus habilidades verbales. Usan fotos de acontecimientos pasados para expresar un tema o un suceso importante. Además, si los cuidadores que le acompañan han participado en el acontecimiento mostrado en la foto, o saben de las peculiaridades de ese suceso, ayudarán a describir mejor los sentimientos y acciones captadas en la fotografía. De este modo, como suele decirse, una imagen vale realmente más que mil palabras.

Por ejemplo, en el caso de Molly antes descrito, las fotos de dos reuniones familiares le ayudaron a hablar sobre sus sentimientos para con su familia. La primera coleción de fotos era sobre la boda de su hermana. Molly no fue invitada a la boda porque estaban presentes sus padres biológicos. Las fotos de la boda eran una demostración palpable de la falta de aceptación hacia ella por parte de sus padres, y de las muchas reuniones familiares a las que no pudo asistir. Hasta que vio las fotografías, Molly había evitado hablar sobre sus sentimientos en relación con la falta de aceptación de sus padres. Le resultaba mucho más fácil hablar sobre la pérdida de su amigo. Las fotos le ayudaron a ver la razón real por la que se sentía tan triste sobre su amigo.

Molly y el asesor vieron también una segunda colección de fotos en las que se mostraba el bautismo del bebé de su hermana. Molly pudo asistir a este acto porque sus padres estaban fuera del país. Este juego de fotografías le ayudó a darse cuenta del amor que recibía tanto de los miembros de su familia que la aceptaban como de su familia adoptiva (que también asistieron a la ceremonia). Esto no solo sirvió para extraer el aguijón por el rechazo de sus padres hacia ella, sino que también le permitió aceptar su situación y seguir adelante con su vida.

Como muestra este ejemplo, las fotos son un instrumento terapéutico excelente para las personas con síndrome de Down, tengan o no limitaciones verbales. Pueden ayudar a la gente a valerse con sus pérdidas y problemas, así como a aceptar los recursos y apoyos positivos que tienen en sus vidas.

TERAPIA MEDIANTE ARTE Y MÚSICA

Existen otros tipos de asesoramiento y terapia que utilizan otros excelentes medios para ayudar a que la gente se exprese, tengan o no habilidades verbales, como son las terapias mediante arte y música. Hemos podido ver el gran beneficio que se presta a personas a las que se les proporcionan sesiones individuales o de grupo, a cargo de terapeutas de arte y música bien formados y sensibles. La gente que participa en estas formas de asesoramiento no tiene que ser experta ni en arte ni en música para utilizar estos medios con fines terapéuticos.

Los terapeutas de arte enseñan a la gente a pintar, crear esculturas o usar otras formas de arte para expresarse a sí mismos en un ambiente que les presta apoyo y no les juzga. Después ayudan a la persona a identificar los temas y sentimientos que expresan mediante su arte. De la misma manera, los terapeutas de música ayudan a la gente, en un ambiente que no juzga y les apoya, a participar en la expresión de la música mediante diversos instrumentos musicales y de percusión. El terapeuta suele ser capaz de animar a la persona a expresar alguna emoción a través de la música, desde la alegría y el júbilo al miedo y la tristeza, y ayuda después a que interprete lo que está expresando con la música.

Estas terapias pueden usarse de modo eficaz en la terapia individual o de grupo. En las reuniones de grupo, el terapeuta ayuda a la gente a comunicarse entre sí y con él.

Señales de que un asesor puede actuar con prejuicios

En nuestra experiencia, existe algún prejuicio en el campo del asesoramiento que puede hacer difícil para las personas con síndrome de Down el encontrar asesores de confianza, comprometidos a trabajar respetuosamente con ellas y a resolverles sus problemas. A la hora de entrevistar a un asesor para determinar si va a ser un asesor apropiado para una persona con síndrome de Down, busque a alguien que no exprese alguno de los siguientes sentimientos indicadores de prejuicios.

Las personas con síndrome de Down no son capaces de comprenderse a sí mismos

Algunos terapeutas se equivocan al pensar que las personas con síndrome de Down no pueden utilizar su capacidad introspectiva para cambiar su conducta. Los profesionales que tienen este prejuicio asumen que el hecho de que se apoyen en formas concretas de pensamiento les impide comprender cómo y por qué se comportan de ciertas maneras.

De hecho, muchos estudios han demostrado que existen muchos y diferentes tipos de inteligencia y de comprensión que pueden facilitar muchas formas de aprendizaje. Por ejemplo, una de las maneras por las que las personas con síndrome de Down pueden compensar la falta de pensamiento abstracto es su extrema sensibilidad hacia los sentimientos y las emociones de los demás (lo que nosotros llamamos «el radar emocional»). A menudo interpretan y responden a la conducta de las otras personas a través de estos cristales de la comprensión.

Incluso cuando una persona con síndrome de Down muestra una total falta de comprensión de los efectos que su conducta ocasiona, esto no significa que sea insensible a los otros o que no sea capaz de aprender. Por ejemplo, podría haber parecido que Teresa (v. antes) no era consciente de su conducta, a la vista de sus preguntas inadecuadas a extraños sobre materias sexuales privadas. Sin embargo, rápidamente cesó en sus preguntas cuando supo que resultaban ofensivas a otros y perjudiciales para ella. Lo que pudo haber impedido que modificara antes su conducta fue que los extraños a lo mejor no se sentían cómodos diciéndole que su conducta no era la apropiada. Incluso su madre fue incapaz de enseñarle, a causa de un conflicto que había existido con su hija propio de la adolescencia. Como cualquier adolescente, Teresa tendía a rebelarse contra cualquier cosa dicha por su madre.

Es correcto modificar la conducta de alguien sin involucrarlo en el proceso

Algunos terapeutas conductuales subestiman la capacidad de las personas con síndrome de Down para comprender y participar en el proceso de asesoramiento. Esto los lleva a centrar su interés en la modificación de la conducta de las personas sin que se impliquen personalmente en el proceso, con lo cual sienten que «se les hace» en lugar de «participan en» el asesoramiento. El asesor no hace preguntas sobre lo que la persona desea o necesita, lo que limita su interés y cooperación en el proceso. Se pueden evitar este tipo de problemas si el terapeuta consulta a los cuidadores. Incluso cuando el asesor tiene prejuicios, los cuidadores son capaces de hacer vivos en el proceso los sentimientos de la persona, sus preferencias, sus puntos fuertes y sus cualidades.

No es esencial entender el mensaje oculto detrás de la conducta

Otro problema más grave puede surgir como resultado de que un asesor poco experimentado contemple solo la conducta de una persona y no las razones de esa conducta. Como venimos insistiendo a todo lo largo de este libro, la mayoría de las personas con síndrome de Down no pueden verbalizar fácilmente pensamientos y sentimientos, por lo que muchas veces recurren a la conducta como medio principal de comunicación. Por desgracia, los terapeutas sin experiencia o sin información pueden no indagar en el mensaje que hay en la conducta. Pueden minimizar la noción de que la persona con síndrome de Down es consciente del ambiente y capaz de responder a él. En consecuencia, creen que solo es necesario identificar el problema de conducta y eliminarlo. Por ejemplo:

> Gina se resistía a ir a trabajar por la mañana. El personal de su vivienda de grupo había probado diversas estrategias, desde el animar pacientemente hasta el insistir con fuerza, sin éxito. Un conductista de la agencia gestora de la vivienda propuso entonces que se le premiara a Gina por volver al trabajo con un refresco y un vale. Si ganaba 5 vales se le premiaría con una salida con su persona favorita del personal. Por desgracia tampoco esto pareció importarle en absoluto.

> La razón real de la resistencia de Gina fue descubierta cuando su hermana la acompañó a una cita en nuestro centro. Se había producido un episodio desconocido por completo para el personal de la vivienda: Gina había tenido diarrea en el coche de su hermana durante una reciente visita de fin de semana (Gina tenía una historia de intolerancia a la lactosa que provocaba diarrea ocasional). Ese accidente le resultó muy vergonzoso porque era muy meticulosa con su higiene. Empezó a tener miedo de que los viajes en coche la pusieran en riesgo de tener más accidentes embarazosos, y este era el caso en los viajes más largos, como el que tenía entre su domicilio y su lugar de trabajo.

> Una vez que comprendimos la razón de la conducta de Gina, desarrollamos un plan que incluía paradas frecuentes en los aseos que había en la ruta para ir al trabajo. Incluso se le mostró imágenes de la ruta en la que se veían señalados los aseos en diversos sitios (restaurantes, algunas tiendas). El plan incluía un aumento gradual de las distancias entre los diversos aseos. Por cierto, Gina no necesitó usarlos en ningún momento del proceso; necesitaba simplemente tener la seguridad de que podría usarlo si lo necesitaba.

> El personal siguió parando en cada sitio donde había un aseo en su camino al trabajo durante muchos meses, hasta que su sentimiento de ansiedad fue cediendo. Además, para cualquier otra salida en el barrio, el personal se aseguraba de que Gina disponía de un plan con los aseos señalados en su camino, con el fin de que se sintiera tranquila en las salidas. Durante dos años, el conjunto de estos planes han funcionado bien para Gina y el personal de su casa.

Claramente, la conducta es con frecuencia un mensaje no verbal que debe ser comprendido antes de intentar la aplicación de cualquier intervención. De otro modo, los resultados no serán satisfactorios.

PARTE II. CUANDO LA MEDICACIÓN SE HACE NECESARIA

La medicación puede ser también una parte muy importante del tratamiento de los problemas de salud mental. Sin embargo, a veces los padres u otros cuidadores se muestran recelosos de dar su consentimiento a que se utilicen medicamentos «que alteran el cerebro» o piensan en la medicación como un tratamiento de última instancia. En realidad, sin embargo, ciertas alteraciones de la salud mental pueden alterar la química del cerebro, y el uso de los medicamentos para devolver esa química a la normalidad puede formar parte esencial del tratamiento.

Esta parte del capítulo le ayudará a comprender por qué los medicamentos pueden ser necesarios para las personas que tienen problemas de salud mental en general, y por qué pueden ser útiles para las personas con síndrome de Down en particular. Además el capítulo analiza una serie de aspectos que deben tenerse en cuenta antes de prescribir un medicamento, como son:

- La obtención del consentimiento.
- El análisis de las razones por las que se usan los medicamentos, especialmente en una persona cuya capacidad para comprender las implicaciones del tratamiento está limitada.
- El desarrollo de un plan que incluya la medicación como parte de la estrategia global del tratamiento.

Los fármacos específicos que se utilizan para tratar los trastornos específicos de salud mental se analizan en los capítulos dedicados a estos trastornos (cap. 14 a 23). El Anexo ofrece un listado de los fármacos, su uso, sus efectos y sus efectos secundarios (reacciones adversas).

QUÍMICA CEREBRAL Y SALUD MENTAL

La mayoría de los fármacos que se prescriben para los trastornos de salud mental ejercen un efecto sobre las sustancias químicas del cerebro. Para que puedan comprender cómo funcionan estos fármacos, se necesita un conocimiento básico de cómo los productos químicos del cerebro o neurotransmisores se comunican entre sí, y cuáles son las funciones específicas de estos productos que desempeñan un papel en algunos de los trastornos de salud mental.

Neurotransmisores

Nuestro sistema nervioso central (cerebro y médula espinal) y sistema nervioso periférico (nervios que están fuera del cerebro y de la médula espinal) contienen millones de células ner-

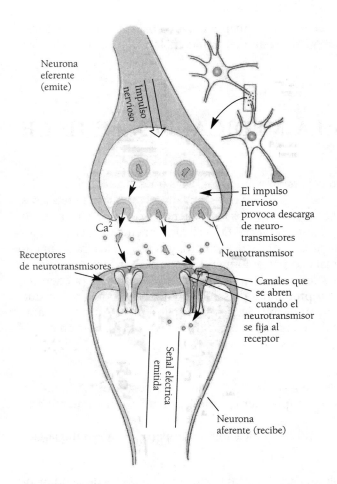

Neurona eferente (emite)

Impulso nervioso

El impulso nervioso provoca descarga de neuro-transmisores

Ca^2

Neurotransmisor

Receptores de neurotransmisores

Canales que se abren cuando el neurotransmisor se fija al receptor

Señal eléctrica emitida

Neurona aferente (recibe)

viosas microscópicas llamadas neuronas. Cuando se estimula una célula nerviosa, se genera una pequeña corriente eléctrica en una terminación. Esta corriente viaja a lo largo de la célula. La corriente debe transmitirse a la siguiente célula nerviosa (y después a la siguiente, y a la siguiente) con el fin de enviar una señal de una parte del sistema nervioso a otras. Las células se encuentran separadas por pequeños hiatos o espacios libres que se llaman sinapsis. La primera célula envía un mensaje a la siguiente y esto se realiza mediante compuestos químicos. La señal eléctrica hace que se libere o salga de la terminación uno de estos compuestos químicos que atraviesa la sinapsis y provoca un cambio eléctrico en la célula siguiente. La señal es transportada a la célula siguiente y entonces atraviesa la siguiente sinapsis hasta que alcanza su último destino. Por ejemplo, si desea mover el brazo izquierdo, surge un cambio eléctrico en las células nerviosas de la parte o área del cerebro que controla los movimientos del brazo izquierdo. La señal pasa a lo largo de varias células y sinapsis hasta que alcanza el brazo izquierdo, en donde la señal eléctrica ejerce un efecto sobre los músculos del brazo izquierdo, lo que propicia la realización del movimiento deseado.

Los neurotransmisores son productos químicos que el cerebro (y el sistema nervioso periférico) utilizan para que las células nerviosas se comuniquen unas con otras. El neurotransmisor es liberado en la terminación de la primera célula que envía el mensaje (*eferente*), atraviesa el espacio libre microscópico que existe entre las células (*sinapsis*), y después actúa o se fija a la terminación receptora de la siguiente neurona (*aferente*). El neurotransmisor se fija a otra molécula química de la segunda neurona que se llama *receptor*. Esta fijación entre ambas moléculas (neurotransmisor y su receptor) es lo que provoca un pequeño cambio eléctrico. Dependiendo de la célula, el neurotransmisor y el receptor, el efecto de la carga eléctrica puede ser:

- Excitador: activa o excita la célula (aumenta la actividad en la célula).
- Inhibidor: inhibe la célula (reduce la actividad en la célula).

De nuevo, dependiendo de la célula, el neurotransmisor y el receptor, el efecto puede ser rápido o lento. Una vez que el neurotransmisor liberado en la primera célula se une al receptor de la segunda célula y provoca el cambio en su actividad eléctrica, el neurotransmisor es desintegrado o bien es reabsorbido (recaptado) por la primera célula que lo emitió. Esto interrumpe el cambio eléctrico y la célula queda preparada para nuevos mensajes que pueda recibir de las neuronas adyacentes.

Una vez que el neurotransmisor ha quedado unido a la siguiente neurona durante un período corto de tiempo, a menudo cesa el efecto de esta unión. Por tanto, si el neurotransmisor no se desintegra, la célula que lo recibe no puede «recargarse» eléctricamente para quedar dispuesta a descargar de nuevo cuando le llegue otra molécula de neurotransmisor para unirse a su receptor. Si el neurotransmisor no es retirado o destruido, el nuevo neurotransmisor no ejerce ningún nuevo efecto sobre la neurona.

Los fármacos se usan para modificar este proceso en cualquiera de sus etapas o sitios. Pueden modificar el nivel de neurotransmisor entre las células acrecentando o disminuyendo la emisión o liberación del neurotransmisor en la sinapsis, o su descomposición. También puede verse afectada la sensibilidad del receptor neuronal que recibe el mensaje. Si el receptor se hace más sensible, entonces o bien se necesita menos neurotransmisor para conseguir el mismo efecto en la célula, o la misma cantidad de neurotransmisor ejercerá un efecto mayor. Además, si el receptor se fija al neurotransmisor de manera más firme, este neurotransmisor no podrá desasirse, y si no se puede despegar no se podrá unir una nueva molécula de neurotransmisor para provocar el siguiente cambio eléctrico. Esto dificulta el paso de la siguiente señal a partir de la primera neurona.

TIPOS DE NEUROTRANSMISORES

Existen diversos tipos de neurotransmisores en el cerebro. Cada uno cumple una o más funciones. La función viene determinada por la parte del cerebro en la que se encuentran las neuronas, la cantidad de neurotransmisores en esa parte del cerebro, su relación con otros neurotransmisores en el cerebro, el tipo de receptores a los que activa y otros factores. Todos estos temas complican el uso de los medicamentos.

A continuación describimos los neurotransmisores que desempeñan un determinado papel en algunos de los trastornos mentales más frecuentes. Aunque es difícil medir directamente el nivel y la actividad de los neurotransmisores en el cerebro, los investigadores han deducido que muchos de los trastornos mentales están causados por defecto o por exceso de una o más de estas sustancias químicas (v. un análisis más detallado en Flórez y cols., 2008).

Ácido glutámico. El ácido glutámico (glutamato) es el neurotransmisor más frecuente del cerebro. Es un neurotransmisor excitador. Parece desempeñar un papel en el aprendizaje y en la memoria. Uno de sus receptores se llama el receptor N-metil-D-aspartato (NMDA). El exceso de fijación del ácido glutámico al receptor NMDA produce toxicidad y destrucción de las neuronas en enfermedades como, por ejemplo, la enfermedad de Alzheimer.

Ácido gamma-aminobutírico (GABA). Es un neurotransmisor inhibidor. Es el segundo más frecuente en el cerebro y el más abundante como transmisor inhibidor. Reduce las señales en el cerebro y de ese modo ayuda a evitar la sobreestimulación. Parece tener un efecto anticonvulsivo y un efecto sedante en el cerebro. A diferencia de otros neurotransmisores, el GABA no es recaptado por las neuronas que lo emiten, sino que es transportado a otras células especializadas (*astrocitos*) que rodean a las neuronas. Tal como ocurre con los otros neurotransmisores, la consecuencia es retirar GABA de la sinapsis con el fin de que la célula pueda recibir y unirse a una nueva molécula de GABA.

Acetilcolina. La acetilcolina es el principal neurotransmisor en el sistema nervioso periférico, pero también hay unos cuantos receptores para la acetilcolina (colinérgicos) en el cerebro. Por lo general es un neurotransmisor excitador. Es el principal que controla a los músculos estriados o esqueléticos, por lo que necesario para realizar la mayoría de los movimientos voluntarios. La acetilcolina también es utilizada por una parte del sistema nervioso autónomo o vegetativo (sistema nervioso parasimpático), que es el que controla las funciones involuntarias (intestino, vejiga urinaria, digestión, ritmo cardíaco, etc.). (La noradrenalina es el otro neurotransmisor del sistema nervioso autónomo, que se describe más adelante.) Una enzima que se llama acetilcolinesterasa rompe e inactiva la molécula de acetilcolina. Si se bloquea a esta enzima con un fármaco, aumentará la actividad de la acetilcolina. A pesar de que está presente en pequeñas cantidades en el cerebro, las neuronas que tienen acetilcolina desempeñan un papel importante en la enfermedad de Alzheimer. La destrucción de estas neuronas en ciertas partes del cerebro es responsable del desarrollo de algunos de los síntomas que se observan en esta enfermedad.

Dopamina. La dopamina es un neurotransmisor inhibidor que, paradójicamente, provoca estado de vigilia. La razón de que este neurotransmisor produzca vigilia estriba en que las neuronas que reciben su acción son también inhibidoras. Cuando la dopamina inhibe una célula inhibidora, el resultado neto será la excitación, la vigilia. Dependiendo de la localización de las neuronas, la dopamina facilita la posición del cuerpo, la rapidez con que los músculos se mueven, la atención y las sensaciones de placer.

Noradrenalina. Es llamada también norepinefrina. Al igual que la acetilcolina, se encuentra tanto en el sistema nervioso periférico como en el cerebro. Es producida a partir de la dopamina, por lo que las concentraciones de noradrenalina van asociadas directamente a las de dopamina. Si la dopamina aumenta, también lo hará la noradrenalina; si la dopamina disminuye, la noradrenalina disminuirá. Por eso es importante tener esto en cuenta cuando se prescriben fármacos que aumenten la dopamina. Al igual que la dopamina, la noradrenalina es un neurotransmisor inhibidor que provoca vigilia. En la parte del cerebro en la que se encuentran más del 40% de las neuronas que producen noradrenalina, la estimulación eléctrica provoca un aumento de la atención y del estado vigil. Esta área del cerebro ha sido identificada como el centro del placer. Ambas, noradrenalina y dopamina, desempeñan un papel en la atención, la vigilia y las sensaciones de placer. Cuando hay concentraciones más altas de noradrenalina puede aparecer la ansiedad. A la inversa, la concentración de noradrenalina desciende durante el sueño.

Serotonina. La mayor parte de la serotonina del organismo se encuentra fuera del cerebro, principalmente en la sangre. Sin embargo, la pequeña cantidad del cerebro juega un importante papel en la salud mental. La serotonina es sintetizada a partir del aminoácido triptófano. La serotonina puede hacer somnolienta a una persona. Comer una comida que contenga gran cantidad de triptófano puede provocar somnolencia porque se convierte en serotonina en el cerebro. (Esta puede ser la razón de que nos encontremos adormilados después de comer pavo, que contiene una gran cantidad de triptófano.) La serotonina se convierte en melatonina en la parte del cerebro llamada glándula pineal. La melatonina, a su vez, desempeña un importante papel en la regulación del ritmo diurno del sueño. La serotonina interviene también en la percepción del dolor y en el estado de ánimo o humor.

Las concentraciones bajas de serotonina desempeñan un papel importante en la ansiedad, en la conducta impulsiva (y violenta) y en la depresión. También se ha asociado la conducta agresiva a concentraciones bajas de serotonina.

Endorfinas. Las endorfinas son neurotransmisores inhibidores que reducen el dolor y dan una sensación de euforia. Esta sensación de euforia puede ser lo que haga que algunas personas traten de autolesionarse. Porque cuando uno se lesiona las endorfinas aumentan para reducir el dolor, y este aumento de endorfinas puede resultar placentero para algunas personas. Los fármacos opioides, como son la morfina, la codeína y otros narcóticos, funcionan al activar los receptores opioides.

LA QUÍMICA CEREBRAL EN LAS PERSONAS CON SÍNDROME DE DOWN

Existen diferencias en los neurotransmisores y en la estructura cerebral de las personas con síndrome de Down. Algunas de estas diferencias significan que pueden tener un mayor riesgo de presentar trastornos de salud mental asociados a las anomalías de un determinado neurotransmisor. Esto es, existen razones bioquímicas por las que aparecen dificultades cognitivas, emocionales y comportamentales que se observan en las personas con síndrome de Down. Además, tienen un número menor de neuronas en su cerebro y un menor número de conexiones entre ellas. Esto significa que tienen menos neuronas que producen neurotransmisores, y menor cantidad de sitios para que estos neurotransmisores se fijen y actúen. Esto es más evidente en unas zonas del cerebro que en otras; por lo que se verán más afectados unos neurotransmisores que otros.

Por ejemplo, la investigación ha comprobado que las concentraciones de aspartato, glutamato (ácido glutámico), noradrenalina y dopamina están disminuidos en la circunvalación parahipocámpica (lóbulo temporal) de los adultos con síndrome de Down. El lóbulo temporal desempeña un importante papel en el procesamiento de los estímulos visuales y auditivos y en la memoria. Sin embargos no están disminuidos estos neurotransmisores en el lóbulo frontal. Se considera que los lóbulos frontales forman el centro del control emocional y de nuestra personalidad. También están implicados en la función motora y en la resolución de problemas. La memoria, el lenguaje, el control de los impulsos y la conducta sexual se encuentran controlados por los lóbulos frontales (Eisser y cols., 1997). Además, se ha comprobado que en los adultos con síndrome de Down está aumentado el transportador de serotonina en el cerebro. Este transportador forma parte del sistema de serotonina que regula la concentración de esta en el cerebro. Esto podría contribuir a la disfunción/déficit de serotonina (Engidawork y Lubec, 2001). A partir de estos hechos queda claro que el cerebro es un sistema muy complicado. Además existen diversas diferencias en los cerebros de las personas con síndrome de Down que están siendo objeto de investigación permanente.

En los diversos trastornos mentales hay implicados diferentes desequilibrios de neurotransmisores. Decimos «implicación» y no «causa» porque se piensa que hay más de un factor implicado en originar la mayoría de estos trastornos. Por ejemplo, se piensa que la depresión está conectada a deficiencias en serotonina y en la sensibilidad de los receptores de la serotonina. Sabemos también que guarda relación con acontecimientos de la vida. Por tanto, si una persona con síndrome de Down tiene una reducción en las concentraciones de ciertos neurotransmisores como consecuencia de tener síndrome de Down, puede ser más susceptible a los trastornos que se encuentran asociados a las deficiencias de dichos neurotransmisores o a los desequilibrios entre ellos y los demás neurotransmisores.

Además, las personas con síndrome de Down tienen diferencias en las proteínas de los receptores de los neurotransmisores. Estas proteínas forman partes del receptor al que se fija el neurotransmisor. Los diversos receptores pueden ser más o menos capaces para unirse a los diferentes neurotransmisores en las personas con síndrome de Down. Por ejemplo, en edades avanzadas aparece una reducción de la acetilcolina-transferasa. Esto puede estar relacionado con el trastorno colinérgico que se ve en la edad adulta y está asociado con la enfermedad de Alzheimer. Sin embargo hay también un aumento del receptor metabotropo 5 del glutamato, que puede desempeñar un papel protector para el cerebro de las personas con síndrome de Down. Existe una compleja interacción entre neurotransmisores, receptores y otras enzimas que promueven la salud mental o que contribuyen a los trastornos mentales.

En el siguiente apartado se revisa brevemente cómo las anomalías de los neurotransmisores desempeñan un papel en los trastornos más comunes de salud mental, con especial referencia a aquellos neurotransmisores que se sabe o que se piensa que están afectados en el síndrome de Down.

Neurotransmisores en enfermedades y trastornos

Depresión

El papel de los neurotransmisores en la depresión no está todavía plenamente delineado. Se mantiene la hipótesis de que en ella existe un desequilibrio entre serotonina, noradrenalina y dopamina. Esto se basa principalmente en el hecho de que, al modificar la concentración de estos neurotransmisores mediante medicamentos, se consigue tratar la depresión. Otro dato es que los anticonceptivos con concentraciones altas de estrógenos pueden producir depresión, al parecer porque reducen las concentraciones de serotonina en el cerebro.

Como se trata en el capítulo 14, la depresión es uno de los problemas de salud mental más frecuentes en los adolescentes y adultos con síndrome de Down que vemos en nuestro centro. Las razones son complejas, como se explica en ese capítulo, pero la reducción de las concentraciones de estos neurotransmisores en el cerebro probablemente desempeña un papel en al menos algunos individuos con síndrome de Down que presentan depresión.

Una clase de medicamentos que trata la depresión con eficacia es la de los antidepresivos tricíclicos. Algunos de estos productos incrementan la noradrenalina porque inhiben su recaptación en la terminación nerviosa. Otros afectan tanto a la noradrenalina como a la serotonina. Es interesante destacar que, si bien estos productos acrecientan de forma inmediata la concentración de los neurotransmisores, se tarda varias semanas en conseguir que la persona se sienta menos deprimida. El efecto antidepresivo puede provenir realmente de una modificación en las cualidades de los receptores de los neurotransmisores que aparece en el transcurso del tiempo, y no al efecto inmediato sobre la concentración del neurotransmisor.

Una nueva clase de fármacos, los inhibidores selectivos de la recaptación de serotonina (ISRS), forman parte también del éxito en el tratamiento de la depresión. Los ISRS reducen la recaptación de serotonina que tiene lugar en la terminación nerviosa de la primera neurona (la eferente). El efecto neto es el incremento de serotonina en la sinapsis. Al igual que con los antidepresivos tricíclicos, el efecto sobre la concentración de serotonina es inmediato pero el efecto sobre la depresión se encuentra diferido. Esto sugiere el posible efecto de los fármacos sobre la modificación de los receptores. A veces vemos una breve (e inesperada) mejoría en los primeros días, seguida por un retorno de los síntomas. Y después, unas semanas más tarde, aparece la esperada mejoría. Esto puede reflejar el efecto inicial sobre la concentración de serotonina y, posteriormente, el efecto sobre los receptores.

Los antidepresivos atípicos, como el bupropión, afectan a las concentraciones de serotonina, noradrenalina y/o dopamina. En algunos individuos, este efecto sobre múltiples neurotransmisores ocasiona mayor beneficio que el efecto sobre uno solo. Sin embargo a veces acarrea mayores efectos secundarios. Algunos de los ISRS parecen afectar también a la noradrenalina.

Lea el capítulo 14 para mayor información sobre los tratamientos médicos de la depresión. Además, en el Anexo al final del libro se clasifican todos los fármacos descritos en este libro en función de su clase, acción sobre las sustancias químicas del cerebro, utilización, etc.

Ansiedad

Se piensa que las personas con trastornos de ansiedad tienen desequilibrios en los neurotransmisores noradrenalina, serotonina y ácido γ-aminobutírico (GABA). La colecistocinina puede desempeñar también cierto papel. Puesto que las personas con síndrome de Down tienden a tener concentraciones cerebrales anormales de noradrenalina y serotonina, parece lógico que aparezcan con más frecuencia trastornos de ansiedad.

En el capítulo 15 se analizan los diversos tipos y clases de medicamentos que ayudan a normalizar las concentraciones de estos neurotransmisores, consiguiendo muchas veces reducir la ansiedad. Las benzodiazepinas, como por ejemplo el diazepam (Valium®), funcionan aumentando el efecto inhibidor del GABA, lo que hace disminuir la actividad de las neuronas (reducir la ansiedad) y la liberación de noradrenalina. Los ISRS, como por ejemplo la paroxetina, aumentan la serotonina y eso hace reducir la ansiedad.

Enfermedad de Alzheimer

La enfermedad de Alzheimer provoca cambios en un conjunto de neurotransmisores, así como otras modificaciones. Aunque todavía no entendemos completamente lo que causa la enfermedad, los trabajos de investigación indican que hay un exceso de ácido glutámico que sobreestimula los receptores de NMDA, y eso puede ocasionar toxicidad y destrucción neuronal. Hay también una disminución de las neuronas que utilizan noradrenalina y serotonina, y también se encuentran afectadas células que utilizan acetilcolina. De hecho, los fármacos que bloquean el efecto de la acetilcolina en el cerebro provocan pérdida de memoria en individuos normales. En la enfermedad de Alzheimer existe una disminución de neuronas en un área del cerebro que se llama núcleo de Meynert; la reducción de las neuronas que utilizan la acetilcolina puede ser responsable de la pérdida de memoria propia de esta enfermedad. Claramente, la enfermedad de Alzheimer ocasiona un efecto complicado sobre el cerebro, si bien todavía tenemos un conocimiento limitado sobre sus causas.

Los fármacos donepezilo, galantamina y rivastigmina son inhibidores de la colinesterasa. Bloquean la enzima que destruye la acetilcolina. Al hacerlo, la acetilcolina permanece activa durante más tiempo, lo que mejora la función de las neuronas que utilizan la acetilcolina. Esto no cura ni cambia el curso de la enfermedad de Alzheimer, pero mejora temporalmente la función cognitiva de algunas personas que tienen esta enfermedad.

La memantina bloquea los receptores de NMDA, y eso reduce la sobreexcitación de las células, con lo que puede disminuir la destrucción de las neuronas.

Investigación en relación con los fármacos de la enfermedad de Alzheimer y el síndrome de Down

¿Por qué interesa probar fármacos propios de la enfermedad de Alzheimer en el síndrome de Down?

Se ha evaluado el donepezilo en unos pocos y pequeños estudios en personas con síndrome de Down que no tienen enfermedad de Alzheimer. En algunas de ellas mejoró la habilidad lingüística. En nuestro pequeño estudio, pareció que el donepezilo aumentaba la cantidad de habla que podía utilizar una persona, pero no mejoró la articulación. En otras palabras, unas pocas personas que ordinariamente no hablaban mucho, lo hicieron más al tomar donepezilo. Aunque no mejoró su articulación, su mayor disposición a hablar les ayudó a interactuar con los demás, a dar a conocer sus intereses y deseos, etc.

Terminado nuestro estudio, algunas de las personas optaron por seguir tomando donepezilo. Quienes no habían tenido mejoría durante la fase anterior del estudio, no mostraron beneficio clínico alguno. En quienes se habían beneficiado, la mejoría del habla fue desapareciendo a lo largo de las semanas o meses, y su habla volvió al nivel que había tenido antes de iniciarse el tratamiento. Se están haciendo más estudios en un número mayor de personas con síndrome de Down; con el tiempo, este estudió nos ayudará a determinar si el fármaco es realmente beneficioso para las personas con síndrome de Down.

MEDICAMENTOS PARA LAS PERSONAS CON SÍNDROME DE DOWN

A la hora de prescribir los medicamentos a personas con síndrome de Down que tienen problemas de salud mental o de comportamiento, resulta crucial comprender la ciencia de los fármacos, los neurotransmisores, la química del cerebro y los temas propios de estas personas. Sin embargo, durante mucho tiempo se ha considerado la práctica de la medicina como arte y como ciencia. El arte de la medicina entra en juego por una serie de razones: cada persona es diferente; los fármacos actúan de forma diferente en los distintos individuos; las diversas situaciones exigen enfoques alternativos, y a veces no aparece el resultado que se esperaba.

Algunas de las cuestiones que deben ser contestadas tienen que ver más con matices clínicos o con la idiosincrasia (peculiaridades) del paciente. Los temas que vamos a considerar son los siguientes:

- Si es buena la idea de intentar dar medicación.
- Cómo implicar al paciente en la decisión sobre si tomar la medicación o no.
- Qué medicamento utilizar y a qué dosis (algo que tiene que ver con temas relacionados con la administración, efectos secundarios, necesidad de ensayo y error).
- Cuál será el mejor sistema de vigilar la medicación y tomar decisiones basadas en la respuesta del paciente (vigilar los efectos paradójicos, decidir cuándo cambiar o interrumpir la medicación).

Decidir si se intenta dar medicación

Una vez que se diagnostica el trastorno de la enfermedad mental y recomendamos considerar la medicación, todavía quedan algunos temas por considerar. De hecho, hay un paso previo incluso antes de que se recomiende la medicación. La primera pregunta es: «¿Es la medicación el abordaje correcto?». ¿Forma esa conducta parte de una conducta «normal» o «característica» para una persona con síndrome de Down que no necesita tratamiento alguno sino más bien solo educación y/o seguridad y confianza? Si se necesita tratamiento, ¿es realmente necesario un medicamento? Se han abordado en páginas anteriores el asesoramiento y los enfoques conductuales. A menudo, estas son las formas de tratamiento que se pueden usar en lugar de medicación.

Sin embargo, a veces el asesoramiento y la terapia conductual no bastan por sí mismos. Esto puede ocurrir porque el problema está «más allá del control personal» o «más allá del control de la terapia». Por ejemplo, el impulso para realizar una conducta obsesiva puede ser tan intenso que no hay suficiente grado de asesoramiento o de terapia conductual capaz de apaciguarlo. El asesoramiento ayuda a la persona a afrontar el problema, a evitar situaciones que disparan la obsesión, a utilizar una conducta alternativa que impida realizar esa conducta, etc. Pero el impulso puede seguir ahí, y si no se reduce su intensidad, puede que la persona no sea capaz de evitar la conducta obsesiva. Otras veces, el adulto tiene un problema que requerirá medicación por la naturaleza del problema o por la gravedad de los síntomas. Por ejemplo, cuando alguien está gravemente deprimido, el asesoramiento y la terapia conductual pueden ayudar (y realmente pueden ser un buen tratamiento), pero a menudo no es suficiente y se necesita medicación. También, la gravedad de los síntomas obliga a veces a utilizar medicación para llevarle más rápidamente a una situación más sana y aliviar el sufrimiento más rápidamente.

Por lo general consideramos la medicación como una terapia que debe usarse además del asesoramiento y de la terapia conductual. Muchas veces la vemos como algo que ayuda a la persona a alcanzar el punto en el que va a poder responder a las otras formas de terapia. Hay varios temas que tenemos que considerar una vez que el clínico toma la decisión de recomendar un medicamento.

Implicar al paciente en la decisión de utilizar la medicación

El primer tema que debemos considerar antes de iniciar la medicación en un adulto con síndrome de Down es si consentirá a ser tratado con fármacos. En el Anexo ofrecemos una muestra del impreso que utilizamos. Nuestro sistema consiste en recomendar el tratamiento, explicar los riesgos y beneficios, y ayudar a la persona, familia o responsables a que hagan la elección que más les satisfaga.

A veces las personas con discapacidad intelectual no son capaces de participar plenamente en la decisión. Hacemos un esfuerzo concertado para implicarlas en el proceso. Si un paciente es su propio responsable, obtenemos el consentimiento directamente de él. Además, le pedimos permiso para comentarlo con su familia. Si el paciente no es responsable de sí mismo, obtenemos el consentimiento de su familia o persona responsable y, cuando podemos, el «asentimiento» del paciente. Asentimiento es el acuerdo por parte de la persona con síndrome de Down que no es su propio responsable legal y, por tanto, no puede legalmente dar su consentimiento al tratamiento; pero aunque este acuerdo no sea legal para tomar la medicación, el asentimiento integra a la persona en la toma de decisiones y le hace parte del proceso. Él afirma que comprende por qué estamos recomendando la medicación y está de acuerdo en tomarla.

El que la persona con síndrome de Down forme parte del proceso no es solo (en nuestra opinión) «la forma correcta de actuar», sino que también es un punto crítico para conseguir éxito clínico. Si bien los observadores pueden dar alguna indicación sobre el beneficio y los efectos secundarios, nadie como el propio adulto puede dar la información sobre cómo se siente al tomar la medicación. No todos los adultos con síndrome de Down pueden informar sobre esta retroalimentación, pero es importante obtenerla siempre que sea posible.

Otra consideración es la de si el paciente puede manejar su propia medicación. Hay varias preguntas que hacerse:

- ¿Ha sido capaz de aprender otras tareas importantes que supongan seguir una normativa con exactitud para evitar las consecuencias potencialmente peligrosas que sobrevendrían si se siguen de modo incorrecto?
- ¿Ha demostrado que puede hacerlas de forma repetida?
- ¿Está deseoso e interesado en manejar su propia medicación?
- Si vive en una vivienda residencial, ¿existen normas que le permitan o le impidan manejar su propia medicación?
- ¿Entiende por qué está tomando esos medicamentos, la posibilidad de que aparezcan efectos secundarios y la necesidad de informarlos, y la importancia de tomarlos en los horarios prescritos?

Si la respuesta a estas preguntas es positiva, el adulto está en condiciones de manejar su propia medicación.

Si un paciente se resiste a tragar cualquier medicamento, tratamos de evitar el «ocultarla» cuanto sea posible. Una vez más, deseamos hacer a la persona partícipe en el tratamiento cuanto sea posible. Ocultar la medicación significa obstaculizar la relación entre el paciente y el médico o entre el paciente y la familia o el cuidador que está administrando el medicamento, y esto puede resultar perjudicial para el propio tratamiento. Además, hemos visto pacientes que empiezan a rechazar el comer ciertos alimentos (aquellos en los que se ocultaba el medicamento) o incluso cualquier alimento. Sin embargo, si el problema exige administrar un medicamento y el responsable consiente pero el paciente no asiente, puede ser necesario ocultar la medicación o usar otros métodos para conseguir que el paciente lo tome.

Tutoría legal

En la mayoría de los estados de Estados Unidos, una persona es considerada legalmente competente para tomar sus propias decisiones al alcanzar los 18 años. Aunque una familia puede ofrecer apoyo de muchas maneras, la persona está legalmente capacitada para tomar decisiones independientes para sí mismo. Esto incluye las decisiones sobre la medicación. Los adultos con síndrome de Down son considerados legalmente competentes, igual que los demás, a menos que se les haya nombrado un tutor.

¿Debemos nombrar un tutor legal para nuestro hijo? Es una pregunta que se nos plantea con frecuencia. Nosotros no somos abogados y no damos asesoría legal, pero sí discutimos algunos de los temas sobre los que las familias pueden reflexionar y después los dirigimos a un abogado. La decisión de nombrar un tutor es técnicamente una decisión legal que toma el juez (utilizando información proporcionada por los profesionales médicos) una vez que ha determinado que una persona no es legalmente competente.

Tenemos pacientes que viven vidas muy independientes, tienen sus propias cuentas bancarias y trabajos que les proporcionan una remuneración suficiente para vivir. También tenemos pacientes que dependen mucho de otros en muchos aspectos de su cuidado. Muchos de nuestros pacientes se encuentran un poco entre ambos extremos.

En un mundo ideal, ninguno de nuestros pacientes necesitaría una tutoría legal. La sociedad reconocería que algunas personas necesitan más ayuda y se la proporcionaría. Por desgracia, existe gente sin escrúpulos que, al contrario, tratan de aprovecharse de las personas con síndrome de Down (a veces en temas económicos y a veces en situaciones médicas). Hemos visto a algunos adultos sometidos a medicación a causa de algún problema comportamental o de salud mental sin conocimiento de la familia. Esto puede ser correcto si la persona con síndrome de Down es capaz de comprender los problemas, y los posibles beneficios y efectos secundarios. Sin embargo, a menudo la persona con síndrome de Down tuvo realmente muy poca influencia, si es que tuvo alguna, en la decisión. Tener un tutor legal proporciona a la persona una malla de seguridad legal que la protege de ser tratada de forma inadecuada. Sin embargo, puede también significar que el adulto pierde el derecho a votar o hacer otras cosas.

Recomendamos reflexionar sobre los temas de independencia, preocupación por la seguridad y situación familiar. No hay una respuesta única que se ajuste a todas las circunstancias, y un abogado puede ayudar a la familia a que tome las decisiones más ajustadas a su situación.

En España se recoge la figura de la *incapacitación parcial* por la que el juez decide en qué temas el interesado mantiene su capacidad legal para decidir (N. de los T.).

Elección de la medicación y dosificación

Como se analizará en los capítulos dedicados a los trastornos específicos mentales y comportamentales, a menudo se puede elegir entre muchos fármacos para un determinado problema. A veces existen consideraciones que nos obligan a reducir el margen de elección del producto que primero debemos emplear; otras veces no hay modo de saber con seguridad cuál funcionará mejor en esa persona con ese problema. En cierto sentido, debemos usar la estrategia del ensayo y error para dar con la mejor elección en esa persona.

En los adultos con síndrome de Down, frecuentemente lo primero que debe considerarse es si es capaz de tragar una pastilla o no, para elegir el preparado farmacéutico que mejor se ajuste. Por ejemplo, a veces tendremos que usar pastillas o comprimidos que se puedan triturar (no todos se pueden triturar porque en algunos la trituración suprime sus propiedades de absorción en el tubo digestivo), o cápsulas cuyo contenido se puede espolvorear en la comida, o formas líquidas de más fácil deglución o de mejor sabor. Todo ello ayuda a la mejor elección.

Otra consideración es si alguno de los posibles medicamentos empleados en cualquiera de las formas recién descritas produce efectos secundarios que pueden ser especialmente convenientes para un paciente determinado. Por ejemplo, la sedación puede ser un efecto secundario no deseado de ciertos fármacos, pero para las personas que tengan alteraciones del sueño como parte de sus síntomas, este efecto secundario será una ventaja. Por ejemplo:

> Thanh, de 26 años, vive en casa con sus padres. Su madre murió hace un año y en los últimos meses había mostrado síntomas de depresión. Además de despertarse durante la noche, tenía problemas para iniciar el sueño. Cuando prescribimos un antidepresivo, elegimos sertralina, que había causado sedación en algunos de nuestros pacientes, y se la hicimos tomar al anochecer. En pocos días Thahn empezó a dormirse con más facilidad. Conforme se fue mostrando su pleno efecto antidepresivo en las siguientes semanas, mejoraron sus otros síntomas, incluido el despertarse durante la noche.

En los capítulos dedicados a cada problema en particular se analiza mejor el modo de utilizar con ventaja los efectos secundarios.

Por último, por poco científico y tedioso que pueda parecer a veces, puede haber un cierto grado de ensayo y error a la hora de prescribir los fármacos en los distintos pacientes. Si bien hay normas de prescripción para los adultos con síndrome de Down, debido a que cada individuo responde de manera diferente, lo que funciona para la mayoría puede no hacerlo para una persona en particular. Si bien lo normal es que funcione un fármaco único, para ciertos individuos puede ser necesario combinar más de uno. También es posible que un fármaco de una clase determinada no funcione y en cambio lo haga muy bien otro muy parecido de esa misma clase.

> Warren, de 42 años que sufría de trastorno bipolar, respondió muy bien a una combinación de ziprasidona y carbamazepina. Se llegó a este combinado tras el fracaso de otros tratamientos. Tuvo una reacción de discinesia tardía (movimientos faciales anormales) a otros muchos fármacos antipsicóticos. Ya con la ziprasidona tuvo un aumento de agitación, aunque sin llegar al nivel anterior. La adición de carbamazepina le ayudó tremendamente.

Es también crítico dar con la dosis correcta. Si hay una regla general, esta es: «empezar lentamente y seguir lentamente». Con ello queremos decir que se empiece con una dosis baja y se vaya subiendo lentamente a dosis mayores. Hay otros factores, sin embargo, que sirven de guía para dosificar la medicación, como son la intensidad de los síntomas, la edad del paciente, su altura y peso, si tiene otros problemas de salud, si previamente tuvo reacciones al medicamento, la historia familiar de los efectos de la medicación y otros. Con algunos de los medicamentos hay reglas para medir las concentraciones sanguíneas apropiadas y, en tal caso, los análisis en sangre sirven de guía para la dosificación.

Otra regla es la de aumentar la medicación hasta la dosis máxima (si es que se está consiguiendo más beneficio al aumentar la dosis) o hasta que aparecen efectos secundarios intolerables, antes de añadir nuevos productos. En general procuramos evitar el uso de medicamentos múltiples a dosis bajas porque ello suele incrementar los efectos secundarios sin conseguir un beneficio terapéutico claro de ninguno de ellos. Sin embargo, en ocasiones vemos que una persona con síndrome de Down no tolera dosis altas de ningún medicamento mientras que responde a alguna combinación de fármacos a dosis bajas. Se especificarán las dosis junto con los fármacos más convenientes en los capítulos que analizan cada trastorno concreto.

Es importante vigilar y evaluar la utilización y la dosis de los medicamentos de forma continuada. ¿Se necesita todavía el medicamento? ¿Se trata de un trastorno que, una vez tratado adecuadamente, no es probable que reaparezca cuando se retire la medicación? Por ejemplo, a una persona que desarrolla depresión en respuesta a un suceso traumático y que nunca tuvo depresión anteriormente, se le puede ir reduciendo la medicación hasta retirar la después de un cierto período de tiempo.

Además, conforme las personas se van haciendo mayores, pasan la pubertad y la menopausia, pierden o ganan peso, toman otros medicamentos y sufren otros cambios, también puede cambiar la dosis necesaria. A veces los síntomas se acrecientan. Otras veces, será el aumento de efectos secundarios lo que indique que hay que cambiar la dosis.

Otra razón para evaluar la dosis de forma continuada es la de asegurar que estamos consiguiendo el máximo beneficio con el mínimo efecto secundario. Las decisiones de cambio de dosis en este caso deben ser tomadas en diálogo con el paciente y su familia. Por ejemplo, si el paciente ha mejorado hasta el 95%, podremos considerar el aumento de medicación pero solo después de analizar la posibilidad de que aparecieran más efectos secundarios que obstacularizarían la recuperación del paciente (y potencialmente reducirían la eficacia neta de la medicación), frente a la posibilidad de que siguiera mejorando su problema.

Vigilancia de los efectos y de la utilización de la medicación

Ya que algunas personas con síndrome de Down tienen dificultad para informar con precisión sobre cómo se sienten al tomar la medicación, es importante planificar desde el comienzo cómo vigilar sus efectos. Por ejemplo, se puede vigilar anotando la conducta antes y después de iniciar el tratamiento mediante un listado o anotación de los síntomas, o bien observando al paciente nosotros mismos en nuestra consulta, en casa, en el trabajo o en la escuela (v. cap. 12).

Cuando se administra un medicamento por primera vez, es importante vigilar las «reacciones paradójicas»: reacciones que son las contrarias de las que esperábamos. Por ejemplo, a veces un paciente se siente más deprimido cuando toma un antidepresivo. Otros incrementan su agitación y ansiedad al tomar una benzodiazepina con acción ansiolítica. Puede ser muy difícil a veces determinar si el problema está en que el trastorno o conducta empeoran o si se trata de un efecto secundario del medicamento. A veces, la única elección está en retirar la medicación. La reintroduciremos a veces más adelante para ver la posibilidad de que el cambio se deba más a una reacción adversa.

La monitorización es vital también si se ha modificado la dosis, la hora de la administración, etc. En cierto sentido, hemos comprobado que «cualquier cambio es un cambio». Otro modo de decirlo es que «incluso un cambio para bien es un cambio». Hemos visto unos cuantos pacientes que mostraron una reacción negativa al cambio de dosis o de la hora en que la tomaban, o al cambio de medicación por aumento o suspensión de algún medicamento. En estos pacientes, la conducta o la sintomatología de su problema puede empeorar temporalmente durante unos pocos días, una semana, a veces más. Pero pasada esta fase de empeoramiento, la situación mejora. Si nos da tiempo para «esperar» a que aparezca este cambio o no, va a depender del medicamento, la gravedad de los síntomas y el efecto que está ocasionando sobre los demás.

En algunos pacientes es necesario comprobar que han tragado el medicamento:

> Kyle, de 24 años, fue muy bien con el régimen de tratamiento durante varios meses. De pronto sus síntomas originales volvieron. Después de que varios cambios en su medicación no consiguieran mejorar sus síntomas, su madre resolvió el problema vigilando estrechamente cuando iba al baño. Miró en la ventanilla de ventilación junto al techo y encontró una pila de los medicamentos de Kyle. Mostraban algunos signos de disolución (por el breve tiempo en que el medicamento estaba en la boca de Kyle) pero se mantenían esencialmente intactos. Se volvió al tratamiento inicial que había dado buenos resultados, asegurándose la madre de que tomaba el medicamento, y Kyle volvió a gozar de buena salud.

Por último, es importante vigilar la posible aparición de efectos secundarios a largo plazo. En especial, es importante monitorizar:

- *La regulación a la baja*: significa que los receptores de los neurotransmisores se adaptan al fármaco, con lo que su sensibilidad o su número disminuyen. Esto hace que aparezca «tolerancia», siendo necesario aumentar la dosis para conseguir el mismo efecto clínico.
- *La regulación al alza*: significa que los receptores se hacen más sensibles al fármaco por lo que se necesitará una dosis menor para conseguir el mismo efecto.

Cuando se produce alguno de estos dos fenómenos, pueden aparecer efectos al retirar la medicación. Esto se debe a que, cuando la medicación es interrumpida (sobre todo si se hace bruscamente), los receptores no vuelven de forma inmediata a su cantidad o a su sensibilidad previas. Por ejemplo, si una benzodiazepina ha producido regulación a la baja, el cerebro va a tener menos receptores GABA, o van a ser menos sensibles (la actividad de estos receptores normalmente reduce la ansiedad). Si se interrumpe la medicación, puede aparecer un aumento de la ansiedad hasta que los receptores recuperen su sensibilidad habitual al GABA. Ese aumento de ansiedad junto con otros síntomas se llama *abstinencia*. Los efectos de la tolerancia y de la abstinencia demuestran que hay dependencia de la medicación.

Aunque no se la considera normalmente como abstinencia (en el sentido que la hemos definido), cuando algunas personas dejan de tomar ISRS muestran una reacción del tipo de la abstinencia. Por eso hay que reducirlos paulatinamente y no suspender el tratamiento bruscamente.

Cuestiones que se deben preguntar al médico

Si usted es padre o cuidador de un adolescente o adulto con síndrome de Down, asegúrese de comprender qué es lo que debe vigilar *antes de* administrar un medicamento. Pregunte al doctor:

- ¿Cuáles son los efectos secundarios más frecuentes?
- Si debe o no llamarle inmediatamente si aparece algún efecto especial.
- Si es correcto retirar la medicación en caso de que aparezca una reacción adversa.
- Si la medicación debe tomarse a una hora concreta del día, o separado en el tiempo de otras dosis de medicamentos y durante cuánto tiempo, si puede tomarse junto con otra medicación o si ambas medicaciones deben tomarse separadas, y si debe tomarse con alimentos o sin ellos.

Conclusión

En los siguientes capítulos, se explicarán los principios expuestos en este, aplicados a los problemas específicos de salud mental. En cada problema se describirán la evaluación (a menudo la reevaluación), la utilización de medicamentos específicos, el asesoramiento y otras formas de terapia, y la evaluación de los problemas físicos que puedan contribuir a la existencia del problema o causarlo. En lo posible, ofreceremos ejemplos de la manera en que la medicación ha beneficiado a los pacientes con síndrome de Down que hemos tratado.

Puede encontrarse una visión pormenorizada de las acciones y aplicaciones de todos los medicamentos expuestos en esta obra en Flórez y cols. (2008).

Trastornos del estado de ánimo

Los trastornos del estado de ánimo o del humor son muy frecuentes en nuestra sociedad en general. La depresión, que es el trastorno del estado de ánimo diagnosticado con más frecuencia, afecta a alrededor del 9,5% de adultos en Estados Unidos por año, y alrededor del 20% en algún momento de sus vidas (Yapko, 1997). No debe sorprender que estos trastornos sean también frecuentes en los adultos con síndrome de Down. De hecho, la depresión es la enfermedad mental diagnosticada con más frecuencia en nuestro centro de adultos. En los 13 años de existencia de este centro, aproximadamente el 18% de nuestros pacientes ha sido diagnosticado de depresión. Conforme vamos siguiendo la trayectoria de sus vidas, no nos sorprendería que la prevalencia final superara ese 20% de la población general. Dada la frecuencia de esta enfermedad, este capítulo va a analizar con detalle las diversas causas y manifestaciones de la depresión en las personas con síndrome de Down.

El trastorno bipolar y la manía son otros dos tipos de trastornos del estado de ánimo que aparecen con mucha menos frecuencia en las persona con síndrome de Down. El trastorno bipolar se caracteriza por la presencia de períodos de depresión que alternan con los de manía. El capítulo los analizará con cierta extensión porque sus síntomas pueden ser graves y debilitadores. También se considerará la manía, que también puede ser grave, pero que es mucho más rara en la población con síndrome de Down.

¿Qué es la depresión?

La depresión es un trastorno primario del estado de ánimo que se caracteriza por mostrar un estado de tristeza y/o una reducción en el interés por las cosas con las que la persona antes disfrutaba. Estos síntomas, así como la naturaleza persistente del problema, son los que diferencian a la depresión de un sentirse simplemente desanimado o triste. Un episodio de depresión mayor dura como mínimo dos semanas. Hay un diagnóstico que está relacionado: la distimia (trastorno distímico), que se caracteriza por que, durante al menos dos años, son más los días en que uno está deprimido que aquellos en los que no lo está, pero el cambio en el estado de ánimo y el efecto sobre el individuo son menos marcados que con la depresión.

¿Cuáles son los síntomas de la depresión?

En Estados Unidos se diagnostica generalmente la depresión comparando los síntomas del paciente con los criterios de diagnósticos de depresión establecidos en la cuarta edición revisada del *Manual diagnóstico y estadístico de los trastornos mentales* (DSM-IV-TR) de la American Psychiatric Association. Es un manual que establece los criterios «oficiales» para diagnosticar todos los «trastornos mentales». El DSM-IV-TR incluye las enfermedades consideradas tradicionalmente como mentales, como son la depresión, los trastornos obsesivo-compulsivos, la esquizofrenia y otros. Pero incluye también criterios para otras situaciones o enfermedades como son el retraso mental (discapacidad intelectual), trastornos del aprendizaje, el abuso de drogas, la demencia, los trastornos con tic y otros.

Los criterios diagnósticos señalados en el DSM-IV-TR se apoyan fuertemente en la información que da el paciente sobre sus sentimientos subjetivos. Por ejemplo, el sentirse triste o inútil (y el paciente expresa articuladamente estos sentimientos) es considerado como un síntoma importante de depresión según el DSM-IV-TR. Sin embargo es raro que oigamos estas quejas en los adultos con síndrome de Down que *están* realmente deprimidos.

Los síntomas más frecuentes recogidos en 98 personas adultas con síndrome de Down diagnosticadas de depresión mayor en nuestro centro de adultos están señalados en la tabla (a continuación). La muestra incluyó a personas de edades comprendidas entre los 20 y los 60 años.

Si estos síntomas duran más de unas pocas semanas, se recomienda hacer una ulterior evaluación.

Síntomas de depresión mayor en adultos con síndrome de Down

Síntomas de depresión (DSM-IV-TR)	%
Tristeza o infelicidad (descritas también como falta de vitalidad, humor o espontaneidad)	100
Apatía, pérdida de interés en actividades o dejar de participar en ellas, incluido el retraerse de la familia y amigos	100
Retraso psicomotor (lentitud en las actividades)	83
Pérdida de energía, sensación de fatiga intensa	78
Aumento de la irritabilidad o mal humor	78
Pérdida de concentración o de la capacidad para terminar las tareas	74
Peor cuidado de sí mismo (aseo, etc.) y deterioro de habilidades independientes	71
Cambios visibles en los hábitos de sueño (por más o por menos)	71
Cambios visibles en los hábitos de alimentación (por más o por menos)	65
Agitación psicomotora (p. ej., conducta agresiva o dificultad para estar calmado	63
Absorto en sí mismo, sin atención, sin dar respuestas (a las personas y a las cosas)	63
Rasgos psicóticos (intenso retraimiento, soliloquios alucinatorios, etc.	57
Temores infundados, evitación de las personas o de ciertos objetos	47

Además, pueden aparecer otros trastornos junto con la depresión, trastornos que se denominan «comórbidos». Por ejemplo, puede haber ansiedad o trastornos obsesivo-compulsivos junto con la depresión. Diversos problemas médicos pueden ser también considerados comórbidos (v. su descripción en el cap. 2 y más adelante). Igualmente pueden acompañar a la depresión trastornos de conducta (cap. 19) y rasgos psicóticos (cap. 17).

Los rasgos psicóticos son bastante frecuentes y ofrecen síntomas que se muestran muy desagradables, y hacen que la persona parezca estar fuera de la realidad. Estos síntomas son del tipo de soliloquios acompañados de agitación y alucinaciones, aislamiento extremo, ensimismamiento. Es raro que estos síntomas indiquen una psicosis auténtica, de ahí que se les llame «rasgos» psicóticos. No es de extrañar que estos síntomas sean también más frecuentes en los niños de la población general que padecen depresión. En ambos grupos, la línea entre realidad y fantasía es borrosa, lo que hace que los síntomas se muestren como más bien raros. Además, la depresión puede ejercer una acción más debilitadora en las personas con síndrome de Down y en los niños. Esto explica por qué suelen demostrar con mayor frecuencia retraimiento y aislamiento. A menudo esto les sirve de mecanismo de protección para poder conservar su propia vida y energía.

En una muestra de 130 personas diagnosticadas con síntomas de depresión mayor en nuestro centro de adultos, los trastornos comórbidos aparecieron en 93, lo que representa el 77% de la muestra. Véanse los datos en la tabla siguiente.

Depresión mayor y trastornos comórbidos

	Número de personas	%
Depresión mayor sin trastornos comórbidos	27	21
Depresión mayor y problemas médicos	33	25
Depresión mayor y trastorno obsesivo-compulsivo	24	18,5
Depresión mayor y trastornos de ansiedad	22	17
Depresión mayor y rasgos psicóticos	19	14,5
Depresión mayor y trastornos de conducta	5	4
Total	**130**	**100**

DIAGNÓSTICO

En la gente que no tiene discapacidad intelectual, se diagnostica la depresión principalmente mediante la entrevista directa con una profesional de la salud mental. La exploración física, los análisis de laboratorio y la información proporcionada por otras personas pueden dar información adicional. El diagnóstico en las personas con síndrome de Down puede ser más complicado. Como se describe en el capítulo 12, la dificultad de las habilidades verbales, del pensamiento conceptual y del funcionamiento cognitivo global constituyen un problema para obtener del paciente su historia de forma adecuada. De ahí que se dependa más de la información de la familia o los cuidadores. Pero esto añade un grado de interpretación de los síntomas, y puede significar una infravaloración o una supravaloración de estos. Añádase a esto que las personas con síndrome de Down pueden tener algunos síntomas que parecen más graves de lo que son. Como los niños, pueden tener cierta dificultad para distinguir entre hecho y fantasía, especialmente si están sufriendo otros síntomas de depresión. Por ejemplo, como se ha indicado anteriormente, el soliloquio de tipo alucinatorio, la pérdida de una determinada habilidad o el retraimiento extremo pueden ser síntomas de depresión en las personas con síndrome de Down. Si se les da excesiva importancia a estos síntomas mientras que se olvidan otros o se los subestima, la persona puede ser erróneamente diagnosticada como paciente con un trastorno psicótico primario, lo que redundará en la prescripción equivocada de medicación antipsicótica.

Como se ha analizado en el capítulo 12, estas limitaciones obligan a que la persona responsable del diagnóstico realice algunas observaciones por sí misma. A veces no hay mejor observación que la que uno mismo obtiene viendo o estando con la persona en su casa o centro de trabajo. Además, conseguir que la persona exprese cómo se siente puede revelar importante información. Mediante intentos de asesoramiento, la persona puede aprender a articular mejor sus sentimientos.

CAUSAS DE DEPRESIÓN

En las personas con síndrome de Down, como en cualquier otra, hay tres factores generales que contribuyen al desarrollo de la depresión:

- El estrés social y ambiental.
- Trastornos o modificaciones químicas en el cerebro.
- Problemas médicos.

Estrés

Ejemplos de estrés capaces de provocar depresión son:

- Pérdidas personales (la muerte de uno de los padres, la pérdida de la compañía de un hermano cuando se va de casa).
- Elementos estresantes de carácter ambiental (un problema laboral que resulta muy tenso al interesado).
- Cambios en las personas que le cuidan.

En capítulos anteriores hemos abordado muchos temas que son importantes para la promoción de la salud mental. Cualquier cambio en aspectos positivos en la vida de una persona, o su pérdida, puede contribuir a la depresión.

Para alcanzar el diagnóstico resulta muy útil comprender de qué manera el estrés social y ambiental puede hacer que la depresión se instale. La búsqueda de factores sociales que puedan estar contribuyendo no solo ayuda a situar el problema en su contexto sino que puede ser muy beneficioso para desarrollar un plan de tratamiento.

Algunos responden con enfados y con conducta agresiva al estrés o a la pérdida, pero la mayoría de las personas con síndrome de Down lo hacen más pasivamente, con depresión. Con frecuencia se aíslan de la familia o de los amigos, y dejan de participar en actividades que antes disfrutaban. Creemos que esta respuesta más pasiva se debe a un sentimiento de abandono que surge por tener poco control de sus vidas y relativamente pocos recursos para solucionar sus problemas por sí mismos. La depresión puede también ser un mecanismo de protección que conserva vida y energía, especialmente si la persona se siente sobrepasada.

Diferencias en el cerebro

Parece que la bioquímica desempeña también un papel importante en la depresión, al menos en alguna fase temporal. El cerebro funciona en gran medida como una máquina eléctrica, con espacios entre las células cerebrales que son salvados mediante la liberación de sustancias químicas que se llaman neurotransmisores. Se piensa que la depresión se debe a la disminución de uno de estos neurotransmisores, la serotonina. También desempeña un papel adicional en la depresión la sensibilidad de los receptores de las células a los que se une y sobre los que actúa la serotonina. Se está investigando todavía qué es lo que hace cambiar la cantidad de serotonina o la sensibilidad de los receptores. También participan otros neurotransmisores como la noradrenalina y la dopamina. La genética, el estrés ambiental, los factores sociales y otros elementos también contribuyen a estos cambios.

Algunos estudios han sugerido que puede haber un descenso relativo de serotonina en el cerebro de las personas con síndrome de Down. El papel de la serotonina y demás neurotransmisores, sus receptores y otros factores relacionados con ellos en las personas con síndrome de Down y sin él son temas que en la actualidad están siendo investigados.

Problemas médicos

Son muchas las alteraciones médicas, y en particular las que duran largo tiempo o son graves, que pueden contribuir a la depresión. La frustración que supone el no sentirse bien, los cambios que hay que hacer en el programa previsto, la imposibilidad de participar en actividades, las molestias e inconveniencias que ocasionan las exploraciones y análisis, todos ellos son factores que contribuyen a la depresión.

El dolor persistente o crónico contribuye también de forma importante. En primer lugar, tener dolor deprime; en segundo lugar, sentirse frustrado y ser incapaz de comunicar su propio dolor contribuye también a la depresión. Se analiza este círculo vicioso en mayor grado en el capítulo 2. Sin embargo, un tema que merece la pena repetir aquí es que tratar la dolencia causante del dolor y/o el propio dolor en sí mismo es ya una parte importante del tratamiento de la depresión. Si el dolor persiste y la depresión aumenta, entramos en la situación del huevo y la gallina: entramos en la confusión de conocer qué empezó primero y qué esta agravando o exacerbando al otro. A decir verdad, decidir cuál es la causa y cuál el efecto es mucho menos importante que valorar y tratar las dos situaciones: el dolor y la depresión.

En el capítulo 2 analizamos con detalle los problemas médicos que más frecuentemente contribuyen a los problemas de salud mental en los adultos con síndrome de Down. De esos trastornos, los que más probablemente ocasionan depresión son:

Hipotiroidismo. Más del 40% de los pacientes explorados en nuestro centro tienen hipotiroidismo. Va acompañado a menudo de letargia, menor interés por las actividades y

depresión del estado de ánimo. A veces puede causar depresión en toda regla. El hipotiroidismo se diagnostica mediante un análisis de sangre.

Al tratar el hipotiroidismo se beneficia por lo general el tratamiento de la depresión. A
veces el único tratamiento que requiere la depresión es el del hipotiroidismo. Si una persona está deprimida y no se trata el hipotiroidismo, probablemente el tratamiento de la
depresión no tendrá pleno éxito. Y a la inversa, a veces la medicación con hormona tiroidea no es todo lo que se necesita, en cuyo caso, lo probable es que el hipotiroidismo no
sea la causa única de la depresión sino un factor contribuyente. Es posible también que el
hipotiroidismo fuese la causa inicial pero que después se sumaron otros elementos. En
ambas situaciones, el tratamiento debe ser doble, lo que puede significar dar asesoramiento, medicación antidepresiva y otras intervenciones.

> Lyle, de 35 años, fue visitado en su casa porque rehusaba salir. Durante varios
> meses previos a esta visita se había negado a salir de la cama, incluso a ir a la cocina a
> comer o al baño para hacer sus necesidades. Se le encontró hipotiroidismo y se inició la
> medicación adecuada. Se sintió más animado y empezó a levantarse de la cama. Pero
> fue necesario tratar otros problemas antes de conseguir una mayor mejoría, si bien el
> tratamiento del hipotiroidismo fue el primer paso para que su tratamiento tuviese éxito.

Apnea del sueño. Se define la apnea del sueño como el cese completo de la respiración durante el sueño por cualquier causa, lo que ocasiona la disminución de oxígeno en
la sangre y el aumento de dióxido de carbono (un aumento mayor del que habitualmente
se observa en el sueño normal). La apnea del sueño puede provocar depresión. Probablemente se trata de un efecto indirecto relacionado con la persistencia de la fatiga, y otro
directo debido a la sucesión irregular de los ciclos del sueño y a la deprivación de oxígeno. La depresión puede mostrarse incluso con rasgos psicóticos del tipo de las alucinaciones y delirios. El diagnóstico y tratamiento de la apnea del sueño son revisados en el capítulo 2. El tratamiento puede incluir la pérdida de peso, los cambios en la posición para
dormir, las máquinas de presión positiva en las vías respiratorias, de forma continua
(CPAP) o bifásica (BIPAP), y la cirugía.

Celiaquía. La celiaquía o enfermedad celíaca se debe a la sensibilidad al gluten, una
proteína que se encuentra en el trigo, la cebada y la avena. Esta sensibilidad produce inflamación de la pared del intestino delgado, lo que origina una reducción en la absorción de
alimentos, vitaminas y minerales. La pérdida de peso, la diarrea, la fatiga y una sensación
de mala salud son síntomas de esta enfermedad. Sobre todo si se sienten de forma crónica, estos síntomas pueden contribuir a la depresión, como también pueden hacerlo las
carencias de vitaminas y minerales secundarias a la enfermedad celíaca.

Se cree que la enfermedad celíaca es más frecuente en las personas con síndrome de
Down, quizá hasta 100 veces más frecuente que en el resto de la población. Especialmente
porque los síntomas pueden ser muy sutiles y las personas con síndrome de Down pueden
tener dificultad para describir esa sensación de pobre salud, debe tenerse en cuenta la
enfermedad celíaca ante una persona con depresión.

> Alberto, de 27 años, vino al centro con distimia crónica (tristeza). Aunque no
> tenía una depresión plenamente demostrada, se le veía infeliz, fatigado, se resistía a

participar en las actividades. Se sabía también que necesitaba suplemento de hierro para tratar y prevenir una anemia por déficit de hierro. Además, tenía una historia de dolor abdominal recurrente en forma de retortijones. Una vez realizado el diagnóstico de enfermedad celíaca e iniciado el tratamiento con dieta libre de gluten, el dolor abdominal de Alberto se redujo, no necesitó más suplementos de hierro y su estado de ánimo mejoró notablemente. También fueron mejorando gradualmente su fatiga y resistencia a participar en actividades. No necesitó más tratamiento y «recuperó su forma de ser».

Deficiencia de vitamina B_{12}. La deficiencia de vitamina B_{12} puede contribuir a la depresión. Parece que es más frecuente en las personas con síndrome de Down, quizá debido a la enfermedad celíaca. Cuando una persona tenga depresión se recomienda hacerle un análisis sanguíneo de vitamina B_{12}. El tratamiento consiste en incrementar esta vitamina en la dieta (dando vitaminas o mejorando la alimentación), en tratar la causa de la pobre absorción de vitamina B_{12} (como es el caso de la enfermedad celíaca) o mediante inyecciones regulares de vitamina B_{12}.

Trastornos de la visión y audición. Las alteraciones de los sentidos son causa también de depresión. La perturbación de la visión y de la audición ocasiona importantes problemas para cualquiera. Y si además tiene una capacidad intelectual reducida para compensar esta pérdida, será especialmente problemático. La dificultad puede ser superior a lo que uno puede afrontar, dando origen a la depresión. Si se puede corregir el problema sensorial, su tratamiento directo forma parte claramente del tratamiento de la depresión. Si no se puede corregir, el tratamiento consistirá en optimizar la función del sentido afectado y en enseñar mecanismos de compensación. A menudo va a hacer falta también medicación antidepresiva.

Tratamiento

Además de concretar los posibles problemas médicos que provocan depresión y de tratarlos médicamente, se utilizan también otras estrategias para tratar la depresión. Son las siguientes:

- Asesoría de apoyo (v. cap. 13).
- Identificar y reducir los factores estresantes (se analizan a lo largo de todo este libro, y especialmente en el cap. 11).
- Medicación (v. a continuación).
- Animar a hacer ejercicio y a participar en actividades que le reafirmen.

Medicación

Hemos comprobado que la medicación es útil para tratar la depresión de los adolescentes y adultos con síndrome de Down. El objetivo de prescribir medicación no es solo mejorar la depresión sino también ayudar a que la persona responda mejor a los demás tratamientos. Por lo general, los otros tratamientos mencionados anteriormente resultan también beneficiosos.

A la hora de elegir un medicamento antidepresivo, se deben tener en cuenta tanto los efectos beneficiosos como los posibles efectos secundarios. Si varios de ellos son igualmente eficaces, generalmente deberá elegirse el que tenga menos efectos secundarios. Pero en algunas situaciones, la presencia de un posible efecto secundario puede ser una ventaja y, por tanto, será mejor elegir el medicamento con ese efecto secundario. Por ejemplo, un medicamento que a veces resulta sedante puede ser útil para quien tenga dificultades para dormir.

La medicación antidepresiva puede ser enormemente eficaz. A menudo, sin embargo, tarda varias semanas en verse el efecto tras iniciar o incrementar la dosis.

Se clasifican básicamente en tres grupos:

- Antidepresivos tricíclicos.
- Inhibidores selectivos de la recaptación de serotonina.
- Antidepresivos inespecíficos.

ANTIDEPRESIVOS TRICÍCLICOS

Los antidepresivos tricíclicos fueron los primeros fármacos desarrollados específicamente para tratar la depresión. Algunos ejemplos son la amitriptilina y la nortriptilina.

Con frecuencia, estos medicamentos son muy eficaces, pero sus efectos secundarios pueden resultar problemáticos, en particular los de carácter anticolinérgico. Estos efectos secundarios surgen cuando los efectos de la acetilcolina, un neurotransmisor, son bloqueados en el sistema nervioso periférico o en el cerebro. La acetilcolina desempeña un importante papel en el sistema nervioso autónomo (controla las funciones corporales que no exigen pensamiento consciente, como es el caso del ritmo cardíaco) y en la contracción de los músculos esqueléticos. Son efectos secundarios de carácter anticolinérgico la sequedad de boca, el estreñimiento, los problemas urinarios, el mareo, la baja presión arterial y otros. Las personas con síndrome de Down tienden a ser particularmente sensibles a estos efectos secundarios, razón por la que se usa en ellas con menos frecuencia.

Algunos de los tricíclicos tienden a ser sedantes. Eso puede ser una ventaja si uno de los síntomas de la depresión es la dificultad para dormir. Su utilización a última hora de la tarde o al irse a dormir puede mejorar el sueño. Son especialmente sedantes y potencialmente útiles a estos efectos la doxepina y la amitriptilina. Pero los efectos secundarios anticolinérgicos a menudo superan al beneficio que reportan, por lo que no los usamos con frecuencia.

INHIBIDORES SELECTIVOS DE LA RECAPTACIÓN DE SEROTONINA

Como se ha analizados en el capítulo 13, los inhibidores selectivos de la recaptación de serotonina (ISRS) actúan retrasando o bloqueando la recaptación (reciclaje) del neurotransmisor serotonina en el cerebro. Puesto que se piensa que las personas deprimidas tienen insuficiente serotonina, el uso de estos fármacos para aumentar la disponibilidad de serotonina en el cerebro puede resultar eficaz para reducir los síntomas de la depresión.

En nuestra experiencia, los ISRS citalopram, escitalopram, paroxetina, fluoxetina y sertralina son eficaces para mejorar los síntomas de la depresión. Según la Food and Drug

Administration (FDA), la fluvoxamina, otro ISRS, no está indicada para la depresión (está indicada en los trastornos obsesivo-compulsivos) y no la hemos visto especialmente útil en la depresión. Como se explica en el capítulo 13, la selección de un fármaco en concreto viene determinada por el beneficio que de él se espera, el perfil de sus efectos secundarios (utilizando los efectos secundarios de forma ventajosa o evitando fármacos que tiendan a tener ciertos efectos secundarios) y por aspectos individuales (p. ej., será preferible la forma líquida como el jarabe o gotas si la persona no puede tragar un comprimido).

Hemos observado que los ISRS tienden a tener menos efectos secundarios para nuestros pacientes que los antidepresivos tricíclicos. Pero no carecen de efectos secundarios; los más frecuentes se exponen en el Anexo 1 al final de este libro.

Algunos de nuestros pacientes con síndrome de Down han desarrollado agitación, al parecer como efecto secundario de estos productos. Parece más frecuente con la fluoxetina, razón por la que tendemos a usarla menos. Con la fluoxetina, la agitación tarda semanas o incluso meses en aparecer. También hemos visto agitación con la paroxetina pero tiende a ocurrir más precozmente, pocas semanas después de iniciar el tratamiento o de incrementar la dosis. En nuestra experiencia, la agitación se da menos frecuentemente con el citalopram, el escitalopram y la sertralina.

Con estos productos puede aparecer sedación como efecto secundario, pero también pueden conseguir que los pacientes se encuentren más despiertos. No parece existir un patrón definido por el que una persona vaya tener uno u otro efecto secundario, o por el que un determinado fármaco vaya a producir un determinado efecto secundario en un individuo concreto. Parece que el único medio de determinar si una persona mostrará alguno de estos efectos secundarios es probar el medicamento. Curiosamente, pese a que todos ellos puedan actuar de forma parecida, un paciente concreto puede no tolerar un medicamento y tolerar otro, en cambio.

Otros efectos secundarios de los ISRS son el aumento de peso y de apetito. La paroxetina es con el que se observaron con más frecuencia en nuestros pacientes con síndrome de Down. Aunque esto puede ser perjudicial para algunos pacientes, reportará gran beneficio a aquellos en los que la depresión curse con pérdida de apetito.

En la población general, se ha descrito el aumento del riesgo de suicidio como un efecto secundario potencial de estos fármacos. No hemos visto este efecto secundario en las personas con síndrome de Down. De hecho, aunque ocasionalmente hemos oído a algunos pacientes hablar sobre el suicidio, no son frecuentes los intentos reales en las personas con síndrome de Down.

Otro aspecto del tratamiento con ISRS es la necesidad de reducir paulatinamente la dosis cuando es necesario interrumpir la medicación y no hacerlo de manera brusca. En algunos individuos parece que hay un fenómeno similar a la abstinencia al retirar estos fármacos.

OTROS ANTIDEPRESIVOS

Además de los ISRS y de los tricíclicos, a veces se usan otros medicamentos para tratar la depresión. No encajan de forma nítida en ninguna categoría porque actúan sobre un puñado de neurotransmisores. Hemos comprobado que fármacos de esta tercera categoría de antidepresivos también son eficaces para los adultos con síndrome de Down. A menudo han contribuido a la mejoría cuando había aspectos adicionales que había que contemplar, además de la depresión.

El bupropión es un antidepresivo que aumenta la serotonina, la noradrenalina y la dopamina. Puede ser un buen antidepresivo y parece que ayuda a algunas personas a perder peso. Cuando el aumento de apetito y la ganancia de peso forman parte de la depresión, el bupropión puede ser de gran ayuda.

Se piensa que la venlafaxina actúa incrementando la noradrenalina, la serotonina y la dopamina. Hemos observado que resulta especialmente beneficioso cuando la persona tiene un nivel reducido de actividad (retraso psicomotor). La acción de la venlafaxina sobre la recaptación de noradrenalina parece proporcionar a algunos pacientes un «chute» en su actividad o motivación. Este efecto por lo general solo se consigue con dosis altas.

La trazodona es un antidepresivo que también tiene la indicación del insomnio por parte de la FDA. No la hemos visto particularmente útil para el tratamiento de la depresión en los adultos con síndrome de Down. Sin embargo la consideramos como un medicamento adicional útil cuando hay problemas para dormir. Tiene un buen efecto sedante como efecto secundario del que se puede sacar partido administrándola al acostarse. Conforme la depresión vaya mejorando con el otro fármaco, se puede ir retirando la trazodona poco a poco.

La mirtazapina y la duloxetina son otros fármacos de esta misma clase que han sido aprobados para tratar la depresión. No los hemos usado en personas con síndrome de Down el tiempo suficiente como para poder comentarlos.

Duración del tratamiento

Por lo general, seguimos tratando la depresión con fármacos durante de seis a doce meses después de que los síntomas se hayan resuelto. Si los síntomas fueron graves antes del tratamiento (p. ej., conducta agresiva acompañada de síntomas depresivos) o si hubo otras circunstancias difíciles (p. ej., si la persona rehusaba tomar la medicación mientras estaba deprimida), consideramos entonces aplicar un tratamiento más prolongado o incluso durante tiempo indefinido. Si la depresión vuelve, una vez que la medicación ha sido retirada, recomendamos considerar la posibilidad de tratar los siguientes episodios durante más tiempo o de forma indefinida. Cada vez que una persona tiene una recaída de síntomas, aumenta la probabilidad de que vuelva a tenerla de nuevo si se retira la medicación.

Cuando la depresión no es el único problema

Como ya se ha mencionado, a veces la depresión cursa acompañada de otros trastornos mentales (la llamada «patología comórbida»). En estos casos, resulta útil frecuentemente prescribir medicación que trate esas otras situaciones, además del fármaco antidepresivo.

Ansiedad

Aparece frecuentemente junto con la depresión. Algunos de los antidepresivos son también útiles para tratar la ansiedad (*aunque solo la paroxetina y el escitalopram tienen la aprobación de la FDA*). Sin embargo, pueden pasar semanas hasta que veamos el beneficio ansiolítico (reducción de la ansiedad), tal como ocurre también con el efecto antidepresivo de estos fármacos. Con frecuencia, en una persona que tiene ansiedad y depresión su síntoma más molesto es la ansiedad. Por eso, resulta beneficioso iniciar la medicación con un fármaco ansiolítico junto con el antidepresivo, y después, una vez que la persona empieza a sentir el efecto del antidepresivo, puede irse retirando la medicación ansiolítica.

En esta situación, usamos por lo general una benzodiazepina de acción corta o intermedia. Las benzodiazepinas son una familia de fármacos que reducen la ansiedad, y quizá el nombre más conocido sea el Valium® (diazepam). También el alprazolam y el lorazepam son útiles. Las benzodiazepinas de acción corta e intermedia actúan con relativa prontitud una vez ingeridas y su efecto dura relativamente poco tiempo (unas horas). Estos fármacos reducen la ansiedad rápidamente y se puede ajustar la dosis cada pocos días. Puesto que causan sedación, el objetivo es acertar con la dosis que dé el máximo beneficio con la mínima sedación. Véase el capítulo 15 para mayor información sobre el tratamiento de la ansiedad.

A Drew, un varón de 34 años con síndrome de Down, se le notó que estaba retraído. Se negaba a ir a trabajar, tenía dificultad para dormirse y se agitaba si su madre sugería abandonar la casa. A veces se mostró agresivo con su madre. Cuando lo conocimos, estos síntomas habían ido aumentando a lo largo de los tres o cuatro meses anteriores. No se detectó problema médico alguno subyacente.

Tratamos a Drew con sertralina y alprazolam. Su ansiedad y agitación mejoraron en pocos días. En las siguientes semanas su estado de ánimo también empezó a mejorar. Se fue retirando el alprazolam de modo que su madre solo necesitaba dárselo de vez en cuando, si se mostraba agitado o si tenían que ir a algún sitio que le produjera ansiedad. Se aumentó gradualmente la dosis de sertralina a lo largo de varios meses hasta que la mayoría de los síntomas desaparecieron y volvió a mostrar casi el nivel anterior de funcionamiento. Durante el año siguiente, recuperó la mayoría de sus actividades anteriores y sus síntomas siguieron mejorando.

Trastornos del sueño

Los trastornos del sueño forman también parte de la depresión. Los antidepresivos mejoran a menudo estos trastornos, aunque una vez más, puede que su beneficio no se vea de inmediato. Como ya se ha mencionado, es bueno elegir un antidepresivo con actividad sedante, pero a veces es conveniente iniciar con una medicación que favorezca el sueño de forma más directa y rápida (fármacos hipnóticos).

Uno de estos fármacos es el alprazolam, una benzodiazepina de acción corta. Usar una benzodiazepina cuya acción sea aún más breve hará más difícil que la persona se mantenga sedada al día siguiente. Ya hemos mencionado que la trazodona ha sido útil en algunos de nuestros pacientes. Otra clase de hipnóticos que pueden ser útiles son los que interaccionan con el sistema GABA-benzodiazepina. El GABA (ácido γ-aminobutírico) es un neurotransmisor de carácter inhibidor que tiende a reducir la excitación cerebral. En nuestra experiencia, son útiles el zolpidem, el zaleplón y la eszopiclona.

Además, la melatonina ha resultado ser beneficiosa para muchos de nuestros pacientes con dificultades del sueño. La melatonina es una hormona usada frecuentemente por los viajeros para ayudarles a mejorar los problemas del sueño asociados al viaje a través de los husos horarios (*jet lag*). Hemos observado que la melatonina favorece el sueño en personas con depresión y sin ella, aunque se recomienda ser cautos en personas con depresión. Generalmente empezamos con 2 mg al acostarse y aumentamos a 4 mg al acostarse una o dos semanas después si no ha bastado la dosis de 2 mg. Sin embargo, son necesarios más estudios sobre la utilización de la melatonina a largo plazo antes de que recomendemos su uso de modo indefinido.

Síntomas psicóticos

Los síntomas psicóticos son los síntomas de alucinaciones e ideas delirantes. Algunas personas los desarrollan como parte de su depresión. En algunos individuos puede ser difícil determinar cuáles son rasgos auténticamente psicóticos y cuáles son rasgos que se aprecian más frecuentemente en las personas con síndrome de Down que han desarrollado depresión. Por ejemplo, el soliloquio aumenta con frecuencia en las personas con síndrome de Down que se encuentran deprimidas. Lo mismo puede ocurrir con la conversación con amigos imaginarios. Puede tratarse de estrategias que ayudan a la persona con síndrome de Down a afrontar y manejarse con sus problemas. Pero también puede tratarse de signos de un proceso psicótico. Además pueden sumarse síntomas de intenso retraimiento y procesos de pensamiento anormal. A menudo estos síntomas mejorarán con los tratamientos antidepresivos antes descritos.

A veces, sin embargo, puede ayudar la medicación propiamente antipsicótica. Hemos comprobado que los modernos antipsicóticos «atípicos» son especialmente beneficiosos. Además de tratar los síntomas psicóticos, mejoran los depresivos. La risperidona, la olanzapina, la quetiapina y la ziprasidona han demostrado su eficacia en los adultos con síndrome de Down. Del mismo modo, es útil el aripiprazol clasificado como «otro antipsicótico». Por desgracia, sin embargo, ciertos efectos secundarios como el aumento de peso, la sedación o el aumento de azúcar en sangre resultan particularmente problemáticos para algunas de las personas tratadas. Cuando esto ocurre, hay que evaluar bien el equilibrio entre beneficio y riesgo para decidir el mejor curso de la acción en un individuo determinado.

Los antipsicóticos más antiguos, como la tioridazina y el haloperidol, pueden resultar también beneficiosos pero hemos comprobado que sus efectos adversos son más problemáticos. Y además carecen de la ventaja adicional de tratar los síntomas depresivos. Un posible efecto secundario del tratamiento prolongado que preocupa es la discinesia tardía que, aunque también puede aparecer con los nuevos antipsicóticos, parece que lo hace con más frecuencia con los antiguos. La discinesia tardía es un síndrome neurológico que se caracteriza por la aparición de movimientos involuntarios y anómalos; puede ser permanente, incluso tras retirar la medicación.

Según nuestra experiencia, lo normal es que no se necesite utilizar medicación antipsicótica, incluso si el adulto muestra aparentes síntomas psicóticos. En particular, si los síntomas son el soliloquio y la conversación con amigos imaginarios, el antidepresivo puede bastar para tratar esta situación. Como ya hemos explicado, estos síntomas pueden ser más estrategias que el paciente utiliza para afrontar su problema que auténticos síntomas psicóticos.

Sally, una mujer de 29 años con síndrome de Down, había estado hablando consigo misma de manera agitada durante meses. Antes también lo hacía pero de una manera tranquila en su cuarto. Ahora lo hacía en muchos sitios. Durante la noche se mantenía despierta, no había cambiado su apetito, rechazaba participar en las actividades de su vivienda en grupo y había perdido el sentido del humor. Un miembro del personal de su vivienda a la que Sally quería de manera especial se había ido de esa casa unos meses antes de que Sally desarrollara sus síntomas, y la empresa para la que había estado trabajando había cerrado unos meses antes de esto.

No hallamos ningún problema de carácter médico que justificara los cambios de conducta de Sally. Planteamos las opciones de tratamiento con Sally y su madre. Los síntomas de soliloquio agitado eran particularmente molestos para ambas. Sin embargo, la perspectiva de que aumentara el peso con la medicación antipsicótica les preocupaba porque Sally pesaba ya 83 kg con una altura de 1,55 m. Decidimos probar un antidepresivo ISRS ya que el riesgo de aumento importante del peso es por lo general menor que con la medicación propiamente antipsicótica. Pensamos también que cabía la posibilidad de que los síntomas de Sally respondieran a los antidepresivos solos. Empezó con sertralina y su dosis se fue ajustando a lo largo de los meses siguientes. Con la ayuda de la familia de Sally y del personal de su casa que la animó a que volviera a sus actividades, mejoraron su estado de ánimo, su patrón de sueño y su deseo de participar en actividades. Conforme se fue sintiendo mejor y fue capaz de verbalizar sus preocupaciones, disminuyeron sus soliloquios y volvió a usarlos solo en su cuarto como antiguamente. Su madre afirmó toda animada: «Sally ha vuelto».

Frank, en cambio, necesitó medicación antipsicótica. Durante varios meses, Frank, de 36 años, se había retraído seriamente. Había perdido su interés en las actividades, a menudo estaba agitado, se despertaba de noche, tenía muchos soliloquios y había disminuido su apetito. Frank tiene limitaciones en su habilidad verbal y es muy difícil perfilar el contenido de sus procesos mentales o de su soliloquio. Encontramos hipotiroidismo y se le administró el tratamiento correspondiente. Sin embargo, y a la vista de la gravedad de sus síntomas, le prescribimos también un antidepresivo. Como la mejoría de sus síntomas era escasa, añadimos risperidona al acostarse. Su sueño y su agitación mejoraron bastante rápidamente. Con el tiempo y con ajustes de dosis, sus otros síntomas también mejoraron. Y además, Frank fue recuperando el sentimiento de placer que le proporcionaban las actividades con las que disfrutaba anteriormente.

Manía

Como se ha comentado en el apartado anterior, la depresión es uno de los trastornos del estado de ánimo que aparecen en el DSM-IV-TR. Los trastornos del estado de ánimo incluyen también un estado opuesto de emoción llamado manía. La manía puede incorporar sentimientos de bienestar o euforia y, en su expresión más extrema, un estado de tipo maníaco que se expresa en forma de agitación, insomnio, hiperactividad, ataques de enfado e, incluso, conducta autodestructiva. Afortunadamente, no parece que la manía sea frecuente en las personas con síndrome de Down. En nuestro centro hemos visto solo unos pocos pacientes con manía sola (no asociada a la depresión).

Los padres de Penny, de 24 años, la trajeron preocupados a nuestro centro. Habían empezado a notar un cambio en ella en enero cuando perdió un trabajo valioso a causa de que la empresa se había trasladado de estado. Empezó a estar progresivamente inquieta y preocupada a lo largo del año. No había sido capaz de encontrar otro trabajo y, en consecuencia, pasaba su tiempo sola en casa haciendo las cosas que le gustaban e interesaban para mantenerse ocupada. A pesar de perder su trabajo siguió asistiendo a muchas actividades sociales y recreativas cada semana. Sin embargo, sus padres empezaron a observar que aparecía como distraída y tenía dificultad para centrarse en sus actividades y en mantener relaciones con sus compañeros conforme transcurría el año. Durante este tiempo sus padres la observaban estrechamente y no vieron prueba alguna de que su estado de ánimo fuera triste o mostrara signos de depresión. Por ejemplo, Penny no se comportaba como retraída, ni perdía interés por hacer las actividades con las que disfrutaba, ni hubo cambios en su apetito.

En septiembre y octubre, sus padres observaron nuevos cambios preocupantes en su conducta. En primer lugar, parecía que se concentraba con mayor interés en tocar el piano, para lo que demostraba especial talento. Al principio eso agradó a sus padres porque querían apoyar su talento. Pero su placer pronto se convirtió en alarma porque tocar el piano se convirtió para Penny en una obsesión. Tocaba día y noche como si no pudiera parar. Se fue volviendo más frenética con el piano hasta que un día, de pronto, lo interrumpió y no lo volvió a tocar más.

Después sus padres advirtieron otros cambios preocupantes. Como hizo notar su padre, la ansiedad de Penny pareció «haberse puesto por las nubes». Aunque ya había mostrado anteriormente en ese año un sueño inquieto, parecía que ya no dormía en absoluto. Y aunque parecía cansada durante el día no parecía echar siesta alguna. A pesar de su lenguaje excelente, empezó a hablar sin interrupción con un lenguaje extremadamente rápido y verborreico, muy confuso y difícil de entender. Cuando sus padres conseguían entender lo que decía, su contenido les alteraba. Repetía afirmaciones sobre preocupaciones o problemas tontos que ella ampliaba desproporcionadamente. Por ejemplo, estaba preocupada por si había ofendido a un vecino por no saludarle. Durante el día, cuando no estaba ocupada o moviéndose de un sitio a otro, a menudo se pellizcaba la piel o las uñas. En el momento de la visita a nuestra consulta, hacía muecas constantemente y parecía irritada y molesta consigo misma. No parecía ser capaz de relajarse y detener su constante movimiento.

En la evaluación inicial en nuestro centro, el examen médico detectó hipertiroidismo que podía explicar los síntomas del tipo de la manía. Después de tratar esta patología, su manía continuó. Entonces se tomó la decisión de tratarla con medicación psicotropa. Después de varios ensayos con diversos medicamentos, respondió bien a una combinación de medicación antipsicótica y antiepiléptica. Para completar los avances obtenidos con la medicación, animamos a los padres de Penny a que volviera a sus actividades sociales, recreativas y laborales, que habían sido muy beneficiosas para ella, siempre que fuera posible. Conforme la manía empezó a disminuir, empezó a ser más social, más atenta y volvió a sus actividades. Igualmente importante, sus padres y el preparador laboral de la agencia fueron capaces de encontrarle otro trabajo similar al anterior. Al empezar a desaparecer sus síntomas y retomar sus actividades normales, volvió a adquirir su sensación de bienestar, y eventualmente su satisfacción consigo misma y su autoestima. Con el tiempo, volvió incluso a tocar el piano de un modo más normal y agradable.

Véase el apartado dedicado al Tratamiento más adelante para tener más información sobre medicamentos y otros medios para tratar la manía y el trastorno bipolar.

Trastorno bipolar

Ya hemos comentado en este capítulo que los trastornos depresivos son los trastornos mentales más frecuentes en las personas con síndrome de Down y que la manía es uno de los menos frecuentes. Lo que en nuestro centro hemos visto ligeramente más a menudo que la manía es una enfermedad llamada trastorno bipolar en la que la gente fluctúa entre estados de humor maníaco y depresivo (a esta enfermedad se la llamaba trastorno manía-co-depresivo).

Para explicar esta patología en la gente con síndrome de Down, puede ser útil contemplarla primero en la población general. Las personas con este trastorno que están en fase «up» o estado maníaco, frecuentemente tienen sentimientos de exaltación y euforia. Pueden sentir una energía sin límites para trabajar día y noche sobre proyectos y actividades que les interesen. Por desgracia, conforme aumenta la manía, las personas frecuentemente «se pasan» y se hacen más extremadas y poco razonables en su grandiosidad y en su conducta. Por ejemplo, pueden comprar objetos extravagantes a su capricho, jugarse los seguros de vida o embarcarse en conductas sexuales de riesgo. La manía lleva también a un estado de agitación, desasosiego, problemas de sueño y ansiedad.

Lo que sube, inevitablemente baja en este trastorno. En cierto punto el péndulo vuelve hacia el otro polo y la persona inicia un descenso hacia la depresión. En esta situación deprimida, las personas se escapan de este mundo durante semanas e incluso meses antes de que el péndulo se mueva de nuevo hacia el otro polo (el maníaco). Como todos los trastornos mentales, el trastorno bipolar varía en intensidad o gravedad en cada individuo, pero el patrón de fluctuación en los estados de ánimo permanece como clave de esta enfermedad.

Aunque se sabe desde hace años que el trastorno bipolar aparece en los adultos, solo recientemente los especialistas han comprobado que también un número considerable de niños de la población general lo pueden tener (Papolos y Papolos, 1999). Puede que se haya tardado en detectarlo porque con frecuencia los niños muestran un patrón de síntomas distinto del que se observa en el adulto. Por el mismo motivo, es posible que se haya tardado en confirmar que las personas con síndrome de Down pueden tener un trastorno bipolar porque muestran un patrón de síntomas que se parece mucho al de los niños en la población general. De hecho, debido a que el patrón era diferente del observado en los adultos sin síndrome de Down fue por lo que solo recientemente nos hemos dado cuenta de que los adultos con síndrome de Down pueden tener también trastorno bipolar.

¿Cuáles son estas diferencias con los adultos de la población general? Primero, en los niños y las personas con síndrome de Down es más probable que los ciclos de los estados de ánimo exaltado y deprimido sean más rápidos. Estos ciclos pueden ser tan rápidos como de un solo día o incluso de horas, mientras que lo típico en los adultos de la población general es que duren semanas e incluso meses. Segundo, la presentación de síntomas es diferente. En la fase baja o de depresión, los niños y las personas con síndrome de Down son mucho menos proclives a verbalizar sus sentimientos de tristeza, de inutilidad o de culpa. En cambio muestran cambios observables como es estado de ánimo irritable, retraimiento y pérdida de interés por actividades que antes disfrutaban (v. el apartado anterior sobre la depresión para profundizar en esto). Del mismo modo, la manía en los niños y las personas con síndrome de Down puede no expresarse en forma de gastos incontrolados o actividad sexual, como ocurre en los adultos de la población general. No obstante, se ven los síntomas de hiperestimulación, agitación, desasosiego, ataques de enfado y conducta hiperactiva, cambios que son inequívocamente síntomas de manía para los padres y cuidadores, una vez que han sido informados sobre este trastorno. Por ejemplo:

Jaqui, una joven de 19 años con síndrome de Down, empezó a mostrar síntomas de este trastorno seis meses antes de que sus padres la trajeran a nuestro centro. Mostraba un patrón de conducta cíclica, de la manía a la depresión y vuelta a la manía en el curso de apenas un día. Antes de que se iniciaran los síntomas, Jaqui y su familia se sentían orgullosos de lo capaz e independiente que era. Era meticulosa en su aseo y en su apariencia. Esto cambió al comenzar los síntomas, sobre todo por la mañana. Cada tarea era todo un tira y afloja entre ella y sus padres. Invariablemente, conforme fue agravándose el ritual de las mañanas, las cosas se iban haciendo más y más tensas porque Jaqui se resistía a los ruegos de sus padres para estar a tiempo para el trabajo. A veces llegaba a perder los estribos y descargar un aluvión de gritos, lloros, lenguaje soez, e incluso llegaba a mostrar conducta agresiva con sus padres.

Jamás habían visto esta conducta en Jaqui, y sus padres estaban aterrorizados. Quizá lo que más les dolía era esa mirada fría en sus ojos cuando se mostraba furiosa con ellos. Como señaló su madre: «No era ella». Parecía como si estuviera «poseída». Aunque Jaqui solo pesaba 45 kg, su padre, que era un hombre grande y musculoso, se sentía intimidado durante estos ataques.

Cuando por fin sus padres conseguían llevarla al trabajo, se sentían exhaustos física y emocionalmente. El supervisor de Jaqui explicó que cuando llegaba al trabajo y a lo largo de la mañana estaba letárgica y ausente, hacía poco trabajo aunque anteriormente había sido una buena trabajadora. A menudo estaba de mal humor. Hacia media tarde solía empezar a animarse y a menudo cooperaba en diversas tareas durante varias horas. Después, conforme pasaba la tarde, empezaba primero a estar tonta y después parecía irse sintiendo ansiosa y agitada. En esa situación, luchaba contra todo intento de su supervisor de hacerle trabajar en sus tareas normales y empezaba a tener ataques de furia, igual que en casa. Aunque el personal de su centro de trabajo había sido tolerante con su conducta, conforme sus ataques de furia se fueron haciendo más ruidosos y amenazantes, sus padres estaban preocupados de que no pudiese seguir en su trabajo.

Cuando Jaqui volvía del trabajo a su casa, hacia las 4 de la tarde, a menudo se retiraba a su cuarto hasta las 7 o las 8 de la noche. A veces echaba pequeñas siestas en este tiempo, pero la mayor parte de las veces simplemente estaba echada en su cama mirando al techo. Cuando por fin salía de su cuarto era «como otra persona». Frecuentemente empezaba a reír y hacer chistes con sus padres, pero esto podía terminar en una risa incontrolada. Conforme su estado de ánimo mejoraba hasta exaltarse, a menudo se hacía más irritable e incontrolable. Sus padres intentaban abrazarla muy delicadamente, pero podía responder con ataques de furia si se sentía molestada por algo, incluida la más sencilla de las órdenes.

Más tarde, cuando sus exhaustos padres se preparaban para ir a la cama, comprobaban horrorizados que Jaqui parecía realmente estar más alerta y agitada. En esta situación simplemente no podía calmarse. Finalmente lo hacía hacia la 1.00 o 1.30 h, o más bien caía rendida en la cama, pero ni siquiera eso significaba que terminaba la penosa experiencia para sus padres. A menudo la oían levantarse varias veces durante la noche y uno de sus agotados padres trataba de calmarla una vez más. Por la mañana, los padres se levantaban y trataban de conseguir una y otra vez que estuviera lista para el trabajo. Cada día que pasaba los padres estaban más exhaustos y los síntomas de Jaqui parecían empeorar.

Cuando la trajeron a nuestro centro, explicaron su conducta a nuestros profesionales y contaron también un nuevo dato que les estaban alterando: durante sus episodios más activos o maníacos Jaqui mostraba cierta conducta ritual rara que consistía en frotarse las manos y hacer con la boca un sonido fuerte como de pedorreta. Esto resultaba especialmente preocupante para los padres que estaban ya en el límite debido a su conducta y a la falta de sueño. Les preocupaba también que lo hiciera en público, pensando que eso iría en detrimento de ella y de su familia. Por ese motivo habían dejado de enviarla a programas sociales y de entretenimiento. Esto dejaba a Jaqui fuera de sus amigos y de las actividades físicas que podían haberla ayudado a liberar parte de su energía maníaca. E igualmente importante, habían cesado en sus salidas como familia, lo que esencialmente les hizo sentirse como si estuvieran prisioneros en su propia casa y prisioneros de su situación.

Tratamiento del trastorno bipolar

El primer paso, que es esencial para tratar este trastorno, es hacer un diagnóstico bien afinado. Los médicos deben ser cuidadosos en recoger una historia muy completa y detallada de los síntomas. Si van acelerados, puede que solo oigan lo concerniente a uno de los estados de ánimo, lo que les guiará a prescribir tratamientos inapropiados o ineficaces. Por ejemplo, si solo se fijan en los síntomas depresivos, usarán medicación antidepresiva que puede empeorar el problema al incrementar la agitación u otros síntomas de la manía. Una vez que se identifica el trastorno bipolar, el objetivo del tratamiento consiste en estabilizar esas fluctuaciones extremas del estado de ánimo.

Medicación

Son varios los fármacos que se pueden elegir para tratar la manía y el trastorno bipolar. Comprenden el litio, los antipsicóticos y los fármacos anticonvulsivos (antiepilépticos). Algunos pacientes encuentran mejoría con un solo fármaco mientras que otros necesitan la combinación de varios.

El litio es un fármaco que se ha utilizado durante mucho tiempo pero todavía sigue siendo una valiosa elección. Afecta al transporte de sodio en las neuronas. Aunque no está claro cómo influye esta acción en la manía o trastorno bipolar, el litio estabiliza el estado de ánimo. Pero el litio tiene una serie de efectos secundarios. Es necesario asegurarse de que la persona beba suficiente líquido. Todo lo que reduzca la cantidad de orina, incluidos la deshidratación y los problemas renales, puede elevar la concentración del litio en sangre hasta concentraciones peligrosas. El litio puede afectar a la función renal, producir hipotiroidismo o causar trastornos del ritmo cardíaco. Los efectos secundarios más frecuentes son la somnolencia, el temblor y la poliaquiuria (micciones frecuentes).

Los fármacos antipsicóticos también pueden ser muy eficaces en el tratamiento de la manía y el trastorno bipolar. La ziprasidona, la risperidona, la quetiapina, la olanzapina y el aripiprazol han sido autorizados para el tratamiento de estas enfermedades. Pueden mejorar los síntomas de forma muy eficaz. Los hemos visto especialmente eficaces para reducir la agitación y la conducta agresiva. Algunos de sus efectos secundarios son el aumento de peso, la sedación, la hiperglucemia, la diabetes mellitus y la disfunción de la deglución. En estos pacientes controlaremos la glucemia de forma regular así como los síntomas de discinesia tardía. Esta discinesia se muestra en forma de trastorno del movimiento potencialmente permanente, pero parece que su aparición es menos frecuente con estos nuevos antipsicóticos que con los antiguos (haloperidol, etc.).

La medicación anticonvulsiva estabiliza también el estado de ánimo en las personas con manía o trastorno bipolar. El ácido valproico está autorizado para la manía. Con frecuencia la carbamazepina también es eficaz. Está autorizado el uso de lamotrigina como terapia de mantenimiento, una vez que la persona está estabilizada.

Los antidepresivos, como se ha explicado con detalle anteriormente en este capítulo, pueden ser muy útiles para controlar los síntomas depresivos del trastorno bipolar. Sin embargo debe tenerse cuidado porque pueden desencadenar la fase de manía, sobre todo en las personas que padecen manía o trastorno bipolar.

ASESORAMIENTO Y APOYO

Aunque es especialmente importante estabilizar el trastorno bipolar y la manía mediante tratamiento farmacológico, los médicos deben ser extremadamente sensibles al estrago emocional que crean estos trastornos en las vidas de las personas. El trastorno bipolar es uno de los más desgarradores y tensos que pueden sufrir las personas, sus familias y sus cuidadores. Es difícil comprender lo desmoralizante que es hasta que uno ha estado en contacto con una experiencia similar.

Uno de los primeros pasos para ayudar a la gente a que lo afronte es educarlos e informarles sobre la causa de esta enfermedad. Como muchos otros problemas médicos, como pueden ser el asma o la diabetes tipo 2, puede verse agravada por la tensión y el estrés, pero no es algo que una persona o los cuidadores hayan originado. Esto puede ayudar mucho a la gente para reducir el sentimiento de culpabilidad. Además, muchos padres o cuidadores pueden sentirse desmoralizados y fracasados cuando, independiente de lo que hagan, la conducta de la persona parece empeorar. Aprender algo sobre la base neurológica del trastorno ayudó a los padres de Jaqui a recuperar un cierto sentimiento de confianza. Por su parte, Jaqui estaba también muy preocupada por su conducta. Sentía que no podía controlarse a sí misma, pero incluso así se sentía muy mal por «herir» a sus padres y a su supervisor en el trabajo. Se necesitó mucho tiempo en reuniones individuales y familiares para hacerle comprender que ella no era la responsable. Sus padres le ayudaron de manera especial al explicarle que no le echaban la culpa ni se sentían enfadados con ella por algo que no era culpa suya.

LA VIDA SIGUE

Una vez que el tratamiento ayuda a equilibrar el estado de ánimo de la persona, es importante, para quienes sus vidas se han visto alteradas, que empiecen a recuperar sus hábitos normales de vida. Para los padres de Jaqui, el primer paso fue conseguir por fin algo de descanso por la noche. Necesitaban también volver al trabajo y a otras importantes tareas que habían tenido que interrumpir durante la crisis. Sus padres, cada uno de los cuales había dejado de ir al trabajo por la mañana para convencer a Jaqui de que fuera a su trabajo, pudieron volver a trabajar una vez que la conducta se fue moderando. Eso les permitió conectar de nuevo con sus amigos y compañeros de trabajo, y empezar a pensar y a preocuparse por algo más que por Jaqui.

Durante tres a cuatro semanas, durante el pico de la crisis, Jaqui permaneció en casa sin ir al trabajo. Tan pronto como las fluctuaciones del estado de ánimo se fueron estabilizando, animamos encarecidamente a su familia y al personal laboral a que la dejaran volver al trabajo. Para facilitarlo, preparamos una reunión en su centro laboral con sus padres, el personal de ese centro y el personal de nuestro centro para analizar los detalles de su regreso. Esto ayudó a disipar cualquier temor que el personal pudiera tener sobre la conducta difícil, y les dio a los padres un plan de actuación. En esta reunión, el personal laboral pidió un plan sencillo de conducta para animar a Jaqui a entrar de nuevo en la rutina positiva del trabajo. Ganaría un vale por cada día que estuviera trabajando sin tener ningún arranque de rabia. Después de tres semanas se suspendió este plan de conducta porque no se hizo necesario. Jaqui estaba ya motivada para trabajar por sí misma. Además, cuando los síntomas empezaron a disminuir, en especial su ruido de pedorretas y el retorcimiento de manos, sus padres se sintieron más tranquilos para dejarla volver a sus actividades sociales y recreativas. Esto le permitió recuperar sus muchas amistades. Y pudo igualmente volver a hacer algo de ejercicio, lo que le ayudó mucho para reducir los síntomas maníacos que aún persistían.

Conforme disminuyeron las fluctuaciones de conducta de Jaqui, toda la familia empezó a normalizarse. Empezando por salir todos juntos, algo que había sido un problema debido a los ruidos y movimientos de manos que hacía. Lo que les ayudó a liberarlos de esa prisión en casa que se habían autoimpuesto.

El trastorno bipolar como enfermedad para toda la vida

Es importante tener en cuenta que el trastorno bipolar es una alteración médica crónica, para toda la vida, que requerirá vigilancia y atención permanentes a lo largo de toda la vida de la persona. Es esencial acertar con la medicación correcta para tratar esta enfermedad tan pronto como se inicie el trastorno (a menudo en la segunda década de vida), como en el caso de Jaqui. Los síntomas deben controlarse estrechamente por los cuidadores y los profesionales que tratan al paciente. Una vez estabilizados, solemos verle al menos una vez cada tres meses. Por supuesto, si los síntomas reaparecen, los cuidadores deben llevarle inmediatamente al médico responsable del seguimiento.

Durante el curso del tratamiento, pueden aparecer fluctuaciones periódicas que influirán de forma adversa sobre la eficacia de la medicación. Esto puede deberse a la aparición de elementos estresores en la vida de la persona o a cambios fisiológicos o neurológicos que puedan aparecer. Cuando esto suceda, los médicos deben pensar en otros fármacos o en dosis diferentes de los fármacos que esté tomando, con el fin de recuperar la eficacia de la medicación. Por ejemplo, Jaqui tuvo varios cambios de medicación a lo largo de los tres años en que la seguimos en nuestro centro.

Otro tema de importancia es el cumplimiento terapéutico en la toma de la medicación que se ha prescrito. En la población general, uno de los problemas bien conocidos que surgen con el tratamiento es que la gente lo abandona cuando se sienten en su fase de ánimo elevado porque les gusta el sentimiento de euforia y de energía concentrada que el trastorno les proporciona en la fase de manía. Esto es menos posible que ocurra en las personas con síndrome de Down porque los familiares y cuidadores están mucho más pendientes de su tratamiento. Aun así puede ser un problema si el cuidador cree que la persona se está sintiendo mejor y que ya no necesita más medicación. Esto es lo que puede ocurrir si no se dan cuenta de que el trastorno bipolar es una enfermedad que dura toda la vida, por lo que necesita medicación constante. En estos casos, a menudo recibimos llamadas urgentes de estos cuidadores cuando los síntomas se escapan de nuevo de su control. Tratamos de prevenir esto incorporando a los cuidadores en el proceso del tratamiento y educándolos sobre la naturaleza del proceso.

En resumen, la manía y el trastorno bipolar son menos frecuentes en las personas con síndrome de Down que la depresión. Sin embargo, parece que el trastorno bipolar en particular es más frecuente de lo que antes se sospechaba. La razón, una vez más, se debe a que en las personas con síndrome de Down el trastorno se parece más al patrón propio de los niños, y no de los adultos, de la población general. Teniendo esto en cuenta y evaluando los síntomas de la manía en la manía aguda y los de la depresión y manía en el trastorno bipolar, se puede llegar al diagnóstico correcto. La eficacia del tratamiento dependerá de la corrección del diagnóstico.

CONCLUSIÓN

Debe prestarse atención a los aspectos psicológicos, sociales, biológicos y médicos: todos ellos son importantes en el diagnóstico y tratamiento de los trastornos del estado de ánimo de las personas con síndrome de Down. La terapéutica debe ir ajustada para hacer frente a los aspectos propios de la personalidad de una persona y de su ambiente, así como a sus síntomas. Si se sospecha depresión, es obligado que quienes diagnostican y tratan la enfermedad comprendan las características que a menudo se ven en las personas con síndrome de Down, como es el soliloquio, la fuerte memoria visual y demás circunstancias de las que ya hemos hablado.

Pero además es importante darse cuenta de que los síntomas depresivos pueden formar parte de un trastorno bipolar. En los adultos con síndrome de Down, lo característico es que fluctúe con rapidez entre la manía y la depresión. El estado maníaco puede caracterizarse por un estado de agitación, hiperactividad, ataques de furia, que es similar a como se expresaría en un niño y no en un adulto de la población general. Además, la manía, al igual que la depresión, puede ser un trastorno del estado de ánimo distinto y único, o formar parte del patrón bipolar. Si se comprende que los trastornos del estado de ánimo en los adultos con síndrome de Down pueden diferir de las definiciones de los libros de texto, pueden mejorar sustancialmente el diagnóstico y el tratamiento de la depresión, la manía y el trastorno bipolar.

Trastornos de ansiedad

Prácticamente toda la gente admite haber sentido ansiedad en uno u otro momento de su vida. Es decir, se sienten preocupados o aprensivos, y pueden experimentar síntomas físicos como pueden ser la palpitación del corazón, la falta de aire o «mariposas» en el estómago.

En función de las circunstancias, la ansiedad es con frecuencia una reacción normal y en absoluto es indicativa de enfermedad mental. Por ejemplo, es normal que un estudiante sienta ansiedad ante un examen, o que un adulto con síndrome de Down se sienta ansioso al trasladarse a una nueva vivienda. Esta clase de ansiedad normal tiene por lo general una causa identificable y es de corta duración. Una vez que el examen (o lo que sea) ha terminado, la persona ya no la siente más.

Pero cuando la ansiedad interfiere el día a día de una persona durante un cierto tiempo, entra ya el diagnóstico de trastorno de ansiedad. En la cuarta edición revisada del *Manual diagnóstico y estadístico de los trastornos mentales* (DSM-IV-TR) se definen varios tipos de trastornos de ansiedad. Analizaremos los que son más frecuentes entre los adolescentes y adultos con síndrome de Down:

- Trastorno de ansiedad generalizada.
- Agorafobia.
- Trastorno de angustia.

El trastorno obsesivo-compulsivo es también un tipo de ansiedad que se trata con detalle en el capítulo 16.

TRASTORNO DE ANSIEDAD GENERALIZADA

Para llegar a un diagnóstico de trastorno de ansiedad generalizada, el DSM-IV-TR exige:

A. Ansiedad y preocupación excesivas (expectación aprensiva) sobre una amplia gama de acontecimientos o actividades (como el rendimiento escolar o laboral), que se prolongan más de 6 meses.
B. Al individuo le resulta difícil controlar este estado de constante preocupación.
C. La ansiedad y preocupación se asocian a tres (o más) de los seis síntomas siguientes (algunos de los cuales han persistido más de 6 meses):
   1. Inquietud o impaciencia.
   2. Fatigabilidad fácil.
   3. Dificultad para concentrarse, o tener la mente en blanco.
   4. Irritabilidad.
   5. Tensión muscular.
   6. Alteraciones del sueño (dificultad para conciliar o mantener el sueño, o sensación al despertarse de sueño no reparador).
D. La preocupación no queda confinada en los límites o rasgos de otro trastorno (p. ej., un ataque de pánico propio del trastorno de pánico).
E. La ansiedad, la preocupación o los síntomas físicos provocan malestar clínicamente significativo o deterioro social, laboral o de otras áreas importantes de la actividad del individuo.
F. Estas alteraciones no se deben a los efectos fisiológicos directos de una sustancia (p. ej., drogas de abuso, fármacos) o a una enfermedad médica (p. ej., hipertiroidismo), y no aparecen exclusivamente en el transcurso de un trastorno del estado de ánimo, un trastorno psicótico o un trastorno generalizado del desarrollo.

[N. de los T. La mayor parte de este cuadro ha sido transcrito de la cuarta edición revisada española del: *Manual diagnóstico y estadístico de los trastornos mentales* (DSM-IV-TR), *Texto revisado*. Barcelona: Masson; 2002].

Al igual que el resto de la gente, las personas con síndrome de Down tienen preocupaciones y temores, pero eso no supone tener trastorno de ansiedad. En algunos, estas preocupaciones pueden ser bastante importantes pero aun así no debilitantes. Sin embargo, la ansiedad y la preocupación pueden llegar a convertirse en un trastorno cuando empieza a entorpecer las actividades esenciales. Por ejemplo, esto ocurre cuando alguien rehúsa salir a causa de la presencia o del temor de una tormenta u otro tipo de problema meteorológico que le produce miedo. A veces este miedo es algo más complicado. Hemos visto a personas temerosas de ciertas condiciones climatológicas porque se han caído cuando llovía, o había hielo o nieve en la acera. Si el miedo ante tales eventos es grande y la frecuencia de los problemas climatológicos es alta, puede crearse un problema importante como es el de rehusar salir de casa para ir a trabajar o participar en actividades recreativas. La ansiedad se convierte en generalizada cuando se extiende más allá del problema climatológico o de otras situaciones o eventos que producen ansiedad.

Síntomas del trastorno de ansiedad generalizada

Como ocurre con otros problemas mentales, el diagnóstico se hace por lo general a partir de los informes subjetivos. Esto es, el paciente se queja de sentirse ansioso, o es capaz de articular lo que le sucede en su cuerpo cuando está preocupado. Puede suceder que las personas con síndrome de Down no verbalicen sus sentimientos subjetivos de ansiedad. Sin embargo, para un cuidador experimentado, los cambios observados en la conducta de una persona con ansiedad son inconfundibles. Además, y como se analiza en el capítulo sobre lenguaje expresivo (v. cap. 6), las personas con síndrome de Down no son las mejores para ocultar sus sentimientos. Los gestos faciales, la tensión del cuerpo, el andar de un sitio para otro, son indicaciones claras de agitación y ansiedad. Algunos la muestran mediante autolesiones ligeras o conductas habituales como son el frotarse o apretarse las manos, pellizcarse en una herida o en partes del cuerpo, chuparse la mano, morderse las uñas, etc. A menudo las personas realizan estas conductas sin darse cuenta.

Muchas personas con síndrome de Down desarrollan también trastornos del sueño cuando se encuentran agitados o preocupados. Puede que el problema del sueño no sea detectado por el cuidador, sobre todo si la persona está bajo supervisión mínima por la noche. Sin embargo, siempre que aparecen otros síntomas de ansiedad debe investigarse cuidadosamente sobre los problemas de sueño, como puede ser vigilando el sueño durante la noche, etc. (v. el apartado de los problemas de sueño en el cap. 2). La ansiedad puede derivar en irritabilidad y pérdida de concentración, pero esto puede ser síntoma también de depresión u otros trastornos, por lo que no debe identificarse sin más con la ansiedad.

La excesiva preocupación es también un síntoma corriente del trastorno de ansiedad. Las personas que son verbales expresan directamente su preocupación, pero para quienes lo son en menor grado, su conducta frecuentemente es un claro signo de preocupación. Por ejemplo, muchos que ven los programas sobre el tiempo atienden con todo interés los informes meteorológicos de TV o radio sobre las tormentas. Y cuando se prevé un cambio intenso de tiempo, los familiares o cuidadores a menudo observan los signos inequívocos de ansiedad que antes se han señalado. Este patrón se repite una y otra vez, por lo que con el tiempo resulta patente la asociación de la ansiedad con el cambio climatológico o con cualquier otro problema. Si la ansiedad es solo en relación con el tiempo se puede clasificar como fobia. Sin embargo hemos podido ver que este suceso desencadenante se desarrolla en un trastorno de ansiedad generalizada, existiendo además otros factores desencadenantes que generan también la ansiedad.

Colin, de 28 años, fue traído al centro a causa de pensamientos suicidas, algo que era nada frecuente en él. Aunque sus padres habían muerto hacía algún tiempo, mantenía una fuerte y positiva relación con sus dos hermanas, que se mostraban activamente implicadas en su vida. Colin era muy querido y se sentía apoyado por su familia y amigos, era activo en el deporte y actividades de entretenimiento, y era un artista con talento. Una tarde, sin embargo, se le vio especialmente preocupado. El personal de su grupo residencial le preguntó, y contestó que quería lesionarse.

Al principio, Colin no podía dar una explicación sobre sus pensamientos suicidas. En el curso de la reunión en el centro, el misterio empezó a desvelarse. La primera señal provino de la persona del equipo que compartía con nosotros la preocupación de que Colin pudiera ser psicótico y suicida. Esta preocupación se basaba en la observación de que había hecho afirmaciones desagradables al personal (en tiempo presente) sobre personas y sucesos de los que no tenían conocimiento alguno. En la reunión pudimos explicar que muchas personas con síndrome de Down confunden el tiempo pasado y el presente y tienden a revivir sucesos traumáticos ya pasados.

Las hermanas de Colin ayudaron entonces a explicar que sus comentarios reflejaban tiempos pasados, cuando se sintió atemorizado por tormentas muy importantes. Cuando visitaba a sus hermanas para pasar la noche con ellas, normalmente se ocultaba en el cuarto de baño durante las tormentas con el fin de no oírlas. Esto hizo analizar su miedo a las tormentas y su necesidad de vigilar la climatología más estrechamente. La persona del equipo contó que Colin se resistía con frecuencia a salir de casa en días de tormenta. Lo que llevó a descubrir que su compañero de cuarto se había ido de vacaciones durante varias semanas. En ese tiempo, había habido tormentas frecuentes e intensas. Al parecer, la presencia de su compañero le daba normalmente una sensación de seguridad durante la tormenta.

Por desgracia, Colin no podía contar fácilmente sus preocupaciones y temores a otras personas. Así, durante el período de dos semanas en las que su compañero estuvo fuera, sus miedos y preocupaciones se habían incrementado hasta niveles que ya no podía soportar. Y eso fue lo que le indujo a hacer los comentarios suicidas que provocaron la reunión en el centro.

Durante el resto de la reunión, llegamos a la conclusión de que no existía una amenaza real de suicidio, y desarrollamos entonces un plan para manejar el problema de Colin. Su compañero iba a volver de vacaciones justo ese día, lo que le ayudaría en sus temores de las noches. Además de eso, el personal de su residencia se reuniría con él cada día para evaluar su miedo al tiempo. En los días en que se le viese más preocupado y especialmente en los días tormentosos y por las noches, el equipo le prestaría una atención especial. Por último, se benefició de una terapia de relajación que incorporaba fotografías de sus personas preferidas y de pasados acontecimientos agradables. Esto le ayudó a sustituir imágenes agradables en lugar de sus recuerdos atemorizantes relacionados con las tormentas pasadas. Un año después, Colin seguía teniendo miedos y preocupaciones pero ya en un nivel más manejable, gracias al conocimiento y el apoyo por parte del equipo y de la familia.

AGORAFOBIA

Hemos comprobado que en los adultos con síndrome de Down, la preocupación se encuentra asociada a menudo también con otro tipo de problema de ansiedad, la agorafobia. Agorafobia es el miedo a estar en ciertos lugares o situaciones. Hemos visto a algunas personas en el centro aterrorizadas de ir a una clínica médica, sin duda debido a alguna experiencia dolorosa en el pasado. Hemos oído que otros muestran miedos similares y rehúsan salir de casa debido a alguna experiencia negativa en un centro comercial, su trabajo, sitio de recreo, etc. Esto es porque la persona teme que visitarán ese lugar durante su salida. Pudo haber ocurrido esa experiencia original hace mucho tiempo, pero el miedo sigue siendo muy intenso. Recuerden en el capítulo 5 la historia de la mujer que había sido molestada por otro residente en su vivienda de grupo a la edad de 21 años. A los 38, a pesar de que llevaba 15 años residiendo en otra vivienda protegida, todavía temía muchísimo salir de la casa de su hermana después de hacerle una visita por miedo de volver a ser llevada a esa primera vivienda de grupo en la que ya no vivía desde hacía 17 años.

Como se expuso en el capítulo 5, las personas con síndrome de Down pueden ser más susceptibles a experiencias traumáticas que persisten en su memoria para asustarlas una y otra vez. Por ejemplo, es fácil imaginar cómo los miedos relacionados con el mal tiempo pueden basarse en experiencias pasadas que les resultaron traumáticas. El miedo al suceso original puede volver a ser experimentado cada vez que la persona escucha una previsión del tiempo que anuncia la llegada de un tiempo similar al temido. Puede sentirse abrumada por la preocupación y expresa su temor rehusando salir de casa: de ahí la agorafobia.

Tratamiento de la agorafobia

El tratamiento de la agorafobia y de otros problemas de ansiedad puede llevar mucho tiempo, paciencia y labor de detective. Las personas abrumadas por el miedo necesitan recuperar cierto sentido de control sobre estas situaciones. Los medicamentos pueden ayudar a «mitigar el miedo» (v. más adelante Medicación).

El paso siguiente es ayudar a la persona a identificar las situaciones que provocan el miedo realmente. Puede ser necesario realizar un cuidadoso asesoramiento para comprender por qué la persona no quiere salir de casa. A veces las familias u otros cuidadores no saben a qué sitio o suceso concreto tiene miedo. En tales casos, alguien del ambiente del interesado puede resolver el problema. Por ejemplo, en el capítulo 6 Bruce rehusaba salir de casa, y cuando se contactó con el personal de su centro de trabajo, proporcionaron información crítica: era acosado en su trabajo. Esta información marcó el punto de inflexión del tratamiento.

Otras veces es la conducta de la persona la que nos da las señales sobre el origen de ese miedo. Por ejemplo, asumimos que la gente a la que les da terror venir al centro tuvieron una experiencia negativa en alguna visita previa a un hospital o clínica médica.

Una vez que el origen de la ansiedad ha sido identificado o supuesto, los familiares o los cuidadores necesitan bastante tiempo para explicar que no van a visitar el sitio temido. Esto permite a la persona ir a sus ocupaciones habituales en todos los sitios menos al que le da miedo. Como se expone en el capítulo 5, las fotos pueden ayudar a reducir el miedo ya que tantas personas con síndrome de Down sienten una especial inclinación hacia las imágenes visuales. Por ejemplo, a la mujer que temía salir de la casa de su hermana se le mostraban fotos de su destino real (su actual casa protegida). Este destino significaba un lugar seguro para ella y no el sitio en donde había sufrido su trauma anterior. Con el uso continuado de las fotos, un breve período de medicación ansiolítica y la paciencia y el ánimo de su hermana y del personal de su actual vivienda, recuperó la confianza para marcharse sin volver a experimentar ese miedo que la desarmaba. Para ella y para los demás, la capacidad de realizar aquello que antes se temía proporciona un enorme sentimiento de alivio y de confianza, lo que en sí mismo ya resulta terapéutico.

Si no se puede identificar el origen de la ansiedad, a veces la mejor solución es cambiar el ambiente o las costumbres rutinarias de la persona, con la esperanza de alejarla de la fuente de ansiedad. Como veremos en el siguiente ejemplo, si está razonablemente seguro de que el ambiente de la casa es adecuado, cambie la situación laboral.

Anthony, un varón de 34 años que no era verbal, rehusó ir a su trabajo en una piscina comunitaria, a pesar de que llevaba en ese trabajo cinco años y estaba muy satisfecho de su ocupación. Después de repetidos intentos por hacer que volviera a la piscina, se le devolvió a su programa anterior de trabajo, en donde pareció que funcionaba sin miedo. Solo después se supo que un supervisor en la piscina había estado acariciando a otro empleado. El drástico cambio en la conducta de Anthony coincidió con la presencia de ese supervisor. Y por desgracia, si ese supervisor hubiese acosado a Anthony, no habría podido contárselo a otros.

DESENSIBILIZACIÓN

La desensibilización puede ser parte importante de la estrategia de tratamiento para cualquier tipo de fobia o de agorafobia. Anteriormente se han nombrado algunas de las etapas de la desensibilización, pero no han sido explicadas de manera formal. La desensibilización es un medio de reducir gradualmente el miedo de una persona, ayudándole, mediante progresivos incrementos, a tolerar el contacto con la situación o el hecho que lo origina.

De modo ideal, un plan paso-a-paso de desensibilización para una persona debe ponerse por escrito. Se empieza señalando la exposición máxima a la situación temida que una persona puede tolerar (p. ej., quizá simplemente mostrar una foto o un modelo del objeto que teme desde el otro lado de la habitación). El paso siguiente puede ser que tenga en su mano la foto o el modelo. Con el tiempo se ve expuesto de manera progresiva al objeto hasta que su miedo y su ansiedad disminuyen.

Por ejemplo, hemos aprendido a ser muy pacientes con las personas que se muestran muy temerosas de venir a la clínica para pasar una exploración física. Solemos recomendar que la persona pase por un proceso gradual de acceso al centro. Puede empezar por un paseo cerca del centro un día, otro paseo hasta entrar en el aparcamiento otro día, subir hasta la puerta de entrada otro, etc.

Como se ha explicado anteriormente, la medicación puede ayudar en este proceso reduciendo el nivel de ansiedad. Será especialmente importante cuando el miedo es muy grande, como es la situación en la que la persona entra en el edificio de la clínica, o en el cuarto de exploraciones, o va recibir un pinchazo, etc. A veces, este proceso de desensibilización lleva meses, pero la necesidad de que tenga un examen médico o se le realice una determinada prueba es tan grande que todo vale la pena. Por ejemplo, un hombre con síndrome de Down se dejó por fin extraer sangre después de haber practicado con el personal todo el proceso excepto el pinchazo en la piel. Resultó que este hombre tenía hipotiroidismo que necesitaba tratamiento y no se hubiese diagnosticado de no haber conseguido realizar la extracción de sangre.

Una versión bastante frecuente y particularmente difícil de agorafobia se da cuando la persona se niega a salir de casa y entrar en un vehículo. Se aplica el mismo proceso de exposición gradual que acabamos de describir. De nuevo, puede ayudar mucho la medicación para aliviar el nivel de ansiedad, consiguiendo que la gente sea más receptiva al proceso de desensibilización. Los familiares u otros cuidadores irán después gradual y pacientemente exponiendo a la persona al objeto temido en un proceso diario de alejarla más y más de la casa y acercarla al vehículo. En casos extremos, un punto de inicio puede ser que la persona extienda un brazo fuera de la casa o que permanezca en el portal durante unos segundos antes de volver al interior. Con el tiempo, irá consiguiendo permanecer junto al coche, después lo tocará débilmente, etc.

Una vez desensibilizada la persona para montar en el vehículo, los cuidadores pueden ya llevarlo en coche a casi todas sus tareas diarias. Es importante, sin embargo, vigilar cuidadosamente si hay alguna situación ambiental que parezca generarle más ansiedad. Esto puede ayudar a indicar el lugar específico que desencadena la ansiedad, aun cuando no llegue a dar razón de lo que pudo haber ocurrido en ese sitio. Si esto no es posible, la mejor opción será iniciar la desensibilización del individuo para con ese sitio, a base de exponerle a él gradualmente.

TRASTORNO DE ANGUSTIA

Uno de los tipos más frecuentes de trastornos de ansiedad, y causa también de agorafobia, en la población general es un trastorno de angustia *(panic disorder)*. El DSM-IV-TR lo describe como un trastorno caracterizado por la aparición de miedo o malestar de carácter intenso durante períodos bien definidos, y por, al menos, cuatro de los siguientes síntomas:

- Palpitaciones, sacudidas del corazón o elevación de la frecuencia cardíaca.
- Sudoración; temblores o sacudidas.
- Sensación de ahogo o falta de aliento.
- Sensación de atragantarse; opresión o malestar torácico.
- Náuseas o molestias abdominales.
- Inestabilidad, mareo o desmayo.
- Desrealización (sensación de irrealidad) o despersonalización (estar separado de uno mismo).
- Miedo a perder el control o a volverse loco.
- Miedo a morir.
- Parestesias (sensación de entumecimiento u hormigueo).
- Escalofríos o sofocaciones.

[N. de los T. Transcrito de la traducción española de la cuarta edición revisada del: *Manual diagnóstico y estadístico de los trastornos mentales* (DSM-IV-TR), *Texto revisado*. Barcelona: Masson; 2002].

Estas reacciones pueden aparecer espontáneamente o en respuesta a un factor desencadenante, lo reconozca o no la persona como tal (Landon y Barlow, 2004).

Hemos visto trastorno de angustia en pacientes del centro, aunque parece que no es tan frecuente en las personas con síndrome de Down como algunos otros trastornos de ansiedad. Sin embargo, pueden ser más frecuentes de lo que se ha observado. El diagnóstico puede no ser patente porque las personas con síndrome de Down expresan peor sus sentimientos más subjetivos a causa de sus limitaciones verbales y articulatorias. No obstante, algunos de los síntomas son nítidamente observables si los cuidadores están bien atentos. Por ejemplo:

Sean, de 24 años, llegó a nosotros a causa de repetidos problemas en su trabajo. Se volvía muy agitado y a veces golpeaba a los demás. Su madre nos dijo que en dos recientes viajes familiares, había mostrado signos similares de agitación en el avión, con sudor, respiraciones profundas y grandes dificultades para mantenerse quieto sentado. Volvimos a hablar con el personal de su centro laboral e hicimos más preguntas. Lo observaron con mayor cuidado y descubrieron síntomas similares antes de que aparecieran los episodios de agitación.

Le diagnosticamos a Sean crisis de angustia. Respondió muy bien a una combinación de fármacos: sertralina y alprazolam de liberación mantenida. Recomendamos también a la familia alprazolam de acción inmediata para que se lo diera si desarrollaba los síntomas. Sean ha funcionado perfectamente con esta combinación. Su capacidad para ir al trabajo de forma regular sin dificultades ha servido también como terapia. Funcionar bien en el trabajo y no perder control de sí mismo es una experiencia positiva para él y altamente gratificante. Cuanto mejor se siente consigo mismo, mejor es su autoestima y confianza, y menos ansioso está en diversas situaciones.

La desensibilización puede resultar también beneficiosa para los ataques de angustia, pero a veces puede ser necesario evitar la situación. Los medicamentos del tipo de los antidepresivos y ansiolíticos resultan útiles. Por lo común usamos un antidepresivo del tipo de los inhibidores selectivos de la recaptación de serotonina (ISRS) (v. más adelante).

Cómo distinguir entre problemas médicos y trastornos de ansiedad

A la hora de diagnosticar un trastorno de ansiedad o un ataque de angustia, es importante descartar posibles problemas de carácter médico que contribuyan o imiten a estos problemas. De manera ideal, el médico podría evaluar la existencia de esos problemas médicos antes de hacer un diagnóstico de ansiedad. Para ello debería tratar primero los problemas médicos y ver si se resuelven, con lo que se descarta la ansiedad.

El primer cuadro médico que se debe considerar es el hipertiroidismo (tiroides hiperactivo). En la población general, el nerviosismo es un síntoma muy frecuente de hipertiroidismo. Los estudios sugieren que el 85% de las personas con hipertiroidismo experimentan ansiedad (Reid y Wheeler, 2005; Katerndahl y Vande Creek, 1983). En las personas con síndrome de Down también el nerviosismo parece ser un síntoma frecuente. A menudo, al tratar el hipertiroidismo desaparece la ansiedad.

Otro problema médico que contribuye a la ansiedad es la apnea del sueño. La falta crónica de sueño debida a la apnea del sueño puede manifestarse en forma de ansiedad. La apnea del sueño puede producir hipoxemia (disminución del oxígeno en sangre) durante el sueño. La hipoxemia puede hacer que una persona se sienta ansiosa o incluso tenga sensación de angustia. Por la noche, se puede despertar con angustia o con ansiedad en el momento de experimentar el descenso de oxígeno, y durante el día puede permanecer una sensación permanente de ansiedad.

Cualquier circunstancia que ocasione hipoxemia contribuye a la ansiedad. Por ejemplo, los adultos con síndrome de Down que tienen cardiopatía congénita que no pudo ser corregida quirúrgicamente y evolucionó hacia la hipoxemia crónica y cianosis, pueden desarrollar ansiedad. En particular, conforme la hipoxemia progresa, la sensación de dificultad para respirar o «hambre de aire» provoca ansiedad. Cuando la persona está más activa, el nivel de oxígeno puede caer aún más y ocasionar un mayor grado de ansiedad. Algunos de nuestros pacientes con este problema han necesitado mediación ansiolítica, pero a menudo es el tratamiento con oxígeno el que resulta más beneficioso desde el punto de vista físico y reduce el estrés psicológico.

Por desgracia, sin embargo, a veces la propia recomendación de oxígeno puede inducir estrés. Por ejemplo:

> Leah, una mujer de 37 años con cardiopatía congénita cianótica, iba debilitándose lenta pero progresivamente. Su función cardíaca iba disminuyendo y la falta de aire se iba notando con niveles de actividad cada vez más bajos. Pero cuando hablamos sobre la posibilidad del oxígeno tuvo mucho miedo. Se negó en redondo incluso a considerar la terapia del oxígeno.
>
> Tras varias conversaciones en casa entre ella y su familia supieron la causa de su miedo. El abuelo de Leah había necesitado oxigenoterapia y Leah asoció el oxígeno con la muerte de su abuelo. Pensó que si empezaba con esa terapia moriría también en un futuro cercano. Con el tiempo, pudimos tranquilizarla e inició el tratamiento. Conforme fue notando el beneficio del oxígeno, fue reduciendo su ansiedad y empezó a usarlo con facilidad.

Otra posible causa de síntomas de ansiedad es la retirada del alcohol. Se experimenta la abstinencia alcohólica cuando el cuerpo de una persona se ha acostumbrado a beber mucho durante un tiempo prolongado y entonces se interrumpe la ingestión del alcohol. Aunque nuestra experiencia en esta causa es escasísima, es algo que hay que considerar. En las dos personas en las que hemos visto alcoholismo, impedir la disponibilidad de alcohol bastó para solucionar el problema. Curiosamente, ninguno de los dos mostró «ansia» por el alcohol y, o bien lo «olvidaron», o negaron haber bebido jamás intensamente.

La ingestión de drogas ilícitas es aún más raro en los adultos con síndrome de Down (nosotros no la hemos visto) pero es una posibilidad teórica. Mucho más posible es el consumo de demasiadas bebidas con cafeína. La cafeína puede producir síntomas de ansiedad. Puede también alterar el sueño, lo que también induce ansiedad. Recomendamos ir reduciendo lentamente las bebidas con cafeína y sustituirlas por otras que se les parezcan pero no contengan cafeína.

Por último, es importante descartar enfermedades que causan ansiedad. Así como hay enfermedades que conducen a la depresión, otras lo hacen a la ansiedad. Esto es particularmente cierto si existen dudas sobre el diagnóstico o el tratamiento. Además si un adulto tiene mermada su capacidad para comunicar sus problemas, su dolor u otros síntomas, eso puede provocar ansiedad. Y, como le ocurre a cualquier otra persona, puede sentirse estresada si conoce por experiencias previas, o se le dice, que su enfermedad lleva asociados el sufrimiento u otras malas consecuencias.

Tratamiento

En los casos que hemos comentado en este capítulo, ya hemos aludido a algunas de las terapias para los trastornos de ansiedad, incluido el tratamiento de posibles enfermedades subyacentes, el asesoramiento y la medicación. Anteriormente ya se han hecho consideraciones sobre el tratamiento de los problemas físicos subyacentes. En este apartado nos centraremos sobre los medicamentos y el asesoramiento para la ansiedad.

Medicación

Los medicamentos que se emplean para la ansiedad se encuentran generalmente en estas tres categorías:

- Azapironas.
- Benzodiazepinas.
- Antidepresivos.

La buspirona es la única azapirona de la que se dispone actualmente. No se conoce su mecanismo de acción (cómo actúa sobre las sustancias químicas del cerebro). Por lo general no ejerce un impacto inmediato sobre la ansiedad: puede tardarse varios días o semanas en apreciar el efecto. Pero su ventaja sobre las benzodiazepinas que actúan con mayor rapidez es que carece de potencial adictógeno (capacidad de producir adicción). Nosotros hemos tenido cierto éxito, aunque limitado, en el tratamiento de la ansiedad con buspirona.

Las benzodiazepinas del tipo del diazepam o lorazepam actúan con relativa rapidez. Se aprecia ya cierto efecto tras la primera dosis. Al administrar dosis sucesivas de modo regular, su efecto a menudo se acrecienta. Pueden usarse también en períodos breves y durante poco tiempo mientras se inicia el tratamiento con otros fármacos que tardan más en iniciar su acción. Una desventaja de las benzodiazepinas es que pueden ser adictivas.

También los antidepresivos se pueden utilizar para tratar la ansiedad. Hemos comprobado que los ISRS y la venlafaxina son beneficiosos para la mayoría de los adultos con síndrome de Down que sufren ansiedad. Sin embargo, solo la paroxetina y el escitalopram disponen de aprobación de la Food and Drug Administration (FDA) para el trastorno de ansiedad generalizada, y solo la paroxetina, sertralina y fluoxetina la tienen para el trastorno de angustia. Recientemente hemos utilizado también el bupropión con cierto éxito. Se puede tardar varias semanas hasta ver el efecto completo de estos medicamentos y, por eso, a menudo usamos temporalmente las benzodiazepinas mientras esperamos a que los ISRS hagan su efecto. Algunas personas necesitan mucho tiempo de utilización de antidepresivos porque los síntomas se reanudan al retirar la medicación. Se explica más sobre ellos en los capítulos 13 y 14.

> Steve, de 34 años, estaba profundamente sedado cuando le vimos por primera vez. Estaba con una dosis alta de tiotixeno (fármaco antipsicótico). Se había mostrado agresivo en su casa de grupo y había golpeado a un miembro del personal. La posterior investigación reveló que aparecía agitado y tembloroso en

ciertas situaciones, sobre todo si otras personas en su casa se mostraban agitadas. Steve era tremendamente sensible a la actividad que hubiera a su alrededor. Le diagnosticamos trastorno de ansiedad generalizada. Después de empezar con buspirona, pudimos ir rebajando el tiotixeno hasta suprimirlo. Posteriormente ya estaba mucho más calmado y tolerante cuando los demás residentes se mostraban agitados.

Asesoramiento

Muchos de nuestros pacientes con ansiedad se han beneficiado no solo del tratamiento con medicamentos, cuando estaban justificados, sino también del asesoramiento. El asesoramiento no solo les proporciona la oportunidad de expresar sus preocupaciones sino que ayuda al profesional a determinar si es necesario adaptar el ambiente para reducir la ansiedad y cómo hacerlo. Por ejemplo:

Edward, de 30 años, y Gabe, de 39, fueron traídos al centro por sus respectivas madres porque presentaban síntomas similares de trastorno de ansiedad generalizada. Sus síntomas consistían en agitación, tensión corporal, dar pasos de un lado para otro y dificultad para dormir. Los dos mostraban también una cierta débil conducta autolesiva. Gabe se mordía las manos y Edward se hurgaba en las heriditas de brazos y piernas. Ambos habían perdido a sus padres hacía algún tiempo y sus madres se afanaban con algunos de sus propios problemas de pérdida, pues habían perdido a muchos familiares y amigos al tiempo que iban envejeciendo. Tanto Edward como Gabe eran muy sensibles hacia los sentimientos de pérdida de sus madres, y finalmente esto les había creado cierta ansiedad. Pero lo que pareció haber precipitado un fuerte incremento en su ansiedad fue el estrés relacionado con el trabajo.

Edward trabajaba en un lugar grande y tenebroso que se le hizo más y más pesado conforme aumentó el nivel de ruido y de conflictos entre sus compañeros. Para complicar las cosas, algunos hombres en su trabajo comenzaron a burlarse de él sin piedad cuando se dieron cuenta de que las burlas le molestaban.

Gabe tenía un problema diferente. La institución que se ocupaba de su puesto de trabajo cambió de una ubicación en un taller a un programa que buscaba y colocaba a gente para trabajos comunitarios. Aunque el objetivo era digno de alabanza, en realidad cerraron los talleres antes de que hubiesen encontrado trabajos en la comunidad para la mayoría de los participantes en el programa. En consecuencia, la mayoría iba a un taller inactivo para trabajos de comunidad y allí se sentaban ociosamente hasta que llegaba la hora de salir. Esto supuso una gran desventaja para Gabe, que necesitaba trabajar y sentirse productivo. Después de seis meses de estar sentado sin hacer nada, su madre notó que su nivel de ansiedad y de morderse las manos estaba aumentando dramáticamente.

Una vez que ambas madres comprobaron este aumento de ansiedad, trajeron a sus hijos al centro con unos meses de diferencia. Tras descartar cualquier problema importante de salud física, se hizo a cada uno el diagnóstico de trastorno de ansiedad generalizada y se programó un plan de tratamiento. A ambos se les prescribieron fármacos ansiolíticos para aliviar la intensidad de su ansiedad y ayudarles a dormir. Se recomendaron también sesiones de asesoramiento que empezó a ofrecerse a ambas familias.

Edward y su madre tuvieron sesiones de asesoramiento conjunto e individual para abordar sus sentimientos y problemas. Edward era muy verbal y capaz de comentar muchas de sus preocupaciones de una forma abierta y sincera. Las sesiones con la madre de Edward se centraron en sus propias necesidades de tener más amistades y colaborar en más actividades que la beneficiaran (las encontró a base de aumentar su participación en la iglesia y en un club social local).

El asesoramiento a Gabe y su madre siguió un camino distinto, en parte porque la familia de la madre tomó el asesoramiento como la admisión de un fracaso. En consecuencia, ella fue menos capaz de expresar sus propios problemas y temores por sí misma. Por ello ni le ofrecimos ni nos pidió sesiones individuales para ella. No obstante, se preocupó mucho de ayudarnos a encontrar una solución para el problema de Gabe y nos ayudó sobremanera para mostrarnos lo que necesitábamos saber sobre él para ayudarle. Por ejemplo, nos dijo lo importante que era el trabajo de Gabe para que se sintiera a gusto. Gabe acudió a varias sesiones cortas de asesoramiento individual (de unos 15 a 25 minutos de duración), y parecieron ser productivas a pesar de que no era tan verbal y articulado como Edward (v. cap. 13 para profundizar sobre el asesoramiento a personas menos verbales).

A pesar de ciertas diferencias, hubo varias semejanzas clave en nuestras estrategias de asesoramiento para ambas personas. Esto supuso reuniones con el personal de sus respectivos sitios de trabajo. Además, se tuvieron sesiones con ambos varones y sus madres para introducirles en técnicas de relajación que les ayudaran a afrontar su propia ansiedad.

Ambas familias vinieron con nosotros a entrevistarse con su respectivo personal en el centro de trabajo para intentar negociar una solución a sus problemas en los centros. Tuvimos éxito al negociar un cambio positivo para Edward, al que se le permitió trasladarse a un espacio más pequeño y más silencioso. Tuvimos menos éxito con Gabe, al menos inicialmente. Su personal no quería o no era capaz de encontrar un trabajo adecuado para él, ni en su centro de trabajo ni en la comunidad. Afortunadamente, gracias a los esfuerzos combinados de Gabe, de su madre, del personal de asesoramiento del centro y de una agencia local de gestión de casos, Gabe pudo trasladarse a un nuevo sitio más próximo a su casa en el que había cantidad de trabajo para él.

Otra parte importante de nuestra estrategia de asesoramiento fue enseñar a utilizar técnicas de relajación. Se trata de actividades que deben planificarse y practicarse. Estas técnicas proporcionan a la gente una cierta sensación de control sobre su propia ansiedad, permitiéndoles relajarse cuando se enfrentan a una situación que genera ansiedad. Al desarrollar actividades de relajación que sean adecuadas, debemos intentar capitalizar los intereses y las cualidades de la persona. Por ejemplo, para Linda (v. antes), que se sentía aterrada ante las tormentas, utilizamos su enorme memoria e interés por fotos de experiencias pasadas para ayudarle a concentrar su atención en experiencias positivas. Ha aprendido a utilizar esta técnica cuando hay una tormenta o teme la posibilidad de que aparezca una

(v. cap. 13 para más información sobre la utilización de las técnicas de memoria visual).

Con Gabe comprobamos que, al igual que otras muchas personas con síndrome de Down, tenía algunas rutinas o costumbres que repetía cada día. Una de estas actividades repetitivas era copiar letras o palabras en un cuaderno. Podía pasarse horas haciendo esto, sobre todo por las tardes. Le resultaba extraordinariamente relajante. Lamentablemente, se sentía tan ansioso por causa de los problemas en su centro de trabajo que dejó de realizar esta actividad. En nuestros encuentros individuales y con su madre conseguimos que iniciara de nuevo esta actividad. Posteriormente hicimos que la realizara también para relajarse cuando se encontraba en una situación estresante. Al principio, su madre u otro cuidador tenían que recordarle que la hiciera cuando estaba estresado, pero con el tiempo llegó a saber cuándo empezar por sí mismo. Por ejemplo, Gabe sentía estrés y ansiedad en su nuevo programa de taller cuando había ratos de menor trabajo. Su nuevo supervisor se lo recordó una o dos veces, pero ya después empezó él mismo a hacer esas tareas de forma rutinaria siempre que sentía estrés por la razón que fuera.

Para Edward utilizamos modificaciones de dos estrategias muy conocidas en el campo del asesoramiento como relajación. Una se llama relajación muscular progresiva. Consiste en apretar y después relajar los músculos del cuerpo. La segunda es controlar la propia respiración, por ejemplo mediante ejercicios de inspiraciones y espiraciones profundas, para inducir la relajación. Usamos versiones de estas técnicas, adaptadas a la habilidad de una persona con síndrome de Down.

Por ejemplo, para Edward y muchos otros, enseñamos un ejercicio isométrico sencillo que puede combinarse con el ejercicio respiratorio. El ejercicio isométrico emplea la resistencia del músculo creada por la misma persona. Por ejemplo, la persona empuja las palmas de sus manos juntas. Al igual que la relajación progresiva, este ejercicio puede incluir músculos diferentes y diversas partes del cuerpo. Normalmente, enseñamos a la persona a hacer cada ejercicio durante cinco segundos mientras él u otra persona dice «Va» y cuenta «1001, 1002, 1003... Para». Si es otra persona la que cuenta en voz alta, algunos pueden ser capaces de añadir también un ejercicio respiratorio. Esto supone hacer una inspiración profunda mientras realiza el ejercicio muscular, y expulsar el aire cuando el ejercicio concluye.

A algunas personas no les gusta o no son capaces de utilizar estas técnicas, pero muchos otros, como Edward, sí que pueden. Hemos tenido cierto éxito con otras técnicas de relajación, de nuevo modificadas para ajustarlas a las necesidades de la persona con síndrome de Down. Algunas personas han usado piedras lisas, llamadas piedras de frote o roce, que frotan con el pulgar como un método más sano y socialmente apropiado para expresar su tensión o ansiedad. En público guardan estas piedras en el bolsillo y las frotan sin que los demás se den cuenta. Pueden usarse otros instrumentos (p. ej., bolas) que les sirvan para tener las manos ocupadas como un medio más aceptable de expresar su tensión.

Para resumir el tratamiento y las estrategias de asesoramiento para Edward y Gabe, ambos diagnosticados de trastorno de ansiedad generalizada, el tratamiento fue abordado en varios frentes que consistieron en:

- Un examen físico completo para descartar problemas de salud.
- Fármacos para reducir la intensidad de los síntomas de ansiedad y mejorar el sueño.
- Asesoramiento (que permitió a ambos individuos y al menos a una de las familias expresar sus sentimientos y preocupaciones y les ayudaron a iniciar actividades sociales beneficiosas, al menos a una de las madres).
- Intervenciones en los respectivos centros de trabajo para promover ambientes de trabajo sanos y menos estresantes.
- Técnicas de relajación ajustadas a las necesidades, nivel de habilidades e intereses de cada individuo, para ayudarles a relajarse en las situaciones que originaban ansiedad.

Aunque los dos hombres del ejemplo anterior tenían un trastorno de ansiedad generalizada, hemos comprobado que la terapia de asesoramiento llega a ser un componente esencial para conseguir que el tratamiento tenga éxito en cualquier tipo de trastorno de ansiedad en el síndrome de Down. Por ejemplo, las personas que requieren una terapia de desensibilización se pueden beneficiar ampliamente del asesoramiento porque les ayuda a tolerar mejor el proceso de verse expuestos gradualmente al objeto o actividad que los asusta. El asesoramiento ayuda a la persona a expresar sus miedos y preocupaciones de forma más completa. Los asesores, por tanto, son capaces de ayudar a desarrollar un plan que se ajuste mejor a los temas y miedos del interesado. Sea o no especificada la necesidad del asesoramiento en los manuales de formación para estos tipos de tratamientos, en la vida real con personas reales nada es más importante para lograr el éxito de estos esfuerzos que desarrollar una alianza terapéutica mediante el proceso de asesoramiento. Hemos comprobado también que los diferentes tipos de asesoramiento que implican a varios grupos de personas, incluidos los interesados, su familia y el personal de su sitio de trabajo o residencia, todos en suma, son necesarios y beneficiosos a la hora de ayudar a resolver las diversas formas de los trastornos de ansiedad.

CONCLUSIÓN

La ansiedad puede llegar a ser una enfermedad que debilita intensamente. Al igual que sucede con las otras enfermedades mentales, el asesoramiento y el tratamiento deben ir dirigidos a controlar los trastornos médicos que puedan subyacer en el proceso, a los aspectos psicológicos y a la utilización de los medicamentos. Una vez terminado el tratamiento, la ansiedad puede reaparecer, por lo que es importante mantener la observación de los síntomas.

Trastorno obsesivo-compulsivo

Tal como se ha comentado en el capítulo sobre «hábitos/rutinas», muchas personas con síndrome de Down tienden a la invariabilidad y a la repetición. Estas costumbres/hábitos, como hemos visto, pueden reportar beneficios a las personas; por ejemplo, si les ayudan a completar de un modo fiable las tareas ordinarias de autoayuda y de trabajo. Pero pueden ser también origen de problemas si los pensamientos o las conductas se hacen rígidos e inflexibles. A veces, esta tendencia puede terminar por crear problemas diagnosticados como trastornos obsesivo-compulsivos. Otras veces, en cambio, el desarrollo de estos trastornos no tiene nada que ver con las costumbres previamente adquiridas.

¿QUÉ ES UN TRASTORNO OBSESIVO-COMPULSIVO?

Las obsesiones son pensamientos que preocupan a la mente. Las compulsiones son acciones que uno se siente impelido a realizar. En el trastorno obsesivo-compulsivo (TOC) «clásico», estas compulsiones van asociadas a un deseo de reducir la ansiedad que se origina a partir de las obsesiones. Por ejemplo, alguien que está obsesionado con la idea de que se va a quemar accidentalmente su casa se vería impelido constantemente a comprobar y recomprobar que el horno está apagado. Cuando lo comprueba, su ansiedad disminuye temporalmente hasta que empieza de nuevo a preocuparse de que su casa se vaya a quemar.

De ordinario, las personas con TOC se dan cuenta de que sus obsesiones y compulsiones son anormales o excesivas, y les encantaría quitárselas de encima para dejar de sentir ansiedad. En cambio, las personas con síndrome de Down frecuentemente carecen de ese deseo de prescindir de las obsesiones y compulsiones.

Jill, una joven de 25 años, es un ejemplo de un adulto con síndrome de Down que tenía un problema importante de obsesión. Le encantaba trabajar con Carmen, una mujer joven del equipo en su centro de trabajo. Se obsesionó con Carmen y empezó a pintar dibujos de ella, a seguirla por todo el trabajo, a llamarla de forma repetida y a dejarle notas en su coche. Incluso cortaba y guardaba fotos del modelo del coche de Carmen. Esta obsesión interfirió de forma importante en la capacidad de Jill para funcionar cuando llegó a estar tan preocupada con su obsesión que era incapaz de dormir, de trabajar y de participar en actividades recreativas.

Las conductas compulsivas que interfieren en la vida de la gente resultan igualmente problemáticas. Para las personas con síndrome de Down, así como en la población general, las compulsiones pueden parecer extrañas y sin sentido. Por ejemplo, Sam de 36 años con síndrome de Down, tenía la compulsión de hacer girar objetos de cristal o frágiles y tenerlos colgados del borde de los estantes en su apartamento. Parecía compelido a realizar esta actividad una y otra vez. Esto hacía que muchos objetos se rompieran y que interfiriera en su trabajo fundamental y las actividades recreativas de la gente que vivía con él.

El TOC aparece en alrededor del 1,5 a 2,3% de la población adulta general en un año determinado, y en el 2,5% a lo largo de la vida (Kessler y cols., 2005). Parece ser más frecuente en las personas con síndrome de Down. En nuestro centro, a lo largo de los últimos 13 años se ha hecho el diagnóstico de TOC en el 6% de nuestros pacientes.

Síntomas

Las obsesiones se caracterizan por la recurrencia y persistencia de pensamientos que son más que una simple preocupación excesiva. La conducta compulsiva abarca hechos o lenguaje repetitivos que la persona se siente obligada a realizar. Los síntomas se convierten en problemáticos cuando interfieren en las actividades de la vida diaria. Por ejemplo, si una persona se siente compelida a asegurarse de que el personal en su residencia está haciendo su trabajo y se pasa toda la noche comprobándolo, obviamente llegará a interferir en sus actividades del día. Los síntomas exigen una nueva evaluación si la persona se muestra muy agitada, molesta o airada si alguien interfiere en esta conducta rutinaria. Por ejemplo, un adulto puede verse compelido a encender las luces una y otra vez y mostrarse muy enfadado cuando se le pide que pare porque es hora de irse a dormir (con luces apagadas).

Causas

Se piensa que las personas con TOC presentan una anomalía en el sistema cerebral de serotonina (disminución de serotonina o anomalías en los receptores de esta). Se postula que las personas con síndrome de Down muestran una mayor incidencia de anomalías en el sistema de serotonina cerebral y que, por tanto, son más susceptibles a tener TOC. Además, el estrés, el apoyo por parte de la familia y demás factores precipitantes de enfermedad mental (ya analizados en el cap. 11) pueden contribuir a que las tendencias a tener TOC se desarrollen o, por el contrario, sean controladas.

Diagnóstico

Al diagnosticar el TOC en los adultos con síndrome de Down es preciso a veces desviarse un tanto de los criterios diagnósticos del TOC expuestos en la cuarta edición revisada del *Manual diagnóstico y estadístico de los trastornos mentales* (DSM-IV-TR). En la población general, el TOC se diagnostica en las personas que tienen obsesiones o compulsiones que termina por debilitarlas. En muchos casos, los clínicos descubren que las conductas compulsivas están vinculadas a obsesiones. Esto es así porque la gente desarrollará la conducta compulsiva en un intento de atajar el pensamiento o el miedo que se ha convertido en obsesión. Sin embargo, dadas las limitaciones de habla de muchas personas con síndrome de Down, resulta difícil determinar si la conducta compulsiva se encuentra vinculada a un pensamiento obsesivo. Además, como ya se ha mencionado, el TOC no se diagnostica en su forma ordinaria a menos que la persona reconozca que sus síntomas son anormales o indeseables. Pero en las personas con síndrome de Down podemos diagnosticar TOC incluso cuando parecen sentir placer con sus obsesiones y compulsiones.

Por otra parte, es importante no dar demasiada importancia a la presencia de una conducta de tipo compulsivo sola. La presencia de hábitos/rutinas en las personas con síndrome de Down puede llevarnos a un exceso de diagnósticos de TOC. De ahí que, para hacer un diagnóstico preciso, es necesario evaluar cuidadosamente los síntomas teniendo en cuenta su tendencia a persistir en sus rutinas. Se prestará atención a quienes interaccionan con la persona con síndrome de Down. Si quienes los rodean no se dan cuenta de lo normal que para ella son tales rutinas, pueden contribuir a que la situación se convierta en un problema. Por ejemplo:

> A Lynn, de 43 años, le gustaba realmente barrer el suelo de su residencia. Se sentía compelida a barrer y lo hacía muy bien. El personal había establecido un sistema por el cual cada una de las cuatro tareas a hacer después de la comida se repartía entre las cuatro personas que convivían allí. Sin embargo en las tardes en las que a Lynn se le asignaba hacer otro trabajo que no fuera barrer, le quitaba la escoba a la persona que se le había asignado el barrido, lo cual producía confusión y frustración en sus compañeras. El personal empezó a sentirse frustrado ante esta conducta de Lynn y empezó a preocuparse de que pudiera tener un TOC. Pero de hecho, este fue un caso en que no se cayó en la cuenta de la presencia de una «costumbre/hábito». A las otras personas que vivían con ella no les preocupaba si Lynn barría o no. Y ya que lo hacía estupendamente, dejárselo hacer cada tarde no eliminaba su «costumbre/hábito» pero eliminaba el problema.

Guardar un registro de las conductas de su hijo y dárselo al profesional que está valorando si tiene un TOC, le ayudará a evitar un falso diagnóstico. Serán fuente de información muy valiosa el registro de sus costumbres típicas, cómo se han manejado en el pasado, los cambios que se han producido en el patrón de conducta y los factores estresantes que han podido contribuir a ese cambio. Además, recuerden que para establecer un diagnóstico de TOC, la conducta debe interferir de manera importante la capacidad de la persona para cumplir con sus tareas diarias. Por eso es muy útil para llegar al diagnóstico de TOC que los padres u otros cuidadores tengan anotado el tiempo que la persona pasa realizando sus obsesiones o compulsiones, y de qué manera interfiere en su vida.

TRATAMIENTO

A veces no es necesario ningún tratamiento para el TOC. Este puede ser el caso, por ejemplo, si una determinada compulsión u obsesión resulta molesta pero no interfiere en las actividades diarias de forma significativa. Por ejemplo:

> Daniel, de 58 años, tenía una compulsión a tocar cajas de Kleenex. Siempre que venía a nuestro despacho, se levantaba unos 5 minutos, iba a donde estaba la caja de pañuelos de papel y la tocaba y después se sentaba. Lo mismo hacía en su casa. Aunque su compulsión resultaba extraña, no interfería en las actividades fundamentales de su vida. Sin embargo, después de un período de pérdidas dolorosas y del desarrollo de hipotiroidismo, su compulsión se convirtió en un problema. No dormía por la noche porque se levantaba repetidas veces a tocar su caja de pañuelos. Se le trató el hipotiroidismo y se le dio un hipnótico suave. Una vez que fue capaz de dormir, siguió tocando las cajas de pañuelos de papel pero, al igual que antes de presentar trastornos del sueño, no interfirió ya en su trabajo diario ni en las actividades de su casa.

Será necesario el tratamiento si el TOC interfiere en las actividades diarias, si es causa importante de conflicto en la familia o si las obsesiones o compulsiones angustian a la persona.

El tratamiento del TOC tiene varias facetas. Como se describe en el capítulo 13, en el tratamiento hay que atender a aspectos psicológicos, sociales y biológicos.

Desviar la atención

Para un TOC, desviar la atención o reconducirla es un aspecto importante de los abordajes psicológico y social. Por desviación de la atención entendemos el tratar de interesar a la persona en otra actividad, justo antes o después de que comience su actividad compulsiva u obsesiva. Las claves para acertar en esta reconducción son:

- Elegir con anticipación una actividad alternativa que le interese o que prefiera.
- No estar enfadado al tratar de hacer la reconducción.
- Sugerir, más que insistir, a la persona a que pruebe la otra actividad. Intentarlo a lo largo de varios días; esperar cambios graduales, no instantáneos.
- Ofrecer premios al hacer la actividad alternativa puede ayudar a que la inicie.
- Seleccionar de cada vez la reducción de una única obsesión/compulsión.
- Recuerde que el urgir físicamente puede hacer que la persona se agite.

El trabajar con la persona y los demás en su ambiente para reconducirla y apartarla del objeto, persona o actividad que constituye su obsesión o compulsión, le ayuda a reducirlas y le estimula a participar en otras actividades. En los ejemplos anteriores, tanto Jill como Sam se beneficiaron de los intentos del personal por reconducirlos hacia pensamientos y actividades más favorables.

Medicación

Los medicamentos pueden ser enormemente beneficiosos en el tratamiento del TOC. A menudo reducen la intensidad y fuerza de una obsesión o una compulsión, de forma que ayudan a que la redirección funcione más eficientemente. Este fue el caso de Jill en el ejemplo anterior, a la que se le prescribió medicación antidepresiva (un inhibidor selectivo de la recaptación de serotonina, ISRS) que sirve para tratar los TOC. El resultado fue que Jill se mostró mejor predispuesta a los intentos del personal por cambiar su obsesión con Carmen hacia un trabajo y unas actividades recreativas más normales.

En nuestro centro de adultos hemos conseguido el mayor éxito con los ISRS. El que usamos con más frecuencia es la sertralina debido a su eficacia y a su menor incidencia de efectos secundarios. Hemos comprobado que también es beneficiosa la paroxetina, especialmente en los pacientes que tienen pérdida de apetito entre los síntomas del TOC. Y esto se debe a que con frecuencia provoca aumento de peso como efecto secundario. También hemos comprobado que, en algunos pacientes, el citalopram, la venlafaxina y el bupropión pueden ser útiles, aunque ninguno de estos fármacos haya sido aprobado por la Food and Drug Administration (FDA) para esta indicación. Con frecuencia es necesario mantener la medicación del paciente con TOC durante un período prolongado (y a veces durante un tiempo indefinido).

En algunos adultos con síndrome de Down, el TOC parece adoptar una naturaleza psicótica. Las obsesiones y compulsiones desbordan el nivel habitual, adoptando un grado mayor de autoabsorción, desapego e incapacidad para participar en las actividades de la vida diaria. En estos individuos puede resultar beneficioso utilizar una dosis pequeña de un antipsicótico (añadida o sustituyendo al antidepresivo ISRS). Son útiles la risperidona, la olanzapina, la quetiapina, la ziprasidona y el aripiprazol. Si hay problemas de insomnio elegimos la olanzapina porque generalmente tiene mayor actividad sedante que los demás. Estos fármacos están aprobados por la FDA para el tratamiento de las psicosis pero no para el TOC.

Lamentablemente, el aumento de peso es un problema potencial de todos estos antipsicóticos. Debe resolverse mediante un buen régimen dietético y aumento de la actividad. Hemos comprobado que la olanzapina es la que más aumento de peso produce. En ocasiones podemos utilizar este efecto secundario de forma positiva en pacientes que han perdido peso o no tienen apetito. Los que menos aumento de peso han producido en nuestros pacientes son la ziprasidona y el aripiprazol, pero la ziprasidona puede provocar trastornos del ritmo cardíaco por lo que se recomienda practicas un electrocardiograma (ECG) de forma periódica. Además, la discinesia tardía es un efecto secundario potencial de todos estos antipsicóticos. Lo más común es que aparezca tras el uso prolongado de la medicación, y consiste en la aparición de movimientos involuntarios, muecas y problemas similares. Pero nosotros solo hemos observado discinesia tardía en unos pocos adultos con síndrome de Down entre varios cientos a los que se les ha prescrito esta medicación.

Combinación de tratamientos

A veces, cuando las compulsiones u obsesiones resultan más difíciles de resolver, exigen la aplicación tanto de las terapias creativas para conseguir una reconducción de la conducta como la administración de medicación psicotropa. El primer paso a la hora de tratar estas obsesiones y compulsiones que son más complicadas es siempre buscar posibles causas o factores precipitantes. Intentamos identificar posibles estresores de tipo clínico o ambiental mediante el proceso de evaluación descrito en el capítulo 12. Hablamos también con el adulto, los familiares y otras personas que lo conozcan bien con el fin de obtener la historia de su tendencia previa a mantener unos hábitos. Esto nos da una idea de la fuerza relativa de esta tendencia en cada persona.

Además, averiguamos de qué modo los familiares y demás cuidadores han ido respondiendo a esos hábitos de la persona, porque esas respuestas pueden desempeñar un papel importante tanto para el desarrollo como para la reducción de un problema, como se ve en el siguiente ejemplo:

Charles había vivido toda su vida con sus padres. Cuando tenía 43 años murió el último de ellos y se trasladó a vivir con la familia de su hermana casada, que tenía hijos pequeños en edad escolar. Aunque su hermana Zoe había estado siempre involucrada en la vida de Charles y de sus padres, el traslado a su casa fue difícil. Zoe contó que Charles había tenido siempre una fuerte tendencia a seguir firmemente sus rutinas. Ya había visto que tanto él como sus padres se mantenían más aferrados a su estilo conforme envejecían y habían adoptado un estilo de vida más sedentario.

Cuando se trasladó a la casa de Zoe, los hábitos y rutinas de Charles no siempre encajaban con los de su familia. Por ejemplo, Charles pedía un helado a las 9 de la noche, lo que trastornaba los intentos de su hermana de que los niños se fueran a la cama. Tras varias semanas, Charles fue capaz de adaptarse a una hora más temprana para su helado e incluso llegó a sustituirlo por algo más sano. Había desarrollado también el hábito de llevar su ropa sucia al sótano cada noche después de ponerse el pijama, y su madre indefectiblemente la lavaba y se la devolvía al día siguiente. Esto no era nada práctico para su hermana. Después de practicarlo repetidamente y de animarle mucho, se consiguió que pusiera la ropa en un cesto y la llevara al sótano una vez por semana para lavarla.

Había más problemas. Por ejemplo, una de las actividades favoritas de Charles era comprar productos de aseo y otras cosas. Mientras vivía con sus padres, había desarrollado el hábito de comprar objetos duplicados de cosas que ya tenía en casa. Zoe se dio cuenta de este hábito la primera vez que fueron de compras y Charles rehusó salir de la tienda sin comprar los objetos que quería. Para evitar que esto volviera a ocurrir, Zoe le ayudó a crear una nueva rutina antes de ir de compras. El primer paso consistió en examinar su armario del cuarto de baño y comprobar los objetos que realmente necesitaba. Zoe entonces le ayudaría a encontrar una foto o hacer un dibujo del objeto, que llevaría consigo a la tienda, para localizarlo y comprarlo. A Charles le gustó mucho esta iniciativa porque le proporcionaba una rutina así como un cierto sentido de independencia y de objetivo en su compra. Y no menos importante, le permitía cooperar con las necesidades y los deseos de su hermana.

Más adelante, Zoe descubrió un problema parecido con los alquileres de películas. Charles quería alquilar películas de las que ya disponía en casa. Siguiendo la bien comprobada y acertada estrategia propia de los padres de seleccionar cuidadosamente la batalla en que uno se enzarza, sabiamente Zoe prefirió dejarle seguir con esa conducta. Su práctica no costaba mucho dinero y quizá, lo que era más importante, no suponía la acumulación de objetos innecesarios. Se dieron varias situaciones como esta en el curso de un año que se solucionaron de forma eficaz (y a menudo creativa). Con el tiempo, Charles desarrolló rutinas que encajaban con las de la familia de su hermana.

Tras dos años de estar con su hermana, Charles se trasladó a una vivienda tutelada que estaba próxima. Tuvo dificultad para adaptarse a esta nueva situación durante el primer año. Afortunadamente, el gerente y el personal eran personas experimentadas y comprendían la necesidad de Charles de mantener sus propias rutinas. El personal, con todo acierto, decidió seguir las sugerencias de Zoe, cuyo conocimiento y experiencias fueron de incalculable valor durante el proceso de adaptación.

Por desgracia, hacia el final del segundo año en la vivienda tutelada la situación cambió completamente debido a una renovación del gerente y de la mayoría del personal de atención directa. La nueva gerente no hacía caso a los ofrecimientos de ayuda por parte de Zoe porque consideraba que la conducta de Charles era desafiante en lugar de relacionarla con la necesidad de seguir una rutina. En los meses siguientes, Zoe veía con creciente preocupación cómo reaparecían la conducta ritual y las rutinas problemáticas que tan eficazmente habían sido tratadas anteriormente. Por ejemplo, Charles empezó de nuevo a llevar directamente su ropa a lavar al sótano. Comenzó a negarse a ir a dormir hasta que conseguía un helado, a pesar de que el antiguo personal había conseguido sustituirlo por un alimento más saludable y tomarlo algo antes. Lo más problemático, sin embargo, fue la negativa del personal de seguir la estrategia bien demostrada de Zoe de darle a Charles fotos de los objetos que necesitaba antes de irse a la compra. De resultas de ello, Charles volvió a negarse a marcharse de la tienda sin haber comprado lo que le apetecía.

Lamentablemente, cuando el personal intentaba forzar a Charles a obedecer, tenía «episodios agresivos» que jamás había mostrado con ningún cuidador anteriormente (familiar o profesional). Uno de estos episodios ocurrió en la noche de un viernes cuando Charles estaba bajo el cuidado de una persona sin experiencia. Se llamó a la policía para que fuera a la tienda, y Charles fue transportado a la sala de urgencias de un hospital local para evaluación psiquiátrica. Allí se le trató con medicación ansiolítica y se recomendó que siguiera un tratamiento psiquiátrico. Esto fue la gota que colmó el vaso y Zoe pidió una reunión de urgencia en nuestro centro de adultos para que la ayudáramos a resolver el problema. Por desgracia, parece que los «incidentes agresivos» solo sirvieron para reafirmar la opinión de la gerente de que se trataba de una conducta desafiante y que Charles suponía un peligro para su personal y los residentes.

La situación solo se resolvió cuando Charles fue trasladado a una nueva vivienda. Como era de prever, su respuesta al estrés del traslado fue aumentar la rigidez de sus rutinas, y en varias ocasiones mostró agresividad con el personal y los demás residentes. En este período de transición fue tratado con antidepresivos que le ayudaron a reducir su ansiedad y la rigidez de sus conductas compulsivas. Afortunadamente, el nuevo personal fue paciente y adoptó una visión positiva sobre las rutinas, colaborando con la familia y el centro de adultos para hacer más fácil la transición. Con el tiempo, Charles se fue sintiendo a gusto en su nueva casa. Ahora está ya en su segundo año y funcionando francamente bien.

COMPULSIONES FRECUENTES

Entre los tipos de compulsiones que hemos observado en nuestros pacientes con síndrome de Down se encuentran:

- Ordenar.
- Almacenar.
- Excesiva rigidez en la terminación de una tarea.

Ordenar

Poner los objetos en orden u «ordenarlos» es un hábito frecuente y a menudo benefi-cioso en las personas con síndrome de Down. Muchas personas ordenan fotos u objetos coleccionables en sus cuartos. Del mismo modo, algunas personas tienen necesidad de un cierto sentimiento de «orden» en relación con la iluminación. Solo lo sienten cuando las luces se encienden (o se apagan, dependiendo de cada individuo). Cerrar o abrir puertas es otra conducta que les confiere a algunos ese sentimiento de orden. Pero el orden mala-daptativo aparece cuando la vida de una persona se instala de forma creciente en la nece-sidad de poner las cosas en orden. Esto es lo que se vio claramente en el ejemplo de Sam al comienzo de este capítulo. Tenía la compulsión de colocar objetos frágiles en un cierto sitio dentro del conjunto. Y el orden se convierte en problema, como le ocurrió a Sam, cuando le gente empieza perder su trabajo, o a abandonar las reuniones sociales, o activi-dades que antes deseaba hacer, por la única razón de seguir colocando ciertos objetos «exactamente así».

El ordenar puede ser una forma de compulsión que reduce la ansiedad que la persona siente si las cosas no están «justamente así». Puede también reducir el estrés que se expe-rimenta por otras causas. Por ejemplo, después de haber pasado un día duro en la escue-la, una chica de unos diez años se muestra extremadamente irritable y fuera de sus casillas si no se le permite poner sus cosas exactamente como a ella le gusta. Está obsesionada con mantener la superficie de su tocador ordenada, por ejemplo, y se levanta como un resorte a colocar las cosas tal como estaban si alguien las mueve. E insiste en que la almohada tenga la funda azul porque la amarilla no entona bien con su edredón (y recorrerá la casa de arriba abajo en busca de la funda perdida y aburrirá a su madre sin compasión hasta que se encuentre la funda «adecuada»).

Además, el ordenar las cosas puede tener relación con el deseo de una persona de asegu-rar el control sobre su vida. Ordenar parece proporcionar a la persona un sentido de control.

Almacenar

Almacenar objetos es otra conducta compulsiva que vemos frecuentemente. El alma-cenar puede ir de la mano con el ordenar objetos. A veces los adultos con síndrome de Down coleccionan y almacenan una cantidad excesiva de objetos específicos; algunos son innecesarios (lápices, cantidades excesivas de jabones); otros inútiles o sin sentido (enva-ses, papel ondulado); o alimentos (incluidos algunos perecederos). En el ejemplo anterior, Charles tenía una tendencia a guardar jabones u otros útiles de aseo. Almacenar puede convertirse en problema si el individuo no participa en sus actividades habituales porque está excesivamente concentrado en esa conducta. Puede convertirse también en un proble-ma de salud pública si almacena alimentos perecederos, envases u otros objetos que pro-vocan condiciones insanas.

Puede resultar difícil reconducir la conducta de almacenar. El primer objetivo es ayudar a la persona a que evite almacenar productos que crean condiciones poco saludables. Se recomienda entonces que los sustituya por productos de otro tipo. El paso siguiente es ayudar a la persona a que ponga límites en su deseo de almacenar. Como sucedió con Charles, ayudarle a desarrollar y comprender lo que se necesita con el apoyo de imágenes y darle control para que las compre puede resultar útil. Y le vendrá muy bien también poner a su disposición otras actividades divertidas e interesantes.

Rutinas rígidas

Quizá el tipo más frecuente de compulsión maladaptativa que vemos en el centro de adultos sea el mostrarse excesivamente rígido para llevar a cabo una tarea rutinaria. Fue claramente un problema en el caso de Charles (ejemplo anterior), así como en el de la mujer del capítulo 9 que se negaba a cambiar la hora de su baño para salir con las compañeras de su nueva residencia. Estos tipos de rutinas rígidas parecen ocurrir con más frecuencia cuando se pide a la gente que realice un cambio dramático y difícil en sus vidas.

En el centro de adultos, nos hablan frecuentemente sobre la rigidez de las rutinas en el baño. Se da en personas que se bañan o duchan con frecuencia y tardan mucho tiempo en hacerlo. Estas rutinas dejan de ser productivas cuando empiezan a interferir en su trabajo o sus actividades sociales. Es frecuente que los padres u otros cuidadores no tengan ni idea de cómo llegaron a desarrollarlas de forma maladaptativa. Pero afirman con frecuencia que ha habido algún factor estresante en su vida, como por ejemplo un traslado, y que ya esa persona tenía una tendencia a que sus baños o duchas duraran un período prolongado. No tenemos noticia de que esta tendencia esté relacionada con la obsesión por las bacterias o gérmenes (una compulsión frecuente en la población general), pero puede estar relacionada con la preocupación por la limpieza.

Es también bastante frecuente la compulsión de hacer las cosas en un orden determinado durante el día o la semana, lo que puede considerarse una forma de orden, antes descrito. En muchas personas, esto forma parte de los hábitos o costumbres sanas explicadas en el capítulo 9. Pero esta tendencia puede ser problemática y propia de un TOC si altera la vida diaria de forma significativa. No obstante, debe tenerse cuidado en evitar el diagnosticar TOC en exceso sobre la base de esta conducta, dado lo frecuente de esta tendencia que forma parte de la conducta típica de muchas personas con síndrome de Down.

Además del estrés, otros factores que frecuentemente precipitan la aparición de rutinas tan marcadamente rígidas son ciertos problemas de salud subyacentes. Cuando un adulto con síndrome de Down es diagnosticado de TOC, es obligado buscar el problema físico que ha podido desencadenar esta conducta. A veces, un tema de salud que crea especial sensibilidad en un área específica del cuerpo puede llevarle hacia la rigidez de alguno de sus hábitos. Por ejemplo:

> A Janine, de 32 años, se la operó y requirió una incisión transversal en la parte baja del abdomen. Durante su recuperación tuvo mucha hemorragia que exigió un cambio frecuente de vendajes. Después de abandonar el hospital, Janine empezó a ducharse por la mañana y por la noche, pasando mucho tiempo bajo el agua. Desarrolló también el hábito de apretar su ropa interior hasta el máximo. Su familia

pensó que estos hábitos eran un intento de manejar un sentimiento de suciedad o de contaminación relacionado con la frecuente hemorragia que tuvo en el hospital.

Como consecuencia de sus largas duchas e intentos de apretarse la ropa, Janine iba yendo al trabajo cada vez más tarde por la mañana. Empezó a pasar crecientes cantidades de tiempo en el cuarto de baño durante el trabajo, para ceñirse la ropa interior, lo que empezó a interferir en sus actividades laborales. Por la tarde, esas mismas conductas interferían en sus actividades sociales y recreativas.

Para Janine el tratamiento consistió en medicación con ISRS y terapia conductual para sacarla de sus rutinas compulsivas. Costó también mucho tiempo y paciencia por parte de la familia resolver su problema. Para limitar el tiempo en el cuarto de baño, aceptó utilizar un cronómetro que señalaba el final de la ducha, y después se ajustaba de nuevo para señalar el final de la conducta de apretarse la ropa interior. Como incentivo, se le daban cartas que representaban cantidades concretas de dinero para comprar los CD de su música preferida. Gradualmente se fue reduciendo el tiempo del cronómetro. Al cabo de unas tres semanas, Janine recuperó un patrón más normal de ducha y ajuste de la ropa interior. Hasta que esta rutina se normalizó por completo y ya no necesitó el incentivo económico.

Curiosamente, su familia observó que conforme se normalizaba el tiempo para ajustarse la ropa interior, Janine empezó a sustituirlo por otra conducta ritual: colocando algunos objetos personales de su cuarto «exactamente así». Afortunadamente eso fue mucho menos rígido en cuanto al tiempo utilizado en esta actividad y pudo seguir haciendo sus tareas diarias sin verse atrapada en su rutina.

Al mismo tiempo que la familia le daba incentivos para cambiar sus actividades en el baño, el personal en su puesto de trabajo le dio incentivos para reducir el tiempo que pasaba en el baño durante el trabajo para ajustar su ropa interior. Estos incentivos consistían en el tiempo y en la atención que le prestaba su persona favorita del equipo, así como el premio de repartir el correo si volvía del baño después del almuerzo en un tiempo razonable. Con el tiempo, estos incentivos sirvieron para que recuperara un patrón más normal de trabajo. Como ocurrió con sus rutinas en casa, esta nueva conducta se convirtió en una nueva rutina que ya no requirió más incentivos.

Hay otras muchas compulsiones que se deben a aspectos de salud. Por ejemplo, en algunas personas la sinusitis crónica puede llevarles a soplar por la nariz o limpiarla compulsivamente, toser o carraspear. En otros, el lavado excesivo de manos puede interferir en las actividades laborales y sociales y provocar serios problemas de sequedad de la piel. Por ejemplo, Allen empezó a lavarse excesivamente las manos tras un período prolongado de diarrea persistente. Recuperado ya de la diarrea, siguió lavándose las manos con frecuencia durante períodos prolongados de tiempo.

Lo que se debe hacer y lo que no con los hábitos compulsivos

Para Allen y otras personas que desarrollan hábitos compulsivos, recomendamos primero determinar si esa conducta interfiere realmente en la vida de la persona. Si no lo hace, puede que no valga la pena el esfuerzo de forzar a cambiar su conducta. Si realmente interfiere en algún área clave de su funcionamiento, o es un problema porque la muestra en un ambiente público, sugerimos estos pasos:

1. *Intente mantener a la persona ocupada en sus actividades físicas o en actividades que exigen cierta atención y concentración.* En casa, mantener al individuo en actividades deportivas o de recreo, o incluso jugar con video-juegos, reducirá el tiempo que gasta en seguir con sus rutinas compulsivas. En el trabajo, asegúrese de que tiene una tarea interesante que le mantiene ocupado. En nuestra experiencia, las personas con síndrome de Down tienden a engolfarse en actividades compulsivas mucho más fácilmente cuando no tienen otra cosa que hacer.

2. *Limite las actividades sedentarias como es ver la televisión.*

3. *Considere sustituir la conducta problemática por otra alternativa más apropiada.* Esta estrategia implica ensayo y error así como creatividad para dar con la conducta alternativa correcta. A veces esta puede ser muy simple. Por ejemplo, algunas personas con problemas de sinusitis necesitan usar un pañuelo de papel (en lugar de su mano) cuando soplan por la nariz o la limpian repetidas veces. A veces la conducta de sustitución exige pensárselo mejor. Hemos comprobado que los instrumentos manuales para reducir el estrés (bolitas, piedras, etc.) pueden servir para mantener las manos ocupadas lo suficiente como para empezar a reducir el hábito de repetición. Animándole convenientemente, la conducta se puede convertir en un hábito regular más apropiado. Si el hecho de animar solamente no basta, disponer de un premio concreto puede ayudar a algunas personas.

Por lo general, es mejor no forzar el cese inmediato de una conducta compulsiva. Como observó el psicólogo Milton H. Erickson, es mucho más fácil nadar en la misma dirección de una corriente para ayudar a redirigirla desde dentro que intentar pararla.

OBSESIONES

Como ha sido definida previamente, una obsesión es una idea o un tema que preocupa la mente hasta el extremo de interferir en la capacidad para centrarse en otras ideas o temas. Es más que simplemente soñar despierto. La persona se encuentra limitada para controlar el proceso del pensamiento.

En contraste con las compulsiones, las obsesiones pueden ser más costosas de detectar en una persona con síndrome de Down. O sea, usted puede observar una compulsión, pero la obsesión se asienta en la mente. Por tanto, si la persona no es muy verbal o no habla sobre sus obsesiones, puede necesitarse cierta labor detectivesca para descubrir que se siente obsesionada sobre algo. Si la persona no es verbal, puede mostrar repetidas veces el deseo de ver la fuente de su obsesión (una persona real, un objeto o sus imágenes).

Los adolescentes y adultos con síndrome de Down pueden desarrollar obsesiones sobre cualquier cosa que les interese. Las obsesiones que hemos observado con más frecuencia son:

- Obsesiones sobre personas no reales (protagonistas de cine y televisión) o gente con la que no está vinculada en la vida real (celebridades).

- Obsesiones con gente que la persona conoce.
- Obsesiones con los alimentos.

Las personas como objeto de obsesión

Hemos comprobado que las obsesiones con las personas pueden ser negativas o positivas, y terminan siendo algunas de las obsesiones más intensas y persistentes. Creemos que se debe a la naturaleza compleja y provocadora de las relaciones humanas, lo que las convierte en terreno fértil para el desarrollo y mantenimiento de intensas obsesiones. A veces el objeto de una obsesión puede consistir en parecerse a alguien que está presente en la vida de la persona, o actuar como ella. Esta persona puede haberse marchado (por traslado o fallecimiento), o puede ser alguien con quien no es posible o conveniente que el adulto hable directamente.

Raras veces somos capaces de comprender la causa real de una obsesión. Esto es cierto para la gente de la población general, que por lo general no aciertan a comunicar por qué tienen una obsesión. Es más probable todavía que las personas con síndrome de Down tengan dificultad para expresar la causa subyacente de su obsesión. Sabemos, sin embargo, que como ocurre con otros tipos de hábitos, el estrés puede desempeñar un papel importante en el desarrollo de una obsesión improductiva.

Preocupaciones con personas imaginadas

Hemos visto bastantes personas que están intensamente preocupadas con una persona imaginaria o una celebridad cuyo papel o personaje en la película es el objeto de la obsesión. A veces el adulto ha tenido un contacto efímero, como puede ser en un concierto, pero en general el contacto con la persona objeto de la obsesión es muy pequeño.

Muchos padres de preadolescentes y adolescentes de la población general han contado las obsesiones con personajes célebres como una fase de la etapa adolescente. (Recuerde: la adolescencia en las personas con síndrome de Down aparece a menudo en una edad más madura; v. cap. 10). Este tipo de obsesión normalmente remite conforme las personas con síndrome de Down crecen. Pero en algunos casos la obsesión continúa y empieza a interferir en el funcionamiento normal. Por ejemplo:

> Sheri sufrió varios procesos de intenso estrés, incluida la muerte prematura de su padrastro, al que quería mucho y que murió de un ataque cardíaco masivo. Tras su pérdida, Sheri desarrolló una obsesión con los miembros de una de sus bandas favoritas de rock (anteriormente había mostrado un interés normal por esa banda). Creó una familia imaginaria con los miembros de la banda. Y añadió a otros individuos a esta familia imaginaria, incluido un bombero del que se había hablado en las noticias de la televisión como un héroe local. La madre pensó que este hombre tomó el papel de protector en su familia imaginaria.
>
> Sheri se fue obsesionando de forma creciente con su familia imaginaria, en detrimento de sus actividades normales de la vida diaria. Podía estar escuchando la música de la banda, o hablando incesantemente a otros sobre sus «familiares»

imaginarios, o manteniendo soliloquios sobre ellos. Su interés por el bombero terminó en obsesión con cualquier cosa que apareciera en las noticias sobre el parque de bomberos. Con el tiempo, sus amigos imaginarios se convirtieron más y más en una interferencia en su vida. Aunque a Sheri le encantaba su trabajo y era una trabajadora concienzuda, empezó a fallar en el trabajo ya que pasaba la mayor parte del tiempo dentro de su mundo de fantasía. Antes había sido una voluntariosa participante en actividades sociales y recreativas, pero empezó a recluirse en su cuarto y en su mundo imaginario.

El tratamiento de Sheri consistió en un antidepresivo ISRS, la sertralina, combinado con una intensa estrategia para hacerle volver a su trabajo e interés social de su vida real. Tras varios meses sin observar ningún cambio, se añadió al antidepresivo una dosis pequeña de un antipsicótico, la risperidona, y empezó a responder favorablemente a este tratamiento. Esto sirvió para reducir la intensidad de sus obsesiones y, quizá lo más importante, para reducir su resistencia a participar en las actividades del mundo real.

El primer paso para volver a despertar el interés de Sheri por las actividades fue aprovecharse de su intenso interés por controlar el peso. Animándola un poquito, aceptó mantener una tabla de ejercicio de paseo diario y bicicleta estática. Esto le ayudó a concentrarse en su aquí y ahora y en sacarla de su cuarto. A lo largo de los meses se sintió apoyada al haber perdido 5 kg. Aceptó también escribir un diario sobre sus sentimientos para comentarlos en las sesiones de asesoramiento continuado. Esto cumplió varios e importantes objetivos. Ahorró a la familia parte de la frustración que tenía al oír los comentarios sobre la familia imaginaria que repetía sin descanso. Si los comentarios se prolongaban un cierto tiempo, podían desviarla a que plasmara los pensamientos en el diario, cosa que hacía. El asesoramiento sirvió para que otra persona, que no fuera un familiar, la escuchara aunque en un período de tiempo corto y definido (como debe ser el asesoramiento).

Aunque podría parecer que el asesoramiento fomentaba su atención hacia la familia imaginaria, escribir sus pensamientos realmente redujo su obsesión. Plasmar sus pensamientos en el papel sirvió para darles forma y estructura concretas, lo que de algún modo redujo su necesidad de verbalizarlos una y otra vez. Puede que además significara hacer una actividad real que le ayudó a abandonar su mundo de fantasía. El asesor le asignó también tareas en casa, como por ejemplo hacer una lista de algunas de sus actividades favoritas para fomentar más su atención sobre acontecimientos y actividades de la vida real. Con el tiempo, empezó también a acudir de nuevo a las actividades sociales y recreativas de la comunidad. Esto le permitió recuperar sus amistades y realizar más ejercicio, así como adentrarse más en el mundo real y alejarse de la fantasía.

PREOCUPACIONES CON GENTE REAL

Hemos visto también bastantes personas con síndrome de Down que tienen obsesiones positivas o negativas con gente real que está presente en sus vidas. Obsesiones positivas significa tener pensamientos agradables, gratos sobre una persona; obsesiones negativas significa tener pensamientos incómodos, molestos sobre una persona. Incluimos un ejemplo de obsesión negativa:

Jennifer, de 32 años, vivía en una casita dentro de una gran área residencial. Fue vista en el centro de adultos junto con su hermano, que vivía cerca, y el personal de su residencia. El hermano nos explicó que Jennifer tenía una historia de obsesiones negativas, que a menudo aparecían en momentos estresantes de su vida. El objeto de su actual obsesión era otra residente en su casita. Al igual que en el pasado, esta obsesión tomó la forma de constantes quejas sobre esta otra persona, expresadas las más de las veces mediante brotes de soliloquio enfadado. Jennifer se quejaba también sobre esta persona al personal o a su hermano. Su hermano notó también que la obsesión iba siempre acompañada de otras conductas compulsivas, como por ejemplo una tendencia a ser más inflexible o rígida en sus rutinas. Además, había sido muy meticulosa en su aseo y autocuidado, y muy segura en sus obligaciones laborales, pero ahora estaba tan absorta con su obsesión que necesitaba que se le recordara que debía hacer sus tareas. Pese a los repetidos intentos por parte de su hermano y del personal para que se distrajera de su obsesión, se mantuvo y empeoró.

Aparte de sus obsesiones y compulsiones, estaba también deprimida y su estado de ánimo era irritable, tenía un sueño poco reparador, pérdida de apetito y falta de interés en las cosas con las que antes disfrutaba, como la música y el baile. Tendía a recluirse sola en su habitación, quejándose sobre el objeto de su obsesión.

Para Jennifer, el tratamiento eficaz fue parecido al ofrecido a Sheri, antes comentado, aunque no necesitó medicación antipsicótica. Lo único que necesitó fue un antidepresivo del tipo de los ISRS. El personal se esforzó intensamente en hacerla salir de su cuarto para que volviera a sus actividades normales. Con el tiempo estuvo menos obsesionada y deprimida y recuperó su vida normal. En este caso, no fue necesario cambiar sus contactos con la mujer con la que había estado obsesionada. Al observar sus interacciones no se pudo desvelar razón alguna que justificara las quejas de Jennifer. De haberse encontrado alguna, hubiese sido esencial abordarla con Jennifer y la otra persona, y si no pudiese encontrar una solución, hubiese sido obligado separarlas.

Unos tres años después, Jennifer empezó a quejarse de otra persona diferente en su casa. No sorprendió saber que sentía estrés por causa de un proyecto de construcción en su casa, cambios en el personal, y la ausencia de una gran amiga que había abandonado la casa. Además se le diagnosticó y trató hipotiroidismo, que indudablemente contribuía a mantener el estrés.

Se le dio cita inmediata para su evaluación en el centro de adultos, se inició rápidamente el tratamiento y en poco tiempo se normalizó. Para su familia y el personal, el mensaje de todo ello fue que había que estar atentos a los signos iniciales de una obsesión para recurrir al tratamiento lo antes posible. De igual importancia fue que aprendieron a reducir el estrés siempre que fue posible, y a predecir la probabilidad de que apareciera una obsesión como consecuencia de la presencia de un estrés imprevisto e incontrolable en su vida.

Como se ha señalado anteriormente, las obsesiones con personas pueden ser también «positivas». Por ejemplo, cuando Elizabeth consiguió su primer trabajo, pareció desarrollar una obsesión con el marido de una de sus compañeras. Trataba de flirtear con él, le enviaba mensajes de amor, hablaba sobre él como si fuera su «cariño», etc. Para Elizabeth, el primer paso en el tratamiento sería explicarle que su conducta era problemática. Serviría de ayuda que el objeto de su obsesión quisiera explicarle suavemente que la obsesión con él no era apropiada. A veces, sin embargo, el único modo que tiene la persona que es objeto de la obsesión para tratarla es no tener contacto alguno con la persona con síndrome de Down. Pueden necesitarse también redirección, asesoramiento y medicación.

LENTITUD OBSESIVA - «EL PASO»

La lentitud obsesiva es una forma aparente de trastorno obsesivo-compulsivo que parece ser más frecuente en las personas con síndrome de Down. Actualmente, todavía necesitamos aprender mucho más sobre la lentitud obsesiva, aunque nosotros la hemos visto en una docena de personas.

La marcha de la vida en nuestra sociedad parece acelerarse constantemente. El estrés persistente de un ambiente en rápido cambio puede conducir a algunas personas hacia la ansiedad, la depresión u otros problemas psicológicos. Las personas con síndrome de Down pueden percibir también el estrés originado por un mundo que lleva un paso demasiado rápido. Una respuesta particularmente difícil a este estrés es la lentitud obsesiva, algo que nosotros hemos denominado también «el paso».

Para algunos de nuestros pacientes, el mundo parece moverse demasiado deprisa. Las expectativas altas (sean reales o sean percibidas como tales por la persona con síndrome de Down) pueden desempeñar un cierto papel en el desencadenamiento de este problema. Pueden sentir la necesidad de funcionar a un nivel o a un paso que son incapaces de seguir. Puede que sientan como si no tuvieran el control de sus vidas.

Cuando no pueden seguir el paso del mundo, algunos adultos con síndrome de Down (de forma consciente o inconsciente) lo aflojan. Hemos visto personas que comen despacio, andan despacio, gastan una cantidad exagerada de tiempo para hacer sus tareas diarias. Parecen reducir su velocidad o incluso encerrarse cuando ya no pueden vivir de acuerdo con la marcha de la sociedad. Este enlentecimiento puede ser un «beneficio» directo para ellas (p. ej., como andan despacio pierden el autobús y no llegan a su trabajo estresante). Para otros, no parece tratarse de una evitación directa. No están evitando algo específico sino que han reducido la velocidad en todas (o casi todas) sus actividades.

Hasta hace poco nos limitábamos a especular que nuestros pacientes percibían que el mundo estaba yendo demasiado deprisa, pero recientemente un paciente que se mueve muy despacio confirmaba nuestras sospechas cuando afirmó que siente «que el mundo es demasiado rápido».

La lentitud obsesiva aparece a menudo (aunque no siempre) de forma bastante abrupta. Hemos comprobado que, por lo general, no existe un acontecimiento que la desencadene. Por el contrario, es más probable que sea la frustración y desesperanza desarrolladas de manera crónica las que originen el problema.

El tratamiento debe basarse en el reconocimiento de que, para estas personas, parte de la aceptación de su discapacidad (el síndrome de Down) debe incluir la aceptación de su necesidad de moverse a una velocidad más lenta. Probablemente, nunca irán a la velocidad que establezca la sociedad. Probablemente no serán capaces de funcionar con la marcha que tenían anteriormente porque fue esa velocidad la que los condujo a su declive.

Si bien la aceptación de un paso más lento constituye una gran parte de la terapia, hay otros abordajes que pueden ser útiles. Puede servir el marcarles un tiempo para algunas actividades y, una vez cumplido, seguir con la siguiente o interrumpirla y abandonarla. Por ejemplo, algunas personas que comen muy lentamente empezarán de golpe a comer más deprisa si ven que el reloj está llegando a los últimos minutos del tiempo permitido para comer. Ocasionalmente, la persona se mostrará agresiva o muy enfadada si le retira usted la comida o le cierra el grifo de la ducha, etc.

Urgir a la persona a que se dé prisa no sirve por lo general y puede contribuir a que muestre agitación. No recomendamos el forzarle físicamente a que se dé más prisa. Pero puede beneficiar el ayudarle a realizar algunas tareas en ciertas situaciones. Por ejemplo, si peligra su trabajo a causa de su lentitud, puede servir el ayudarle a atarse los zapatos con el fin de que llegue a tiempo al trabajo. No obstante, es importante evaluar si ese trabajo es adecuado para la persona o si es causa de estrés, lo que contribuiría a aumentar el problema de la lentitud obsesiva.

El asesoramiento puede ofrecer un apoyo limitado al dar a la persona la oportunidad de compartir sus preocupaciones. También puede resultar beneficioso cambiar el entorno (p. ej., cambiar a un puesto de trabajo donde la velocidad sea más lenta, a una residencia donde las demás personas sean más sedentarias).

No hemos tenido demasiado éxito con la medicación. En algunos pacientes hemos visto cierta mejoría con fármacos utilizados en el tratamiento del TOC (v. el apartado anterior de antidepresivos ISRS). Un paciente pareció mejorar con L-triptófano, un aminoácido suplementario.

Una reacción frecuente ante el paso rápido de nuestra sociedad es correr para mantenerse a la altura. Sin embargo, en ocasiones esto puede resultar abrumador hasta llegar a un punto en el que las personas con síndrome de Down ya no pueden o no quieren seguir esa marcha, y en realidad comienzan a moverse muy lentamente como defensa ante ese estrés. «El paso» al que funcionan puede ser descrito como lentitud obsesiva y exige que sea aceptado en cierta medida, y que se aplique alguna intervención.

Trastornos psicóticos

Son muchos más los adultos con síndrome de Down de los que se sospecha inicialmente que tienen un trastorno psicótico que los que realmente demuestran tenerlo. Esto es más probable que ocurra cuando las personas con síndrome de Down son vistos por profesionales de la salud mental con escasa experiencia en síndrome de Down. En realidad, los adultos con síndrome de Down por lo general no tienen psicosis.

La psicosis es un trastorno psicótico en el que el individuo experimenta delirios o alucinaciones, y estos síntomas interfieren en la capacidad de funcionar en la vida diaria. En la población general, los tipos de psicosis incluyen la esquizofrenia, el trastorno esquizoafectivo, el trastorno psicótico breve, el trastorno psicótico inducido por sustancias, el trastorno psicótico secundario a un problema médico, y otros. Estos diagnósticos específicos parecen ser menos frecuentes en las personas con síndrome de Down, pero ocasionalmente los adultos con síndrome de Down tienen síntomas psicóticos, como analizaremos después.

¿QUÉ ES UNA PSICOSIS?

La psicosis es un trastorno que incluye:

- Ideas delirantes (una creencia falsa o irracional que implica una interpretación errónea de las percepciones o experiencias).
- Alucinaciones (ver, oír o sentir algo que no está presente).
- Salirse de la realidad (p. ej., una intensa preocupación con las alucinaciones que sustituyen a la realidad).
- Paranoia (miedo o disgusto irracional; p. ej., el temor de que alguien te espera para cogerte cuando no es cierto).
- Aplanamiento afectivo (falta de respuesta emocional).
- Alteración al procesar el pensamiento y desorganización del pensamiento y el habla (p. ej., relacionar pensamientos que no guardan conexión alguna entre ellos).

El diagnóstico de los diversos tipos de trastornos psicóticos se basa en los síntomas y en su duración. Es importante también evaluar las otras causas de la psicosis, como puede ser una sustancia (un fármaco o una droga), o un trastorno de tipo médico (p. ej., la apnea del sueño).

DIAGNÓSTICO

Las psicosis pueden ser muy difíciles de diagnosticar en las personas con síndrome de Down. Para determinar que un proceso mental es anormal o psicótico es necesario comprender cómo era el proceso mental normal antes de sufrir el cambio. Esto es todo un reto en los adultos con síndrome de Down, sobre todo en quienes tienen escasa habilidad verbal. Además, hay todo un conjunto de aspectos a considerar en estas personas que ya han sido analizados anteriormente. Son los temas del soliloquio, los amigos imaginarios y otras conductas que han sido descritas como conducta «psicotiforme» (Sovner y Hurley, 1993). Si se toman fuera del contexto, se pueden interpretar estas conductas equivocadamente como psicóticas. Pero vistas en el contexto de una persona con discapacidad intelectual, por lo general no son psicóticas sino acordes con el grado de funcionamiento que una persona posee en ese particular nivel de desarrollo. Por ejemplo:

> Leonard, de 29 años, fue traído a nuestro centro por el temor de que hubiera desarrollado un trastorno psicótico. Tenía una larga historia de soliloquios pero habían aumentado recientemente. Estaba también aislándose más en su cuarto. En el trabajo, se negaba a salir al párking para recoger los carros de la compra. Un psicólogo dijo a su familia que era psicótico, y vinieron a nosotros en busca de una segunda opinión.
>
> Animamos a la madre de Leonard a escuchar detrás de la puerta para ver si podía oír lo que decía. Persistía en la repetición de una frase que se refería a que nadie le ayudaba a levantarse. El análisis con la familia y un asesor nos llevó finalmente a comprender mejor el problema. Leonard había sido atropellado por un coche mientras estaba en el aparcamiento de un supermercado. Lo habían tirado al suelo, el conductor no se había parado y nadie le ayudó a levantarse. Jamás lo contó a nadie. Temía decírselo a su jefe porque le costó tanto tiempo volver al supermercado con los carros que el jefe estaba enfadado.
>
> La familia analizó con él la situación y propusieron tener una reunión con el gerente. El gerente aceptó que Leonard siguiera metiendo los alimentos en las bolsas pero no le volvió a pedir que recogiera los carros en el aparcamiento. Además, recibió asesoramiento de forma regular. Sus soliloquios volvieron al nivel anterior, volvió a participar de nuevo en actividades y funcionó bien en el trabajo. Sin embargo, sigue teniendo miedo de los aparcamientos y prefiere caminar junto a otra persona cuando tiene que utilizarlos. Sigue quejándose de vez en cuando de que nadie le ayudó a levantarse. Cuando lo menciona, se le reafirma que la gente tiene cuidado de él y que la persona que lo atropelló no actuó correctamente.

Para complicar más el diagnóstico, la respuesta emocional y psicológica a un problema físico subyacente puede terminar a veces en síntomas que parecen psicóticos. Un problema especial de salud que se debe considerar al evaluar a una persona con síntomas psicóticos es la apnea del sueño. Tanto la deprivación crónica de sueño como la deprivación de oxígeno pueden ocasionar importantes síntomas psicológicos, incluidos los psicóticos.

Para diagnosticar a un adulto con síndrome de Down de trastorno psicótico es necesario, por lo general, observarlo atentamente en circunstancias variadas. Ayuda la observación en el despacho del médico y del profesional de salud mental, pero con frecuencia se necesita la observación directa y el hablar con otros sobre sus observaciones para llegar al diagnóstico. A veces este se hace por exclusión de otros diagnósticos que no encajan con los síntomas y la lectura de la conducta que la persona está mostrando. A continuación mostramos un ejemplo del valor que tienen las observaciones para llegar a un diagnóstico:

> Jonathan, de 47 años, tenía una larga historia de soliloquio e interacción con amigos imaginarios. Al principio, su familia pudo reconducirlo cuando era necesario para ayudarle a funcionar en sus actividades diarias, participaba en un programa de trabajo y se mostraba activo con su familia. Pero esta observó un cambio de conducta con el tiempo. Su soliloquio se hizo más intenso, era más difícil reconducirlo cuando hablaba consigo mismo, y se pasaba cada vez más tiempo conversando con sus amigos imaginarios, a costa de excluir a su familia, sus compañeros de trabajo y sus amigos. Se hizo claro el diagnóstico de psicosis cuando empezó a contar que veía monos columpiándose por su casa. Respondió bien a la risperidona, un fármaco antipsicótico, así como al esfuerzo que hizo la familia para reconducirlo hacia sus actividades diarias habituales.

TRATAMIENTO

El tratamiento de las psicosis comprende:

1. Apoyo emocional a la persona, a su familia y a los cuidadores.
2. Prestar atención a los problemas médicos que puedan contribuir a los síntomas psicóticos o que puedan haber sido el resultado de que la persona es menos capaz de cuidarse a sí mismo.
3. Fármacos.

En el capítulo 13 se analiza la importancia del asesoramiento terapéutico y la evaluación del ambiente así como la intervención sobre él. Todas estas acciones son necesarias para valorar si la situación es propiamente una psicosis y para dar pautas sobre cuál puede ser la forma de intervenir.

Parece que los fármacos son siempre piezas esenciales para tratar las psicosis en nuestros pacientes con síndrome de Down. Los médicos disponen de dos tipos de fármacos antipsicóticos en su arsenal: los antiguos antipsicóticos, y los nuevos antipsicóticos atípicos.

A los antiguos pertenecen el haloperidol, la tioridazina y el tiotixeno. Aunque funcionan bien, en nuestra experiencia parecen mostrar más efectos secundarios en las personas con síndrome de Down. Los efectos de tipo anticolinérgico son particularmente frecuentes y molestos: estreñimiento, retención urinaria, dificultad para la micción, mareo y otros.

Los más modernos, los antipsicóticos atípicos, con frecuencia resultan una mejor elección. A menudo se los llama antipsicóticos de segunda generación, en contraposición con los antiguos, antipsicóticos típicos. A este grupo pertenecen la risperidona, la olanzapina, la quetiapina, la ziprasidona y el aripiprazol. La clozapina pertenece también a este grupo pero no la usamos porque puede ejercer un efecto adverso sobre la concentración de leucocitos. Estos fármacos funcionan bien y parecen tener menos efectos secundarios que los antiguos. Además pueden servir para mejorar el estado de ánimo deprimido que aparece frecuentemente en la psicosis.

Hemos comprobado que la olanzapina produce generalmente mayor sedación. Por tanto puede resultar ventajoso cuando la falta de sueño forma parte del problema. También tiende a inducir aumento de peso lo que, de nuevo, puede resultar ventajoso si hay falta de apetito.

La elevación de la glucemia es un posible efecto secundario de los antipsicóticos atípicos, lo que puede provocar diabetes mellitus. Lo hemos visto en mayor grado con la risperidona y la olanzapina que con la quetiapina, la ziprasidona o el aripiprazol. Controlamos la glucemia de forma regular en nuestros pacientes mediante muestras de sangre. Además se recomienda vigilar la aparición de cataratas en el caso de usar quetiapina.

Cuando se administran antipsicóticos es importante vigilar la aparición de discinesia tardía. Se trata de un síndrome neurológico caracterizado por la aparición de movimientos involuntarios y anormales. Principalmente se afectan los músculos de la boca o la cara pero puede afectar a cualquier músculo. Ocurre frecuentemente cuando se ha administrado el antipsicótico durante tiempo prolongado, en especial si se han usado dosis altas. Parece ser menos frecuente con los antipsicóticos atípicos que con los típicos. La suspensión de la medicación basta por lo general para eliminar los síntomas, pero a veces persisten indefinidamente aun después de haber interrumpido la medicación.

CONCLUSIÓN

Los trastornos psicóticos son relativamente poco frecuentes en las personas con síndrome de Down, si se las compara con la población que no lo tiene. También son menos frecuentes que otros trastornos de salud mental en las personas con síndrome de Down. Es necesario realizar una evaluación cuidadosa para deslindar la psicosis verdadera de los rasgos o características «psicotiformes». Afortunadamente, por lo general las psicosis en los adultos con síndrome de Down responden bien a la terapia de asesoramiento, la intervención del ambiente y la medicación.

Negarse a comer

No se considera que el negarse a comer sea una enfermedad mental *per se*. Pero en los adultos con síndrome de Down puede ser un síntoma de tantos problemas de salud mental y física que hemos optado por dedicar un capítulo separado a este tema. Es también un ejemplo de un caso «difícil de tratar» de la interacción entre los problemas de salud mental y de salud física.

¿QUÉ ES NEGARSE A COMER?

Por «negarse a comer» queremos indicar un cambio importante en los hábitos de comida y bebida de un individuo, que produce pérdida significativa de peso u otros riesgos de salud. Puede tratarse de:

- Dejar de comer y beber por completo.
- Rechazar el comer todo a excepción de un grupo pequeño y selecto de alimentos.
- Rechazar el comer ciertas texturas (p. ej., la persona bebe pero no come alimentos sólidos).
- Comer cantidades pequeñas e insuficientes de comida.

Hemos visto unos cuantos pacientes con síndrome de Down que han rehusado comer y tuvieron pérdida significativa de peso. Por lo general, el problema pareció ser un síntoma de un problema físico o que hubiera empezado como la complicación de un problema de salud física. Frecuentemente, la persona cesó de comer en respuesta al dolor ocasionado por el problema de salud, pero una vez desaparecido el dolor, siguió rechazando la comida. En estos casos, el negarse a comer parece que se ha convertido en una conducta aprendida, una compulsión o una parte de los síntomas de depresión o ansiedad.

Cuando el negarse a comer acompaña el comienzo de los síntomas de un trastorno de salud mental, como por ejemplo la depresión, consideramos que el problema de la comida es parte de los síntomas de ese trastorno. Sin embargo, no es esto lo que más ocurre. Muy frecuentemente, los problemas más importantes y desafiantes de la comida se inician después del desarrollo (o aparente desarrollo) de un problema médico. Frecuentemente los síntomas de un trastorno de salud mental vienen después. No obstante, el trastorno de salud mental parece ser una alteración secundaria que surge en respuesta al estrés del problema médico inicial y del negarse a comer. Por ejemplo:

Jim, de 38 años, presentaba una larga historia de un problema leve de deglución. Pero en tanto comiera lentamente y su comida estuviera bien cortada, lo hacía bien. Una vez, después de un carnaval local, comió un perrito caliente y se atragantó con sensación de ahogo. Desarrolló miedo a la comida y solo bebía líquidos. Empezó a sentirse angustiado con su miedo, así como por los intentos de los demás para conseguir que comiera su dieta normal. Con el tiempo, cayó en un estado de depresión. El tratamiento debió enfocarse no solo hacia el tema médico original (su problema de deglución) sino también hacia su depresión y al modo de asesorar a su familia y a los demás sobre cómo afrontar los temas de deglución y comida.

DIAGNÓSTICO

Cuando vemos a un adolescente o un adulto con síndrome de Down que está comiendo menos o negándose a comer, nuestro primer paso es explorar posibles problemas médicos subyacentes. Lo hacemos aun cuando el único síntoma sea el negarse a comer. Si fuésemos a suponer que el negarse a comer era enteramente de origen conductual, se nos podría escapar un importante problema de salud. Si hubiera un problema subyacente de salud y no lo tratáramos, el resultado sería por lo general la resolución incompleta del problema de la comida, con la consiguiente innecesaria incomodidad para la persona.

Tenemos en cuenta los siguientes problemas médicos:

- Reflujo gastroesofágico y esofagitis (con estrechez esofágica o sin ella).
- Úlcera péptica.
- Problemas dentales.
- Disfunción de la deglución.
- Enfermedad celíaca.
- Hipotiroidismo.
- Otras múltiples causas de náuseas (p. ej., enfermedad renal, diabetes, anomalías del metabolismo del calcio, pancreatitis, etc.).
- Anomalías intracraneales (tumor cerebral o cualquier otra causa de elevación de la presión dentro del cerebro).
- Efectos secundarios de medicamentos.

- Otras posibilidad es que la historia y la exploración puedan indicar, como por ejemplo el dolor de garganta, masas en boca o garganta, etc.

Comprobamos con frecuencia que las úlceras de estómago, la inflamación del esófago u otros problemas del tracto gastrointestinal son la causa fundamental del problema. Como parte de la atención a estos problemas, es lógicamente necesario que la persona sea explorada mediante endoscopia (esofago-gastro-duodenoscopia) para valorar el estado del tracto gastrointestinal superior. No se toma la decisión sin haberla analizado previamente con el interesado y la familia. La endoscopia consiste en colocar un endoscopio (un tubo a través del cual se puede mirar) en la boca e introducirlo en el esófago hasta el estómago y primera parte del intestino delgado. Se hace en general bajo sedación pero muchos de nuestros pacientes con síndrome de Down requieren un grado mayor de sedación y a menudo incluso anestesia general.

La decisión sobre si seguir haciendo pruebas se basa en los hallazgos de la historia y la exploración. Estas pruebas consisten en análisis para evaluar los problemas señalados anteriormente u otros según se vaya avanzando en el diagnóstico.

TRATAMIENTO

Cuando existe un problema médico subyacente, el tratarlo consigue a veces volver a comer de manera normal, sin que se necesite ningún otro tratamiento. Pero otros pacientes siguen negándose a comer incluso después de que su problema médico haya sido superado adecuadamente. En estos casos, hemos comprobado o sospechado que los síntomas se iniciaron como consecuencia del problema físico, pero que la situación médica sirvió como factor estresante y contribuyó al desarrollo de la conducta compulsiva (es decir, el rechazo a la comida), la depresión u otros problemas. Es realmente asombroso hasta qué grado algunas personas con síndrome de Down en esta situación parecen ignorar una señal del cuerpo tan notable como es el hambre.

Una cuestión que se debate frecuentemente es si este problema puede compararse a la anorexia nerviosa. Aunque presentan algunas semejanzas, hay también diferencias entre la anorexia nerviosa de las personas que no tienen síndrome de Down y el negarse a comer que vemos en nuestros pacientes. Es cierto que nuestros pacientes evitan comer pero por lo general no les oímos expresar su preocupación por el sobrepeso o que necesitan seguir perdiendo peso, como es el caso de los pacientes con anorexia nerviosa. En cambio, el rechazo a la comida aparece más frecuentemente como una respuesta a un problema médico con el desarrollo posterior de los rasgos psicológicos de un trastorno obsesivo-compulsivo (TOC) o de depresión, como se ha mencionado anteriormente.

Si alguno persiste en rechazar la comida una vez que el problema ha sido tratado (o si no encontramos un problema físico subyacente) el tratamiento que se aplica es el del TOC o de la depresión. Y eso supone:

- Prestar asesoramiento a la persona con síndrome de Down y la familia o cuidadores.
- Terapia dirigida a mejorar la deglución, para favorecer los intentos de dar comida.

- Apoyo hasta que la persona coma adecuadamente.
- Medicación.

Apoyo

La terapia de apoyo, dar seguridad y reconducir hacia la actividad de comer: todo puede ser útil. Cuando se ha tratado el problema médico, ayudar a la persona a que comprenda que el dolor se ha resuelto y que ya no habrá dolor al comer puede exigir un apoyo constante, «apretarle la mano» y espíritu animoso. A menudo se necesita hacer esto en el sitio donde vive, por lo que su familia y sus cuidadores tienen que ser parte del equipo que lo anima y apoya. Otras personas que interactúan con ella en la escuela, en el trabajo o en ambientes recreativos también tendrán que conocer la situación y formar parte de la solución.

El primer objetivo es asegurarse de que la persona coma lo suficiente para tener las calorías, vitaminas, minerales y demás nutrientes que necesita. Una vez que esto ocurra ya no hay tanta presión para empujarle a que coma una dieta «normal». Por tanto, si la persona rehúsa comer alimentos sólidos, puede beber múltiples preparados de bebida complementaria y cantidades pequeñas de comida hasta llegar a ingerir las adecuadas calorías, líquidos y otros nutrientes. Presionarle a que coma una dieta normal en realidad puede generarle más ansiedad y retrasar la posibilidad de que consuma la cantidad adecuada que necesita. Es más probable que se consiga más con el apoyo y un discreto estímulo (y la aceptación de que se trata de un proceso lento). Estas técnicas también proporcionan al adulto con síndrome de Down y a la familia tiempo para que trabajen con el asesor o el terapeuta de la deglución o el especialista médico que tienen que aplicar los tratamientos adicionales que se indican a continuación.

Asesoramiento

Es necesario también, por lo general, entrenar y asesorar a los cuidadores y las familias, ya que tratar de animar a alguien a que coma puede ser muy frustrante. Necesitan apoyo para saber sortear situaciones de confrontación, mantenerse frías, evitar el tomar como ofensa personal el hecho de que rechace la comida y reducir sus frustraciones. La confrontación lleva a menudo a la persona con síndrome de Down a «poner pies en polvorosa» y a retrasar el proceso de curación. El trabajador social, el psicólogo o el terapeuta de familia pueden proporcionar asesoramiento eficaz.

Terapia para mejorar la deglución

Resulta también útil recurrir a un terapeuta del lenguaje para realizar la terapia de deglución. Puede iniciarse tan pronto como nos demos cuenta del problema de la comida y mientras se está investigando la causa subyacente. Otras veces es aceptable esperar hasta que el problema médico se encuentre, porque el tratamiento de ese problema puede ser todo el tratamiento que necesite. La terapia consiste en enseñar de nuevo a la persona a deglutir y comer introduciendo progresivamente alimentos. Si se han perdido algunas de

las habilidades deglutorias a causa de que la persona no ha tragado durante un tiempo prolongado, la terapia le ayudará a recuperar estas habilidades. Algunos adultos con síndrome
de Down consideran que la terapia de deglución los asusta y les genera ansiedad (tanto
como el comer). En tal caso, puede que se necesite medicación ansiolítica antes de iniciar
esta terapia.

Medicación

Con frecuencia los fármacos forman parte del tratamiento de esta conducta. Cuando la
depresión o el trastorno obsesivo compulsivo complican el problema, la medicación antidepresiva resulta útil. Hemos comprobado que la paroxetina es particularmente beneficiosa
porque, como otros antidepresivos (inhibidores selectivos de la recaptación de serotonina,
ISRS), trata la depresión o el TOC pero, además, en muchas personas con síndrome de Down
ocasiona aumento de apetito y de peso. En este caso, los efectos secundarios son un apoyo
real. Pueden servir también los demás antidepresivos analizados en los capítulos 14 y 16.

A veces, la evaluación global de la situación puede llevarnos a un diagnóstico de trastorno psicótico (v. cap. 17). Hemos comprobado que todos los antipsicóticos pueden producir aumento de peso en algunos pacientes con síndrome de Down. La olanzapina parece estar particularmente asociada al aumento de peso y, por tanto, puede ser una buena
elección en esta situación.

Hay medicamentos que estimulan el apetito y que, por tanto, pueden ayudar al paciente al incrementar su motivación hacia la comida. Y ello, a su vez, le puede hacer más receptivo a otras formas de tratamiento. En nuestra experiencia, el megestrol ayuda a estimular
el apetito en adultos con síndrome de Down que se niegan a comer. Como el megestrol
puede aumentar la concentración de glucosa en sangre, será preciso controlar la glucemia.

Michael, de 43 años, fue traído a nuestro centro de adultos porque su hermana
estaba preocupada por la pérdida de peso que había observado. Había disminuido
su apetito de forma importante, y había bajado unos 18 kg (de 67,5 a 49,5 kg).
Tenía escasa capacidad de habla pero podía afirmar o negar con la cabeza. Negó
tener dolor alguno en el abdomen aunque sentía alguna molestia al palparlo en su
parte superior. La hemoglobina (hematíes) estaba algo baja, lo que indicaba que
estaba algo anémico, lo que podría deberse a que ingería escasos nutrientes o a que
perdía sangre.

Fue necesario hospitalizar a Michael para tratar la deshidratación que sufrió
por ingerir pocos líquidos. En el hospital se le practicó una endoscopia y se
encontró una gran úlcera de estómago. Inició el tratamiento con medicamentos,
omeprazol para reducir el ácido del estómago, y sales de hierro para tratar la
anemia. También se comprobó que tenía hipertiroidismo, que fue igualmente
tratado. Aunque el hipertiroidismo puede producir pérdida de peso, se acompaña
habitualmente de aumento de apetito (que no era el caso de Michael).

El tratamiento de estos problemas solo consiguió mejorar en parte el apetito y
el peso de Michael. Se llegó al diagnóstico de depresión basándose en su poco
apetito, su estado de ánimo, su pérdida de interés en las actividades habituales y el
aumento de somnolencia, y fue tratado con paroxetina. Mejoró su estado de ánimo

pero siguió luchando con el apetito. Se añadió megestrol y mejoró el apetito. Al ganar peso y estar más activo, recuperó fuerza y su aspecto general mejoró notablemente. En el curso de unos cuantos meses recuperó sus 18 kg, se retiró el megestrol y la paroxetina, y siguió comiendo bien. Se continuó con la medicación para controlar las úlceras de estómago y para tratar el hipertiroidismo.

Michael fue un claro ejemplo de negarse a comer. Cuando por primera vez dejó de comer no mostró síntomas de depresión, sino que aparecieron más tarde.

Paul, de 33 años, necesitó más apoyo. La primera vez que lo vimos había perdido casi 16 kg y estaba en 47 kg. Aparte de no comer, el único problema que sus cuidadores advirtieron fue un patrón de conducta compulsiva que venía de mucho tiempo atrás. Tendía a hacer casi todo de una manera ritualista y compulsiva. En la exploración física no se apreció nada especial salvo la pérdida de peso. Los análisis eran normales. Se le practicó una endoscopia y solo se apreció una ligera inflamación del esófago. Al indagar más, pareció haber tenido una historia de síntomas del tipo de la acidez cuando empezó a comer menos.

Se le prescribió medicación para reducir el ácido del estómago, pero sólo mejoró mínimamente en la ingestión de comida. A pesar del asesoramiento, de la paroxetina para un presunto TOC y de potenciadores del apetito, siguió perdiendo peso. En ese momento, fue necesario alimentarle por sonda nasogástrica (un tubo que se mete por la nariz y llega hasta el estómago). A pesar de todo siguió negándose a comer, y posteriormente fue necesario colocarle un tubo de gastrostomía (un tubo que atraviesa la pared abdominal hasta llegar el estómago) para alimentarle. Se le dio nutrición de apoyo por el tubo de gastrostomía al tiempo que se intentó darle terapia de apoyo, asesoramiento y otra medicación. Paul llegó a un punto en que comía pequeñas cantidades «por placer», pero había que seguir alimentándole por el tubo de gastrostomía como aporte a sus necesidades nutritivas.

El problema de Paul con la comida demuestra un hallazgo bastante común. Para cuando el problema es evaluado, la causa médica original puede estar en vías de solución. O bien, el problema médico puede ser relativamente menor. A Paul, por ejemplo, se le observó una débil inflamación del esófago. Pero el problema es que este trastorno relativamente pequeño desencadenó un curso progresivamente descendente que terminó en un TOC y en cambios de la conducta. Aunque no se puede asegurar, podríamos decir que la intervención temprana antes de que se compliquen los problemas mejoraría el tratamiento de estos cuadros.

Otro problema de alimentación fue el de Jessica, de 32 años. A Jessica se le había puesto un régimen estricto de dieta baja en grasa a causa de la elevación del colesterol. Y se le recordaba con frecuencia que evitara la comida rica en grasa. Jessica era de las que siempre desarrollaban hábitos o costumbres (v. cap. 9) en su manera de realizar sus rutinas diarias. Y lo hizo también con su dieta. Por desgracia desarrolló tal hábito que se hizo extraordinariamente selectiva en lo que debía comer. Su peso bajó al valor ideal que debía tener (54 kg) y siguió bajando hasta pesar 45,5 kg. Afortunadamente pudimos reconducirla a ella y a su familia para mantener una dieta sana pero sin pasarse. Se le aseguró a Jessica que tomar algo de grasa no solo era aceptable sino bueno. Con el tiempo, su dieta se hizo más razonable.

Conclusión

El negarse a comer puede ser un problema muy difícil que plantea una importante amenaza para la salud. En las personas con síndrome de Down puede haber una interacción entre dos aspectos: uno de salud física y otro de salud mental. Realizar una evaluación exhaustiva de los problemas médicos subyacentes es un punto esencial del diagnóstico y del tratamiento de este problema. Puede que sean necesarios todos los diversos tipos de tratamiento: el asesoramiento, la evaluación y el apoyo de los factores ambientales, la medicación para tratar posibles cuadros psicológicos asociados y la medicación para estimular el apetito. Puede ser necesario también el suplemento nutricional. En los adultos con síndrome de Down, la pérdida significativa de peso es más la excepción que la regla, por lo que los padres y demás cuidadores deben estar atentos y facilitar los cambios en el peso y en el apetito a los profesionales de la salud.

Conducta problemática

No todos los problemas emocionales y conductuales encajan exactamente en alguna de las categorías diagnósticas de la cuarta edición revisada del *Manual diagnóstico y estadístico de los trastornos mentales* (DSM-IV-TR). Aun así, a pesar de que algunos problemas conductuales no pueden calificarse formalmente como si fueran trastornos, sí que pueden resultar problemáticos a la hora de tratar con ellos. En este capítulo, utilizaremos el término «conducta problemática» para referirnos a la conducta que es maladaptativa o disruptiva para la vida del individuo o para la de los demás. Entre los problemas de conducta pueden encuadrarse los siguientes:

- Agresiones físicas o verbales, o daños a la propiedad.
- Conducta de oposición, desafiante o desobediente, frente a las personas que representan la autoridad.
- Conducta antisocial o criminal, incluyendo la mentira, el robo o la conducta sexualmente inapropiada, o la conducta que es intencionadamente lesiva para los demás.
- Problemas conductuales relacionados con la impulsividad, incluyendo la conducta que se «descarga» sin pensar o sin previo planteamiento, como por ejemplo soltar comentarios inapropiados sobre los demás, lanzarse a la calle como una flecha, coger comida de los platos ajenos, etc.

Entre los problemas conductuales también pueden incluirse las conductas que son socialmente inapropiadas u ofensivas, pero generalmente no perjudiciales para los demás. Forma parte de esta categoría la conducta inapropiada desplegada en lugares públicos o en situaciones sociales, como por ejemplo, la falta de buena higiene, tocarse la zona genital, expeler ventosidades, meterse los dedos en la nariz, etc.

Los problemas conductuales se dan con menor frecuencia en las personas con síndrome de Down que en las personas que tienen otro tipo de discapacidad intelectual, pero aparecen con mayor frecuencia que en la población general (Kahn y cols., 2002).

CAUSAS DE LA CONDUCTA PROBLEMÁTICA

¿Por qué tienen problemas de conducta las personas con síndrome de Down, y por qué los tienen en mayor proporción que la población general? Posiblemente se deba a varias causas. Quizá la más importante sea que las limitaciones adaptativas y de lenguaje expresivo pueden dificultar la conceptualización y la comunicación de la existencia de problemas y otras cuestiones. Aunque esto pueda ser más evidente en las personas con habilidades verbales limitadas, también puede ser el caso de las personas que tienen mejores aptitudes verbales. Esto se debe a que los adultos con un mejor lenguaje verbal quizá no sean capaces de conceptualizar ni de comunicar sus pensamientos o sentimientos sobre ciertos problemas o determinadas cuestiones. Por ejemplo, un joven con buena capacidad verbal volcó del revés una pesada mesa de comedor, y lanzó contra las paredes muchos objetos de su habitación. También se mostraba irritable y poco cooperativo con su familia y con sus supervisores en el trabajo. Esta situación se prolongó durante varias semanas, hasta que al fin su familia lo trajo a nuestro centro de adultos, donde se descubrió que estaba padeciendo un problema físico que le producía dolor.

Otra mujer tuvo incidentes similares, que no eran propios de ella. Su familia estaba desconcertada y no podía explicarse estos cambios, hasta que se enteraron de que su novio la había dejado hacía poco, y también había perdido a una amiga íntima, que se había mudado a otra ciudad.

Cualquier tipo de problema de conducta, incluso la conducta agresiva, de oposición o socialmente inapropiada, puede estar comunicando la presencia de un problema. Estas conductas pueden servir tanto para que la persona descargue su frustración, como para obtener la atención de los demás. De ahí que, como forma de comunicación no verbal, el mensaje exige cierta interpretación por parte de los demás (v. cap. 6). Hemos observado que tanto los miembros de la familia como los demás cuidadores generalmente pueden ayudarnos a interpretar el mensaje. A continuación, describimos algunas de las causas más comunes de conducta problemática en los adolescentes y adultos con síndrome de Down.

CAUSAS FÍSICAS SUBYACENTES

Cuando se evalúe a una persona con síndrome de Down por sus dificultades para controlar la conducta, o por su conducta agresiva, es especialmente importante indagar las posibles causas físicas. El malestar y las molestias pueden provocar una reducción de la capacidad para controlar las emociones, o una respuesta exagerada o agresiva ante otros estímulos o acontecimientos.

Malcolm, un hombre de 37 años con síndrome de Down, que tenía un trastorno obsesivo-compulsivo (TOC), estaba siendo tratado por el personal de su piso tutelado a base de sertralina y de reconducción. El tratamiento daba buenos resultados, en líneas generales. Sin embargo, periódicamente, se volvía agresivo en respuesta a los intentos del personal por reconducirle. Había sido operado de mastoides (oído) hacía muchos años y, periódicamente, esa zona se llenaba de residuos y había que aspirarla. Se observó que, durante sus períodos de agresividad, siempre tenía necesidad de dicho tratamiento. Parecía tener malestar debido a su problema físico, pero lo comunicaba con su conducta en vez de con palabras.

Trastorno por déficit de atención con hiperactividad. También vemos a otros individuos cuyos problemas de conducta se derivan de ciertos trastornos fisiológicos o neurológicos. Estas personas pueden tener muchas más dificultades para controlar sus impulsos y su conducta. Entre las más comunes de estas patologías, se encuentra el trastorno por déficit de atención con hiperactividad (TDAH). Uno de los tres síntomas nucleares propios de este trastorno, junto con los problemas de atención y la distractibilidad, es la conducta compulsiva. Debido a esta conducta compulsiva, la persona con TDAH puede tener más problemas para esperar, o más dificultades para reservarse para sí los comentarios poco agradables sobre los demás. Algunos individuos pueden tener también dificultades para controlar sus emociones y conductas, y es posible que sean agresivos cuando se sienten frustrados o estresados. Identificar correctamente la causa fisiológica de la patología ayudará a asegurar un tratamiento más eficaz. Más adelante proporcionamos más información sobre los trastornos por déficit de atención en los adolescentes y adultos con síndrome de Down.

Trastornos convulsivos. Ocasionalmente vemos en nuestro centro a algunos adultos que tienen conductas agresivas o impulsivas asociadas con crisis parciales, simples o complejas. Aunque son relativamente infrecuentes, estas patologías deben identificarse con el fin de implementar el tratamiento farmacológico adecuado (v. más adelante, y el cap. 14 para más información sobre la utilización de los fármacos anticonvulsivos).

Problemas del control de los impulsos. También hemos visto a algunos individuos con síndrome de Down que tienen conducta impulsiva, pero que no presentan signos de déficit de atención, de trastorno convulsivo ni de ningún otro desencadenante físico, emocional ni ambiental. Seguimos investigando las causas, pero puede que estas personas simplemente tengan una mayor disposición a la conducta impulsiva que los demás. En consecuencia, al igual que sucede con las personas con convulsiones y con déficits de atención, estos individuos pueden tener más dificultades para controlar sus impulsos y, en algunas ocasiones, estos pueden implicar conductas antisociales o agresivas.

Trastornos por déficit de atención

Los trastornos por déficit de atención son trastornos neurológicos que tienen los siguientes síntomas nucleares: falta de atención, conducta impulsiva y tendencia a la distracción. Existe un tipo de trastorno en el que solamente aparecen estos síntomas nucleares (TDA-In), mientras que el tipo hiperactivo (el TDAH) tiene los síntomas anteriores y además, el síntoma nuclear adicional de la hiperactividad. Obsérvese que en el DSM-IV-TR, ambos tipos de trastornos de déficit de atención entran en la categoría conjunta de TDAH. No obstante, para ayudar a establecer las diferencias entre estos dos subtipos, nosotros utilizaremos las abreviaturas TDA-In (trastorno por déficit de atención sin hiperactividad) y TDAH (trastorno por déficit de atención con hiperactividad).

Con estudios que arrojan unas tasas de prevalencia de entre el 4 y el 12%, el TDAH es una de las enfermedades neurológicas más comunes diagnosticadas en los niños (Brown y cols., 2001). Entre los niños con síndrome de Down se han estimado unas tasas de prevalencia similares (Cohen y Patterson, 1998; Myers y Pueschel, 1991). El TDAH suele tener un efecto catastrófico en el rendimiento académico y de trabajo de un niño, así como en su funcionamiento y en su desarrollo social y emocional. Los problemas de atención y tendencia a la distracción pueden dificultar mucho a estas personas el concentrarse y el seguir, de forma organizada, las tareas esenciales en casa, la escuela o el trabajo. Además, a causa de la impulsividad, las relaciones con sus superiores y con sus amigos pueden verse afectadas negativamente, ya que el individuo puede tener problemas para esperar o para reservarse para sí sus comentarios irreflexivos o poco agradables. También puede tener dificultades para concentrarse en las conversaciones, lo que puede dar lugar a que parezca que no está interesado en los demás. Algunas personas con esta patología también tienen dificultades para controlar sus emociones y sus conductas, a causa de su impulsividad, y pueden volverse agresivos cuando se sienten frustrados o estresados.

En la infancia, el TDAH ha sido identificado desde hace muchos años, pero solo recientemente se ha descubierto que afecta también a un considerable número de adultos. Los adultos pueden tener los mismos problemas de desatención, impulsividad, desorganización y tendencia a la distracción que los niños, y estos problemas pueden tener las mismas consecuencias sobre su funcionamiento social, emocional, académico u ocupacional, que las que tienen en los niños. Parece que la hiperactividad es menos corriente en los adultos con TDAH, incluso en quienes tuvieron hiperactividad cuando eran niños. Aparentemente, a las personas puede pasárseles la hiperactividad cuando maduran y se hacen adultas.

Aunque no disponemos de investigaciones sobre los índices del trastorno por déficit de atención (TDA) en los adolescentes y adultos con síndrome de Down, hemos visto a un gran número de individuos en nuestro centro que lo presentan. Entre estos hay muchos individuos con una historia de hiperactividad con déficit de atención, a los que parecía habérseles pasado la hiperactividad al llegar a la edad adulta. Al igual que los adultos de la población general, suelen seguir teniendo dificultades con la atención y la impulsividad, y por ello suelen beneficiarse de la medicación que les ayuda a controlar mejor estos problemas. También hemos visto a algunos adultos con síndrome de Down que siguen mostrando hiperactividad, aun cuando el TDAH es menos frecuente en la adultez de la población general que el TDA-In.

SÍNTOMAS DEL TRASTORNO POR DÉFICIT DE ATENCIÓN CON HIPERACTIVIDAD

¿Cómo es el TDAH en los adultos con síndrome de Down? Para responder a esta pregunta, puede resultar útil describir primero los síntomas típicos en los niños. Aunque muchos niños muestran altos niveles de actividad, los niños diagnosticados con este trastorno son tan activos que los padres suelen describirles como «que rebotan en las paredes». Los adultos con síndrome de Down que tienen este trastorno mostrarán parte de la conducta hiperactiva que muestran los niños. Muchos tienen problemas para dormir, hablan continua y distraídamente, y la mayoría no pueden quedarse quietos ni concentrarse lo suficiente como para realizar actividades deportivas, y mucho menos realizar las tareas esenciales en la escuela o en el trabajo. El nivel de actividad en los adultos con síndrome de Down quizá no sea tan intenso como en los niños con TDAH (tanto el de la población general como en los niños con síndrome de Down) pero, en comparación con otros adultos, su nivel de actividad es bastante extremo. Obviamente, este tipo de conducta puede resultar muy difícil para los cuidadores de estos adultos, al igual que lo es para los cuidadores de los niños. Por ejemplo:

A Marna, de 21 años, la trajeron al centro sus desesperados y exhaustos padres seis meses después de que se hubiera graduado en su escuela. Marna era una joven dulce y simpática que estaba volviendo locos a sus padres y a su jefe con sus constantes preguntas, su habla distraída y sus movimientos. En el trabajo, no podía quedarse quieta en un sitio el tiempo suficiente como para finalizar sus tareas laborales. En su casa, solo podía prepararse para ir al trabajo o para realizar otras labores cuando sus padres estaban presentes para dirigirla y hacer que se moviera a cada paso. Cuando mejor estaba Marna era cuando se hallaba practicando deporte, pero incluso entonces tenía grandes dificultades para mantener la concentración. Por ejemplo, su entrenador, al ponerla a jugar a algo, la describía como «un globo perdiendo aire». Recorría el campo de deportes impetuosamente y a gran velocidad, pero no estaba necesariamente centrada en los acontecimientos reales del juego.

Los padres de Marna nos dijeron que de niña había sido hiperactiva, y que un psicólogo del colegio y un experto pediatra le habían diagnosticado TDAH. A lo largo de sus años escolares había sido muy activa, pero una medicación estimulante, el metilfenidato, le había ayudado mucho a mantener bajo control su hiperactividad, su falta de atención y su impulsividad.

Desde el momento en que Marna se graduó en la escuela, hasta que vino a la consulta en nuestro centro, sus padres observaron un marcado aumento del TDAH, a pesar de que continuaba tomando su medicación. Los padres de Marna creían que el proceso de haber dejado el colegio y de haber comenzado a trabajar podía haber resultado muy estresante para ella. Muchos de sus amigos se encontraban en el mismo lugar de trabajo, pero allí también había mucho más bullicio y distracciones, y contaba con menos ayuda por parte del personal, en comparación con la ayuda que había recibido en la escuela.

En el centro, Marna no dio muestras de tener problemas de salud, ni problemas sensoriales aparentes que pudieran haber agravado sus síntomas. El personal del centro confirmó el diagnóstico de TDAH, partiendo de su historia y de su conducta actual, y se comenzó a aplicar un tratamiento. Marna tuvo una respuesta positiva al bupropión, un fármaco antidepresivo atípico, que es eficaz en los adultos de la población general con TDA o TDAH. Durante aquella reunión y las que siguieron, Marna participó en las sesiones de asesoramiento para tratar sobre sus sentimientos y sus propias expectativas. Estaba desmoralizada y con baja autoestima, pero se la animó a verse de forma más positiva, especialmente a medida que su conducta hiperactiva y su falta de atención mejoraron con el tratamiento.

Durante el primer mes, Marna siguió teniendo algunos problemas para controlar sus enfados en el trabajo, y para tranquilizarse para dormir por las noches, pero la situación mejoró con las sesiones de terapia y con un aumento en la medicación. Durante el segundo y el tercer mes, los padres de Marna nos dijeron que su conducta había mejorado mucho en casa, y que no había habido informes negativos por parte del taller. En un seguimiento de seis meses Marna seguía estando bien en casa, pero sus padres nos comunicaron que habían recibido una advertencia desde su lugar de trabajo, diciendo que podían expulsarla a causa de sus arrebatos de ira.

Poco después de esta reunión, el personal de relaciones de nuestro centro acordó efectuar una visita al taller, para conocer mejor la situación. Lo que estas personas se encontraron allí resultó esclarecedor. Varios de los participantes del lugar de trabajo estaban molestando a Marna con sus burlas y sus chanzas. Aparentemente, estos individuos la habían visto reaccionar de forma exagerada ante determinadas situaciones, antes de que ella comenzara con la medicación, y parecía que querían pincharla para que tuviera accesos de ira como los que había tenido en el pasado. Puesto que Marna tenía una historia de arrebatos en el pasado (antes de iniciar su nueva medicación), había sido amenazada con la expulsión del programa. Tras haberles comunicado que otros participantes estaban provocando a Marna, el personal del taller aceptó vigilar la situación de cerca y evitar que los demás molestasen a Marna. Después de varias semanas y de varios informes sobre algunos incidentes que señalaban a los demás participantes como los provocadores, cesaron las burlas y las chanzas.

Ahora ya han pasado tres años desde la evaluación inicial, y Marna continúa con su seguimiento en nuestro centro. Ha tenido algunos problemas menores y algunos reajustes en su medicación pero, en general, sigue encontrándose muy bien.

¿SE TRATA DE TRASTORNO POR DÉFICIT DE ATENCIÓN CON HIPERACTIVIDAD O ES OTRA COSA?

La buena noticia sobre el TDAH es que las personas obtienen ayuda debido a la intensidad de los síntomas y al estrés y a la tensión que estos causan en los cuidadores. Se trata de síntomas que, sencillamente, no pueden ser ignorados. Además, este trastorno se encuentra entre las situaciones que afectan a niños y adultos que han sido más investigadas y que se conocen más ampliamente. Debido a ello, es probable que los profesores, los pediatras y demás profesionales diagnostiquen esta enfermedad cuando reciben a un niño o un adulto con síndrome de Down que muestra hiperactividad. La mala noticia respecto al conocimiento tan extendido sobre este trastorno es que la conducta hiperactiva puede ser diagnosticada erróneamente como TDAH cuando, de hecho, la hiperactividad esté causada por otra cosa.

Al revisar los pases de las personas que han acudido a nuestro centro con un diagnóstico previo de TDAH, hemos comprobado que en muchas ocasiones el diagnóstico era incorrecto. El acierto en el diagnóstico puede resultar aún más problemático en las personas con síndrome de Down que tienen una habilidad limitada para comunicar verbalmente sus problemas o sus síntomas. Por ejemplo, en nuestra experiencia, a las personas con trastorno bipolar se les puede diagnosticar erróneamente TDAH, porque la conducta maníaca puede parecer conducta hiperactiva. Sin embargo, la conducta maníaca es solo una parte del cuadro sintomático, y viéndola de esta forma puede conducir a la aplicación de tratamientos que quizá, en realidad, empeoren el problema. Por ejemplo, los medicamentos estimulantes pueden incrementar la conducta maníaca, o aumentar la intensidad de las fluctuaciones de los estados de ánimo. Se puede evitar el falso diagnóstico de TDAH si los médicos son cuidadosos en la obtención de la historia, con lo que se aumentarán las probabilidades de que se evidencien las fluctuaciones del ánimo (entre la manía y la depresión), características del trastorno bipolar.

De modo similar, la manía puede diagnosticarse también erróneamente como si fuera TDAH. Como sucede con el trastorno bipolar, esto puede conducir al uso de estimulantes que pueden empeorar e intensificar la manía. La cuidadosa obtención de la historia puede ayudar asimismo a reducir este problema. La manía es a menudo una patología que se produce cíclicamente, y que suele tener flujos y reflujos, mientras que el TDAH normalmente es más constante en su presentación y en su nivel de intensidad.

También hemos visto a algunas personas con trastornos del espectro autista a quienes se les había diagnosticado erróneamente TDAH. Aunque estos individuos pueden tener una conducta de tipo hiperactivo, especialmente cuando se encuentran ansiosos o sobre-estimulados, el diagnóstico de TDAH significa que no se tienen en cuenta aspectos claves del trastorno autista, como la falta de conexión con los demás. De nuevo, sin un diagnós-tico correcto los individuos no pueden recibir el tratamiento médico y conductual que es esencial para su enfermedad.

La ansiedad también puede diagnosticarse fácilmente de forma errónea como si fuera TDAH. Particularmente, este es el caso de las personas con síndrome de Down que no pue-den verbalizar sus sentimientos, sino que expresan su ansiedad por medio de una conduc-ta agitada o exageradamente activa. ¿Cómo diferenciamos la ansiedad del TDAH? Aconseja-mos ser especialmente cuidadosos con respecto a la historia y a la duración de los síntomas que presentan. El TDAH se presenta en la primera infancia, y se da durante toda la vida de la persona. La intensidad de los síntomas puede cambiar con la edad, pero el trastorno seguirá estando presente de algún modo reconocible en la adultez. Por otra parte, si la conducta «hiperactiva» parece comenzar durante una época de estrés, entonces es más probable que la conducta sea realmente ansiedad en respuesta a un factor estresan-te. Además, si el TDAH de la persona solo se manifiesta en ciertos ambientes, como por ejemplo, en un aula del colegio, entonces esto puede significar simplemente que ese ambiente es estresante. Con frecuencia observamos que en el ambiente estresante, a la per-sona se la está sobreestimulando o que, por el contrario, no se la está estimulando lo sufi-ciente.

Por último, y quizá lo más importante, los síntomas de TDAH pueden ser sencillamen-te el medio preferido del individuo para comunicar, por medio de su conducta, la presen-cia de algún tipo de factor estresante. Una vez más, esto es especialmente probable en el caso de los niños y adultos con síndrome de Down que tienen limitaciones para verbalizar sus pensamientos o sus sentimientos. Por lo tanto, una conducta que se parezca al TDAH puede estar comunicando que hay un trastorno físico, un déficit sensorial (visual o auditivo), un cambio o una pérdida estresantes, o un factor ambiental estresante. Como hemos resaltado a lo largo de este libro, nosotros solo podremos llegar a la causa o al origen de una conduc-ta si, como profesionales y como cuidadores, nos convertimos también en detectives y exa-minamos todas las áreas posibles (p. ej., físicas, sensoriales, ambientales, cambios de las eta-pas de la vida). Esta puede ser la única forma de determinar si es posible que existan otras razones o explicaciones para la conducta del individuo.

SÍNTOMAS DEL TRASTORNO POR DÉFICIT DE ATENCIÓN - INATENCIÓN

Si bien el TDAH suele diagnosticarse en exceso, el TDA-In (sin hiperactividad) suele diagnosticarse por debajo de lo real.

En el caso de los niños y los adultos con TDA-In que no tienen hiperactividad, la buena noticia para los cuidadores es que estas personas son mucho menos «revoltosas» y mucho más fáciles de controlar. La mala noticia es que tienen muchas menos posibilidades de que se les diagnostique correctamente esta patología y de que reciban el tratamiento adecuado. Cada vez hay más pruebas de que a un número muy considerable de niños y adultos de la población no se les detecta y trata esta patología, debido a la naturaleza más sutil de sus síntomas (especialmente, cuando se los compara con las personas con hiperactividad) (Jensen y Cooper, 2002; Murphy y Barkley, 1996). Hemos descubierto que, en el caso de las personas con síndrome de Down, el diagnóstico puede ser un problema mucho mayor que en los demás grupos. Aparte de la dificultad para identificar los síntomas, el TDA-In puede pasarse por alto, ya que puede atribuirse con demasiada facilidad al síndrome de Down, incluso cuando las conductas no sean características de este síndrome (Reiss y cols., 1982).

Los niños y los adultos con esta patología pueden estar como flotando, en un estado de ensoñación o en las nubes. Tienen mucha dificultad para concentrarse en las tareas domésticas o escolares. Pueden tener problemas en situaciones sociales, porque les resulta difícil escuchar a los demás o interpretar las claves sociales. Ese estado distraído, ensoñado, puede ser un problema aún mayor en los niños con síndrome de Down, porque tienden a tener una excelente memoria visual, a la que pueden recurrir para «aislarse» (v. cap. 5 para obtener más información sobre este punto).

Aunque los cuidadores o los profesores no se percaten de este problema, los compañeros pueden burlarse de estos niños y tildarlos de «colgados» o «soñadores», pero se trata de un asunto serio. El TDA-In puede tener un profundo efecto negativo en las relaciones escolares, laborales o sociales del individuo, lo que a su vez puede tener un efecto catastrófico sobre la autoestima de la persona.

Entonces, ¿cómo diagnosticamos y tratamos el TDA-In en las personas con síndrome de Down, dada la naturaleza de los síntomas? Debemos ser muy honrados con usted, lector. Hemos estado tratando a adolescentes y a adultos con síndrome de Down durante algún tiempo y, aun así, todavía no hemos identificado a muchas personas con esta patología. Sencillamente, es necesario seguir trabajando en este tema. Con este propósito, hemos observado que existen varias claves que nos pueden resultar útiles, tanto a nosotros como a los padres y a los cuidadores, para identificar el TDA-In en este grupo. Estas claves se refieren a las diferentes presentaciones de los síntomas en las personas con síndrome de Down, en comparación con las personas de la población general que sufren este trastorno. También existen diferencias importantes entre las personas con síndrome de Down que tienen TDA-In y las que no lo tienen, y estas diferencias pueden resultar instructivas.

En primer lugar, con respecto a la presentación de los síntomas, lo que constituye una característica clave de las personas con TDA-In de la población general es que estas suelen ser desordenadas y desorganizadas. Suelen tener muchas dificultades para establecer y para seguir rutinas congruentes, lo que obstaculiza la realización fiable y eficiente de las tareas diarias. La falta resultante de un orden predecible suele ser muy frustrante para estos individuos y sus familiares.

Hemos visto un patrón semejante en algunas personas con síndrome de Down que tienen TDAH pero no así en las personas que tienen TDA-In (sin hiperactividad). Estos individuos tienen sentido del orden a pesar de tener síntomas de déficit de atención. Suelen ser capaces de finalizar responsablemente las tareas de la vida cotidiana, las tareas domésticas y las laborales, siempre que estas actividades formen parte de su rutina habitual. Parece, pues, que sus rutinas y sus hábitos les facilitan el camino, a pesar de sus problemas de atención.

La dificultad clave que estas personas parecen tener con frecuencia es el manejo del tiempo libre o no estructurado, en casa o en el trabajo, en los momentos que no forman parte de su rutina, y no tanto en las actividades que sí forman parte de ella. Si bien sus hábitos les ayudan a seguir funcionando, sobrevienen los problemas para organizar sus actividades cuando no entran dentro de sus rutinas. Esto nos lleva ante una diferencia importante entre las personas con síndrome de Down que tienen TDA-In y las que no lo tienen. En dos palabras, las personas con síndrome de Down y TDA-In tienen mucha dificultad para entretenerse solas. Y esto contrasta con la mayoría de las personas con síndrome de Down, que suelen ser muy buenas entreteniéndose solas y haciendo cosas durante su tiempo libre.

A lo largo de miles de entrevistas, nos han hablado una y otra vez sobre adolescentes y adultos que disfrutan de sus actividades especiales durante su tiempo libre. Entre los ejemplos de estas actividades se encuentran el pintar, copiar palabras o letras, labores de aguja, ver la televisión o películas, revisar fotografías familiares, o incluso limpiar su habitación. De hecho, la mayoría de las personas con síndrome de Down son tan buenas entreteniéndose solas que los padres y los cuidadores suelen quejarse de que quizá pasen demasiado tiempo dedicadas a estas actividades. Por consiguiente, cuando alguien no sea capaz de hacerlo, debería ser una señal de alarma para los cuidadores y los profesionales, aunque la persona pueda, por otra parte, seguir sus rutinas diarias. Por ejemplo:

Los padres y el orientador laboral de Alida, de 23 años, la trajeron por primera vez al centro debido a que se habían producido varios incidentes violentos en su trabajo. Los padres y el orientador estaban sorprendidos y preocupados, puesto que Alida había sido una empleada modélica durante los dos años en que había estado trabajando. Su jefe había estado muy contento con ella porque le encantaba hacer algunas de las tareas más difíciles, y su índice de producción era muy alto. Sus padres y su orientador también nos comentaron que Alida era muy amable y agradable, y nada propensa a actos de agresión.

Cuando preguntamos sobre posibles cambios en su trabajo, el orientador nos dijo que había habido un largo período en el que no hubo trabajo. Esta era la primera vez que algo así sucedía en los dos años en que Alida había estado trabajando en su empleo. Durante este período, pareció volverse cada vez más inquieta y más cargante para los demás. No quería participar en algunas de las actividades del tiempo de inactividad, entre las que se incluían actividades artísticas y artesanales, o el visionado de películas, actividades que el propio orientador reconoció que no eran muy estimulantes.

Los padres de Alida describieron un problema similar en su casa. Alida parecía encontrarse bien mientras pudiera hacer cosas que formaran parte de su rutina habitual. Le gustaba hacer sus tareas domésticas cotidianas, como limpiar el polvo de la casa y limpiar su habitación. Sin embargo, cuando tenía tiempo libre, parecía incapaz de aplicarse en hacer alguna cosa para entretenerse. Aunque sus padres habían tratado de darle cosas para hacer, como ver una película, pintar, o hacer sopas de letras, Alida era sencillamente incapaz de realizar estas actividades durante período alguno de tiempo. Sus padres nos dijeron que siempre había tenido problemas para entretenerse sola en el pasado, pero tenía tres hermanos muy activos que parecían proporcionarle un sinfín de actividades interesantes. Aunque sus hermanos se quejaban a veces de que Alida era una «pesada», la querían y eran muy tolerantes con ella cuando participaba en sus actividades. Desafortunadamente, el año anterior, dos de sus hermanos se habían mudado fuera del hogar familiar, y el tercer hermano rara vez estaba en casa.

Los padres de Alida intentaron mantenerla ocupada fuera de casa, participando en actividades recreativas y sociales. Le iba bien cuando practicaba deportes o actividades recreativas más activas, pero le costaba más cuando se trataba de reuniones sociales no estructuradas. Lamentablemente, su participación en esas actividades externas no parecía ayudarle a organizar su tiempo libre en casa.

Por último, la historia escolar de Alida concordaba con un diagnóstico de TDA-In. Su familia nos comentó que, cuando estaba en la escuela primaria, a Alida le costaba mantenerse concentrada en sus tareas. Sus profesores la habían descrito como una persona con poca capacidad de concentración. También había tenido problemas para jugar con los demás durante los recreos, pero tanto esto como su falta de concentración se habían atribuido al síndrome de Down. Al parecer, a Alida le había ido mejor en la escuela secundaria, especialmente durante los tres últimos cursos, en que participó en un excelente programa de orientación profesional que constaba de experiencias en una amplia variedad de empleos. En este programa, Alida estaba muy ocupada e incentivada, y esta parecía ser la fórmula que necesitaba. Efectivamente, a ella su trabajo le había parecido muy estimulante y satisfactorio, hasta que se produjo el súbito y largo período de inactividad que había precedido a sus arrebatos agresivos y a su primera visita a nuestro centro.

Con el fin de confirmar el TDA-In, enviamos a Alida a que la viera una psicóloga, que tenía experiencia evaluando a personas con síndrome de Down con problemas de déficit de atención. La psicóloga confirmó nuestras sospechas de que Alida tenía TDA-In. Después de probar con varias medicaciones estimulantes diferentes, Alida mostró una respuesta positiva al metilfenidato. Con esta medicación, pudo tranquilizarse y desarrolló un saludable interés en multitud de actividades, incluso en labores de aguja y en sopas de letras. Y lo que es de igual importancia, fue mucho más capaz de tolerar el tiempo de inactividad en el taller. Sin embargo, nosotros recomendamos a los encargados del taller que desarrollaran un programa más interesante de actividades de tiempo libre. Posteriormente, instalaron un conjunto de ordenadores que a Alida le encantaba usar durante su tiempo libre.

MEDICACIÓN

Los medicamentos son una parte importante del tratamiento para el TDAH y para el TDA-In. Pueden ayudar a mejorar la atención, reducir la impulsividad y la hiperactividad. Los medicamentos se encuadran en dos categorías generales: estimulantes y no estimulantes.

Los medicamentos estimulantes estimulan el sistema nervioso central. Curiosamente, esto reduce los síntomas, incluida la hiperactividad. Los medicamentos autorizados son los siguientes: metilfenidato, dextroanfetamina y desmetilfenidato. La anfetamina/dextroanfetamina es un medicamento no autorizado por la Food and Drug Administration (FDA) para la TDAH y TDA-In que se usa frecuentemente. Los efectos secundarios de los fármacos estimulantes en los adultos consisten en nerviosismo, dificultad para dormir, tics motores, pérdida de apetito, entre otros. Puede tardarse cierto tiempo en encontrar le medicación adecuada. Si alguien no responde bien a un estimulante, puede hacerlo a otro.

La otra opción es la medicación no estimulante. En el momento actual solo se dispone de un producto, la atomoxetina. Inhibe la recaptación de la noradrenalina, neurotransmisor cerebral que se cree que desempeña un papel en la regulación de la atención. Puede producir efectos secundarios: problemas de sueño, fatiga, aumento de sudoración y palpitaciones, entre otros. Algunas personas se benefician de la combinación de un fármaco estimulante con atomoxetina. El bupropión es un fármaco antidepresivo que se ha utilizado en el TDAH y en el TDA-In.

Trastornos subyacentes de salud mental o estrés

Un problema de conducta puede estar indicando la existencia de un problema de salud mental. Por ejemplo, en nuestro centro hemos visto a muchas personas que se vuelven agresivas cuando se les impide llevar a cabo sus conductas obsesivo-compulsivas y sus rituales. La presencia de una conducta agresiva suele indicar un acusado aumento de la gravedad en los síntomas obsesivo-compulsivos. Es muy probable que los cuidadores que quizá se resistan a buscar tratamientos para los rituales obsesivo-compulsivos, se decidan en cambio a buscar ayuda cuando esos síntomas se acompañen de agresión física.

También hemos visto patrones de conducta similares en algunas personas con síntomas de depresión (v. cap. 14). En especial, este es el caso de los individuos que se retiran y se aíslan en la seguridad de sus dormitorios u otros espacios privados. Aunque estos individuos habitualmente no sean agresivos, pueden desplegar una conducta agresiva cuando sus cuidadores intentan, desesperados, hacer que salgan de su habitación para que reanuden sus actividades normales, sociales o laborales.

Las conductas problemáticas pueden comunicar también la existencia de un estrés ambiental más extremo, como el estrés debido a situaciones insoportables en la vida o en el trabajo. Una de las causas más comunes de estrés ambiental son los conflictos o las tensiones con los demás, o entre los demás.

Otras causas de estrés que pueden ocasionar un cambio de conducta pueden ser los estímulos molestos o agobiantes en casa, en el lugar de trabajo o en la comunidad. Los lugares de trabajo que son ruidosos y oscuros pueden causar especialmente este tipo de estrés, pero pueden también verse implicados otros tipos de estímulos sensoriales.

Problemas de conducta más serios

La cuarta edición revisada del *Manual diagnóstico y estadístico de los trastornos mentales* (DSM-IV-TR) ha definido tres trastornos de conducta graves en la población general. Dos de estos, el trastorno disocial (*conduct disorder*) y el trastorno de personalidad antisocial, son muy similares, salvo que el último se diagnostica en adultos, y el primero suele diagnosticarse en niños. El tercero es el trastorno negativista desafiante. Vamos a definir estos trastornos de conducta y analizar cómo se pueden diagnosticar en las personas con síndrome de Down.

Trastorno disocial/trastorno de personalidad antisocial

Se suele reservar el diagnóstico de trastorno disocial para los chicos menores de 18 años. Se define por un patrón de comportamiento persistente y repetitivo en el que se violan los derechos básicos de los otros o importantes normas sociales adecuadas a la edad del sujeto. La persona muestra agresividad, conducta delictiva y un desprecio descarado por los sentimientos y el bienestar de los demás. El trastorno adopta formas diversas de gravedad, desde conductas antisociales leves a conductas delincuentes. El DSM-IV-TR ha definido también el trastorno de personalidad antisocial como la continuación del trastorno disocial en la adultez. Como en el trastorno disocial, los sujetos muestran escasa empatía y poca preocupación por los sentimientos, los deseos y el bienestar de los demás, y presentan conductas antisociales y delictivas. Se les ha llamado «sociópatas» o «psicópatas» para describir su carencia de sentimientos y de remordimiento por su conducta peligrosa.

En nuestra experiencia, es raro que las personas con síndrome de Down muestren trastornos disociales o de personalidad antisocial. Hemos visto solo un puñado de gente que al menos mostraba un grado moderado de problemas de conducta.

Un individuo, Hue, había tenido una historia de conducta sexual inadecuada desde su infancia. Lo conocimos siendo ya un adulto joven, cuando su hermano mayor y el personal de su piso tutelado y de su lugar de trabajo, preocupados por él, le trajeron al centro. Su hermano y los miembros del personal nos describieron una serie de comportamientos inadecuados o sexualmente agresivos, que se habían producido en el cuarto de baño de su lugar de trabajo y de su piso tutelado. Estas conductas no habían dado lugar a ninguna denuncia, pero el hermano de Hue creía que solo era cuestión de tiempo. El hermano también nos confesó que Hue había sido víctima de abusos sexuales por parte de un tío suyo. A este tío nunca se le denunció, porque la familia había guardado en secreto el asunto del abuso. Desgraciadamente, como les sucede a algunas víctimas que han sufrido abusos durante su infancia, Hue desarrolló un deseo insaciable de gratificación sexual. También daba la impresión de que a él le preocupaba poco la forma en que su conducta sexual afectaba a los que elegía para satisfacer sus necesidades.

Ideamos un enfoque multimodal de tratamiento, para tratar el difícil problema de Hue. Es importante saber que no existe ninguna fórmula definitiva para tratar las conductas de perversión sexual, salvo la vigilancia y la supervisión estrictas. En primer lugar, todos sus cuidadores se pusieron de acuerdo para crear para Hue un entorno altamente estructurado. En ningún momento se le dejaría solo con los demás, sin estar supervisado muy de cerca por el personal. Por ejemplo, Hue tenía su propio dormitorio, y en él se instaló una alarma que sonaría si salía de su cuarto por la noche. Como segundo ejemplo, en el gimnasio al que acudía, se le asignó una habitación especial para cambiarse, con el fin de mantenerlo alejado de los demás en los vestuarios, especialmente de los niños. En segundo lugar, comenzó a administrársele a Hue una medicación antidepresiva, para reducir su apetito sexual (para Hue, el efecto antidepresivo de la medicación era menos importante que el efecto secundario de reducir el apetito sexual). Debido a la rígida supervisión y a la eficacia de la medicación, no hemos sido informados de más incidentes sexuales. El personal y la familia siguen reuniéndose, como mínimo cada tres meses o más, para garantizar la continuación del plan.

Un segundo ejemplo de otra persona con un trastorno de conducta podemos verlo en Beatrice, una adolescente de 17 años con síndrome de Down:

Beatrice había crecido en un hogar en el que varios miembros de su familia tenían una extensa historia de conductas delictivas. Ella había pasado muchos de sus primeros años escolares en aulas especiales para alumnos con trastornos de conducta, debido a su comportamiento agresivo y de oposición. También, como Hue, tenía algo del mismo comportamiento sexualmente inadecuado, aunque no en el mismo grado, y una historia con episodios de robos de dinero, alimentos y objetos de valor. Su conducta sigue siendo difícil de controlar en su actual programa de trastornos de conducta, en la escuela secundaria, así como en casa con su madre.

Nosotros creemos, y así lo creen también sus profesores, que Beatrice puede seguir necesitando un entorno altamente estructurado, similar al creado gracias al programa que se desarrolló para Hue. Sin embargo, Beatrice es mucho más joven que Hue, y su escuela y la correspondiente institución estatal están buscando un centro terapéutico para ella. Existe la esperanza de que, con el programa adecuado, Beatrice pueda tener una oportunidad para superar sus problemas de conducta. Hay pruebas de que algunos niños superan sus trastornos de conducta, u otros trastornos de comportamiento, si se les proporciona la orientación y el tratamiento adecuados, antes de que alcancen la edad adulta.

Problemas de conducta sexual menos graves

En nuestro centro, hemos visto a varios hombres y mujeres con síndrome de Down que han hecho comentarios sexuales inadecuados, o que han tocado a otras personas de forma inapropiada. Generalmente, estos adultos han respondido bien cuando sus padres, u otros profesionales, han tratado de impedir, o de reconducir, su conducta. Solo en unos pocos casos los padres han tenido problemas para que cesaran esas conductas sexuales, debido a la resistencia normal, propia de la adolescencia, de la persona con síndrome de Down ante el control paterno. En estos casos, para apoyar a los padres en sus esfuerzos para controlar ese tipo de conducta, hemos colaborado con ellos y hemos obtenido buenos resultados tras aumentar la supervisión. Cuando nos encontramos con un problema de naturaleza sexual, hacemos que el adulto con síndrome de Down vuelva al centro, en visitas regularmente programadas (semanal o quincenalmente), hasta que nos cercioramos de que el problema ha quedado completamente resuelto o controlado.

Conductas que pueden parecerse a un trastorno disocial

HURTO

En algunas ocasiones, nos llegan al centro adultos traídos por unos padres o cuidadores preocupados porque han protagonizado algún incidente de hurto. A veces existe la preocupación de que esta conducta pueda desembocar en otros tipos de conducta antisocial. Por lo general, observamos que esta conducta tiene que ver más con una limitación intelectual o conceptual del individuo que con un problema de delincuencia. Solemos denominar esta conducta como «una forma creativa de tomar cosas prestadas», y no propiamente hurto, puesto que quizá la persona sencillamente no entienda el concepto de robar. Como muchos niños más pequeños de la población general, algunas personas con síndrome de Down tienen dificultad para entender que los demás tienen propiedades personales, aun cuando ellas sean muy conscientes de sus propias pertenencias personales.

Para algunas personas con síndrome de Down, el hecho de «hurtar» puede guardar relación con una compulsión por guardar o acumular objetos determinados (p. ej., plumas, papel, etc.). La persona que tiene esta conducta no conceptualiza necesariamente que está quitando algo a los demás, sino más bien que, sencillamente, está añadiendo algo a su colección (v. cap. 16, para más información sobre la acumulación de objetos).

Cuando evaluamos los casos de «hurto», buscamos la presencia o la ausencia de otras formas de conducta antisocial, para establecer la gravedad de la conducta. Beatrice, de la que hablábamos en el caso anterior, es un buen ejemplo de una persona con un trastorno disocial. Ella robaba a los demás, y tenía además muchas otras conductas más graves, como por ejemplo, falta de sensibilidad ante los sentimientos de los otros, comportamiento agresivo, etc. En el caso de los adultos que solo han cometido hurtos, sin ninguna otra conducta antisocial, nosotros trabajamos con sus cuidadores e intentamos reforzar e implantar sencillas estrategias conductuales con el fin de limitar este comportamiento. Por ejemplo, la persona puede ganar un premio, pongamos que comprarse en una tienda alguna pluma que le guste, si no le quita a los demás el objeto que desea. Esto permite al individuo adquirir las cosas que desea, sin «tomarlas prestadas» de los demás.

MENTIR

A veces los padres y los cuidadores tienen preocupaciones similares con respecto al hecho de mentir. Esta conducta también puede implicar una limitación conceptual. Puede que algunas personas con síndrome de Down sencillamente no entiendan la idea de mentir, como les sucede a muchos niños más pequeños. Otra razón por la que estas personas puedan decir cosas que no sean verdad, o «mentir», puede deberse a que tienden a ser muy sensibles ante los demás. Por consiguiente, pueden intentar protegerlos, y evitar que se sientan mal, no diciéndoles algo que heriría sus sentimientos. También pueden intentar complacer al oyente, o incluso protegerse a sí mismas de los enfados de los otros. El hecho de que tal vez no entiendan verdaderamente lo que significa mentir, hace que «la mentira» no sea para ellas un problema en ciertas situaciones, como cuando se protegen a sí mismas o a los demás de un daño real, o percibido como tal.

Otras veces puede pensarse que las personas con síndrome de Down están diciendo mentiras cuando, de hecho, no están mintiendo. Como ya se comentó en el capítulo 5, muchas de estas personas tienen memorias excepcionales, pero también les resulta difícil comprender la noción del tiempo. Por lo tanto, pueden hablar en tiempo presente sobre acontecimientos del pasado. Si los oyentes no son conscientes de esta falta de orientación temporal, tal vez piensen que la persona está mintiendo, en vez de pensar que lo que hace es describir un hecho del pasado. Un buen ejemplo de esto fue un joven con síndrome de Down que se quejaba de que alguien estaba abusando de él en su lugar de trabajo. Su madre fue convocada a una reunión para hablar de la razón por la que su hijo estaba mintiendo acerca del abuso. Afortunadamente, la madre pudo explicar que, en realidad, su hijo estaba refiriéndose a un hecho del pasado. Sin embargo, es fácil imaginar que el personal interpretaría las palabras del joven como si se tratara de mentiras o de una falsa acusación si su madre no hubiera estado presente para explicar la confusión. Para evitar este tipo de problemas, debe tenerse en cuenta que los comentarios que se hacen quizá tengan su origen en el pasado, y no solo en el presente.

Además de lo anterior, muchas personas con síndrome de Down pueden tener dificultades para distinguir la diferencia entre realidad y fantasía. Lo que puede parecer una mentira, puede ser de hecho el resultado de una imaginación y una memoria muy vívidas y activas. Cuando se evalúen las afirmaciones hechas por las personas con síndrome de Down, deberá tenerse especial cuidado y entender la confusión existente entre realidad y fantasía.

Trastorno negativista desafiante

El DSM-IV-TR describe el trastorno negativista desafiante como un patrón recurrente de comportamiento negativista, desafiante, desobediente y hostil dirigido a las figuras de autoridad. Aunque este diagnóstico se utiliza solamente para los niños o los adolescentes de la población general, también puede aplicarse a los adultos con síndrome de Down, porque estos suelen seguir teniendo cuidadores que se responsabilizan de ellos.

Hemos visto a pocas personas con síndrome de Down que muestran una conducta con trastorno negativista desafiante. A veces este trastorno parece ser algo con lo que ha nacido la persona (parte del temperamento del individuo). En otras ocasiones, el entorno puede desempeñar un papel en el desarrollo de este problema. Por ejemplo:

> Robin, de 36 años, fue educada por unos padres que eran muy estrictos y que controlaban mucho la conducta de su hija. Cuando los padres murieron, ella se mudó a un piso tutelado que compartía con otras tres mujeres. La filosofía de este piso era la posibilidad de elección, la independencia y el respeto por los derechos de los demás. Esta filosofía parecía funcionar para las demás mujeres, pero no así para Robin. Ella parecía experimentar la casa como un lugar en el que podía dominar y controlar a las demás, de igual forma que sus padres la habían controlado a ella.
>
> Con el transcurso del tiempo, Robin se volvió cada vez más exigente y menos colaboradora con el personal. Cuando el personal le impuso algo de control, ella se rebeló y comenzó a tener grandes berrinches, y a molestar a las demás residentes, con las que a veces llegó a ser agresiva. Después de muchos intentos infructuosos por parte del personal para resolver el problema, Robin fue enviada a un hogar de acogida que se había creado para controlar mejor a las personas con problemas de conducta. En este hogar se seguía un plan de conducta estructurado, según el cual las personas ganaban derechos y libertades a base de cumplir con las reglas. Tras varios meses intensos, Robin aprendió que cumplir las normas le permitía tener algo de control sobre su propia situación. Aunque seguía resistiéndose, descubrió que cumplir las reglas no equivalía a que los demás la controlaran a ella. También aprendió que si ella respetaba los derechos de los demás, los demás también respetarían los suyos. Después de haber pasado aproximadamente tres años y medio en el hogar de acogida estructurado, demostró haber adquirido la suficiente madurez como para poder mudarse a un piso con normas más flexibles, y desde entonces le ha ido muy bien.

Hemos visto a otras personas como Robin que tienen problemas para aceptar la autoridad de la figura del cuidador. Sin embargo, hemos de decir que no solemos diagnosticarles trastorno negativista desafiante. Como dijimos anteriormente, hemos comprobado que la conducta puede ser en realidad un intento de comunicar la existencia de un problema, o de alguna preocupación, que las personas no pueden verbalizar fácilmente. Una vez más, esto podría ser cualquier cosa, desde una molestia o un dolor físico, hasta un estrés ambiental. Por lo tanto, siempre que se produzcan este tipo de conductas, recomendamos a los profesionales y a los cuidadores correspondientes que traten de identificar el mensaje que la persona está comunicando por medio de su conducta.

Además, a veces lo que los cuidadores llaman «conducta de oposición» es realmente un mensaje sobre las restricciones inapropiadas que se le están imponiendo a la persona con síndrome de Down. Por ejemplo, hemos tenido referencias de familias que tienen dificultades con un hijo que, en realidad, está luchando legítimamente por su propia independencia. En estas situaciones, es muy importante apoyar con diplomacia pero con decisión la necesidad legítima que tiene el individuo de obtener su independencia. Un buen ejemplo de este tipo de situación puede verse en la historia el apartado, en el apartado sobre asesoramiento familiar del capítulo 13.

Trastornos que pueden ser interpretados erróneamente como problemas de conducta

Existen varios trastornos que los profesionales y los cuidadores pueden interpretar erróneamente como problemas de conducta. Entre estos se incluyen especialmente las conductas obsesivo-compulsivas, los tics asociados con el síndrome de la Tourette, y otros problemas similares con comportamientos estereotípicos.

Las conductas obsesivo-compulsivas, o las del tipo de costumbres rígidas, pueden malinterpretarse como si fueran problemas conductuales. Las figuras de autoridad poco informadas o inexpertas pueden interpretar mal estas rutinas o comportamientos establecidos que siguen las personas, como si se tratara de conductas de oposición. Por ejemplo, un profesor le pidió a uno de nuestros estudiantes adolescentes que dejara de hacer lo que estaba haciendo, y que comenzara a realizar otra tarea. Como les sucede a muchas personas con síndrome de Down, este estudiante continuó haciendo la primera tarea y no pasó a realizar la segunda. El alumno no estaba intentando tener una conducta o una actitud negativas, solo trataba de terminar la tarea inicial a causa de una necesidad compulsiva.

Si un profesor pensara que este tipo de conducta se debía a oposición o a desobediencia, podría intensificar sus esfuerzos para obligar al alumno a detenerse. La fuerza puede funcionar si el alumno es de hecho rebelde, pero si se trata de una compulsión, generalmente la conducta del profesor sólo conseguirá intensificar en su alumno la necesidad compulsiva de terminar lo que está haciendo. Véase los capítulos 9 y 16, que contienen información sobre cómo reconocer los hábitos y las compulsiones, así como orientación útil sobre la forma de tratar la conducta compulsiva.

Los tics motores y vocales que se producen a consecuencia de la patología neurológica del síndrome de la Tourette pueden también confundirse con un problema de conducta. Por ejemplo, un profesor o un empresario podrían considerar que los tics verbales consistentes en gruñidos, ruidos con la boca o la expresión de determinadas palabras, son parte de una conducta de oposición, especialmente si la persona tiene dificultades para detener esas conductas. Un adulto con una conducta estereotípica (movimientos repetitivos), como por ejemplo sacudir las manos, podría ser también calificado erróneamente de rebeldía ya que los intentos para impedir esa conducta suelen ser contraproducentes. Véase el capítulo 21, que contiene información sobre las formas adecuadas para tratar los tics y los movimientos repetitivos.

Por último, otra de las razones por las que el diagnóstico de trastorno negativista desafiante no se utiliza con tanta frecuencia como podría suponerse, es que la conducta de oposición a menudo solo es un síntoma de un problema o de una enfermedad mucho mayor. Por ejemplo, muchas personas con trastorno bipolar, un diagnóstico dual de autismo y de síndrome de Down, o incluso un trastorno de conducta, pueden expresar algo de la conducta de negativismo desafiante frente a los cuidadores, como parte de la enfermedad, junto con otras conductas y otros síntomas. El tratamiento para estas patologías puede ser muy diferente del tratamiento para el trastorno de conducta de negativismo desafiante. Por ejemplo, para el trastorno bipolar suele requerirse un tratamiento de enfoque multimodal; el autismo puede precisar estrategias conductuales muy diversas; y para alguien con un trastorno de la conducta puede ser necesario un programa conductual más intensivo, como sucedía en el caso de Hue, descrito anteriormente.

TRATAMIENTO

La auténtica conducta de oposición, la agresión, las dificultades con el control de los impulsos, y las otras conductas descritas en este capítulo pueden ser cuestiones especialmente problemáticas. El caso de una persona mayor con síndrome de Down que haya comenzado a golpear a sus ancianos padres, o de un alumno de enseñanza media que se salga de la clase y se escape del colegio, son las conductas que pueden considerarse de las más problemáticas. Ante estos problemas, así como ante cualquier otro problema de conducta o de salud mental, es muy importante, como mínimo, realizar una evaluación para detectar las posibles causas físicas subyacentes, evaluar el contexto social de la conducta y emplear un tratamiento de enfoque múltiple, con especial énfasis en los tratamientos psicológico, social y farmacológico.

El tratamiento de los problemas de conducta puede constar de:

- Tratamiento conductual.
- Medicamentos.

Tratamiento conductual

El tratamiento conductual puede consistir en establecer sistemas de recompensa, en procurar reconducir la conducta y en ofrecer modelos de comportamiento adecuado y de respuesta ante situaciones estresantes. Las familias y demás cuidadores tendrán que buscar a un profesional, experto en salud mental y especializado en terapias conductuales para que les ayude en el tratamiento de estas conductas (v. el apartado dedicada a las consultas psicológicas del cap. 13, para obtener más información sobre este tema).

SISTEMAS DE RECOMPENSA

Se pueden utilizar los sistemas de recompensa como parte del plan de tratamiento para una amplia variedad de los problemas que presentan las personas con síndrome de Down. Este tipo de terapia conductual suele ir dirigida solamente a responder a la presencia (o a la ausencia) de una conducta no deseada. Por ejemplo, si la persona con síndrome de Down no tiene episodios agresivos en su trabajo durante toda la semana, se le permite comprarse un refresco el viernes por la tarde. Hay algunas características adicionales que también tendrán que incluirse en este enfoque de carácter conductual.

Primero, cerciórese de que la persona no esté siendo recompensada inadvertidamente a causa de conductas inapropiadas. Si, en el ejemplo anterior, la persona ha tenido repetidos episodios de comportamiento agresivo, de oposición, impulsivo o antisocial a lo largo de la semana, no recibirá su refresco al final de la misma. Sin embargo, si a la persona no le importa realmente el refresco, y lo que de verdad está buscando es una mayor atención por parte del personal, la atención que recibe cuando es agresiva puede resultarle mucho más gratificante que el refresco. De modo que el programa conductual puede en realidad estar recompensando el comportamiento que pretende erradicar.

El momento y la oportunidad de la recompensa son otros aspectos importantes del programa conductual. Un premio que vaya a entregarse al cabo de tres o cuatro días puede tener muy poco efecto en algunas personas con síndrome de Down. Su período de atención puede ser demasiado limitado, o la recompensa puede aparecérseles muy remota en el futuro como para que puedan relacionar su conducta con el premio. Para algunos adultos, las recompensas que se dan con una frecuencia mayor, basadas en períodos más cortos de conductas adecuadas, probablemente tengan más significado.

EVITACIÓN DE PROBLEMAS

Otro aspecto de importancia crítica en los programas conductuales suele ser el aspecto preventivo. Este implica analizar primero los hechos que suelen provocar el problema de conducta, y después averiguar qué es lo que la persona consigue con su conducta (¿recibe atención?, ¿se libra de hacer algo que no quiere hacer?). Después pueden probarse diversas estrategias para evitar que se produzca la conducta. Por ejemplo, si se descubre que una conducta está aparentemente desencadenada por un determinado hecho, podría tratar de evitar que se produzca ese hecho. O si puede preverse el hecho que suele desencadenar la conducta, podría reconducirse el comportamiento de la persona, antes de que esta comience a adoptar la conducta en cuestión. Además, si se descubre que la conducta guarda relación con las dificultades que tiene el adulto para pedir un descanso, podría enseñársele una forma diferente de comunicar ese mensaje.

El proceso sistemático de determinar la función de una conducta, analizando los antecedentes (lo que sucede antes de la aparición de esa conducta), y las consecuencias (lo que sucede después de esa conducta), se denomina «evaluación funcional de la conducta» (*functional behavior assessment,* FBA). Queda fuera del alcance de este capítulo analizar detalladamente la forma de realizar dicha evaluación. Pero le merecerá la pena aprender más sobre este proceso si el adulto con síndrome de Down del que usted se ocupa tiene serios problemas de conducta. Para una visión general del proceso, tal vez le interese leer el libro *Functional Behavior Assessment for People with Autism* (Glasberg, 2006), o hablar con un profesional especializado en el análisis de la conducta para llevar a cabo una de estas evaluaciones. No obstante, y hasta entonces, tal vez le resulte a usted muy útil probar las estrategias de reconducción que describimos en el próximo apartado.

Es importante saber que la prevención puede ser más difícil cuando existen problemas del control de los impulsos. En el caso de los problemas del control de los impulsos, no suele haber un antecedente claro que desencadene la conducta. Por lo tanto, prevenir el problema puede resultar difícil porque este surge «de la nada». A veces, sin embargo, hay hechos previos o antecedentes de los que no nos damos cuenta. Suele merecer la pena observar varias veces una situación para ver si existe algo que pueda estar provocándola.

También es posible reducir la conducta impulsiva si esta está asociada con una patología fisiológica tratable, como por ejemplo un trastorno de TDAH o de convulsiones (v. más adelante el apartado sobre tratamiento con medicación).

RECONDUCCIÓN

> Rebecca, una joven con síndrome de Down, de vez en cuando se encontraba tan frustrada con algunos de sus compañeros de trabajo que, al regresar a casa, formaba un revuelo. Generalmente, si había tenido un día frustrante en su trabajo, se dedicaba a andar de un lado para otro en el porche, antes de entrar en su casa. Cuando observaban este comportamiento, los miembros del personal sabían que si intercedían y llevaban a Rebecca hasta su cuarto, para que se sentara y oyera música, normalmente podían ayudarla a relajarse, y evitaban que su conducta se intensificara.

La historia de Rebecca muestra cómo los demás pueden reconducir a una persona con síndrome de Down antes de que se vuelva agresiva. ¿Cómo y por qué funciona la reconducción?

La reconducción funciona cuando una persona puede cambiar satisfactoriamente una emoción o una conducta negativas por otra emoción o conducta positivas. Uno de los principios esenciales del tratamiento conductual es que las personas no podemos tener dos emociones contradictorias al mismo tiempo. Si las personas se sienten tranquilas y contentas no pueden experimentar al mismo tiempo las emociones negativas de la rabia, la tristeza, etc. Siguiendo este principio, la meta del tratamiento consiste en identificar las fases tempranas de una emoción y una conducta negativas para ayudar a reconducir a la persona a un estado de ánimo positivo y una conducta positiva.

Claves para una reconducción satisfactoria:
- La reconducción a emociones y a conductas positivas funciona mejor cuando se inicia antes de que la persona se haya adentrado demasiado en un estado emocional negativo.
- Para reconducir a una persona antes de que se vuelva airada, trate de identificar las primeras señales de aviso que pueda desplegar antes de expresar su enfado. La primera señal de aviso en el caso de Rebecca consistía en andar de un lado para otro en la entrada de su casa. Otras personas pueden usar una amplia variedad de conductas diferentes e idiosincrásicas, como primeras señales de aviso.
- Recuerde que estas señales de aviso pueden cambiar, de modo que hay que seguir observando la conducta del individuo, para identificar las nuevas señales que pueda mostrar, antes de expresar su enfado.

Identificar alternativas positivas:
- Observe con regularidad las actividades de los momentos tranquilos, para identificar las actividades que le gustan a la persona, y que le resultan relajantes.

- Intente disponer de varias actividades relajantes entre las que la persona pueda elegir. Esto proporciona al individuo un mayor sentido de su propia participación en el proceso.
- Darle a alguien la posibilidad de elegir entre varias actividades relajantes es también una forma de dirigir su atención hacia algo positivo sin provocar su enfado.

Actitud y conducta de los cuidadores:
- Sea muy cuidadoso en su manera de aproximarse a la persona en estas situaciones. Si forzamos o nos enfrentamos demasiado, corremos el riesgo de provocar enfado en vez de conseguir el objetivo de reconducir a la persona y apartarla de su ira. Por ejemplo, decir con mucha tranquilidad a alguien que está comenzando a enfadarse «¿Te gustaría oír música o pintar?», tiene muchas más posibilidades de éxito que enfrentarse a la persona con un «Parece que te estás enfadando... Tienes que ponerte a oír música o a pintar. ¡Ahora mismo!».
- Mantener un tono calmado y una actitud tranquila es algo especialmente importante en el caso de los padres de adolescentes y de adultos jóvenes, que probablemente tengan una mayor tendencia a rebelarse contra la autoridad paterna.

AUTORRECONDUCCIÓN

En algunas ocasiones puede enseñarse a los adultos con síndrome de Down a reconducirse a sí mismos. Es decir, la persona puede aprender a identificar sus propias señales iniciales de enfado, y puede aprender a reconducirse a sí misma. Esta no es tarea fácil para las personas con una inteligencia media, y puede ser más difícil todavía en el caso de las personas con síndrome de Down. Sin embargo, hemos observado que, con tiempo y con práctica, muchas de estas personas son capaces de aprender a reconducirse a sí mismas. Quizá exista la posibilidad de enseñar primero al individuo a responder a las indicaciones de otras personas, especialmente si los padres o los cuidadores le señalan el momento en que se observan las primeras señales de enfado. Con el tiempo, el individuo puede llegar a reconocer sus propios patrones de conducta, y comenzar a advertirse a sí mismo cuando nota que su humor y su conducta cambian.

También es posible utilizar el soliloquio para ayudar a un individuo a reconducirse a sí mismo cuando este siente que está a punto de actuar de forma inadecuada. Como se describe en el capítulo dedicado al soliloquio, las personas con síndrome de Down suelen decir en voz alta lo que otros adultos se dirían a sí mismos en silencio. Las personas pueden utilizar su propio soliloquio para advertirse a sí mismas y para reconducir una conducta inadecuada. Algunos individuos incluso se hablarán a sí mismos en tercera persona, cuando se estén reconduciendo a sí mismos. Annie, de 37 años, periódicamente arremete contra otras personas. Muchas veces, los demás la han oído decirse a sí misma frases como «Annie, no le pegues a Tommy», cuando se siente nerviosa. Las personas que oyen a Annie frases de este tipo las toman como una indicación de que necesita realizar una actividad que le resulte relajante, y le ayudan en esos momentos hasta que vuelve a tranquilizarse.

En el caso de muchos otros adultos, hemos podido llevar aún más lejos esta estrategia de reconducirse a través del soliloquio. Algunas personas pueden aprender no solo a recordarse que no deben expresar su enfado de forma inapropiada, sino que llegan a ser capaces de reconducirse a sí mismas para hacer una actividad positiva o relajante. Por ejemplo:

Cuando Marvin empezaba a sentir que se estaba enfadando y poniendo nervioso, se decía repetidamente a sí mismo: «No grites ni tires cosas». Después se decía a sí mismo que respirara hondo. Se sentaba y respiraba profundamente, inspirando y soltando el aire, durante varios minutos, hasta que se sentía calmado y dejaba de sentirse nervioso. En ciertas ocasiones, a Marvin le resultaba muy difícil practicar esta estrategia, especialmente cuando se veía enfrentado, de forma demasiado rápida o forzada, con alguna situación muy estresante o frustrante. Por ejemplo, en una ocasión en que estaba entrando en el comedor de su residencia, se encontró a uno de sus compañeros que estaba teniendo un arrebato de ira, parecido a una rabieta. Marvin trató de iniciar su estrategia de reconducción, pero la rabieta de su compañero le estaba afectando demasiado. Por fortuna, Marvin había trabajado con el personal para aprender a abordar justamente este tipo de situaciones. Varios miembros del personal le hicieron a Marvin una señal previamente acordada (señalando con sus pulgares hacia la dirección de la puerta). Esta era la señal para que Marvin se apartara de la situación inmediata. Después de esto, pudo irse al tranquilo cuarto de estar, para entablar allí el soliloquio sobre su propia reconducción y realizar sus respiraciones profundas.

Marvin ha respondido muy bien con el método de poner en marcha esta estrategia cuando se siente enfadado. Unas pocas veces ha sido necesario hacerle otra señal para advertirle. Esta señal consiste en que los miembros del personal actúan como si estuvieran haciendo una respiración honda. Por lo general, esta señal suele bastarle a Marvin para que él mismo comience su reconducción y sus ejercicios de respiración profunda.

MEDIDAS QUE PUEDEN ADOPTARSE CUANDO ALGUIEN ESTÉ YA EXPRESANDO ENFADO

En algunas ocasiones, la persona puede estar ya enfadada y la oportunidad para desviar su enfado hacia algo positivo ya ha pasado. En estas situaciones, las directrices que indicamos a continuación, respecto a la conducta airada moderada o más grave, quizá ayuden a controlar el problema:

GRADO DE ENFADO MÁS MODERADO

Valore el grado del enfado. Si la persona está descontrolada y existe riesgo de que pueda dañarse a sí misma o hacer daño a un tercero, siga las recomendaciones que damos en el siguiente apartado sobre Enfado más extremo y agresión. De lo contrario, los siguientes pasos pueden resultar útiles para controlar el enfado:

1. Manténgase calmado y controle su propio enfado, si es que lo tiene. El enfado del cuidador solo servirá para incrementar el enfado o el nerviosismo de la persona con síndrome de Down.
2. Si es posible, permita a la persona que exprese su enfado. Es especialmente importante apartar de la situación a los niños, o a las otras personas que quizá no entiendan el peligro. Recuerde asimismo que en un arrebato de ira cualquier conducta es posible. Por lo tanto, quite de en medio todo lo que pueda utilizarse como objeto arrojadizo o como arma.
3. Una vez que haya pasado lo peor de la tormenta, acérquese a la persona de forma pacífica y no amenazante.

4. Con voz tranquila, convénzala con delicadeza para que se siente, con lo que se consigue que se encuentre en un estado físico más relajado. Una vez que la persona se haya sentado, repítale frases tranquilizantes.
5. Los miembros de la familia también pueden abrazar o sujetar con delicadeza a la persona con síndrome de Down, para ayudarle a tranquilizarse si se siente cómoda con estas muestras de afecto.
6. Una vez que la persona se haya calmado, trate de involucrarla en alguna actividad agradable, como escuchar música, revisar fotos, etc.
7. Cuando la situación se haya estabilizado, examine la secuencia de hechos que desembocaron en el enfado. Esto puede servir para que usted identifique y resuelva los problemas que provocaron el enfado. También puede ser útil identificar las señales conductuales precedentes al enfado, que le pueden proporcionar pistas para reconducir el mismo.

ENFADO MÁS EXTREMO Y AGRESIÓN

Abordar la crisis inmediata. Evalúe la conducta agresiva. Si la persona está descontrolada y existe riesgo de que pueda dañarse o dañar a un tercero, posiblemente sea necesario intervenir inmediatamente. Si el individuo vive en un piso tutelado algo más grande, pueden establecerse procedimientos fijos para controlar la conducta agresiva más extrema. Normalmente, estos procedimientos implican alguna forma de contención física, que se mantiene hasta que la persona se haya calmado. Por ejemplo, una institución residencial grande cuenta con aproximadamente ocho miembros de su personal, especialmente entrenados por un psicólogo. Cuando se produce un incidente, se convoca al menos a cuatro miembros de este personal para que reaccionen de inmediato ante la situación. Siguiendo unos procedimientos previamente planificados, estos individuos pueden entonces sujetar a la persona, con cuidado pero con firmeza, de forma que esta no pueda dañarse a sí misma, ni hacer daño a los demás.

Si la persona vive en su hogar, en una residencia pequeña o en cualquier otro lugar donde no exista un protocolo para controlar su conducta agresiva, puede necesitarse ayuda externa. A veces, determinados miembros del personal o determinados familiares con experiencia son capaces de calmar a la persona cuando otros no pueden. Por ejemplo, una de las componentes del personal fue llamada al piso cuando Georgia tuvo un arrebato, porque esa persona tenía una relación particularmente buena con Georgia. La componente del personal reaccionó de inmediato yendo al piso tutelado, y Georgia, a su vez, reaccionó muy positivamente ante su presencia. En otra ocasión, otro adulto con síndrome de Down que estaba enfadado se calmó después de haber hablado por teléfono con su madre.

En algunas ocasiones puede llamarse a la policía, si las intervenciones que han intentado hacer los familiares o los cuidadores no han surtido efecto. La presencia de los oficiales de la policía puede ayudar a calmar a algunas personas que tienen una conducta agresiva. Este suele ser el caso cuando el individuo no tiene una historia previa ni extensa de comportamiento agresivo. Sin embargo, los cuidadores deberán estar muy activos en todas las ocasiones en que se llame a la policía. La mayoría de los oficiales de la policía tienen muy poca experiencia o preparación para tratar con personas con síndrome de Down o con otras discapacidades. Lo que suelen hacer es mirar al cuidador en busca de orientación. Los cuidadores pueden utilizar la presencia de la policía para que esta ayude a estabilizar la situación, pero no necesariamente para tomar decisiones sobre los posibles tratamientos (de los que hablaremos a continuación). No obstante, puede conseguirse que la policía traslade al individuo a donde este vaya a ser tratado (si fuera necesario) (de lo que también hablaremos a continuación). Por otra parte, si el individuo está tranquilo, el personal o los familiares podrían trasladarle sin problema hasta el establecimiento adecuado, si esto se considerase necesario.

Buscar tratamiento. Una vez que el adulto se haya calmado y que haya pasado la crisis, existen dos modalidades primarias de acción en referencia al tratamiento de pacientes externos o internos. Muchas veces los miembros del personal llevan a las personas que presentan conductas de agresión más extrema a la consulta de los profesionales de la salud mental. Esto suele suponer una visita a un profesional especializado en la conducta o en salud mental, o en ambas ramas, que se lleva a cabo en un establecimiento de medicina o de salud mental para pacientes externos. En nuestro centro se nos ha pedido que evaluemos y tratemos de urgencia a muchas personas que muestran formas de agresión más extremas. En nuestra experiencia, puede haber muchas y muy diversas causas y explicaciones, así como diversos tratamientos para este tipo de conductas, que hemos tratado detalladamente a lo largo de este capítulo y del libro.

En algunas ocasiones, cuando los adultos con síndrome de Down tienen una conducta extrema, el personal, la policía o sus familiares los llevan a una sala de urgencias hospitalaria para que se considere su posible hospitalización en la planta de salud mental. En las grandes ciudades puede haber hospitales con plantas dedicadas específicamente a las personas con discapacidades intelectuales. No obstante, en la mayoría de los casos, la única opción es una planta de Psiquiatría general.

Hemos observado que las hospitalizaciones no son siempre tan beneficiosas como las personas esperan. Idealmente, el personal del hospital intenta identificar y tratar las enfermedades generales y mentales contando con la cooperación de los familiares y los cuidadores, para averiguar el origen del estrés. Sin embargo, demasiado a menudo, el personal hospitalario no tiene la suficiente experiencia ni se sienten cómodos para diagnosticar y tratar a las personas con síndrome de Down que presentan problemas de salud mental o conductuales. A menudo no se ocupan de realizar pruebas médicas para identificar problemas de salud. También puede suceder que el personal hospitalario no haga el esfuerzo de ponerse en contacto con la familia o con los cuidadores, para que estos ayuden a identificar y a resolver los posibles conflictos ambientales o el estrés. Como resultado de todo ello, la hospitalización puede convertirse en poco más que en un respiro extremadamente caro, que proporciona algo de tiempo y da un descanso a los familiares y a los cuidadores pero que, para empezar, no resuelve ningún problema, ni las cuestiones que puedan haber originado el problema.

De hecho, algunas veces, la hospitalización empeora el problema. Esto se debe a que quizá los cuidadores confíen excesivamente en las hospitalizaciones para el control de las crisis, pero la hospitalización no ayuda necesariamente a resolver los problemas que desencadenan los arrebatos conductuales. Además, a algunos individuos con síndrome de Down les gusta de hecho la experiencia de ser hospitalizados. Quizá el personal del hospital los mime y los consienta en exceso, y probablemente no los presionen mucho para que hagan algo constructivo. Algunos adultos viven estas experiencias como si se tratara de unas vacaciones. Lamentablemente se trata de unas «vacaciones» enormemente caras y, además, no necesariamente productivas si no se intenta identificar el problema subyacente, o si no se enseña a la persona a controlar mejor su conducta.

También hemos notado que muchos hospitales no admiten a las personas con discapacidad intelectual en la planta de Psiquiatría, incluso aunque estas personas hayan ingresado por Urgencias. En algunas ocasiones, el personal hospitalario no se siente a gusto tratando a estas personas, con las que tiene poca experiencia. Con frecuencia, la persona que es llevada a Urgencias termina por calmarse aunque haya estado nerviosa en el momento de llegar. Algunos de estos individuos quizá dejen de estar enfadados y de ser hostiles al ver que en Urgencias hay otras personas con problemas físicos o emocionales más graves que los suyos. El hecho de esperar durante horas en Urgencias hasta que les llegue el turno, también puede terminar por aplacar todo resto de enfado. Dejar de ser hospitalizado no es necesariamente algo malo, especialmente si la hospitalización no tiene como objeto identificar y resolver los problemas que están causando la conducta, como acabamos de decir en el párrafo anterior.

Además, en muchas ocasiones, después de habérsele negado a la persona su ingreso hospitalario, sus cuidadores se dedicarán a buscar otros recursos existentes en su comunidad. Una vez que haya pasado la crisis inmediata, se dispondrá de más tiempo para encontrar alguna institución con consultas externas que tenga más experiencia en la atención a las personas discapacitadas. Estas instituciones contarán con unos profesionales especializados que tendrán muchas más posibilidades de averiguar y resolver eficazmente las causas de los problemas conductuales.

Evaluación de las causas de una conducta extrema. Una vez que haya pasado la crisis de un incidente extremadamente agresivo, será preciso comenzar con la concienzuda evaluación de las posibles causas del problema. Si se intenta comenzar un tratamiento sin haber realizado previamente esta evaluación puede desembocarse en el fracaso, porque probablemente no lleguen a identificarse ni a resolverse las causas reales que están provocando las explosiones de ira. Con frecuencia, una vez que se trata la causa de los problemas, la conducta se vuelve más manejable. Una vez que esto ocurra, podrán ponerse en práctica las directrices indicadas anteriormente para las formas de enfado más moderadas, con el fin de ayudar a controlar algún otro arrebato agresivo que pudiera presentarse.

A continuación, indicamos algunas de las causas más comunes de la conducta extrema:

- La conducta puede deberse a un excesivo estrés ambiental. Considere esta posibilidad, especialmente cuando no haya habido historia previa de estallidos de ira. Por ejemplo, Bret solo tuvo estos episodios cuando fue víctima de los abusos de un compañero de residencia. Su conducta era una llamada de atención para que el personal cayera en la cuenta y trasladara a otro lugar al abusador, o controlara mejor la conducta de este, que había estado abusando de varias personas de la residencia. Una vez que se resolvió este problema, ni Bret ni ningún otro de los residentes volvió a tener arrebatos de ira.
- Como ya dijimos anteriormente, los problemas de salud pueden producir molestias o dolor extremos, y pueden contribuir a cambios extremos de conducta o ser causa de estos. Siempre que haya cambios en la conducta, deberá llevarse a cabo un minucioso examen físico, especialmente cuando se trate de cambios más extremos.
- La conducta extrema también puede guardar relación con un problema de salud mental. Como hemos dicho a lo largo de este libro, muchas personas con síndrome de Down tienen una habilidad limitada para comunicar verbalmente sus problemas y preocupaciones. Un problema de salud mental puede aflorar como un cambio de

conducta extremo. Por eso, si el problema de la conducta agresiva del individuo no obedeciera al estrés ambiental, a alguna enfermedad médica, ni a ningún otro tipo de trastorno conductual (trastorno de la conducta, trastorno negativista desafiante, etc.), sería recomendable consultar con un profesional de la salud mental. Por ejemplo, a nuestra consulta nos han traído a algunas personas debido a su reciente historia de ataques de enfado, a las que no se les había diagnosticado previamente un trastorno bipolar.

MEDICACIÓN

Como ya se ha comentado previamente, los problemas de conducta, y en especial los de conducta compulsiva, pueden estar causados o agravados por problemas fisiológicos o neurológicos como son el TDAH, los trastornos epilépticos, el síndrome de la Tourette y los trastornos de tics. Los problemas resultantes de conducta pueden ser mucho más manejables si se emplea medicación para tratar esos otros problemas. Por ejemplo, personas con TDA se pueden beneficiar enormemente de un fármaco estimulante, y los que tienen trastornos epilépticos responderán positivamente a la medicación anticonvulsiva, y los que tengan síndrome de la Tourette/tics responderán a los fármacos antipsicóticos. De la misma manera, hemos observado que algunos individuos con una conducta compulsiva grave responden a fármacos anticonvulsivos aun cuando no haya una aparente causa fisiológica. Esto puede deberse al hecho de que, a veces, las crisis epilépticas son difíciles de detectar debido a su intermitencia.

Ciertamente, hay todo un conjunto de otras alteraciones médicas que pueden causar o agravar los problemas de conducta, como se ha comentado. Por ejemplo: problemas de tiroides, deficiencia de vitamina B_{12} y otros especificados en el capítulo 2. Será necesario en tal caso tratar adecuadamente los problemas médicos que están contribuyendo a que se manifiesten los problemas de conducta, si se quiere reducir al máximo la conducta anómala.

Además, los medicamentos serán útiles cuando coexisten síntomas de salud mental con problemas de conducta. Uno de los síntomas más comunes es la ansiedad, que a veces se manifiesta en forma de agitación y de tensión corporal. Observamos también que los trastornos del estado de ánimo coexisten también con los problemas de conducta. Un trastorno del estado de ánimo puede incluir las graves fluctuaciones de ánimo y conducta que están asociadas al trastorno bipolar (v. cap. 14), pero es mucho más frecuente que se trate de síntomas menos graves como puede ser la tristeza o la irritabilidad.

Los fármacos anticonvulsivos (antiepilépticos) se muestran como un remedio terapéutico eficaz en problemas de conducta que se presentan junto con síntomas de salud mental. El ácido valproico y la carbamazepina son buenas posibilidades. En las personas tratadas con esta medicación se deben practicar de forma periódica análisis de sangre para comprobar sus concentraciones en sangre, así como un recuento de células sanguíneas, pruebas de función hepática y electrolitos para controlar los efectos secundarios. También hemos tenido cierto éxito con la gabapentina, aunque todavía no se la reconoce demasiado como alternativa, quizá porque no sea tan eficaz como los anteriores. La ventaja de la gabapentina es que resulta menos necesario medir sus concentraciones en sangre, y por eso es mejor tolerada por los pacientes a los que no les agrada que se les saque sangre. Recientemente hemos iniciado el uso de lamotrigina con cierto éxito, pero con ella hay que medir también sus concentraciones en sangre. Ninguno de estos productos han sido aprobados por la FDA para tratar problemas de conducta.

Los fármacos antipsicóticos pueden ser también muy eficaces para tratar estos tipos de problemas de conducta con síntomas de salud mental. La risperidona, la olanzapina, la quetiapina, la ziprasidona y el aripiprazol han mostrado su eficacia en algunos de nuestros pacientes con síndrome de Down. Pero tal como se indica en el capítulo 17, es necesario vigilar los síntomas de sedación, aumento de peso y la elevación de glucosa en sangre.

Generalmente, los antidepresivos no son útiles si se usan solos para tratar estos problemas de conducta, pero pueden ayudar si se combinan con otros fármacos (p. ej., anticonvulsivos). El fármaco antidepresivo trazodona puede ser especialmente útil para tratar la conducta y los problemas de salud mental, y es especialmente eficaz como inductor del sueño; por eso será un buen agente en pacientes en los que el trastorno del sueño forme parte de sus síntomas. Igualmente, en tales casos, la melatonina (una hormona que se utiliza en el trastorno del sueño y el *jet lag*) u otros fármacos hipnóticos como son el zolpidem, la eszopiclona o el zaleplón pueden resultar útiles.

Por último, si la conducta anómala está asociada a un trastorno obsesivo-compulsivo o a una depresión mayor, la medicación antidepresiva utilizada para tratar estos cuadros ayudará a reducir los problemas de conducta.

CONCLUSIÓN

Cuando un adolescente o un adulto con síndrome de Down se muestren agresivos, impulsivos, demasiado rebeldes o estén adoptando otro tipo de conductas problemáticas que interfieran con la vida cotidiana, es extremadamente importante intentar determinar qué es lo que está desencadenando esa conducta. Es esencial una cuidadosa evaluación, en busca de problemas médicos subyacentes y también de posibles desencadenantes ambientales. Como sucede con el tratamiento de otros problemas de salud mental, el abordar los aspectos psicológicos, sociales y biológicos aumentará las posibilidades de éxito del tratamiento.

Conducta autolesiva

En apariencia, la conducta autolesiva puede parecer como uno de los problemas de salud mental más difíciles de comprender. La mayoría de nosotros no espera que las personas en su sano juicio deseen lesionarse a sí mismas. Pero, en realidad, la conducta autolesiva no es siempre un síntoma de enfermedad mental. Cuando ocurre, no obstante, siempre requiere un diagnóstico y un tratamiento, razón por la cual en este libro se incluye en la sección de Enfermedad mental.

La conducta autolesiva puede ser el medio de expresar molestia, disgusto e incluso placer. Puede verse en una variedad de problemas de salud mental. Y además, puede ser un medio de comunicar que sufre dolor físico.

¿QUÉ ES LA CONDUCTA AUTOLESIVA?

Por conducta autolesiva señalamos la conducta que provoca lesión a uno mismo. Esto comprende golpearse, morderse, caerse, darse contra las paredes y otras actividades que originan lesión.

La conducta autolesiva no es frecuente en los adultos con síndrome de Down, pero parece que se da más frecuentemente que en las personas que no tienen discapacidad intelectual. Una razón es que la conducta autolesiva aparece frecuentemente como una forma de comunicación. A menudo, la persona que realiza esta conducta tiene limitadas las habilidades comunicativas. Esto hace mucho más difícil elaborar una razón que explique el problema y tratarlo.

CAUSAS

En las personas con síndrome de Down, la autolesión se da por causas diversas como son:

- La persona percibe la conducta autolesiva como placentera y gratificante.
- La persona tiene autismo además de síndrome de Down.
- La autolesión ayuda a aliviar la ansiedad o el estrés.
- La autolesión es un medio eficaz de comunicación.
- La autolesión guarda relación con el dolor o con algún problema médico.

Percibir la autolesión como placentera. Por difícil que pueda ser creerlo, la autolesión parece ser gratificante para muchas personas que se enzarzan en este tipo de conducta. No parecen experimentarla como dolorosa y puede incluso producirles placer. Las dificultades para comprender de qué modo esta conducta lesiva resulta placentera o gratificante a una persona hacen complicado comprender y desarrollar un programa eficaz de conducta. Sin embargo, las endorfinas pueden desempeñar cierto papel en este problema. Las endorfinas son sustancias naturales producidas en el cuerpo en respuesta al dolor (y a algunas otras causas), que estimulan los receptores opioides, reducen el dolor y pueden provocar sentimientos eufóricos o positivos.

Autolesión en el autismo. La conducta autolesiva es uno de los síntomas que se ven en los trastornos de espectro autista. Hay diversas teorías para explicar la aparición de esta forma de conducta. Puede formar parte de la conducta de autoestimulación, puede liberar endorfinas y provocar placer, puede ser un modo de llamar la atención o un síntoma de epilepsia subclínica. Se analiza el autismo en el capítulo 22.

Aliviar la ansiedad. Si alguien siente ansiedad o estrés, la autolesión podría reducir esa sensación. O le puede distraer de la ansiedad. Por ejemplo, si usted está preocupado por algo y accidentalmente se hace un corte en el dedo o cae algo sobre su pie, inmediatamente empieza a pensar en su dedo o en su pie en lugar de pensar en su preocupación. Además, si la persona se siente abrumada por la ansiedad, puede responder de manera irracional cuando la ansiedad «se rebosa». Es decir, puede responder a la pérdida de control causada por la ansiedad golpeándose o lesionándose de otra forma. Algunas personas con discapacidad intelectual tienen menor capacidad para controlar sus acciones o comprender cuál puede ser la respuesta adecuada.

Autolesión relacionada con problemas médicos. La conducta autolesiva puede ser síntoma de diversos problemas de salud física. Su objetivo puede ser informar a otros de su molestia o quizá eliminar el dolor. Por ejemplo, tuvimos un paciente que estaba deprimido y tenía sinusitis crónica. Siempre que sentía molestia por la infección se golpeaba repetidamente en la cabeza. Una vez diagnosticada la sinusitis y tratada, dejo de golpearse en la frente.

A menudo la persona se golpeará en un sitio del cuerpo distinto de aquel en donde se localiza la molestia. Esto parece ser una forma general de mostrar el dolor o la frustración, o una llamada generalizada en busca de ayuda. Hemos visto a unas cuantas personas que, cuando se sienten incómodos, se muerden las manos, se golpean el pecho o dan cabezazos a los objetos.

Autolesión como comunicación. La conducta autolesiva puede ser un instrumento extraordinariamente eficaz de comunicación, particularmente si el objetivo de esa conducta es llamar a la atención. Cuando alguien observa a una persona que se está autolesionando, la reacción más natural es intentar pararle. Este esfuerzo premia a la persona con la atención que buscaba.

La autolesión puede ser también un modo muy eficaz de demostrar el disgusto con algo que está ocurriendo en el ambiente.

> Samir se abofeteaba cada vez que se sentía disgustado con lo que alguien estuviera haciendo. Su compañero de cuarto, Oscar, tenía una tendencia a burlarse sutilmente de Samir de modo que el personal de su piso residencial no podía darse cuenta de lo que estaba ocurriendo. Sin embargo, cuando Samir se abofeteaba en respuesta a la burla de Oscar, el personal intervenía y le decía a Oscar que dejase de molestar a Samir.
>
> Decir a Oscar que dejase de burlarse de Samir cada vez que este se abofeteaba hacía parar inmediatamente esta conducta autolesiva. Sin embargo animaba también a Samir a seguir abofeteándose para conseguir que Oscar dejase de burlarse. Una vez valorada la situación, el personal observó más cuidadosamente a Oscar en relación con su conducta burlona. Trabajaron para intervenir antes de que Samir comenzara a autolesionarse. Además, estaban pendientes de los primeros signos indicativos de que Samir empezaba a estar agitado (en caso de que se hubiesen perdido la burla de Oscar). Cuando veían estos signos, alababan a Samir por no autolesionarse y reconducían a Oscar para que dejase de burlarse.
>
> Samir aprendió que no necesitaba herirse para conseguir un cambio en el ambiente. Con el tiempo, el personal le enseñó a utilizar un libro de comunicación por imágenes que incluía un dibujo que mostraba que se sentía desgraciado por algo. Él y el personal fueron capaces de aprender un nuevo medio con el que podía comunicarse y ya no sintió más la necesidad de comunicarse a base de autolesionarse.

Al evaluar la conducta autolesiva, es importante cerciorarse de que es una forma de comunicación. Citamos algunos pasos que deben seguirse para valorar esta conducta como medio de comunicación:

- Analizar qué es lo que la persona consigue como resultado de la lesión (¿llamar la tención, retirarse de una situación que considera molesta, o algo que desea?).
- Considerar si la conducta puede estar asociada a un problema de salud (o si hay otra indicación de que pueda tener dolor o una enfermedad). Como se analiza en el capítulo sobre la depresión (v. cap. 14), parece que el suicidio es poco frecuente en las personas con síndrome de Down. Por lo general esto no parece ser motivación para realizar una conducta autolesiva.

TRATAMIENTO

El tratamiento depende de la razón subyacente de la autolesión. Si es una forma de comunicación, como se ha señalado anteriormente, la solución estriba en enseñar a la persona un sistema diferente de comunicar su problema. Puede que haya que involucrar a un logopeda, sobre todo si la persona no es muy verbal y puede necesitar un sistema de comunicación alternativo.

Reconducción

Cuando no hay «causa» aparente de esta conducta o no parece que la causa sea un intento de comunicarse, reconducir simplemente a la persona apartándola de esa conducta es el modo más eficaz de intervención. Por ejemplo:

> Louise, una mujer no verbal de 43 años, tenía tendencia a golpearse en la cabeza. No encontramos motivos de que estuviese intentando comunicar algo, o de que tuviese dolor o sufriera algún problema físico. Cada vez que iniciara su autolesión o pareciera que la iba a comenzar, el personal iniciaba con ella un juego de dar palmadas. Con el tiempo fue capaz de iniciar ese juego por sí misma.

Las claves para reconducir a alguien apartándolo de la autolesión son:

- Elegir una conducta sustitutiva que sea incompatible con la autolesión. En el caso de Louise, ya que se hería con las manos el juego de dar palmadas las tendría ocupadas (así como su atención) y reduciría la conducta autolesiva.
- Vigilar los signos que alertan de que la conducta está a punto de iniciarse, e intervenir antes de que aparezca.
- Si la persona está utilizando algo a lo que se accede fácilmente (p. ej., la esquina aguda de un mueble) para lesionarse, refuerce la seguridad en la casa.

Ayudar a alguien a que aprenda a reconducirse a sí mismo es un modo muy eficaz de reducir la conducta autolesiva. Un método es el de hacer que la persona se diga a sí misma en voz alta que no se autolesione. Comience pidiendo a la persona que repita esa frase después de haberse golpeado. Después, trabaje con ella para que la diga durante el episodio autolesivo. Por último, vigile los signos de alerta y trabaje con ella para que la diga antes de golpearse. Curiosamente, muchos de nuestros pacientes que usan esta técnica se dirigen a sí mismos en tercera persona cuando dicen la frase. Por ejemplo, cuando David se reconduce a sí mismo dice: «David, no golpees».

Asesoramiento

El asesoramiento puede ser también eficaz para algunos adultos con síndrome de Down. En especial, si es una situación estresante la que desencadena la conducta autolesiva, el asesoramiento puede ayudarle a descubrir el suceso o sucesos que conducen a realizar esa conducta. El asesoramiento se puede llevar a cabo con el individuo solo, o con la familia o cuidadores participando en las sesiones. Depende del individuo. Sin embargo, es provechoso dar a la persona con síndrome de Down una oportunidad para participar en una terapia individual con el asesor. Si no es verbal, se pueden probar medios alternativos de comunicación, como el dibujo, tableros de comunicación, etc.

Mediante el asesoramiento, los adultos con síndrome de Down aprenden otras formas de manejar el estrés. Puede ser eficaz el utilizar instrumentos que favorezcan la «autorreconducción». Por ejemplo:

Sandy tenía tendencia a golpearse cuando se sentía ansiosa o agitada. Era capaz de comunicar este problema, lo que permitió al asesor ayudarle a que viera esa conexión. Pudieron desarrollar juntos un sistema que le permitía reconducirse a sí misma. Sandy aceptó que cuando se sintiera ansiosa, sacaría su «piedra de la suerte» del bolsillo y la frotaría en lugar de pegarse.

De la misma manera, otras personas han conseguido aprender a irse a su cuarto, sentarse, escuchar música y relajarse cuando se sienten ansiosas.

Medicación

Además de las técnicas conductuales y del asesoramiento, la medicación puede beneficiar a la gente que muestra conducta autolesiva. Puede haber un problema psicológico subyacente que causa que se desarrolle esta conducta o contribuye a ello. Valorar este posible problema psicológico servirá de guía para elegir la medicación. Para mayor información sobre los fármacos que se indican a continuación, consúltese el capítulo 13.

MEDICAMENTOS QUE SON ÚTILES CUANDO ESTÁN IMPLICADAS LA ANSIEDAD O LA DEPRESIÓN

Cuando la ansiedad va asociada a conducta autolesiva, la medicación ansiolítica puede ser útil para reducir la autolesión y la ansiedad (v. cap. 15). Hemos tenido un éxito limitado con la buspirona, pero a menudo se tarda varias semanas en ver sus beneficios. Pueden usarse fármacos benzodiazepínicos (p. ej., alprazolam, lorazepam, etc.) mientras se espera a que haga efecto la buspirona. También se pueden usar estos fármacos en primera instancia. Las benzodiazepinas de acción más prolongada, en particular, se pueden usar de forma regular, pero su potencial para producir tolerancia, adicción y síntomas de abstinencia al interrumpir su uso, puede limitar sus beneficios.

Varios antidepresivos son también valiosos para tratar la ansiedad. La venlafaxina, así como los inhibidores selectivos de la recaptación de serotonina (ISRS) paroxetina, escitalopram y sertralina, han sido autorizados por la Food and Drug Administration (FDA) para tratar la ansiedad social o la generalizada. Los otros fármacos ISRS, como el bupropión, han sido eficaces en algunos pacientes. Todos estos fármacos pueden contribuir a reducir la conducta autolesiva cuando la ansiedad es un factor coadyuvante.

Si la conducta autolesiva es manifestación de depresión, de nuevos los fármacos antidepresivos son muy útiles. Como se ha indicado en el caso de la ansiedad, los fármacos ISRS son muy eficaces para la depresión. Además hemos comprobado la eficacia de la venlafaxina y el bupropión.

MEDICAMENTOS QUE SON ÚTILES CUANDO ESTÁN IMPLICADOS LOS TRASTORNOS DE SUEÑO

Como se ha analizado en el capítulo 2, el trastorno del sueño es más frecuente en las personas con síndrome de Down. Cuando el trastorno se hace crónico puede terminar en agitación. La conducta autolesiva puede ser expresión de esta agitación. En consecuencia, el restaurar un patrón más normal de sueño puede ser un medio muy eficaz de reducir la agitación y la conducta autolesiva que la acompaña.

La apnea del sueño es más frecuente en las personas con síndrome de Down y causa de agitación. Si un adulto con síndrome de Down tiene apnea del sueño, habrá que someterlo a control tanto como sea posible mediante presión continua positiva de las vías respiratorias (CPAP) o bifásica (BIPAP), suplementos de oxígeno, cambios de posición en la cama o cirugía (tonsilectomía) (v. cap. 2). De no ser así, pueden aparecer lesiones a largo plazo que afecten al pulmón o al corazón.

Los trastornos del sueño debidos a otras causas, o por causas desconocidas, se pueden tratar con suplementos o con medicación. Hemos comprobado que la melatonina (una hormona que se usa para el insomnio y para tratar el *jet lag*) resulta útil para reducir la conducta autolesiva asociada un sueño insuficiente. El antidepresivo trazodona es también eficaz en tales casos. En nuestra experiencia, la trazodona parece funcionar mejor como hipnótico que como antidepresivo en las personas con síndrome de Down. También hemos prescrito pautas cortas de otros fármacos hipnóticos como el zolpidem, la zopiclona y el zaleplón.

Una vez que la persona recupera su patrón normal de sueño con la ayuda de los medicamentos, puede seguir durmiendo bien (al menos durante una temporada) sin ellos. Sin embargo es importante vigilar por si hay recurrencia del trastorno del sueño y de la conducta autolesiva, y prescribir el medicamento de nuevo si fuera necesario. Algunos individuos necesitan usar el hipnótico durante un período largo de tiempo para optimizar su sueño (y de paso su conducta).

OTROS MEDICAMENTOS

Fármacos anticonvulsivos. Los fármacos anticonvulsivos suponen un apoyo para las técnicas conductuales a la hora de tratar a las personas que muestran conductas de autolesión. Por ejemplo, el ácido valproico tiene la autorización de la FDA para el tratamiento de la manía y se ha comprobado su eficacia en la conducta agitada, trastornos del control de impulsos y conducta autolesiva. También se han usado la carbamazepina y oxcarbazepina para estos problemas.

La gabapentina, otro anticonvulsivo, es menos conocido en el tratamiento de la conducta autolesiva, pero algunos estudios apoyan su utilidad en la manía. Aunque sabíamos que no existía ni aprobación de este fármaco por parte de la FDA para la conducta autolesiva ni experiencia previa de conocimiento sobre su beneficio, lo probamos primero en varios pacientes con conducta autolesiva que no nos iban a permitir extraerles sangre (en el caso del ácido valproico y de la carbamazepina, habitualmente se recomienda extraer sangre para controlar las concentraciones del medicamento y sus posibles efectos secundarios). Observamos que la gabapentina es un tratamiento eficaz en algunos pacientes con conducta autolesiva, conducta agresiva y trastorno del control de impulsos. Puede usarse con menos temor (pero no con ninguno) en relación con la necesidad de hacer seguimiento mediante medición de concentraciones del medicamento en sangre.

Antipsicóticos atípicos. Los antipsicóticos atípicos son muy útiles para tratar la conducta autolesiva en las personas con síndrome de Down. Hemos conseguido reducir esta conducta con risperidona, olanzapina, ziprasidona, quetiapina y aripiprazol. Lamentablemente hemos observado un gran aumento de peso en algunos de nuestros pacientes con estos fármacos. En otros también hemos visto importante aumento de la glucemia (azúcar en sangre) que obligó a retirar la medicación. Es importante señalar que las personas con síndrome de Down y conducta autolesiva que hemos visto, por lo general, no tienen claros síntomas psicóticos. No usamos los fármacos para tratar la psicosis en esta situación ni lo hacemos por su efecto sedante. De hecho, si aparece sedación como efecto secundario, normalmente reducimos la dosis o cambiamos de producto.

Naltrexona. Como se ha mencionado anteriormente, algunas personas pueden considerar placentera a la autolesión porque el dolor puede hacer que el cuerpo libere las sustancias naturales llamadas endorfinas. Las endorfinas estimulan los receptores opioides en el sistema nervioso central y esto puede hacer que la persona perciba la sensación como agradable. Por esta razón, los fármacos desarrollados para bloquear el efecto de los fármacos opioides (narcóticos) sobre sus receptores pueden ser útiles para tratar la conducta autolesiva. Aparentemente, al bloquear los receptores opioides e impedir que funcionen normalmente, se bloqueará también cualquiera de los efectos agradables de la autolesión con lo que el individuo irá perdiendo interés en practicarla. El antagonista opioide (bloqueante) con el que hemos tenido algo de éxito es la naltrexona. Puesto que es difícil afirmar si alguien con síndrome de Down consigue placer con su conducta autolesiva, puede intentarse la utilización de la naltrexona incluso en las personas que no parecen encontrar agradable su conducta autolesiva.

INGERIR HECES

Otro problema que parece asemejarse al de la conducta autolesiva es la ingestión de heces. Es alta la posibilidad de que esta conducta lesione al individuo.

En las personas con síndrome de Down, el comer heces parece que ocurre a menudo en asociación con un par de problemas. El primero, hemos visto a algunas personas cuya visión se estaba empeorando y pueden no haberse dado cuenta de que lo que tenían en sus manos no era comida. En estos casos, al tratar el problema de la visión se redujo a menudo la conducta de ingestión de heces.

En segundo lugar, parece que algunas personas con síndrome de Down encuentran agradable ingerir heces. Como ocurre con la conducta de autolesión, es difícil comprender cómo esto puede ser así. En general, hemos observado que nuestros pacientes que ingieren heces tienen un problema cognitivo grave y tienen nulas o limitadas habilidades verbales. Algunas tienen también autismo o pica (comer sustancias no comestibles). En estas situaciones el asesoramiento sirve de poco.

Puede mejorar la situación el redirigir y mantener estrecha vigilancia. Puede ser útil el darle a comer alguna otra cosa, especialmente comida que tenga parecida consistencia y textura a las de las heces. A veces ayuda darle algo para que lo sostenga en sus manos, pero algunas personas lo que hacen es comerse ese algo.

Puede servir el ajustar los vestidos para hacerle más difícil al individuo llegar hasta las heces. Se han utilizado con cierto éxito los calzoncillos de perneras largas o ropa interior de una sola pieza que se ata por detrás donde la persona no alcanza. Por lo general recomendamos esta estrategia sólo para gente que no sabe asearse en el baño de forma independiente, porque este tipo de ropa le impediría usar sola el baño.

El principal apoyo del tratamiento suele ser por lo general la medicación. Se utilizan los fármacos analizados anteriormente.

Es evidente que será también importante vigilar y tratar accidentes como son la diarrea o las molestias de estómago provocadas por la ingestión de heces.

Conclusión

La autolesión es muy perjudicial para la persona que la practica. Y también es muy molesta por lo general para quienes lo rodean. Se necesita hacer una cuidadosa evaluación, teniendo en cuenta que el adulto con síndrome de Down puede hacerla para comunicar que tiene dolor. El tratamiento de las personas que se autolesionan exige un abordaje que incluya el asesoramiento personal, la reconducción de la conducta, los programas de conducta y la medicación.

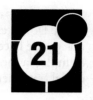

Tics y trastornos de hábitos motores

Muchas personas con síndrome de Down hacen movimientos o sonidos de forma repetida que a los demás les puede resultar extraña o molesta. Por ejemplo, pueden frotar los dientes, tararear, retorcerse las manos o balancearse hacia adelante y hacia atrás cuando oyen música o ven la televisión.

A veces estos movimientos y sonidos son lo que se llama conducta estereotípica o autoestimulatoria. La conducta estereotípica es un comportamiento motor repetitivo, que suele parecer impulsivo y no es funcional (según la cuarta edición revisada del *Manual diagnóstico y estadístico de los trastornos mentales,* DSM-IV-TR). La conducta estereotípica incluye las conductas motoras repetitivas y el movimiento repetitivo de objetos. Tales conductas motoras interfieren en las actividades normales y pueden terminar por provocar lesiones corporales autoinfligidas.

A veces los movimientos repetitivos pueden estar relacionados con otras conductas como son las compulsiones, si bien la conducta compulsiva es más compleja que la estereo-típica. Las conductas estereotípicas implican la repetición de conductas motoras más sencillas, como es el palmeo, mientras que la compulsión supone con frecuencia toda una serie compleja de pasos como es el colocar los objetos personales de forma que estén «justo así». Los movimientos repetitivos pueden ser también manifestaciones del estrés, la agitación, la ansiedad o la excitación, más que de una conducta estereotípica. Además, algunos tipos de movimientos motores son efectos secundarios de los fármacos neurolépticos (v. cap. 13). Algunos de ellos pueden estar relacionados con trastornos médicos como pueden ser las convulsiones o un trastorno de tipo convulsivo que se aprecia en la enfermedad de Alzheimer, o a trastornos de salud mucho más raros como son la enfermedad de Huntington o los accidentes cerebrovasculares. Hay también movimientos repetitivos que en realidad son tics, o sonidos o acciones involuntarios que se deben a alteraciones bioquímicas del cerebro. A veces puede ser difícil diferenciar los tics de la conducta estereotípica, pero la principal diferencia estriba en que la conducta estereotípica parece estar bajo un control voluntario mayor que el de los tics.

Ya que los movimientos y sonidos repetitivos son tan corrientes en las personas con síndrome de Down, es importante comprender las diferentes razones que subyacen en ellos, así como qué puede hacerse para disminuir su aparición, si es que hay algo. En los trastornos de tics, por ejemplo, la medicación puede ser altamente beneficiosa, pero en los movimientos estereotipados el tratamiento médico puede no ayudar y a veces, incluso, perjudicar más todavía.

TRASTORNO DE MOVIMIENTOS ESTEREOTIPADOS

Todo el cuerpo de Denise se ve implicado cuando se excita por algo. Por ejemplo, en casa, cuando ve un DVD que le gusta, frecuentemente frota y retuerce sus manos cuando sabe que va a llegar una «parte buena», o a veces proyecta sus brazos, rectos delante de ella y aplasta su cara en una mueca feliz, con los ojos bien abiertos llenos de felicidad. Puede retorcerse las manos, extender los dedos y hacer muecas docenas de veces mientras ve la película. Pero cuando alguien le pregunta qué está haciendo, normalmente se para inmediatamente. Y en la escuela o en otros ambientes en donde está menos relajada y más pendiente de las reacciones de los demás, rara vez se frota las manos o hace muecas.

Como Denise, muchas personas con síndrome de Down realizan acciones aparentemente extrañas y sin un objetivo, que repiten una y otra vez. Se piensa que estas conductas estereotipadas aparecen con más frecuencia en personas con discapacidad intelectual. En nuestro centro, hemos comprobado que muchas de estas conductas son bastante corrientes con independencia del nivel que la persona tenga en sus habilidades y en funcionamiento. Las conductas más frecuentes son:

- Sacudir o agitar las manos, frotarse o retorcerse las manos.
- Balancearse hacia delante y hacia atrás, o de un lado a otro.
- Emitir sonidos mal articulados o hacer otros ruidos con la boca.
- Manipular objetos de forma repetida (frotarlos, darles vueltas, etc.).

Por supuesto, las personas expresan estas conductas a su manera, basadas en los tipos de objetos que manipulan o en los movimientos específicos o sonidos que realizan.

Frecuencia de realización

Entre las personas con síndrome de Down hay todo un *continuum*, desde una frecuencia muy elevada de producción de movimientos estereotipados hasta una frecuencia muy baja, estando la mayoría en algún punto de la parte media. En el extremo más bajo, hay un número relativamente pequeño de personas que rara vez muestran estas conductas, y en el extremo más alto hay un número pequeño que las realizan con mucha frecuencia.

PERSONAS CON FRECUENCIA ALTA DE MOVIMIENTOS ESTEREOTIPADOS

Muchas de las personas que pertenecen a este grupo pasan una cantidad considerable de tiempo ocupadas en alguna conducta estereotipada. Son personas que tienden a sufrir alteraciones más graves de su funcionamiento intelectual y adaptativo. Pueden incluirse también personas con trastornos del espectro autista, y especialmente las que tienen importantes limitaciones sociales y del lenguaje expresivo.

A menudo estos individuos muestran los mismos tipos de conductas estereotipadas que los que pertenecen al grupo moderado (v. más adelante), pero la frecuencia y duración de sus conductas limitan gravemente el funcionamiento en otras esferas importantes de su vida. Muchas de estas personas muestran también conducta autolesiva, y un número sustancial muestran formas más graves de esta conducta. Ejemplos de conducta autolesiva son: frotarse o rascarse, morderse las manos, los nudillos u otras partes del cuerpo, pinchar en la piel o en áreas lesionadas. A menudo hay antecedentes de pegarse o abofetearse en la cara o en el cuerpo, dar cabezazos u otras formas de autolesión.

Algunas personas en este grupo pueden mostrar formas más extrañas de conducta. Por ejemplo, manipular objetos de maneras poco habituales, como puede ser colgar o agitar figuras de acción, o manipular objetos poco habituales como son cuerdas, trozos de papel, ropa (calcetines, ropa íntima, etc.) u objetos metálicos brillantes.

Algunas conductas estereotípicas pueden suponer todo un desafío para los cuidadores. Por ejemplo, hay gente que realiza conductas que dan mucha vergüenza como pueden ser el chupar u oler objetos o a otras personas, hurgarse el ano con los dedos, embadurnarse con heces, masturbarse, tocarse los genitales, etc. El tratamiento de estos graves problemas es todo un proceso agotador, y que a veces dura toda la vida, que ha de ir dirigido a desviar la atención de la persona hacia conductas sociales y adaptativas más productivas (v. cap. 20 para obtener más información sobre el tratamiento de estas conductas).

PERSONAS CON FRECUENCIA MODERADA DE MOVIMIENTOS ESTEREOTIPADOS

Como ya se ha indicado, la inmensa mayoría de las personas con síndrome de Down realizan una cierta cantidad de movimientos estereotipados. Se incluyen el sacudirse las manos o retorcerlas, el balanceo y la oscilación, los ruidos con la boca, la manipulación de ciertos objetos. Algunos de estos individuos pueden realizar también conductas estereotípicas autolesivas, sobre todo si están ansiosos o estresados.

Para las personas que muestran estas conductas de forma moderada, hemos comprobado que hay maneras de prever cuándo es más probable que vayan a aparecer. Son menos frecuentes si las personas están concentradas en su trabajo, en actividades sociales o recreativas que exigen más atención y actividad física. Las conductas aparecen más fácilmente cuando la gente está en momentos de relajación, como cuando está desocupada en el trabajo o relajada en casa viendo la televisión o escuchando música. Pero a menudo muestran también estas conductas con mayor frecuencia si sienten algún tipo de experiencia emocional, como veíamos en el caso de Denise cuando sentía el placer y la excitación de sus películas. Pero por otra parte, también pueden aumentar cuando la persona experimenta emociones negativas como son el estrés y la ansiedad.

¿Qué es lo que causa la conducta estereotípica?

Existen teorías pero no hay respuestas definitivas a la pregunta sobre las causas de la conducta con estereotipias o por qué se dan con más frecuencia en las personas con discapacidad intelectual. Se comprende que la mayor parte de la investigación haya ido dirigida a las personas con los trastornos más graves y que los muestran con mayor frecuencia. Aun así, estas teorías pueden ayudar también a comprender las que se producen más moderadamente en frecuencia o intensidad. Algunos investigadores opinan que la conducta estereotípica está provocada por un déficit que aparece en el sistema nervioso central, que da origen a la necesidad o el ansia por sentir una fuerte estimulación. Esto podría ayudar a explicar el aumento de conducta estereotípica que se da cuando alguien está en situación relajada y ligeramente subestimulada. Otros, en cambio, piensan lo contrario, que las personas se encuentran hiperestimuladas y utilizan las estereotipias en un intento de bloquear los estímulos que provienen del ambiente. Y otros piensan que estas conductas pueden comportarse como autocalmantes.

Cada una de estas teorías puede tener validez para ciertas personas. Pero en muchas situaciones (como la del ejemplo de Denise) la conducta estereotípica puede indicar simplemente la presencia de algo que les resulta estimulante y no necesariamente ni hiperestimulante ni subestimulante. En tal caso, una vez más, es posible que la conducta sea simplemente un complemento a cualquier otra cosa que uno hace para relajarse, como tocar música o ver la tele, etc.

Más difícil resulta comprender una conducta estereotípica que termina produciendo autolesión. Como se ha señalado anteriormente, hemos visto un número relativamente pequeño de personas que se autolesionan gravemente. ¿Qué es lo que la produce? Lo más irónico es que estas conductas pueden resultar realmente autosedantes para algunas personas. Algunos estudios han mostrado que la conducta autolesiva más grave puede liberar endorfinas (neurotransmisores que promueven sensaciones agradables) en el cerebro.

Aunque la liberación de endorfinas puede ayudar a explicar la conducta contradictoria de las personas que parecen encontrar placer al herirse o golpearse a sí mismas, no sirve para explicar las formas más moderadas de autolesión que encontramos con más frecuencia en nuestro trabajo clínico. Son ejemplos el pincharse en la piel o en heridas, rascarse, chuparse o morderse las manos o los nudillos. En nuestra experiencia, parece que estas autolesiones más moderadas se dan cuando las personas experimentan cierto grado de estrés en sus vidas o se sienten hiperestimuladas por él.

Cuándo se debe buscar ayuda ante conductas estereotípicas

Es frecuente que las familias se muestren preocupadas sobre si estas conductas son patológicas o una indicación de trastorno del espectro autista. La cuestión clave aquí es si la conducta interfiere en las actividades de la vida normal o si resulta lesiva para sí mismo o para los demás. Si no hace nada de esto, recomendamos que los cuidadores traten de ignorar la conducta, especialmente si la realiza en un lugar privado.

Hay otras situaciones, sin embargo, en que la propia conducta no es el problema, pero lo es el cuándo y dónde la realiza. Por ejemplo, el palmoteo de manos o el balanceo u oscilación adelante y atrás pueden ser un problema si los hace en un centro comercial, en el trabajo ordinario o cualquier otra situación pública. Si la conducta se hace en un sitio público, la persona puede llamar la atención y quedar en ridículo frente a los demás. Si esto es así, lo que procede es enseñar a la persona a que limite esta conducta para hacerla en un espacio privado. Por ejemplo, una joven muy capaz que trabajaba en un banco fue asesorada por sus padres y su supervisor porque el palmoteo de sus manos estaba llamando la atención de la gente. Después de discutir posibles soluciones, ella decidió por sí misma controlar esta conducta. Como explicó a su profesor y a sus padres, deseaba «encajar». En otras situaciones, la solución puede estar en que sean los demás los que cambien, más que la persona con síndrome de Down. Por ejemplo, en el caso de un muchacho de 15 años en la escuela, el personal de la escuela con buen juicio utilizó la técnica de formación de la sensibilidad para hacer comprender a los demás compañeros la normalidad de esta conducta, y así dejaron de tomarle el pelo.

Sin duda, hay otras consideraciones importantes como son el tipo de conducta, la actitud de los cuidadores que están presentes, el momento en que se realiza la conducta. Por ejemplo, muchas personas con síndrome de Down (como Denise) muestran palmoteo de manos, conducta de balanceo u oscilación y muecas faciales cuando se sienten felices o excitadas. Puede que una vez expresadas estas conductas, las interrumpan con bastante rapidez. Muchos familiares simplemente dicen a los demás que esta es la manera en que la persona muestra su nerviosismo y su entusiasmo.

Aunque algunas personas muestran brevemente oscilaciones o balanceos cuando están excitadas, si son muy pronunciados pueden constituir un problema en público. Lo malo de este tipo de conducta es que, en comparación con los gestos de la mano u otras formas de conducta estereotípica, el balanceo es una conducta más visible y más manifiesta para los demás. Y lo que es más importante, es más probable que los demás la asocien con personas con discapacidad intelectual. Como tal, puede servir para marcar a la persona como discapacitada, como si fuera una gran señal de neón, con lo que le resultará más difícil llevar a cabo su trabajo normal en público. Obviamente, este problema puede ser aún peor en la escuela en donde un quinceañero con síndrome de Down puede verse expuesto al ridículo entre sus compañeros.

Lo bueno de la conducta de balanceo es que resulta muy patente a los cuidadores, quienes, si están presentes, pueden recordar con rapidez a la persona que interrumpa esa conducta. Traten de encontrar formas más claras de recordar a la persona con síndrome de Down que está balanceándose, como por ejemplo tocarle en el hombro. Pueden también elaborar señales privadas para alertarle cuando empieza a mostrar esa conducta. Incluso es posible que lleguen a prever cuándo es posible que la inicie y le ayuden a encontrar sistemas alternativos de expresarse en tales situaciones.

Cuándo es necesario cambiar la conducta estereotípica

En algunas situaciones, la propia conducta estereotípica resulta peligrosa o interfiere muy marcadamente la vida de la persona, por lo que exige más de una intervención para corregirla o cambiarla. Resultará útil analizar las conductas estereotípicas más problemáticas, como posibles indicadores de que la persona se encuentra superestimulada o infraestimulada.

En nuestra experiencia, una de las principales causas de la conducta estereotípica no productiva, incluida la conducta autolesiva, es la subestimulación en el sitio de trabajo. Este es el caso principalmente de las personas con síndrome de Down que se sienten muy conscientes del trabajo que realizan. Estar ocioso o «en horas bajas» en el trabajo resulta mortal para ellos. Con demasiada frecuencia, los supervisores responden con actividades que llenan su tiempo pero que no son interesantes ni estimulantes. Por ejemplo, muchos sitios de trabajo ponen películas o sesiones de televisión, o llenan el tiempo con lo que un señor describió como «el mismo viejo trabajo aburrido» (tareas de talleres no remuneradas dedicadas a clasificar tamaños diferentes de tuercas y tornillos con el exclusivo objetivo de pasar el tiempo).

Lo peor de todo, algunas instituciones no hacen absolutamente nada. Los empleados son sencillamente abandonados a sus propios recursos. Hemos oído a muchas familias que intentan encontrar la manera de ayudar a sus hijos a llenar estos tiempos vacíos. A menudo los envían con sus actividades favoritas de tiempo libre, como papel para escribir o dibujar, o libros, revistas, labores para hacer punto, CD, etc. Estas actividades pueden mantener ocupada a la gente durante cierto tiempo, pero conseguir que se entretengan todo el día es ridículo. Naturalmente, esta forma de tiempo «bajo» termina produciendo estrés y ansiedad y aumenta la intensidad de las conductas estereotípicas no productivas.

Durante estos tiempos «bajos» en el trabajo recomendamos encarecidamente que se ofrezcan actividades que sean física y mentalmente estimulantes. Por ejemplo:

- Programas de entretenimiento que resultan beneficiosos: clubes de baile, aeróbic, paseo.
- Programas de arte y trabajos manuales de calidad, que supongan un desafío y los estimulen a producir trabajo de calidad alta.
- Salidas a la ciudad y a sitios concurridos como centros comerciales, y sitios de interés como museos y otros sucesos culturales.
- Trabajo interesante de voluntario en la comunidad (p. ej., centros en donde la gente está ocupada haciendo tareas diversas de oficina o de limpieza).

En el otro extremo, personas con conducta estereotípica excesiva pueden estar comunicando la presencia de un estrés o una situación que les resulta agobiante o hiperestimulante para ellas. Recomendamos lo siguiente para resolver estos problemas:

1. En primer lugar, tratar de identificar y reducir la causa u origen de ese estrés. Por ejemplo, a veces las personas con síndrome de Down son muy sensibles a los sentimientos, emociones y conflictos de los demás, y especialmente si tienen para ellas especial significación (v. cap. 13). Otras personas pueden ser víctimas de abuso (v. cap. 5). Los cambios en su vida o las pérdidas (por muerte o por ausencias) pueden resultarles especialmente estresantes, teniendo en cuenta su necesidad de mantener un ambiente constante en su vida (v. cap. 9). Y hay personas que están expuestas a situaciones que sobrecargan sus sentidos, como pueden ser sitios en los que se habla muy alto (en su vivienda o en su trabajo).

2. Reducido el estrés, traten de mantener ocupada a la persona con actividades interesantes. Esto ayuda a distraerlos de sus preocupaciones y de su estrés.

3. Finalmente, cuando la conducta estereotípica sea un problema en sí misma, recuerden que es más fácil canalizar su conducta hacia algo más apropiado que intentar parar la conducta por completo. Por ejemplo, un adulto que está pinchándose la piel puede necesitar actividades que le mantenga las manos ocupadas. Algunas personas pueden notar que les ayuda el frotar una piedra pequeña

y suave. Estas piedras se pueden frotar mientras se tiene la mano en el bolsillo, o pueden ser tan pequeñas que no se notan. Tener a mano una agenda y un lápiz para escribir puede ayudar a algunas personas a mantenerse sin rascarse o sin llevar a cabo alguna otra conducta. O el masticar goma o chupar un palillo de dientes, etc., puede ayudar a mantenerlos sin que se coman las uñas o se muerdan los dedos.

TRASTORNOS DE TICS

Las personas que tienen trastornos de tics, al igual que los que tienen conducta estereotípica, también hacen movimientos o sonidos aparentemente raros y sin sentido. Su principal diferencia, sin embargo, estriba en que las conductas estereotípicas son voluntarias mientras que los tics pueden ser suprimidos durante espacios cortos de tiempo pero, por otra parte, no están sometidos al control voluntario de la persona.

El DSM-IV-TR describe varios tipos de trastornos de tics. Algunos de ellos incluyen sólo tics motores (movimientos) o vocales, que persisten durante períodos variados de tiempo. En nuestra experiencia, las personas con síndrome de Down no tienen mayor probabilidad de mostrar estos tipos de tics que el resto de la población. Sin embargo, sí que parecen tener mayor riesgo de mostrar un tipo de trastorno de tic más complicado, a saber, el síndrome de la Tourette.

EL SÍNDROME DE LA TOURETTE

El síndrome de la Tourette es un trastorno hereditario, neuromuscular crónico que consiste en mostrar tics motores y vocales. Los tics son movimientos y vocalizaciones estereotípicos que aparecen de forma repentina, son involuntarios, breves, repetitivos.

Algunos ejemplos de tics motores son los movimientos de la cabeza en forma de sacudidas, los movimientos rápidos de las extremidades o los movimientos crispados de la cara. Ejemplos de tics vocales son los sonidos guturales, los alaridos y las repeticiones de una palabra o de una frase, entre otros.

Loa síntomas comienzan en la niñez y cambian con el tiempo en cuanto a localización, número, frecuencia y complejidad. Para establecer el diagnóstico, es preciso que los tics se inicien antes de los 18 años, se mantengan durante al menos un año y no se deban a la administración de estimulantes o a otro problema médico. Además, las personas con síndrome de la Tourette clásico siempre presentan por lo menos dos tipos de tics motores y un tic vocal, pero no necesariamente al mismo tiempo. Los trastornos por déficit de atención con hiperactividad (TDAH) y los trastornos obsesivo-compulsivos (TOC) se dan frecuentemente junto con el síndrome de la Tourette (DSM-IV-TR).

Hemos visto un cierto número de adultos o adolescentes con síndrome de Down con un cuadro similar al síndrome de la Tourette. Lo llamamos tipo la Tourette (o síndrome de la Tourette atípico), porque por lo general no cumplen del todo los criterios (lo más frecuente es que no haya tics vocales).

Síntomas

La mayoría de las personas que hemos visto con síndrome de Down y síndrome de la Tourette tienen síntomas obsesivo-compulsivos que se iniciaron en la adolescencia o en la adultez. Por lo general se les ha diagnosticado a estas personas en la niñez con el TDAH. Si se indaga más a fondo, se descubren los tics.

Tics motores. Los tics motores pueden consistir en movimientos repetitivos y a veces repentinos de la boca, la lengua, la cara, la cabeza, el tronco o las extremidades. Los tics se muestran como movimientos raros, extravagantes; por ejemplo, contorsiones faciales, agacharse, girarse, desviar los ojos hacia arriba o hacia un lado, olisquear objetos, etc.

Tics vocales. Las personas con síndrome de Down y síndrome de la Tourette que hemos visto no suelen presentar tics vocales en combinación con los motores. A veces tienen tics motores y no vocales. Pero a veces vemos a algunas personas que presentan tics vocales como por ejemplo la expresión de palabras y de sonidos del tipo de chasquidos de la lengua, gruñir, olisquear, ulular, resoplar, toser, carraspear y otros tipos de ruidos bucales.

En la población general, las personas con síndrome de la Tourette tienen ocasionalmente coprolalia o expresión involuntaria de palabras obscenas u otras expresiones inapropiadas. No hemos observado coprolalia en nuestros pacientes. Sin embargo hemos visto a varias personas con síndrome de Down que tienen tics vocales que incluyen comentarios negativos junto con otras vocalizaciones. Estos comentarios se parecen a menudo a expresiones de soliloquios (v. cap. 8), pero muestran un aspecto y sentido diferentes. Aparecen como más bruscos y espontáneos si se los compara a los del soliloquio regular, y da la impresión de que no están sometidos al control consciente de la persona.

Altibajos de los tics. En el síndrome de la Tourette los tics cambian con el tiempo. Puede persistir un tic durante meses y ser después sustituido por otro diferente. También cambian con el tiempo la intensidad y la frecuencia de los tics. A veces, puede aparecer un tic sólo algunas veces en una hora; en otras, puede darse docenas e incluso centenares de veces en una hora. Con frecuencia el estrés parece aumentar el tipo, intensidad y frecuencia de los tics. Por ejemplo:

> Hemos seguido a Reggie, de 33 años, durante muchos años en nuestro centro de adultos. Como muchas otras personas con síndrome de la Tourette, tiene un problema de atención así como un TOC, y tanto tics motores como vocales. Ha vivido en diversas situaciones de vida residencial que han sido muy estresantes para él, debido sobre todo a un mal manejo de los problemas de conducta de otros residentes por parte del personal.
>
> Los síntomas de la Tourette de Reggie se han visto grandemente afectados por el estrés de su salud y de las dificultades ambientales. Cuando está bajo estrés, sus conductas obsesivo-compulsivas son más agotadoras. A menudo está como atascado y rechaza moverse en momentos de transición durante el día. En esos momentos sus tics motores y vocales aumentan intensamente. Los motores consisten en movimientos repetidos de cabeza y tronco, y los vocales consisten en chillidos frecuentes y expresiones que suenan a autocrítica, así como comentarios

sin sentido (aunque a menudo se parecen a un soliloquio, aparecen bruscamente y parecen estar fuera del control de Reggie).

Cuando los síntomas aumentan, se mueve menos. Como resultado, sus problemas de peso y de sueño empeoran. Ello a su vez hace que se encuentre más cansado y torpe durante el día.

Diagnóstico

Hemos observado que la equivocación en el diagnóstico de los síntomas del síndrome de la Tourette retrasa el tratamiento eficaz de este trastorno en las personas con síndrome de Down. A menudo ocurre si se confunden los tics motores y vocales con problemas de conducta. Por ejemplo:

Dawn, de 16 años, fue referida a nuestro centro desde su escuela. Acudía a una escuela pública para niños con discapacidades que tienen problemas de conducta y aprendizaje, porque se le había diagnosticado un problema de atención cuando era más pequeña.

La escuela había tratado el problema de atención mediante un currículo estructurado, pero recientemente habían notado un aumento importante en su conducta compulsiva. Dawn se había hecho más rígida en sus rutinas y menos capaz de adaptarse a los cambios. Su profesora y su familia notaron también un aumento en conductas «ritualistas» extrañas, como doblar las rodillas cada cinco pasos cuando andaba, y otros movimientos repetitivos de brazos y cabeza. Y lo que resultaba más problemático para la escuela, emitía frecuentemente palabras sin sentido y otros sonidos que se iban haciendo más altos y alteraban más a su maestra y a los demás estudiantes.

En el centro de adultos, le diagnosticamos el síndrome de la Tourette debido a los temas relacionados con la atención, las conductas obsesivo-compulsivas y los tics. Para la escuela, fue de lo más útil oír nuestra opinión de que no sólo eran tics sus raras conductas ritualistas, sino también sus expresiones verbales y sonidos bucales. Conociendo esto, el personal de la escuela y los padres empezaron a ver que estas conductas no estaban bajo el control voluntario de Dawn. En consecuencia, la escuela empezó a reducir su insistencia en que controlara los ruidos de su boca. Lo más interesante es que, una vez que los maestros dejaron de presionarla para que no hiciera esos sonidos, su intensidad y frecuencia disminuyeron considerablemente. La literatura sobre el síndrome de la Tourette aporta resultados similares cuando los cuidadores comprenden que los tics son una conducta involuntaria (Rosen, 2002).

La escuela mantuvo un plan de conducta eficaz para tratar las vocalizaciones de Dawn cuando se hacían demasiado molestas. Esto consistía en muchas actividades para desviar su atención de los tics. Además, cuando se hacían demasiado ruidosas, se le preguntaba con mucha suavidad y diplomacia si prefería salir de clase para expresarse con más libertad en un cuarto vacío que estaba al lado. En alguna ocasión, Dawn hizo uso de esta invitación, pero en general no fue necesario. Se la trató también con un antidepresivo para disminuir la intensidad de su conducta compulsiva, lo que le ayudó a ser más flexible en su horario diario.

Si sospechan que un adolescente o un adulto con síndrome de Down pueden tener también síndrome de la Tourette, el primer paso en el diagnóstico es conseguir una evaluación de su historia. Es importante retroceder a la infancia de la persona. Como se ha explicado antes, suele haber en ellas un diagnóstico previo o síntomas de déficit de atención con hiperactividad. También se ven con frecuencia síntomas compulsivos, que a menudo comienzan después del TDAH (preferentemente en la adolescencia). Es frecuente que no se reconozcan los tics como síntomas. Pueden haber sido pasados por alto, o ser considerados como efectos secundarios de la medicación. (Pueden aumentar los tics con los fármacos que se usan frecuentemente para el TDAH.) El médico de familia puede ser capaz de hacer el diagnóstico y ofrecer el tratamiento apropiado, pero puede ser necesario referir el paciente a un neurólogo o un psiquiatra.

Tratamiento

El tratamiento prescrito para Reggie, descrito anteriormente, presenta múltiples facetas para cubrir sus necesidades. Ha respondido de forma positiva a un medicamento antipsicótico que ha ayudado a disminuir sus tics y el «atascamiento» de sus conductas compulsivas. Ello, a su vez, le ha ayudado a manejar mejor su peso y a conciliar mejor el sueño por la noche. Hemos abordado también su estrés ambiental pidiendo que lo trasladaran de sus varias, diferentes y problemáticas residencias. Estas intervenciones le han ayudado a mantener bajo control sus síntomas y le han permitido meterse de nuevo en su vida.

En general, el tratamiento de las personas con síndrome de Down que tienen el síndrome de la Tourette es el mismo que el de la población general que tiene este último síndrome. En nuestra experiencia, las personas con este diagnóstico dual responden mejor a un tratamiento con abordaje múltiple que implique intervención conductual y medicación.

ESTRATEGIAS E INTERVENCIONES CONDUCTUALES PARA EL SÍNDROME DE LA TOURETTE

Varios capítulos de este libro abordan los síntomas obsesivo-compulsivos y los problemas de atención que con frecuencia coexisten con los tics en las personas que tienen síndrome de la Tourette. En este apartado se pondrá más énfasis en las estrategias conductuales para tratar los tics porque no han sido analizados en ningún otro capítulo.

En muchos aspectos, las estrategias comportamentales para tratar los tics y las conductas estereotípicas son parecidas. Por ejemplo:

- El estrés puede incrementar la aparición de ambas situaciones. Por eso beneficiará reducir el origen de ese estrés (v. antes).
- Además, ambas situaciones aparecen con menor frecuencia cuando la gente está embarcada en tareas más activas, como son las actividades deportivas y recreativas.
- Hemos observado también lo mucho que ayuda mantener ocupada la parte del cuerpo más implicada en la actividad motora. Por ejemplo, si el tic o conducta estereotípica implica a las manos, es útil incorporar a la persona en sus actividades manuales favoritas, como hacer punto, escribir, dibujar, manejar videojuegos, etc. Como beneficio añadido, estas actividades suelen ser estimuladoras y, al mismo tiempo, relajantes, lo que también ayudará a reducir el estrés.

- Se pueden utilizar ciertos objetos para mantener ocupadas las manos cuando los tics originan conducta autolesiva, como es pellizcarse la piel o una herida. Como objetos pueden usarse unas pequeñas piedras cuyo tacto alivia la tensión que ya hemos descrito anteriormente, u objetos con una textura sensible. La propia persona los puede elegir. Por ejemplo, manguitos de goma, bolsas de papel, animalitos blandos de juguete (peluches animalitos de plástico suave). Al disminuir la incidencia de la autolesión, estos instrumentos ayudarán también a reducir la ansiedad originada por la respuesta de los demás a su autolesión.
- Finalmente, el aburrimiento y falta de estímulos aumentan la incidencia de los tics. Como se ha señalado anteriormente en el apartado sobre conducta estereotípica, es muy importante encontrar un trabajo que sea interesante y mentalmente creativo. Las personas que son productivas y están ocupadas son por lo general más felices y están menos estresadas y, en consecuencia, es menos probable que muestren tics y conductas estereotípicas. En casa puede recurrirse a actividades mentales que sean interesantes, como son los juegos de ordenador de carácter educativo, los puzzles para buscar palabras, la lectura y los videojuegos.

Existe una diferencia importante entre tics y conductas estereotípicas que pueden ser causa de que se recurra a diferentes tratamientos y estrategias conductuales. La diferencia fundamental estriba en que la conducta estereotípica está bajo control voluntario de la persona mientras que los tics no lo están. Las personas pueden ser capaces de reprimir los tics durante un cierto período de tiempo pero no pueden controlarlos. Por ejemplo, los estudiantes pueden mantener suprimidos los tics o hacerlos menos evidentes cuando están en clase, pero una vez terminada, pueden después necesitar manifestarlos sin obstáculo con una andanada de tics. Los familiares y cuidadores deben tener esto en cuenta.

Los cuidadores pueden utilizar una de estas tres estrategias para manejar los tics, basados en lo buena que sea su información y experiencia sobre los tics y el síndrome de la Tourette:

- Los que los comprendan menos, pueden intentar bloquear o parar a la persona para que deje de hacer el tic. Esto puede funcionar durante un período breve de tiempo pero fracasará inevitablemente a causa de la naturaleza involuntaria del tic. Y no es de extrañar que la ansiedad creada en la persona con síndrome de Down facilite la aparición de más tics.
- Quienes sepan más sobre esto pueden lograr la mejoría al tratar de reconducir el tic, sobre todo si lo hacen hacia algo que sea de gran interés para la persona. Pero puede salirles el tiro por la culata si la persona lo experimenta como simplemente otro intento de bloquear el tic.
- Quienes mejor llegan a entenderlo y poseen mayor experiencia, frecuentemente lo dejan pasar y que el tic siga su curso. Esta estrategia reduce a menudo el estrés sobre la persona, y eso entonces ayuda a reducir la incidencia de tics.

Cómo manejar el efecto de los tics y del síndrome de la Tourette sobre los demás

Para las familias, puede ser necesario desarrollar estrategias para manejarse con los tics cuando afectan a la relación con otras personas en casa o en otros contextos básicos. Esto ocurre si resultan molestos o perturbadores para los demás, o cuando afectan de forma negativa a las demandas y expectativas de la persona con síndrome de Down, o si pueden ser mal interpretados por otros como problemas de conducta o de actitud. Finalmente, analizaremos cuándo es necesario buscar ayuda profesional para tratar los tics que interfieran en la vida diaria o resulten lesivos.

EL MANEJO DE TICS DISRUPTIVOS O MOLESTOS

Un tema que las familias necesitan solucionar es cómo afrontar los tics que resultan disruptivos o molestos a los miembros de la familia. Las familias que mejor lo afrontan son las que educan a sus otros hijos a ser tolerantes con los tics. Pero no por ello dejan de ser conscientes de los efectos que los tics tienen sobre los otros miembros de la familia, y tratan de planificar estrategias eficaces para reducir la posibilidad de que surjan tensiones y conflictos. Por ejemplo:

> John, de 22 años, que tiene tics y síndrome de Down, desempeñaba un trabajo que adoraba. Aun así, a veces volvía a casa del trabajo muy estresado. Como resultado, emitía tics vocales que eran muy altos y disruptivos para sus dos hermanas menores que intentaban hacer sus deberes, leer o ver la tele. Sus hermanas respondían a sus tics chillándole para que parara o quejándose a su madre para que le hiciera parar. Esto sólo conseguía empeorar los tics porque John se sentía molesto y perseguido por las quejas.
>
> Para resolver este problema, los padres organizaron una reunión familiar y propusieron las siguientes soluciones. Las hermanas de John no le chillarían ni se quejarían a los padres. A cambio, le pedirían cortésmente que se fuera a su habitación donde se podría relajar y desconectar escuchando su música favorita. Esto le pareció bien. Además, el padre de John aceptó ayudarle a insonorizar mejor su habitación, lo cual le permitiría tener sus tics vocales tan altos como quisiera sin molestar a los demás. Con el tiempo John fue incluso capaz de recordarse a sí mismo marcharse a su habitación cuando había tenido un día difícil.

No es de extrañar que hayamos manejado temas similares en contextos residenciales. A menudo recomendamos que mantengan reuniones parecidas entre los residentes de las viviendas para que resuelvan cómo manejar los tics que sean molestos para los demás. En muchos casos se consigue dar con soluciones que reduzcan la molestia a los demás y el estrés que experimenta la persona que tiene tics.

EXIGENCIAS Y EXPECTATIVAS

En nuestra experiencia, las familias y demás cuidadores tienen que tener mucho cuidado en no dejar que los tics de la persona afecten a las exigencias y expectativas que de ella se tienen en relación con su conducta normal en otros aspectos. Por ejemplo, si el padre de un adolescente que tiene tics le pide que haga los deberes u ordene su habitación, la presencia de tics no debe impedirle que cumpla su trabajo. Si lo impide, entonces esto puede incluso reforzar la expresión de más tics o de conductas afines. El adolescente puede aprender que la expresión de tics consigue sacarle de encima sus compromisos para ejecutar las tareas previstas. Basta con hacer un tic cuando resulte necesario. Excusar al adolescente de sus obligaciones puede además crear tensión con sus hermanos que pueden pensar que a su hermano se le da un trato especial. Puede haber también otras repercusiones. Por ejemplo, el adolescente puede experimentar ansiedad en la escuela si no ha terminado sus deberes.

Para impedir que los tics alteren las exigencias o expectativas, recomendamos lo siguiente:

- Conversar con la persona con síndrome de Down y síndrome de la Tourette acerca de que tiene la misma responsabilidad para realizar las tareas domésticas u otras obligaciones que cualquier otro miembro de la familia, con independencia de los tics. Trátelo en términos positivos; por ejemplo, asegurándole que sus tics no tienen por qué afectar el desarrollo de sus talentos, habilidades e independencia.
- Puede ayudar explicarle que si un tic resulta disruptivo, se puede retrasar una tarea pero sólo de forma temporal, hasta que el tic no sea una interferencia.
- Sea muy cuidadoso en seguir adelante con esta expectativa. Si a un tic se le deja que pare y no sólo retrase la terminación de una tarea, reforzará los patrones maladaptativos con los que se responde a la conducta de tics.
- Si el tic no resulta disruptivo para la persona ni para la tarea que realiza, hay que animar a la persona a que termine su tarea siempre que sea posible.
- Teniendo en cuenta que el estrés puede incrementar la expresión de los tics, evalúe las situaciones que suponen una exigencia para la persona con síndrome de Down y síndrome de la Tourette. Si la tarea es exigente pero se mantiene en línea con la capacidad de la persona, anímele a que realice la tarea aunque termine por producir tics.
- Preste ayuda en una tarea sólo si es demasiado difícil y no porque se acompañe de un tic. Como prueba de esto, pregúntese a sí mismo si ayudaría a la persona si no tuviera tics.

Problemas similares de restricción de exigencias o expectativas pueden darse en contextos distintos a los del hogar familiar. En las escuelas, en los centros de trabajo o en las viviendas residenciales se puede dar también a la persona con síndrome de Down y síndrome de la Tourette un tratamiento especial o un «dejarle tranquilo» porque tiene tics. Pero al igual que en el ambiente familiar, esto puede generar resentimiento en los demás. Como también puede significar subestimarla y reducir el desarrollo de capacidades y habilidades como persona, sólo porque se tiene una percepción y comprensión equivocada de lo que significan los tics y el síndrome de la Tourette.

PERCEPCIÓN Y COMPRENSIÓN EQUIVOCADAS DE LO QUE SIGNIFICAN LOS TICS Y EL SÍNDROME DE LA TOURETTE

A veces las familias tienen que afrontar la falta de comprensión de la gente en situaciones diversas, porque no están familiarizadas con el síndrome de la Tourette o con los tics. Esto puede resultar muy agobiante, sobre todo si los familiares ven que los prestadores de servicios asumen que los tics de la persona se deben realmente a una actitud o a un problema de conducta de oposición. Puede usted evitar o aliviar este problema educando e informando a los cuidadores sobre la naturaleza de los tics, como se vio en el ejemplo anterior de Dawn (v. antes).

Para evitar este tipo de situación, recomendamos lo siguiente:

- Reunirse de forma regular con el personal o directores del centro educativo, laboral o residencial de su hijo, para educarles sobre la presencia y naturaleza de los tics.
- Si es necesario, asegurar la ayuda de profesionales prestigiosos que puedan contribuir a la educación del personal que trabaja con su hijo o que es su cuidador.
- Aun cuando se mantengan reuniones con los proveedores de servicios, puede volver a haber problemas si hay cambios en el personal. Vigile estos cambios para evitar que se desarrollen problemas a lo largo de un prolongado período de tiempo.
- Si el personal no puede o no quiere comprender la naturaleza de los tics, habrá que hacer ciertos cambios para evitar que se provoquen situaciones difíciles y traumáticas para su hijo. Cuando se diagnóstica con propiedad el síndrome de la Tourette, debe ser considerado como cualquier otra condición de discapacidad. Si los cuidadores no aceptan este diagnóstico y eso supone una consecuencia negativa para su hijo con síndrome de Down, la familia tiene entonces el derecho, y la obligación, de cambiar o la persona que no lo entiende, o la institución que atiende a su hijo.

Cuándo buscar ayuda profesional

Incluso la más experimentada y eficaz de las familias buscan la ayuda profesional para sus hijos cuando los tics y demás síntomas terminan por ocasionar lesión física o por interferir en las actividades de una vida normal. Cuando esto sucede, la familia puede intentar reducir el estrés, mantener a la persona ocupada con actividades interesantes y tratar de esperar pacientemente a que los tics vayan remitiendo. Pero esto a veces puede no ser suficiente para reducir el problema de los tics. En estos casos, la medicación puede reducir la intensidad y frecuencia de los tics de tal manera que ayuda a que funcionen las estrategias conductuales.

MEDICACIÓN

Nuestras intervenciones conductuales con Dawn funcionaron con éxito durante casi un año. Pero a mediados de su segundo año escolar, sus tics volvieron ser muy disruptivos en la escuela, y su conducta compulsiva era más y más extenuante. Fue traída a nuestro centro después de que respondiera con una agresión física a los intentos de su profesora por hacerle salir de la clase. Comprobamos la presencia de un nuevo problema de salud que había sido tratado con éxito. Cuando sus tics vocales y su conducta siguieron siendo un problema, se añadió una dosis pequeña de medicación antipsicótica, y eso ayudó a resolver el problema.

En este momento Dawn ha vuelto a su escuela. Muestra todavía algunos tics vocales disruptivos y cierta inflexibilidad en sus rituales y rutinas, aunque en menor grado. Vamos siguiendo su progreso muy de cerca para asegurar que se mantiene de forma positiva.

Hemos comprobado que la razón por la que algunos de nuestros pacientes no respondían bien al tratamiento de su TDAH o a su TOC era que en realidad tenían un síndrome de la Tourette (el que llamamos atípico). Los fármacos que normalmente se emplean para el tratamiento de los síntomas de dichos cuadros no parecen funcionar bien cuando esos síntomas forman parte de un síndrome de la Tourette.

En general, cuando estos pacientes fueron tratados con la medicación habitual para niños con TDAH, su respuesta fue peor de lo habitual. Por ejemplo, Dawn respondió a su currículo escolar estructurado pero no respondió positivamente a la medicación estimuladora. Con la medicación no mejoró su atención de forma significativa y su familia notó también la presencia de conductas «extrañas» (muy probablemente tics). Otros padres han informado también que empezaron a observar tics cuando su hijo tomó medicación para tratar el TDAH. Y de hecho, en las personas con síndrome de la Tourette que no tienen síndrome de Down, sus tics se inician frecuentemente cuando toman medicación estimulante recomendada para tratar el TDAH. Otros cuidadores han hecho notar que no observaron tics hasta la adolescencia o la adultez, aunque es posible que apareciera la actividad del tic en una edad anterior si bien no fue considerada como tic.

También hemos observado que en muchas de las personas que hemos visto con síndrome de la Tourette (como Dawn y Reggie), los síntomas obsesivo-compulsivos se hicieron más patentes y problemáticos en la adolescencia y adultez, y los intentos por tratar sus síntomas obsesivo-compulsivos habían dado resultados poco claros. El tratamiento con los fármacos antidepresivos habituales no suele alcanzar el resultado deseado. Por ejemplo, un fármaco antidepresivo ayudó durante un cierto tiempo a reducir la intensidad de las conductas compulsivas de Dawn, pero no le ayudó en sus tics y pareció perder actividad para sus compulsiones al cabo de un año. También se intentó tratar las conductas compulsivas de Reggie con fármacos antidepresivos, pero no mejoraron los síntomas.

Nuestro mayor éxito para tratar el síndrome de la Tourette en las personas con síndrome de Down ha sido la medicación antipsicótica. Estos fármacos son particularmente útiles para disminuir la intensidad de los tics y de las conductas compulsivas, a veces tan extenuantes. Hemos usado pimozida, risperidona, olanzapina, quetiapina y aripiprazol, generalmente con buenos resultados. Pero sólo la pimozida tiene la autorización de la Food and Drug Administration (FDA) para tratar el síndrome de la Tourette. Los efectos secundarios pueden ser un factor limitante. El aumento de peso y la sedación son problemas particulares, y puede aparecer aumento de glucemia y diabetes tipo 2. Puesto que las personas con síndrome de Down tienen mayor riesgo de padecer la diabetes tipo 2, recomendamos controlar la glucemia de forma periódica mientras se tomen estos fármacos.

La necesidad de un seguimiento a largo plazo

En las personas que no tienen síndrome de Down, si los tics se suprimen antes de la adultez, por lo general no vuelven. Pero si continúan hasta llegar a la adultez, tienden a hacerse persistentes y recurrentes. En nuestra experiencia con adultos con síndrome de Down (aunque limitada en un período de seguimiento de hasta 14 años), hemos observado esto último. A menudo, algunos de los tics se solucionan, pero generalmente son sustituidos por otros. Recomendamos hacer un seguimiento regular de los síntomas. La mayoría de nuestros pacientes han necesitado seguir su tratamiento farmacológico de forma mantenida.

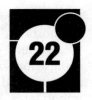

Autismo

El autismo es un trastorno que origina principalmente problemas en tres áreas o dominios:

- Dificultades importantes en las habilidades de comunicación.
- Dificultades importantes en las habilidades sociales.
- Conductas e intereses que se producen de forma repetida y ritual (esto es, conductas aparentemente extrañas o sin propósito, combinadas con un intenso interés por temas o actividades muy concretos y poco numerosos).

El autismo no es una enfermedad mental. Sin embargo, contribuye ciertamente a crear problemas emocionales y comportamentales que complican la vida en casa, en la escuela y en la comunidad, y estos problemas no mejorarán si no se aplica el tratamiento adecuado. Esta es la razón por la que hemos decidido incluir el autismo en este volumen.

Hasta hace poco, muchos profesionales creían que el autismo no podía coexistir con el síndrome de Down (Ghaziuddin y cols., 1992). Se suponía que estas personas mostraban una forma más grave de deterioro cognitivo pero sin que fuera autismo. Como se analizará más adelante, han surgido también otras cuestiones sobre el diagnóstico en relación con la edad de comienzo.

En la actualidad hay mayor conciencia de que algunas personas con síndrome de Down tienen también autismo. Esto se debe en buena parte a los esfuerzos de numerosos padres, gestores y profesionales expertos que han trabajado sin descanso por educar a otros sobre la coexistencia de este trastorno en algunas personas con síndrome de Down. Quizá la aportación más notable sea la de un volumen del boletín *Disability Solutions* (vol. 3, n.º 5 y 6), editado por Joan Medlen, dietista y madre de un hijo que tiene síndrome de Down y autismo. En este volumen se publican artículos clave de expertos en este campo como son George Capone, Bill Cohen y Bonnie Patterson.

Debido a que el reconocimiento de que el síndrome de Down y el autismo coexisten se aceptó sólo hace unos pocos años (y puesto que algunos profesionales dudan todavía de que sea posible el diagnóstico dual), hemos visto algunos adultos con síndrome de

Down que tienen autismo pero que nunca fueron diagnosticados cuando eran niños. El diagnóstico de autismo es a menudo extraordinariamente importante incluso para los adolescentes y adultos. Para las familias, el diagnóstico proporciona un nombre y una explicación sobre por qué ese miembro de su familia es diferente y por qué puede haber experimentado una pérdida dramática de función desde que era niño. Hay otras ventajas importantes. Las instituciones públicas asignan frecuentemente una financiación adicional a personas con este diagnóstico para que reciban programas y servicios especiales dado que sus necesidades son mayores. Por ejemplo, pueden disponer de financiación para terapia de conducta, comunicación o entrenamiento en habilidades sociales, áreas todas ellas que pueden reducir en gran medida los síntomas más debilitadores y aisladores del autismo.

¿Qué es el autismo?

El autismo es un trastorno que se manifiesta en forma de un espectro que se extiende desde ligero a grave. En consecuencia, el término «Trastorno del espectro autista (o del autismo)» se utiliza ahora con frecuencia para describir el abanico de hallazgos y conductas que se aprecian en las personas con autismo. Quienes están en el extremo más ligero del espectro muestran menos síntomas o síntomas menos invalidantes, mientras que las personas en el extremo más grave tendrán con frecuencia más síntomas que sean más debilitantes.

Características propias de las personas con síndrome de Down y trastorno del espectro autista

Los expertos clínicos han comprobado que las personas con síndrome de Down y trastorno del espectro autista (TEA) presentan una alteración de la capacidad de relación social algo menor si se compara con la población que sólo tiene TEA (Lord et al., 2000). Con todo, la mayoría de las personas con síndrome de Down y TEA muestran déficits importantes en las habilidades sociales, sobre todo en las áreas de la empatía y de la sensibilidad hacia los demás. A este respecto, se comportan más como los que tienen TEA y menos como los que tienen síndrome de Down, que por lo general son muy sensibles hacia los demás (v. cap. 4). Irónicamente, pueden derivarse algunas consecuencias negativas de su mayor capacidad de relación social. Algunos padres piensan que esto puede confundir a los clínicos y contribuir a que sean más lentos o remisos en el diagnóstico de TEA en las personas con síndrome de Down.

Hemos observado también que las personas con síndrome de Down y TEA tienden a tener déficits más importantes en el funcionamiento cognitivo y en el lenguaje expresivo, si se los compara con otros que sólo tienen TEA. Por ejemplo, la mayoría de los niños con síndrome de Down y TEA tienen retraso mental, lo que no es el caso de todos los niños únicamente con TEA. Además, la mayoría de los niños con síndrome de Down y TEA tienen problemas en la articulación del habla además de otros problemas de comunicación, lo que de nuevo no ocurre necesariamente en los individuos que sólo tienen TEA.

Aparte de estas diferencias en la capacidad de relación social, funcionamiento intelectual y habilidades del lenguaje, los niños con síndrome de Down y TEA tienden a ser diagnosticados más tarde que si sólo tuvieran TEA. De acuerdo con la cuarta edición revisada del *Manual diagnóstico y estadístico de los trastornos mentales* (DSM-IV-TR), los síntomas del autismo deben estar presentes antes de los tres años para poder hacer el diagnóstico. Sin embargo, a menudo los padres de los niños con síndrome de Down comunican haber observado síntomas de autismo por primera vez alrededor de los cinco o seis años o incluso tan tarde como a los siete u ocho años. Debido a este comienzo comparativamente tardío de los síntomas autísticos en los niños con diagnóstico dual, se ha discutido si se trata de autismo o de un trastorno desintegrativo infantil, que tiene el mismo conjunto de síntomas que el TEA pero que se diagnostica pasados los tres años de edad.

¿Significa esto que los niños con síndrome de Down no tienen el autismo «clásico»? ¿Y que en cambio tienen trastorno desintegrativo infantil? No existen respuestas definitivas para estas preguntas. Pero algo que debe tenerse en cuenta es que los criterios del DSM-IV-TR no son aplicables al cien por cien a las personas con síndrome de Down. Por ejemplo, hemos tenido que adaptar los criterios del DSM-IV-TR para diagnosticar la depresión, la ansiedad y los trastornos psicóticos en las personas con síndrome de Down. Quizá tengamos que adaptar los criterios para el TEA para una edad más tardía en esta población con el fin de ajustar mejor su patrón de síntomas. Como observó Capone en su artículo de *Disability Solutions* sobre síndrome de Down y TEA: «Si se parece a un pato, grazna como un pato... ¿adivinas lo que es?».

En términos prácticos, como clínicos que tratamos a adolescentes y adultos, nos preocupa menos la edad de comienzo y más el cómo podemos ayudar a que reciban el tratamiento y servicios que necesitan. Con este objetivo, el diagnóstico de trastorno del espectro autista es comprendido por mucha más gente que el trastorno desintegrativo infantil, y por tanto es más probable que conduzca hacia los servicios y tratamientos adecuados. Por todas estas razones, en consecuencia, en nuestro centro diagnosticamos a los adolescentes y adultos que muestran signos de autismo como personas con trastorno del espectro autista.

En el siguiente apartado explicaremos cómo se manifiestan los síntomas de autismo en las personas con síndrome de Down.

Síntomas

Como ya se ha mencionado, las personas con trastornos del espectro autista tienen especial dificultad en tres áreas: *a)* las habilidades de la comunicación; *b)* las habilidades sociales, y *c)* intereses y conducta que se manifiestan de forma repetida y ritual. Puesto que las personas con síndrome de Down que no tienen autismo pueden presentar también algunos problemas en estas áreas, es importante comprender qué es normal y qué no lo es en alguien con síndrome de Down.

DETERIORO EN LA COMUNICACIÓN Y EN LAS HABILIDADES SOCIALES

Las personas con TEA muestran deterioros tanto en el lenguaje expresivo como receptivo. Es decir, tienen problemas tanto para expresarse a sí mismos ante los demás como para comprender lo que los demás dicen. Las personas con síndrome de Down y TEA muestran también este tipo de alteraciones, pero tienden a tener más problemas con la articulación del habla, lo que les hace más difíciles ser entendidos cuando son capaces de comunicar. Las personas con síndrome de Down que no tienen TEA muestran a veces problemas parecidos con la articulación del habla, pero no tienen los mismos problemas en su lenguaje receptivo, y por lo general son muy buenos a la hora de captar señales sociales.

Las personas con TEA tienen dificultad por lo general para comprender los pensamientos y las perspectivas de los demás. Esto se puede percibir particularmente en una persona con síndrome de Down porque muchas de ellas presentan una habilidad innata para percibir los sentimientos de los demás. Incluso personas con síndrome de Down no verbales y con deterioro intelectual importante parecen tener una sensibilidad hacia los demás que no se percibe o, al menos, es deficiente en cierto grado en quienes tienen síndrome de Down y TEA. Con otras palabras, en las personas con doble diagnóstico observamos síntomas debilitantes en el área de las habilidades sociales, algo que no comparten quienes sólo tienen síndrome de Down, con independencia del nivel de habilidad y funcionamiento que hayan alcanzado.

A menudo las personas con TEA tienen déficit en las habilidades sociales básicas. Pueden tener también dificultad para mantener el contacto ocular. Muchos no quieren que se les toque ni estar muy cerca de los demás. Pueden sentirse inseguros e incluso temerosos en situaciones sociales. Pueden tener también especial sensibilidad frente a estímulos sensoriales (se insistirá más adelante). Por ejemplo, pueden tener dificultad para tolerar el nivel de ruido que se alcanza cuando la gente se reúne y habla en grupos.

Las personas con síndrome de Down y TEA pueden mostrar su limitación en la capacidad para responder a sus padres y hermanos de un modo cariñoso y afectuoso. Pueden tener también grandes dificultades en interactuar con los compañeros, y más aún para establecer y mantener amistades. En resumen, los intercambios sociales en muchas personas con TEA están cargados de tensión y dificultad.

RESTRICCIÓN Y REPETICIÓN EN LOS INTERESES Y EN LA CONDUCTA

Habitualmente, las personas con síndrome de Down y TEA realizan conductas motoras de forma repetida. Por ejemplo, muchos palmean las manos o hacen movimientos corporales que se ven por lo común en la gente con autismo. Pueden también repetir vocalizaciones poco normales como zumbidos o sonidos de vibración. Además, muchos se muestran preocupados con ciertos objetos inanimados como son los cordones de los zapatos, bolsas de papel u otros objetos con los que la gente no suele jugar. Puede jugar también con juguetes de manera muy restringida y convulsiva, como por ejemplo colocar los cochecitos de juguete y los soldaditos en filas perfectas. Muchas personas con síndrome de Down y TEA ven películas una y otra vez o realizan ciertas tareas de forma repetida, como el ordenar su mesa, abrir y cerrar las puertas de la casa o colocar los muebles de formas que no tienen sentido. Muchos también conservan objetos, incluidos algunos poco corrientes como mallas o productos específicos de papel.

Es importante tener en cuenta que las personas con síndrome de Down que no tienen TEA pueden mostrar también algunas de estas formas de movimientos repetidos o de conductas compulsivas. Pero por lo general no las tienen con el mismo grado o intensidad que quienes además tienen TEA. Y lo que es más importante, tampoco tienen los problemas serios de comunicación y habilidades sociales que muestran los que tienen síndrome de Down y TEA.

OTROS SÍNTOMAS

De carácter sensorial. En las personas con síndrome de Down y TEA puede estar deteriorada la capacidad de captar y procesar los estímulos sensoriales. Alcanzan particular importancia: *a)* la capacidad para comprender dónde se encuentra el cuerpo en relación con el ambiente; *b)* el control del equilibrio, y *c)* el estímulo táctil a través de la piel. La persona puede ser sensible al ambiente de una manera difícil de comprender. Por ejemplo, conforme un roce suave por parte de alguien suele proporcionar confianza para la mayoría de la gente, puede resultar amenazante para la persona con TEA. Pueden tener sensación vertiginosa, deslumbramiento con las luces, hipersensibilidad a los sonidos u otras respuestas sensoriales poco frecuentes.

De carácter conductual. Las personas con diagnóstico dual de autismo y síndrome de Down pueden tener conducta autolesiva, como se ha explicado en el capítulo 20. Pueden mostrar también aumento de ansiedad, irritabilidad, hiperactividad, problemas de atención, importantes trastornos de sueño que no guardan relación con la apnea del sueño u otros problemas médicos, rituales y conductas compulsivas y dificultades en los períodos de transición.

EL DIAGNÓSTICO DEL AUTISMO EN UN ADULTO CON SÍNDROME DE DOWN

Si se sospecha que un adolescente o adulto con síndrome de Down tiene autismo, el proceso de diagnóstico es similar al de cualquier otro trastorno. La evaluación completa y exhaustiva exige que se considere y se descarte cualquier otra explicación de la conducta de esa persona. Por ejemplo, se realizará una exploración física completa para descartar todos los problemas de salud que pudieran ser origen de este cambio de conducta. El estrés intenso en el ambiente puede ser también causa de que aparezca una conducta característica de autismo. Puede haber también otras explicaciones menos evidentes, como son las relacionadas con la cultura y lengua de una persona. Por ejemplo, un psicólogo o un médico de habla inglesa pueden atribuir los problemas sociales y de comunicación al autismo cuando el problema simplemente está en la falta de familiaridad con el inglés (Geisinger y Carlosn, 1992).

Descartadas otras posibles explicaciones, el paso siguiente es recurrir a un profesional o equipo de profesionales que tengan formación y experiencia en la evaluación de la presencia de los tres déficits principales de los TEA descritos anteriormente. Lo mejor es que la familia trate de localizar un centro cuyo equipo tenga experiencia con el autismo y, a ser posible, con el diagnóstico dual de autismo y síndrome de Down. Si usted tiene en su familia un miembro que muestra las conductas descritas en este capítulo, debe buscar ayuda entre los profesionales experimentados en su comunidad. Las organizaciones locales de padres que atienden a personas con TEA y síndrome de Down pueden proporcionarle nombres de centros locales o de profesionales que diagnostican y tratan el autismo.

El problema en el diagnóstico es conseguir una historia que contemple la niñez del adulto con síndrome de Down que se sospecha que tiene autismo. Si usted, como padre o madre, trae a su hijo para evaluación, sus observaciones y experiencia sobre su hijo son esenciales para cualquier diagnóstico. Adicionalmente, serán muy útiles cualquier registro u observación documentados por parte de los profesores y cuidadores. Lo mismo es cierto en cuanto a las pruebas o evaluaciones realizadas por médicos y profesionales psicólogos. Todos estos registros ayudan a menudo a mostrar un patrón de conducta que ayuda extraordinariamente a diagnosticar el trastorno.

Además, algunas familias desean contribuir con cintas de video o películas para mostrar la conducta de la persona. Esto puede ser especialmente útil si la persona muestra su conducta en momentos o lugares específicos, o si la conducta aparece de forma intermitente o en respuesta a ciertos estímulos como pueden ser un centro comercial, una reunión social, etc. Son también muy útiles si la persona con síndrome de Down tiende a mostrarse «perfecto» (es decir, a actuar normalmente) en ciertas situaciones, como cuando los padres quieren que muestre al doctor algunas de sus conductas problemáticas.

TRATAMIENTO

Se han escrito muchos volúmenes sobre las estrategias a seguir para tratar la conducta y ayudar al aprendizaje de personas con TEA. Sólo podemos empezar a mencionar o aludir algunos de los métodos que, según nuestra experiencia, pueden ser útiles para los adolescentes y adultos con el diagnóstico dual de autismo y síndrome de Down.

Enfoques conductuales

AYUDAR A QUE EL ADULTO SE MANEJE CON SUS PROBLEMAS SENSORIALES

Como se ha descrito anteriormente, las personas con autismo pueden tener reacciones poco comunes a las miradas, sonidos, olores y otras sensaciones del ambiente. Es muy importante apreciar esta diferencia para comprender y ayudar al individuo. La evaluación de la integración sensorial por parte de un terapeuta ocupacional cualificado puede ayudar mucho a comprender las necesidades de la persona y para desarrollar estrategias útiles para tratar estos problemas. Por ejemplo, muchas personas que tienen problemas de integración sensorial pueden beneficiarse de una «dieta sensorial», que es una lista de tareas relacionadas con los sentidos (p. ej., el uso de una manta que pese, cepillos para la piel, etc.).

Las estrategias y actividades que se recomiendan pueden avanzar notablemente en el esfuerzo por conseguir que uno se sienta cómodo, aumentando su deseo por cooperar en las tareas de la vida diaria y del aprendizaje en los ambientes de casa, la escuela o el trabajo. Puede ser útil también consultar al terapeuta ocupacional sobre la manera de adaptar el ambiente para hacerlo más atractivo a la persona con autismo; por ejemplo, eliminar luces que hacen ruido, o imaginar qué tipo de sonidos le tranquilizan mejor.

OFRECER ESTRUCTURACIÓN Y COHERENCIA

Los adultos con síndrome de Down y autismo normalmente se benefician de un ambiente estructurado. La rutina es importante. La estructura les ayuda a controlar su día a día. Por lo general responden mejor a imágenes o apoyos visuales que a palabras dichas o escritas. Calendarios y horarios en imágenes les ayudan a comprender y a darse cuenta de lo que va a suceder a lo largo del día. Sin esta comprensión, la persona puede sentirse más frustrada e irritable. Aun después de haber aprendido la tarea, la persona puede seguir necesitando el apoyo de un horario con imágenes visuales. En el libro *Activity Schedules for Children with Autism*, de Patricia Krantz y Lynn McClannahan, puede aprender maneras útiles de elaborar horarios con imágenes, de gran ayuda para las personas con autismo (Woodbine House, 1999).

La coherencia en el modo de hacer y explicar las tareas es otra característica que beneficia y agrada. Por ejemplo, puede ser útil que los cuidadores enseñen las tareas del mismo modo cada día. Por ejemplo, si son varios los familiares o los cuidadores de una residencia que deben enseñar una tarea determinada, será oportuno dar a cada uno el esquema escrito de la tarea con el fin de asegurar la debida coherencia y la necesaria estructura en las tareas de aprendizaje. Resulta útil también dar a la persona el tiempo necesario para procesar lo que se le requiere y para que calcule qué necesita para realizar esa tarea. El reducir también otros estímulos anima a la persona a concentrarse en su tarea.

Es muy importante compartir la información con toda la gente que de forma regular interactúa con la persona. Esto aumenta la probabilidad de que el ambiente sea sensible de una manera constante. Por ejemplo:

> Los padres de Adam han escrito un breve libro sobre Adam. Han señalado una lista de conductas típicas con las que normalmente trata de comunicar con su conducta, y de qué modo la familia suele responder. El personal de su programa de día revisa de forma regular esta información, y se instruye a los nuevos miembros del personal sobre el uso de este libro. Su manejo resulta muy beneficioso para Adam, ya que se siente más feliz y menos frustrado cuando los miembros del personal actúan con coherencia. Además, estos pierden menos tiempo enfrentándose con conductas problemáticas, y pasan más tiempo ayudando a Adam y demás personas del programa de día a aprender y participar en las actividades.

MANEJAR LAS TRANSICIONES

Debido a la fuerte confianza con que se apoyan en los compulsivos, ritualistas y repetitivos patrones de conducta, las fases de transición de un suceso a otro pueden resultar muy problemáticas para la mayoría de las personas con TEA. Es muy importante que los demás se den cuenta de esta característica y la respeten. Ayuda a pasar por esa transición el colocar «avisos» (especialmente visuales) de que pronto va a ser hora de cambiar a una nueva actividad. Después, explicar la transición a la persona (con imágenes si es necesario) conforme va ocurriendo puede reducir la probabilidad de que la persona se resista a realizarla.

ENSEÑAR ACERCA DE LAS SITUACIONES SOCIALES

Como se ha señalado anteriormente, las personas con autismo tienen por lo general gran dificultad para ponerse en la situación de otro. Recomendamos ayudarles a que mejoren su comprensión sobre los sentimientos de los demás, analizando de qué modo estos sentimientos guardan relación con sus experiencias.

Resulta también beneficioso instruirlos de forma sencilla sobre cómo actuar y qué decir en las situaciones sociales. Muchos expertos en autismo recomiendan usar «Cuentos sociales» (Gray, 1993) para ayudar a estas personas a aprender nuevas habilidades sociales. Estos relatos sociales están hechos a la medida de modo que ayuden a aprender a manejar una situación que le resulte problemática. Un padre, maestro u otro cuidador escribe un relato sencillo que describe la situación y el modo en que el individuo con autismo se maneja con ella de forma adecuada. El relato es después ilustrado con fotos o dibujos de la persona inmersa en esa situación. Se lee el relato a la persona con autismo antes de que se encuentre con la situación o en otros momentos propicios para que puedan aprender a partir de ese relato.

EVITAR EL EXCESO DE INFORMACIÓN

Otro rasgo del trastorno de espectro autista (y del síndrome de Down) es la lentitud del procesamiento. Las personas que sólo tienen autismo pueden tener problemas para entender a otros debido a las limitaciones del lenguaje receptivo, a los problemas en captar las señales sociales, etc. Las personas con síndrome de Down y TEA presentan también estas dificultades pero además tienen un procesamiento más lento debido a su síndrome de Down. Por tanto, es importante darle a la persona una oportunidad para procesar lo que se le ha dicho o pedido, antes de darle una nueva instrucción o aviso. Le beneficiará el presentar la información de manera concreta (especialmente en forma visual). Al dar tiempo de espera a la respuesta y al ofrecerle la oportunidad de que responda un rato después, se evita la sobrecarga de información. También se reduce esta sobrecarga si se limita la información a una única voz o a una persona.

ENSEÑAR EN FUNCIÓN DE SUS HABILIDADES

Para una persona con autismo, con frecuencia resulta difícil aprender nueva información. Pero si se presenta la información de manera que le permita utilizar sus puntos fuertes o habilidades, será mucho más probable que el proceso de aprendizaje se consiga con éxito. La utilización del pensamiento abstracto, la imaginación, la intuición social, la interpretación o la respuesta rápida no son precisamente las cualidades habituales de aprendizaje en las personas con TEA. El aprendizaje será probablemente más fácil y más completo si:

- Se presenta la nueva información de forma **visual** (p. ej., mostrando cómo se cepillan los dientes).
- Se presenta la información de forma tan **concreta** como sea posible. Por ejemplo, es mejor mostrar simplemente los pasos a seguir en el cepillado de dientes que comentar los beneficios de la higiene oral.
- Es mejor aprender de forma **manual**. Las informaciones se absorben más fácilmente si la persona primero observa y después ejecuta la tarea por sí misma.
- Se divide la información en **pasos secuenciales** que son más fáciles de dominar. Por ejemplo, aprender a cepillarse los dientes se fragmenta en una serie de pasos: agarrar el cepillo, colocar la pasta dentífrica, meterlo en el agua, mover el cepillo hacia arriba y hacia abajo, etc.
- Aunque haya varios maestros, no se debe alterar el **orden con que se siguen los distintos pasos.** Por eso es tan útil disponer de imágenes que muestren la secuencia de los pasos a seguir.
- **Rotar el aprendizaje** o repetir la tarea varias veces ayudan a asegurar que se ha aprendido esa tarea.

Estos sistemas de aprendizaje resultan particularmente eficaces para una persona con trastorno del espectro autista; incluso más de lo que cabría esperar teniendo en cuenta sus otras habilidades.

Medicación

Las personas con trastornos del espectro autista pueden mostrar conductas problemáticas, incluidas la conducta agresiva y la autolesiva. Si los abordajes conductuales antes descritos no bastan, es necesaria la medicación. Los antipsicóticos atípicos pueden servir para reducir la agresión. Los que más usamos son la risperidona, la quetiapina, la olanzapina, la ziprasidona y el aripiprazol. Por favor, consulten el capítulo 16 (Trastornos antipsicóticos) y el Anexo para informarse sobre los efectos secundarios y otros aspectos de estos fármacos.

Además, la medicación anticonvulsiva puede ser útil para tratar los problemas conductuales, en especial la conducta agresiva. Es analizada en los capítulos 19 y 20 y en el Anexo. También la clonidina puede reducir la agitación y la agresión.

Si se acompaña un trastorno del estado de ánimo, se utilizarán los antidepresivos que se describen en el capítulo 14. A veces resultan beneficiosos también los ansiolíticos en caso de que los síntomas propios de la ansiedad compliquen el autismo (v. cap. 15).

Apoyo conductual en casa

Puesto que la vida con un hijo o adulto con TEA y síndrome de Down puede llegar a ser tremendamente dificultosa, la familia y los demás cuidadores necesitan apoyos imperiosamente. Por ejemplo, las casas y centros de trabajo para adultos con TEA y síndrome de Down que más éxito tienen son las que ofrecen una proporción más alta personal/residentes. Igualmente relevante es el hecho de que el personal de estos centros ha sido formado en técnicas positivas de manejo de conductas y en otras estrategias útiles para apoyar el funcionamiento adaptativo de las personas con TEA.

Sin al menos una cierta asistencia externa, las familias se pueden sentir abrumadas con los problemas que significa el tener a una persona con TEA en la casa. Hemos escrito numerosas cartas a las agencias de financiación estatal para conseguir apoyo de conductas a domicilio para las familias. Recomendamos que los padres que tengan un adolescente o adulto con diagnóstico dual de síndrome de Down y autismo encuentren un profesional en su comunidad que esté dispuesto a hacer lo mismo para ellos. Puede tratarse de un médico, psicólogo u otros profesionales que hayan estado implicados en el diagnóstico de su hijo, o profesionales parecidos con los que haya estado usted en contacto. A continuación exponemos el ejemplo de una de esas cartas que escribimos para Tony, un muchacho de 14 años con síndrome de Down y TEA:

Los problemas de la conducta de Tony son tan graves que, si siguen sin ayuda, su familia se verá seriamente gravada y con posible riesgo de efectos adversos para su propia salud y bienestar. En casa, Tony demanda intensamente el tiempo y la atención de sus padres. Esto los limita pero, además, resulta en detrimento de sus hermanos que tienen 9, 11 y 15 años de edad. En casa, con frecuencia no coopera en las actividades, lo que hace que tengan restar la atención de otras actividades. Quizá lo más frustrante para sus hermanos sea el hecho de que tampoco coopera en las actividades normales y habituales de la familia fuera de casa, como puede ser las salidas a un acto deportivo de sus hermanos, a la iglesia o a cenar en un restaurante, etc. A menudo reacciona a estas salidas tirándose al suelo y negándose a moverse. Si sus padres tratan de forzarle a moverse, escalará en su conducta lo que complica más el problema.

Es importante comentar que Tony generalmente coopera más con sus profesores y con el personal de respiro con experiencia que con sus propios padres. En esto no es distinto de cualquier otro adolescente. Pero lamentablemente, y a diferencia de la mayoría de los adolescentes que se rebelan en su libertad, Tony es tremendamente reacio a salir de su casa. Así, en una etapa en la que mayoría de los hijos demandan menos el tiempo y la atención de sus padres, él los requiere más a pesar de que muestre la actitud poco cooperadora de un adolescente.

El apoyo de la conducta en casa redundaría en importantes y críticos beneficios para Toni y su familia. Un analista de la conducta en casa con formación ayudaría a trabajar sobre las tendencias compulsivas de Tony y ayudaría a establecer rutinas funcionales para terminar las tareas de la vida diaria. Además, reforzaría habilidades importantes como es la formación en materia de seguridad dentro del ambiente de la casa. Esto liberaría a sus padres de tener que micromanipular su conducta, al tiempo que le daría independencia y un cierto sentido de orgullo de sí mismo. No menos importante, el apoyo conductual en casa permitiría a su familia retornar a un patrón más normal de vida familiar. Por ejemplo, si Tony rehusara salir con su familia a alguna función de la comunidad, podría quedarse con su formador. El formador podría acompañarle también en algunas de las salidas. Esto sería de extraordinario valor para los padres y hermanos, quienes podrían pasar con él un tiempo con mayor calidad, especialmente si tienen que estar cuidándole durante las 24 horas del día.

Estados Unidos puede disponer de financiación para el apoyo conductual en casa, aunque su importe sea variable en cada estado. En Illinois se ofrecen 15 horas por semana de apoyo en casa. La mayoría de las familias afirmarán que podrían necesitar más de 15 horas pero que esa cantidad frecuentemente les basta. Afirman también que cualquier cosa inferior a 15 horas puede ser inadecuada, dado que las personas con TEA aspiran a mantener monotonía y regularidad en su vida diaria. Con menos de 15 horas por semana, difícilmente la persona tendrá tiempo para familiarizarse con el profesional antes de que se marche. Y lo que creará esto en realidad es más estrés sobre la familia si debe afrontar los efectos subsiguientes al exceso de cambio y a los trastornos originados en la vida de esa persona.

Si se da suficiente tiempo y oportunidad de contacto, el personal responsable del apoyo conductual en casa tiene capacidad para conseguir la realización de horarios con imágenes, de programas de manipulación de conducta, así como atender a las tareas generales de apoyo. Este personal es formado habitualmente por las agencias y centros que atienden a las necesidades de las personas con autismo. Por lo general, un psicólogo o analista de conducta desarrollará el manejo de conductas y los horarios en pictogramas, que después deben ser implementados por el personal de apoyo en casa. Estos profesionales puede también servir como elementos de consulta permanente para el personal de apoyo, ayudándole a ajustar mejor los programas en función de las necesidades de la persona.

CÓMO ENCONTRAR APOYOS PARA SU FAMILIA

Les servirán de mucha ayuda los grupos de apoyo para familias que tienen hijos con trastornos del espectro autista u otros trastornos. Nadie conoce mejor y entiende las dificultades de vivir con un niño o adulto con autismo que otra familia que se enfrenta a los mismos problemas.

En Chicago, la National Association for Down Syndrome (NADS), la asociación de padres que presta apoyo y fuerza a nuestro centro de adultos, ha elaborado varios programas innovadores para apoyar a las familias de niños y adultos con síndrome de Down y TEA u otros problemas angustiosos. Por ejemplo, desde 1998 han organizado una convivencia de fin de semana para diez personas con conductas problemáticas graves y sus familias. La convivencia tiene lugar en un hotel y los padres y los niños/adolescentes son separados en dos grupos. Los niños se quedan con un pequeño ejército de personal y voluntarios que los atienden durante todo el fin de semana. Es interesante observar que el personal que acude a este fin de semana vuelve cada año porque disfruta con lo que hace. Los padres y demás familiares acuden a clases dirigidas por expertos en temas tales como apoyo positivo de conducta, medicación y estrategias de integración sensorial. Lo que quizá sea más importante, reciben el apoyo de otras familias que saben de qué se trata. Mucha gente intercambia ideas creativas y soluciones para los problemas comunes que surgen en la atención de su familiar con TEA. Es fácil comprobar por qué este acontecimiento es tan altamente valorado por las familias.

Los participantes a la convivencia de la NADS son recomendados y referidos por una de las diversas clínicas que tratan a niños con síndrome de Down y también por el centro de adultos con síndrome de Down. Para las familias que viven fuera de Chicago, la convivencia les sirve de modelo excelente de lo que se puede conseguir. Es posible organizar una convivencia de este tipo a través de su grupo local de apoyo síndrome de Down, o incluso a través de un grupo de apoyo para el autismo que exista en su comunidad.

CONCLUSIÓN

Los trastornos del espectro autista comienzan en la niñez. Sin embargo, se consiguen grandes beneficios al evaluar y tratar adultos con síndrome de Down a los que no se les había diagnosticado previamente autismo. Entender los temas característicos que este trastorno presenta afectará de forma significativa en la atención que se preste a quien presenta síndrome de Down y TEA. Deberán considerarse las terapias conductuales, la medicación y otras formas de terapia.

En lo posible, recomendamos hacer al menos una visita a un doctor o clínica con experiencia en el tratamiento de personas con síndrome de Down y autismo. En el momento actual, las clínicas con personal experimentado en estos temas son: Kennedy Krieger Institute, en Baltimore, Maryland; el Thomas Center for Down Syndrome en el Cincinnati Children's Hospital, y el Family Clinic en el Institute on Disability and Human Development de la Universidad de Illinois, en Chicago, que está especializado además en valorar a personas bilingües en español e inglés. Además, a lo largo del país existen centros médicos de primera línea especializados en la evaluación del autismo, y con toda seguridad son capaces de diagnosticarlo en una persona con síndrome de Down.

23

Enfermedad de Alzheimer y deterioro de habilidades

La enfermedad de Alzheimer es uno de los trastornos mentales diagnosticado con más frecuencia, pero mal diagnosticado, en los adultos con síndrome de Down. Por una parte, se culpa a esta enfermedad del deterioro de habilidades cuando el culpable real es la depresión, un trastorno médico tan tratable como lo puede ser el hipotiroidismo, los cambios de visión o audición o cualquiera de otras diversas causas de menor importancia. Por otra, la enfermedad de Alzheimer puede aparecer a una edad más temprana en las personas con síndrome de Down. Además, si bien la incidencia de enfermedad de Alzheimer en las personas con síndrome de Down no está definida con claridad, algunos datos sugieren que se da con mayor frecuencia mientras que otros afirman que la incidencia es similar a la de la población general, aunque comience a una edad más joven. Puesto que la enfermedad puede complicar mucho el cuidado a cualquier adulto, incluido el que tiene síndrome de Down, es muy importante afinar el diagnóstico.

¿QUÉ ES LA ENFERMEDAD DE ALZHEIMER?

La enfermedad de Alzheimer es un trastorno neurológico progresivamente degenerativo que afecta al cerebro. La enfermedad de Alzheimer es una forma de demencia. Hay una destrucción progresiva de las células cerebrales, especialmente en algunas zonas del cerebro. Las personas con enfermedad de Alzheimer experimentan una alteración de la memoria, de las habilidades cognitivas y de las habilidades de la vida diaria, así como una serie de cambios psicológicos. En la actualidad no hay curación para la enfermedad de Alzheimer pero existen tratamientos que, al menos temporalmente, pueden reducir los efectos.

La enfermedad de Alzheimer se caracteriza por la presencia de placas amiloides y ovillos neurofibrilares en el cerebro. Las placas se forman a partir de acúmulos de la proteína amiloide entre las neuronas (células nerviosas). En la enfermedad de Alzheimer, la proteína se acumula hasta formar placas duras. Los ovillos son restos de los microtúbulos colapsados. Los microtúbulos son estructuras normales de la neurona cuya función es la de transportar nutrientes y otras sustancias dentro de la célula. En la enfermedad de Alzheimer, una proteína (la proteína tau) que es parte importante de la estructura del túbulo es anormal, lo que hace que los microtúbulos sufran una especie de colapso para formar los ovillos. No hay un sistema claro para detectar estas alteraciones sin recurrir a examinar una pieza de tejido cerebral al microscopio (generalmente esto se hace una vez que la persona ha muerto). Sin embargo, conforme la enfermedad avanza, el examen del cerebro mediante tomografía computarizada o por imagen de resonancia magnética puede mostrar la destrucción de muchas células porque el cerebro empieza a atrofiarse y empequeñecerse.

La causa de la enfermedad de Alzheimer sigue sin estar clara. Pero en algunos casos parece que guarda relación con la presencia de un gen del cromosoma 21, el gen *APP*.

Incidencia de la enfermedad de Alzheimer

En la población general, la incidencia de la enfermedad de Alzheimer está aumentando conforme la población va envejeciendo. Su incidencia se calcula en un 10% para personas entre 60 y 70 años, 20% entre 70 y 80 años, 40% entre 80 y 90, y 50% o más pasados los 85 años.

No se conoce la incidencia en las personas con síndrome de Down aunque se ha escrito mucho sobre la enfermedad de Alzheimer en el síndrome de Down. Hace unos años, cuando los investigadores hacían autopsias a las personas con síndrome de Down que habían muerto por diversas causas, observaron alteraciones en los cerebros de todos los que tenían más de 35 años que eran similares a las observadas en los cerebros de adultos con enfermedad de Alzheimer. Desde entonces se ha discutido e investigado mucho. Algunos piensan que, puesto que presentan estas alteraciones en el cerebro, todas las personas con síndrome de Down tendrán enfermedad de Alzheimer si viven lo suficiente. Otros en cambio creen que no todas las personas con síndrome de Down llegan a mostrar clínicamente la enfermedad de Alzheimer (el declive en las habilidades cognitivas y demás síntomas que serán descritos más adelante en este capítulo).

Nuestra experiencia sugiere que no todas las personas con síndrome de Down desarrollan los síntomas de la enfermedad de Alzheimer. Sospechamos que la incidencia de enfermedad de Alzheimer con sintomatología clínica podría ser similar a la de la población general pero, como media, ocurre 20 años antes que en los adultos que no tienen síndrome de Down. La persona más joven con síndrome de Down que hemos visto que tenía síntomas de enfermedad de Alzheimer tenía casi 40 años. Sea la incidencia similar o mayor en las personas con síndrome de Down, parece que la enfermedad de Alzheimer no es algo universal si consideramos el desarrollo de los síntomas. Existen otras causas que explican el declive en las habilidades cognitivas (como se verá más adelante) y, por tanto, es importante recordar que las personas con síndrome de Down merecen que se les evalúen estas otras posibles causas antes de aceptar que cualquier deterioro se debe a la enfermedad de Alzheimer.

Hemos tratado a muchas personas mayores con síndrome de Down que no presentaban muestra alguna de declive mental. Una de ellas fue una mujer que se cree que es la persona con síndrome de Down más anciana de la que se tienen datos fehacientes. Murió en 1994 a la edad de 83 años, sin muestra alguna de deterioro (Chicoine y McGuire, 1997). En un estudio publicado en 1996, sus autores mostraron un pequeño declive de la función relacionado con la edad en adultos con síndrome de Down (Devenny y cols., 1996), comparable al observado en adultos sanos que no tenían discapacidad intelectual. Otros autores mostraron una carencia parecida de declive en la función, excepción hecha de los que presentaban enfermedad de Alzheimer (Burt y cols., 1995). En consecuencia, a pesar del hallazgo universal de las alteraciones neuronales en el cerebro, no vemos el declive funcional que cabría esperar si todos los adultos con síndrome de Down fueran a tener la enfermedad clínica de Alzheimer.

CÓMO DIAGNOSTICAR LA CAUSA DEL DECLIVE EN LAS HABILIDADES

¿Qué pasaría si aceptáramos el diagnóstico de enfermedad de Alzheimer en todos los adultos con síndrome de Down de más de 40 años en los que vemos que sus habilidades cognitivas van declinando? Como los estudios sugieren que todas las personas con síndrome de Down de más de 35 años muestran alteraciones microscópicas cerebrales coherentes con la enfermedad de Alzheimer, a veces se llega a esta conclusión. Pero cuando nosotros evaluamos a nuestros pacientes, no es eso lo que encontramos. De hecho, si hubiésemos aceptado que todos nuestros pacientes de más de 40 años con declives en su función tenían enfermedad de Alzheimer, nos hubiésemos equivocado en el 75% de los casos. Sólo el 25% tenía enfermedad de Alzheimer. El otro 75% está siendo tratado con todo éxito por otros problemas. No hay curación actualmente para la enfermedad de Alzheimer, por lo que la detección de enfermedades que son curables constituye un elemento vital en la atención a nuestros pacientes.

Puesto que hay otros muchos problemas de salud que producen demencia, es obligado evaluarlos antes de hacer el diagnóstico de enfermedad de Alzheimer. Por desgracia, no es esto lo que siempre se hace en el caso de las personas con síndrome de Down. Una de las preocupaciones que nos expresaron los padres que nos pidieron que pusiéramos en marcha una clínica para adultos con síndrome de Down fue que a sus hijos no se les hacía el debido seguimiento cuando empezaban a notar un declive en sus habilidades.

No existe un test específico que diagnostique la enfermedad de Alzheimer de forma definida. Lo que da el diagnóstico es comprobar la existencia de un patrón de deterioro en la función neurológica y psicológica. El equipo sanitario médico y psicológico debe también descartar otras enfermedades y problemas que originan síntomas similares a los que se observan en la enfermedad de Alzheimer. El proceso diagnóstico es idéntico para todas las personas, tengan o no síndrome de Down.

Cuando nos llega un paciente a causa del deterioro en sus capacidades, realizamos una completa exploración médica y psicológica. En nuestra evaluación, tenemos en cuenta una amplia variedad de procesos patológicos, sobre todo los que son más frecuentes en los adultos con síndrome de Down (v. cap. 2).

Procesos patológicos que se deben descartar

Señalamos las otras causas de declive que no son enfermedad de Alzheimer:

- Depresión y otros problemas psicológicos.
- Apnea del sueño.
- Trastorno tiroideo.
- Déficit de vitamina B_{12}.
- Enfermedades metabólicas (renales, diabetes, anomalías del calcio).
- Enfermedad celíaca.
- Pérdida de audición o de visión.
- Inestabilidad atloaxoidea u otros problemas cervicales.
- Cardiopatías.
- Trastornos convulsivos.
- Hidrocefalia con presión normal.
- Efectos secundarios de los medicamentos.
- Otras posibles causas que nunca hemos visto en nuestros pacientes:
  - Sífilis.
  - Síndrome de inmunodeficiencia adquirida (sida).

Se considerará también el dolor crónico, no diagnosticado. Los adultos con síndrome de Down muestran a veces un declive globalizado de su función como respuesta al dolor y a enfermedades que por sí mismas no deberían ser causa de la pérdida de la función. Parece tratarse, más bien, de una reacción emocional o psicológica al trauma que les ocasiona el dolor o la enfermedad.

Además, como hemos visto en el capítulo 10, las personas con síndrome de Down parecen envejecer más rápidamente que los demás, de modo que cuando tienen 55 años los vemos más como alguien que no tiene síndrome de Down con 75 años. Es importante recordar que en una persona con síndrome de Down puede haber cambios propios del envejecimiento a una edad más temprana. Hemos visto varios pacientes que se iban apagando por causa de la edad y de problemas de salud propios de la edad, pero no se consideraban ni se tenían en cuenta estos factores, por lo que las alteraciones eran atribuidas solamente a problemas de conducta. Situarlos desde una perspectiva del envejecimiento proyecta nueva luz sobre estas alteraciones.

Pruebas y análisis ante un deterioro funcional

Las pruebas que recomendamos hacer a todos los pacientes que muestren un declive funcional son:

- Recuento de células sanguíneas y fórmula leucocitaria.
- Electrolitos, incluido el calcio.
- Pruebas de función tiroidea.
- Vitamina B_{12} en suero.
- Pruebas de visión y audición.

Pueden estar indicadas otras pruebas basadas en los hallazgos de la historia clínica, la exploración física y los resultados del laboratorio:

- Radiografía de la columna cervical en posición de flexión, extensión y neutra.
- Pruebas de función hepática.
- Prueba de reaginina plasmática rápida (RPR, para la sífilis).
- Pruebas para el virus de inmunodeficiencia humana (VIH, para el sida).
- Tomografía computarizada o resonancia magnética del cerebro.
- Pruebas sanguíneas de enfermedad celíaca.
- Electroencefalograma.
- Estudio del sueño.

La exploración neuropsicológica forma parte de la evaluación de la enfermedad de Alzheimer en personas que no tienen discapacidad intelectual. Sin embargo, estas exploraciones son más difíciles en las personas con síndrome de Down u otra discapacidad. Y es que la discapacidad intelectual subyacente hace más difícil ejecutar la mayoría de los tests y, consiguientemente, los resultados son menos precisos. Hay, no obstante, algunos tests (v. más adelante) que se cree que, si se realizan de manera secuencia a lo largo del tiempo, son más eficaces. Normalmente observamos, sin embargo, que para cuando se hace evidente el declive cognitivo en el test, el deterioro y el diagnóstico ya son claros a partir de la conducta de la persona. En nuestra experiencia, no aporta mayor beneficio someter a nuestros pacientes a estos tests. Podemos conseguir información similar preguntando a los padres o a otros cuidadores que nos pongan al corriente de los síntomas, especialmente su evolución en el tiempo.

Hay también tres tests diseñados específicamente para medir los síntomas de enfermedad de Alzheimer en las personas con síndrome de Down. Son *Dementia Scale for Down's Syndrome* (Huxley y cols., 2000), *The Dementia Scale for Down Syndrome* (Gedye, 2000), y *Dementia Questionnaire for Mentally Retarded Persons* (Evenhuis y cols., 1990). Pueden servir de ayuda para el diagnóstico a profesionales de la salud mental o médica en formación, ya que les indican áreas clave que se deben considerar a la hora de descartar otras causas. Pero no deben ser considerados como únicos en el diagnóstico de la enfermedad de Alzheimer. No existe todavía el test definitivo que nos haga el diagnóstico. Este se sigue basando en el proceso de ir excluyendo otras causas posibles por las que la persona pierde sus habilidades. Los tres tests recién mencionados deben constituir únicamente una parte de la evaluación global que comprende el examen físico completo, una extensa información obtenida de los cuidadores sobre la pérdida de memoria y de habilidades, y la consideración de los factores estresantes ambientales, etc.

SÍNTOMAS DE ENFERMEDAD DE ALZHEIMER EN LOS ADULTOS CON SÍNDROME DE DOWN

Los síntomas de enfermedad de Alzheimer que vemos en los adultos con síndrome de Down son:

- Deterioro de la memoria (en la fase temprana de la enfermedad, se afecta principalmente la memoria a corto plazo, mientras que la memoria de los acontecimientos y de las personas de tiempos pasados queda preservada. Pero en fases más tardías de la enfermedad de Alzheimer, se pierden tanto la memoria a corto plazo como a largo plazo).

- Declive en las habilidades (lo que incluye las cognitivas, como por ejemplo la lectura y el cálculo, y la capacidad para realizar las habilidades de la vida diaria como puede ser limpiarse los dientes, la higiene, etc.). El primer signo de declive es a menudo la necesidad de ser avisados o animados con más frecuencia. Inicialmente, la persona puede todavía mantener su habilidad pero necesita mayor guía o dirección.
- Incontinencia de orina y/o heces.
- Trastornos de la marcha (apraxia de la marcha) (vemos a menudo equilibrio pobre, tendencia a desviarse hacia un lado, más tarde ocurre incluso cuando está sentado, caídas).
- Modificaciones de la personalidad y psicológicas:
  - Depresión del estado de ánimo.
  - Agresividad.
  - Paranoia.
  - Impulsividad.
  - Pérdida de interés por las actividades.
- Convulsiones.
- Disfunción de la deglución (tragar los alimentos) (esto se puede ver como miedo a comer, debido aparentemente a la sensación de que está cambiando la habilidad para deglutir. Por lo general progresa hacia la incapacidad para deglutir sin atragantarse, o tener náuseas y arcadas, y a menudo aspiración de saliva o alimentos a los pulmones).
- Trastornos del sueño (inversión día-noche, fatiga durante el día).
- Alteración del apetito y de la sed (en su mayoría, disminuye la comida y la bebida).

En su mayoría estos síntomas se parecen a los que se observan en personas con enfermedad de Alzheimer que no tienen síndrome de Down, con excepción de las convulsiones, problemas de la marcha y dificultades de deglución. Las convulsiones tienden a ocurrir con mucha más frecuencia y en una edad más temprana en la enfermedad de Alzheimer de las personas con síndrome de Down. Si las convulsiones son recurrentes y no controlables, el deterioro es más rápido. Igualmente, es más probable que las personas con síndrome de Down pierdan más tempranamente la capacidad de andar y muestren antes la dificultad para deglutir y presenten aspiraciones en el pulmón. La aspiración será especialmente problemática si se asocia con neumonías recurrentes o con reducción de la comida y bebida.

Especialmente al principio de la enfermedad, el nivel de funcionamiento de una persona con enfermedad de Alzheimer fluctúa frecuentemente. Estas fluctuaciones se pueden ver a lo largo de varios días o semanas, o de un día para otro, o incluso en cuestión de minutos. Una determinada habilidad se irá y volverá a lo largo de estos períodos de tiempo. Conforme la enfermedad avanza, el nivel de habilidades de la persona sigue declinando y sus períodos en los que funciona mejor serán más cortos y no tan funcionales como antes.

TRATAMIENTO DE LA ENFERMEDAD DE ALZHEIMER

No existe en el momento actual tratamiento alguno que cure la enfermedad de Alzheimer. No obstante se pueden prescribir diversos medicamentos y otros tratamientos con el fin de retrasar la progresión de la enfermedad, o de tratar los problemas médicos que van asociados con ella.

Medicación para retrasar el declive

Algunos datos sugieren que los productos antiinflamatorios (como el ibuprofeno), la vitamina E y la selegilina pueden prevenir, retrasar o enlentecer el declive propio de la enfermedad de Alzheimer. Pero se necesitan más estudios para evaluar mejor estos tratamientos.

Los investigadores han demostrado que los fármacos que retrasan la descomposición de la acetilcolina pueden mejorar la función de las personas con enfermedad de Alzheimer. Las células nerviosas se comunican unas con otras por medio de los neurotransmisores (productos químicos) que, liberados por una neurona, actúan sobre la otra (v. cap. 13). Uno de estos transmisores, la acetilcolina, es la sustancia química utilizada para la comunicación de muchas de las neuronas que son destruidas en la enfermedad de Alzheimer. Los fármacos que dificultan la descomposición de la acetilcolina prolongan la capacidad de esta para transmitir el mensaje de una neurona a la otra. Esto se consigue bloqueando la actividad de la acetilcolinesterasa, la sustancia que descompone a la acetilcolina. Al bloquear la acetilcolinesterasa, mejora la comunicación y función de las células y, consiguientemente, la función de la persona con enfermedad de Alzheimer. Por desgracia, esta mejoría es temporal y la eficacia de los fármacos disminuye conforme se siguen destruyendo más células y van siendo menos las células que envían y reciben las señales de la acetilcolina. Los fármacos de los que disponemos actualmente son: el donepezilo, la galantamina y la rivastigmina. La tacrina, que fue la primera en utilizarse, ya no está en el mercado debido a su toxicidad.

Los tres productos parecen ser similares en el beneficio que reportan y en los efectos adversos que producen. Uno de los efectos secundarios que hay que vigilar son las molestias gastrointestinales y/o la anorexia (falta de apetito). Muchas personas con enfermedad de Alzheimer necesitan ayuda y ánimos para que consuman las suficientes calorías y tengan una nutrición apropiada. Si desarrollan estos efectos secundarios, puede ser aún más difícil mantener la nutrición adecuada. Además, aunque más raro, las convulsiones pueden ser también un efecto secundario; y si la persona está tomando esta medicación y tiene convulsiones, es difícil saber si se deben a la medicación o a la propia enfermedad. Lamentablemente no hay modo de determinar cuál es la causa si no es retirando la medicación, una determinación que deberá tomarse tras considerar las ventajas e inconvenientes.

Un medicamento nuevo es la memantina. Puede retrasar la entrada de calcio en las células y el perjuicio que ello ejerce en el sistema nervioso. En nuestra experiencia, el medicamento es eficaz temporalmente por cuanto que estabiliza e incluso mejora la función, y en general es bien tolerado. La memantina está indicada en la enfermedad de Alzheimer de moderada a grave y normalmente nosotros la añadimos a uno de los inhibidores de la acetilcolinesterasa antes descritos. Por desgracia, y al igual que estos fármacos, la memantina no para el proceso destructivo de la enfermedad de Alzheimer. A la larga, se van lesionando tal cantidad de células que el efecto de la medicación va disminuyendo.

Tratamiento de las convulsiones asociadas

Las convulsiones que se ven en la enfermedad de Alzheimer pueden ser tónico-clónicas (gran mal) o de otros tipos. Además pueden verse a menudo descargas mioclónicas. Son eficaces la fenitoína, la carbamazepina, el ácido valproico, la gabapentina y otros fármacos anticonvulsivos, dependiendo del tipo de crisis. Estos fármacos pueden producir sedación y aumento de la confusión. Lo hemos observado especialmente en el caso de la fenitoína.

No proporcionamos medicación anticonvulsiva antes de que aparezcan las convulsiones, por los efectos secundarios que pueden producir y porque no todas las personas las presentan. Pero es importante someterlas a control lo antes posible porque las crisis descontroladas parecen contribuir a que el deterioro se desarrolle más rápidamente.

Tratamiento de las modificaciones psicológicas, de la personalidad y de la conducta

Los cambios psicológicos, de personalidad y de conducta son frecuentes en la enfermedad de Alzheimer. Y consisten en problemas de sueño, depresión, ansiedad, agitación, conducta compulsiva, paranoia, alucinaciones y otros. Frecuentemente, estos cambios pueden ser reducidos mediante tratamiento conductual. A veces los medicamentos también resultan beneficiosos. Más adelante presentamos información sobre los fármacos específicos que se pueden usar frente a síntomas específicos.

Un tema clave en el tratamiento es cómo limitar el impacto negativo de la medicación. Las personas con enfermedad de Alzheimer suelen ser más susceptibles a los efectos secundarios de los fármacos, como por ejemplo la sedación, el aumento de la confusión o una pérdida adicional de las habilidades de la marcha o de la deglución. Por eso es importante que se mantenga una vigilancia cuidadosa de la medicación y de sus beneficios y efectos adversos. Además, puede aumentar la eficacia y al mismo tiempo limitar la aparición de efectos adversos el administrar dosis más pequeñas, menos frecuentes y durante períodos más breves de tiempo.

Trastorno obsesivo-compulsivo

Es frecuente que las personas con síndrome de Down muestren un cierto grado de conducta compulsiva, pero el desarrollo de la enfermedad de Alzheimer puede aumentarla. Algunos de nuestros pacientes desarrollaron un trastorno obsesivo-compulsivo que, visto retrospectivamente, fue el signo más temprano de enfermedad de Alzheimer. El capítulo 9 explica cómo ayudar a las personas con tendencias compulsivas pero, abreviando, ayudar a alguien a utilizar estas tendencias de forma positiva será probablemente más eficaz que utilizar técnicas de conducta dirigidas a eliminarlas. Si el problema no responde a los abordajes conductuales y está afectando a la capacidad de la persona para participar en la vida diaria, por lo general recomendamos utilizar medicación. Hemos comprobado que los inhibidores selectivos de la recaptación de serotonina (ISRS) funcionan bien. En el capítulo 16 se analizan los fármacos indicados para los trastornos obsesivo-compulsivos.

Depresión

La depresión es frecuente en las personas con enfermedad de Alzheimer. Puede contemplarse la depresión como algo independiente de la enfermedad de Alzheimer, puede imitar a la enfermedad de Alzheimer (razón por la que hay que tenerla en cuenta en el diagnóstico diferencial) y puede formar parte de los síntomas de la enfermedad de Alzheimer. La terapia de apoyo es fundamental para cualquier persona con depresión, sea o no parte de la enfermedad de Alzheimer. Por eso, el ofrecer seguridad, el escuchar las preocupaciones y el animar a participar en las actividades son algunos de los muchos modos de prestar apoyo a una persona con depresión.

A veces también es necesario prescribir medicación. Hemos comprobado que los antidepresivos más recientes, sertralina, paroxetina, citalopram, escitalopram y venlafaxina, son particularmente eficaces. Aunque cualquiera de ellos puede causar agitación, la fluoxetina parece provocarla con más frecuencia en las personas con síndrome de Down. Normalmente, la agitación no se inicia de manera inmediata sino que se retrasa hasta pasadas varias semanas de administración. La paroxetina produce agitación con menos frecuencia que la fluoxetina pero, cuando la produce, lo hace antes, entre unos días y unas pocas semanas después de comenzar la administración.

Otra posibilidad es el bupropión, pero teóricamente tiene mayor riesgo de ocasionar convulsiones (que ya constituyen una preocupación en la enfermedad de Alzheimer). Los antidepresivos más antiguos, como la amitriptilina, la desipramina y otros, probablemente también son útiles. Sin embargo, tendemos a no usarlos porque ejercen mayores efectos de carácter anticolinérgico. Las personas con síndrome de Down parecen ser más sensibles a estos efectos secundarios incluso sin tener enfermedad de Alzheimer. Preocupa también que, al bloquear receptores colinérgicos, el antagonismo del efecto de la acetilcolina ocasione un mayor declive de las habilidades. Como ya se ha indicado, los fármacos que promueven la actividad de la acetilcolina tienden a reducir los síntomas de la enfermedad de Alzheimer.

Trastornos del sueño

Muchas personas con enfermedad de Alzheimer sufren trastornos del sueño. Es frecuente que se vean confundidos en relación con los ciclos habituales día-noche. La persona duerme durante el día y permanece despierto durante la noche. Esto no tiene por qué perjudicar a la persona si consigue dormir lo suficiente, sólo que en momentos diferentes. Si el ambiente permite mantener este patrón, lo razonable es no intervenir.

Pero son varias las razones por las que es necesario considerar la necesidad de intervenir. Con frecuencia la seguridad es la más importante. Si los cuidadores duermen de noche, la persona con enfermedad de Alzheimer no puede estar tan bien supervisada en ese período. Además, lo normal es que sólo se le pueda aplicar actividad estimuladora durante el día. Por eso, incluso si se pudiera mantener la seguridad durante la noche, la persona no podría participar en las actividades durante el tiempo en que está despierta, lo que, como se ha explicado anteriormente, llevaría a un mayor deterioro. Además, la persona que está despierta durante la noche puede alterar mucho a los demás que duermen, y la falta constante de sueño puede ser muy estresante para quienes lo cuidan.

El modo de intervenir sobre los problemas del sueño puede incluir tratamientos no farmacológicos y farmacológicos. Hemos descrito nuestras recomendaciones no farmacológicas en el apartado Higiene del Sueño del capítulo 2. Si estas recomendaciones no consiguen su objetivo, se dispone de medidas adicionales. Hemos tenido cierto éxito con el producto natural melatonina. Recomendamos por lo general empezar con 2 mg y aumentar a 4 mg en unas pocas semanas si los 2 mg no bastan. Existen otros productos de venta sin receta pero la mayoría contienen difenhidramina, un antihistamínico que posee efectos secundarios anticolinérgicos; y como se ha indicado antes, estos efectos incluyen la confusión, especialmente en una persona con enfermedad de Alzheimer. Por ese motivo tratamos de evitarlos. Son eficaces en muchos de estos pacientes el zaleplón, la eszopiclona o el zolpidem. Puede serlo también una benzodiazepina de acción corta como el oxazepam, y hemos comprobado que suele ser útil la trazodona.

Ansiedad

La ansiedad puede formar parte del deterioro psicológico en la enfermedad de Alzheimer. Parte de ella puede provenir de la propia alteración neurológica. Sospechamos que también puede deberse al miedo de la persona por su incapacidad de comprender qué le está pasando conforme se va deteriorando. Es frecuente que la ansiedad aparezca en las fases más tempranas, lo que concordaría con esta última interpretación. Puede resultar muy desconcertante sentir que estás perdiendo habilidades y no ser capaz de comprender por qué. He aquí las maneras de reducir la ansiedad:

- Dar garantías y confianza (verbales, de forma delicada, animar y ayudar a la persona a que realice la tarea con la que está teniendo dificultades, etc.).
- Ayudar a que la persona encuentre tareas en las que tenga éxito.
- Proporcionar señales escritas o en imágenes que le ayuden a centrarse y hacer las cosas (nos parece que funcionan mejor las imágenes).
- Suprimir recordatorios de las cosas que ya no puede seguir haciendo (p. ej., si le frustra el no poder prepararse las comidas por sí mismo, quitar el microondas puede reducir su ansiedad).
- No discutir con él cuando recuerda algo de forma incorrecta (a menos que esté comprometida su seguridad).

También se pueden usar medicamentos. Los nuevos antidepresivos, como ya se ha indicado, ayudan a aliviar la ansiedad, y una benzodiazepina de acción corta también puede conseguirlo. Hemos usado el alprazolam y el lorazepam con buenos resultados. Por lo general usamos dosis muy bajas y las damos con menos frecuencia de lo que se recomienda habitualmente. Hay que tener mucho cuidado al usar este tipo de fármacos en una persona con enfermedad de Alzheimer porque la sedación, la inestabilidad de la marcha, la depresión del estado de ánimo y el aumento de la confusión son efectos secundarios frecuentes.

Por lo general hemos observado que el período de tiempo en el que la ansiedad requiere medicación es relativamente corto (entre semanas y pocos meses), aun cuando algunos de nuestros pacientes hayan tenido ansiedad durante un período más prolongado. Recomendamos que se observen los efectos secundarios con mucho cuidado y se retire la medicación en caso de que aparezcan. Además, se debe ir retirando la medicación tan pronto como sea posible conforme disminuyen los síntomas de la ansiedad.

Conducta agitada

La conducta agitada es otro problema que se da en las personas con enfermedad de Alzheimer. Cuando aparece es importante hacer una evaluación cuidadosa. La evaluación de problemas médicos o del origen físico del dolor puede dar con una causa que no está relacionada directamente con la enfermedad de Alzheimer. Dada su menor capacidad para comprender y para informar a los demás sobre sus molestias, puede estar utilizando cambios de su conducta para comunicarse. Además, la depresión, el aumento de la tendencia a la obsesión y a la conducta compulsiva, la ansiedad y el trastorno del sueño pueden promover la agitación de su conducta. El tratamiento del problema concreto puede reducir o eliminar la conducta agitada pero a veces no se encuentra ninguna causa subyacente.

En ocasiones esta agitación puede poner en peligro a la persona con enfermedad de Alzheimer o a otras. Además puede estar asociada a conducta alucinatoria o a la paranoia. Si esto resulta molesto a la persona o se convierte en un tema de seguridad, se debe recurrir a la medicación. Hemos comprobado el beneficio de los nuevos fármacos antipsicóticos: la risperidona, la olanzapina, la ziprasidona, el aripiprazol y la quetiapina reducen los síntomas; pero también hemos visto que aumentan la sedación, la confusión, la inestabilidad y la incontinencia. Empezamos con dosis muy pequeñas (p. ej., risperidona 0,25 mg al acostarse), con lo que se reduce la incidencia de efectos secundarios.

Algunas observaciones recientes en personas con síndrome de Down y enfermedad de Alzheimer sugieren que puede aumentar la incidencia de accidente cerebrovascular al tomar estos medicamentos. La enfermedad vascular parece ser menos frecuente en general en las personas con síndrome de Down, por lo que teóricamente esto debería preocupar menos en esta población. No obstante, no se han realizado estudios de evaluación de riesgo en personas con síndrome de Down, por lo que debe asegurarse de comentar estos problemas con el médico si prescribe este tipo de medicación a un adulto que tiene síndrome de Down y enfermedad de Alzheimer y está bajo su cuidado.

Puede aparecer conducta alucinatoria y paranoia sin que haya conducta agitada. Si supone un problema importante, el tratamiento antes descrito le resultará beneficioso.

Mantener las actividades en el nivel correcto

Otro aspecto del cuidado a una persona que ha desarrollado la enfermedad de Alzheimer es mantenerle en el mayor grado posible de su nivel funcional. Recomendamos animarle a participar en actividades que sean apropiadas a su nivel cognitivo. Incorporarle en actividades que no sean ni muy fáciles ni muy difíciles le ayudará a mantener el máximo nivel de funcionamiento durante un período de tiempo más prolongado. Si las tareas son demasiado difíciles se frustrará y eso le llevará a perder sus habilidades más rápidamente, a sufrir cambios emocionales, a mostrar conductas relacionadas con el estrés, en suma, a sentirse infeliz. Del mismo modo, si las tareas son demasiado fáciles, no darán lugar a que la persona use sus habilidades con lo que sufrirán una erosión mayor.

Determinar el nivel de habilidades más apropiado puede ser difícil, sobre todo si ese nivel fluctúa: lo que fue apropiado ayer puede no serlo hoy y puede volver a serlo mañana. Esto es todo un desafío para el cuidador, tanto desde el punto de vista de la valoración como desde el punto de vista emocional. Los cuidadores pueden empezar a verlo como algo personal si el individuo no ejecuta una tarea que podía hacerla bien poco antes. Pueden pensar que la persona no se esfuerza, o que está siendo perezosa, o que trata de burlarse de ellos. Aun cuando el cuidador pueda haber ayudado previamente a la persona con síndrome de Down a desarrollar nuevas habilidades y mayor independencia, cuando se diagnostica la enfermedad de Alzheimer debe reevaluarse ese interés por mejorar las habilidades: el foco tendrá que desplazarse a mantener las habilidades aprendidas o a limitar su declive.

EL AMBIENTE CORRECTO

Según nuestra experiencia, es mejor por lo general para la persona con enfermedad de Alzheimer permanecer en un ambiente familiar. El cambio de ambiente puede confundirle, exige aprender nuevas habilidades, y puede perturbarle emocionalmente. Compare el cambio de ambiente con el cambio de muebles en la casa de una persona con serios problemas de visión. Exige un nuevo aprendizaje si tiene que desenvolverse en el ambiente, y estando deteriorada la inteligencia de una persona con enfermedad de Alzheimer puede resultarle difícil. No obstante, tendrá que adaptarse el ambiente en función del declive de las habilidades (ajustar el ambiente a las necesidades del paciente, no la persona a las necesidades del ambiente).

La flexibilidad del ambiente es crucial para optimizar el cuidado a la persona con enfermedad de Alzheimer. Cuando las habilidades empiezan a deteriorarse, puede manejarse bien en el mismo ambiente. Pero conforme las habilidades siguen declinando, también lo hace su adaptabilidad. Frecuentemente será en su casa donde se sienta más cómodo (o quizá simplemente cómodo). Ir al trabajo será demasiado estresante, especialmente si la enfermedad va progresando. Si la persona vive en un sitio en donde salir del edificio e ir al trabajo forma parte de su programa, puede convertirse en un problema importante. Para una persona con enfermedad de Alzheimer en declive, la flexibilidad del programa es importante. Puede haber días en los que se aprecia que lo mejor sería que se quedara en casa. El ambiente debe tenerse en cuenta a la hora de valorar el nivel de funcionamiento de la persona y el beneficio que el trabajo le reporta frente a la tensión que el trabajo pueda generar. Además, se debería disponer de un programa alternativo para los días en que sea mejor que la persona permanezca en casa.

Surgen también los temas de seguridad. Al perder capacidad de juicio para manejar aparatos, agua caliente u otros objetos peligrosos de la casa, pueden producirse accidentes graves. Además, conforme se deteriora la habilidad de la marcha, las escaleras y otros obstáculos se convierten en peligros. El deambular de un sitio a otro es otro aspecto potencial de seguridad y habrá que pensar en la posibilidad de colocar alarmas en las puertas, en la cama de la persona o en otros sitios. Es crítico evaluar la seguridad del ambiente. Puede servir de ayuda una «inspección sobre la seguridad de la casa» realizada por un terapeuta ocupacional.

Además de valorar cómo el ambiente afecta a la persona con enfermedad de Alzheimer, es necesario valorar también cómo esa persona afecta al ambiente. Por ejemplo, ¿cómo afecta a las demás personas que viven con ella? Para una persona con inteligencia «normal», el estrés de atender a una persona con enfermedad de Alzheimer, o simplemente de convivir con ella, puede ser sustancial. Si bien hemos visto a personas con síndrome de Down u otra discapacidad intelectual que «se superan» cuando alguien con quien conviven desarrolla enfermedad de Alzheimer, también hemos visto que puede convertirse en un estrés abrumador. Un grupo de tres mujeres que vivían con una mujer con síndrome de Down que desarrolló enfermedad de Alzheimer inicialmente destacaron en cuanto a sus propias habilidades como cuidadoras, pero más tarde comprobaron que la situación era demasiado difícil para manejarla y fue necesario cambiar a una nueva situación de vivienda.

Siempre que sea posible, animamos a que los compañeros de cuarto o de vivienda con discapacidad intelectual intenten atender a la persona con enfermedad de Alzheimer. Muchas personas con síndrome de Down u otra discapacidad intelectual «reciben para sí» durante toda su vida y tienen pocas oportunidades para «hacer algo» por los demás. El ayudar a alguien con enfermedad de Alzheimer puede significar un impulso real en su autoestima.

No obstante, a veces el estrés de algo que parece relativamente pequeño puede crear en la casa una tensión problemática. Esto puede ocurrir, por ejemplo, cuando ya no se espera que la persona con enfermedad de Alzheimer participe en clases sobre las habilidades de la vida diaria, ni vaya al trabajo, ni siga el horario diario. El sentimiento de «injusticia» puede crear problemas emocionales o conductuales en los demás. Otras veces, las personas con enfermedad de Alzheimer chillan o hablan muy alto de forma recurrente, tienen patrones irregulares de sueño que molestan el sueño de los demás, o necesitan cambios en su entorno que resultan molestos para los otros. En suma, los cambios en la persona con enfermedad de Alzheimer se convierten en demasiado estrés. Todos estos aspectos pueden crear situaciones que demandan una reevaluación de todo el ambiente en el que convive la persona.

UN CAMBIO DE AMBIENTE

Si el ambiente no permite al adulto con enfermedad de Alzheimer permanecer en casa durante el día cuando realmente lo necesita, esto va a suponer para él un estrés importante. La constante expectativa de que debe hacer tareas que le resultan demasiado difíciles o tensas puede llevarle a sufrir cambios emocionales, conductuales y cognitivos. Si se siente abrumado por esta expectativa, puede que la persona se desentienda y parezca tener menos habilidades de las que realmente tiene. Puede beneficiarle mucho el traslado a otro ambiente que tenga suficiente flexibilidad, y este beneficio compensa frecuentemente el impacto negativo que supone trasladarse a una nueva residencia.

También es aconsejable el traslado si no se pueden resolver los temas de seguridad. La presencia de escaleras o de aparatos de la casa potencialmente peligrosos, o la imposibilidad de asegurar que la persona no ande de un sitio para otro o se marche, son temas importantes de seguridad que quizá no puedan corregirse en la presente situación de su vivienda. En tales casos, el traslado a una vivienda más segura supondrá un claro beneficio.

Finalmente, será mejor el traslado a otra residencia si sus cuidadores o las personas con las que convive se sienten abrumadas por la situación y no se le puede proporcionar la ayuda debida en la casa. Esto puede ser necesario tanto si la persona con enfermedad de Alzheimer vive en casa con su familia como si vive en una vivienda residencial.

Hemos participado con éxito en unos cuantos traslados a diversas residencias, que han sido apropiados para nuestros pacientes con síndrome de Down y enfermedad de Alzheimer. Son muy adecuadas las residencias de ancianos que ofrecen atención especializada a las personas con enfermedad de Alzheimer. Algunas instituciones disponen de residencias para «mayores» con capacidad para ofrecer la atención más apropiada. También ha funcionado alguna vez el volver a casa con la familia después de estar en una residencia, pero esto exige generalmente disponer de más ayuda en la casa.

Duración de la enfermedad de Alzheimer

La duración de la enfermedad de Alzheimer en los adultos con síndrome de Down no está claramente calculada. En la población general, se piensa que el curso de la enfermedad dura entre diez y doce años. Especialmente en las personas con síndrome de Down que tienen un nivel alto de funcionamiento antes de iniciar la enfermedad de Alzheimer, puede esperarse un curso global de unos diez años. Sin embargo nuestra experiencia sugiere que el curso es más breve para muchos, sobre todo en aquellos cuyo nivel de funcionamiento haya sido más pobre antes de que empezase la enfermedad de Alzheimer. En cierto sentido, cuanto más ha de decaer una persona desde el punto de vista cognitivo, más tiempo tarda en hacerlo. Hemos visto personas que han vivido un año desde el momento del diagnóstico. Pero como media, el tiempo que transcurre desde que se empiezan a desarrollar los síntomas hasta la muerte está entre tres y seis años.

Una vez más, parece que la aparición de convulsiones (en especial si son difíciles de controlar) acelera el declive en algunas personas. La pérdida de la capacidad para andar y deglutir y las complicaciones que de ello se derivan parecen acelerar también la velocidad de este declive.

Consideraciones futuras

En la actualidad se está llevando a cabo abundante investigación en el tema de la enfermedad de Alzheimer, no sólo en las personas con síndrome de Down sino también en las que no lo tienen. Los pacientes con síndrome de Down reciben particular atención cuando les llega la enfermedad de Alzheimer porque los estudios sugieren que todos ellos desarrollan las alteraciones neuropatológicas propias de esta enfermedad. Puesto que estas alteraciones parecen ser universales, los investigadores se preguntan por qué parece que no todas las personas con síndrome de Down tienen los síntomas de la enfermedad de Alzheimer. ¿Hay algo más codificado en el cromosoma 21 que pueda proteger a algunas personas con síndrome de Down frente a la enfermedad de Alzheimer? No se ha podido contestar todavía a esta pregunta. Debe señalarse, sin embargo, que las personas con síndrome de Down rara vez tienen un ataque de corazón y enfermedad coronaria, por lo que puede que haya algo en el síndrome de Down que proteja frente a ciertas enfermedades.

Los hallazgos que se obtengan en las personas con síndrome de Down pueden ser importantes claves para desvelar los misterios de la enfermedad de Alzheimer. Además, existe un gran interés por saber si lo que ayuda a esta enfermedad puede servir para las personas con síndrome de Down cuando son más jóvenes (antes de que aparezca la enfermedad de Alzheimer). Por ejemplo, el donepezilo está siendo estudiado en cuanto a su posible potencial para personas jóvenes con síndrome de Down. Además, existe mucho interés y estudios sobre el potencial beneficio de vitaminas y otros medicamentos, y cómo podrían ayudar o prevenir la enfermedad de Alzheimer en las personas con síndrome de Down. Se está realizando el mismo tipo de investigación sobre si las vitaminas, los suplementos u otros tratamientos podrían beneficiar las habilidades cognitivas, lingüísticas y de otro tipo en las personas con síndrome de Down. Es evidente que hay mucho que aprender sobre aspectos que pueden beneficiar a las personas con síndrome de Down, a las que tienen enfermedad de Alzheimer y a las personas con ambos problemas.

RESUMEN

No parece que en los adultos mayores con síndrome de Down el deterioro de su funcionamiento tenga que ser algo inevitable Cuando se aprecia un declive en la función, está indicado realizar una evaluación exhaustiva para desvelar causas que puedan ser reversibles. Aunque actualmente no existe curación para el diagnóstico de enfermedad de Alzheimer, existen muchas maneras de mejorar temporalmente el nivel de funcionamiento de una persona, de forma que se sienta más cómoda.

Anexo

1. Medicamentos en función de su clase

El Anexo expuesto en las páginas 410-420 es una selección de los fármacos utilizados para tratar los problemas de salud mental que se observan en las personas con síndrome de Down. Los presentamos clasificados por el tipo al que pertenecen. Hemos utilizado la mayoría de las clases de los fármacos que nosotros prescribimos a nuestros pacientes cuando están aquejados de un problema que exige medicación. Hemos incluido algunos otros que no empleamos pero que pueden ser usados por otros especialistas. En la columna Notas compartimos nuestras experiencias en esa clase de fármacos. Se encontrará más información en el capítulo dedicado a ese problema. En la página 421 se muestra una lista de definiciones de los términos empleados en la tabla.

2. Impreso de consentimiento de fármacos psicotropos

El Anexo de la página 422 es un ejemplo de impreso de consentimiento que se utiliza antes de iniciar una medicación psicotropa. Sobre este tema, consúltense las páginas 261-263.

Fármacos clasificados por grupo farmacológico

Grupo farmacológico	Fármacos	Mecanismo de acción	Aplicaciones	Efectos secundarios/ Uso crónico	Notas
Antagonista del receptor de acetilcolina	Benztropina	Antagoniza receptores de acetilcolina y de histamina	Mejora los efectos secundarios de carácter extrapiramidal producidos por otros fármacos	Psicosis, aumenta frecuencia cardíaca, sequedad de boca, estreñimiento, retención urinaria, sedación, confusión	
Antihipertensores alfa-adrenérgicos	Clonidina Guanfacina	Estimula receptores alfa-adrenérgicos en el sistema nervioso central	Ansiedad* Trastorno por déficit de atención/ hiperactividad*	Reduce la presión arterial, sequedad de boca, mareo, estreñimiento, sedación, debilidad, reducción de apetito, náuseas	El éxito obtenido con estos fármacos ha sido sólo reducido
Ansiolíticos (no benzodiazepinas)	1. Buspirona 2. Hidrato de cloral	La buspirona activa receptores serotonérgicos 5-HT 1A	Ansiedad (1) Insomnio (2) Sedación para ciertas maniobras (2)	Mareo, somnolencia, náuseas, cefalea, fatiga, agitación, depresión, dependencia (2)	Con frecuencia, no hemos observado eficacia. La buspirona es útil en algunas personas con ansiedad y conducta agitada si se usa en combinación con otros fármacos. El hidrato de cloral ya no se utiliza en España.

Ansiolíticos, benzodiazepinas de acción corta	1. Alprazolam 2. Oxazepam	Se fijan a receptores benzodiazepínicos e incrementan la actividad del GABA	Ansiedad Insomnio (corta duración)	Depresión respiratoria, abstinencia, dependencia (en general si se usan de forma prolongada), sedación, náuseas, marcha inestable, depresión, sueño y alteración del ciclo del sueño, agitación	Fármacos útiles, especialmente si se usan durante poco tiempo, hasta que otros fármacos consiguen su efecto. Los de acción corta son mejores si se usan como sedantes suaves (para obtener una muestra de sangre, hacer radiografías, etc.)
Ansiolíticos, benzodiazepinas de acción intermedia	1. Lorazepam 2. Temazepam	Se fijan a receptores benzodiazepínicos e incrementan la actividad del GABA	Ansiedad (1) Insomnio (corta duración) (1, 2)	Depresión respiratoria, abstinencia, dependencia (en general si se usan de forma prolongada), sedación, náuseas, marcha inestable, depresión, sueño y alteración del ciclo del sueño, agitación	Fármacos útiles, especialmente si se usan corto tiempo, hasta que otros fármacos consiguen su efecto
Ansiolíticos, benzodiazepinas de acción prolongada	1. Diazepam 2. Clonazepam 3. Librium (retirado en España)	Se fijan a receptores benzodiazepínicos e incrementan la actividad del GABA	Ansiedad Insomnio (corta duración). La FDA aprueba el uso del clonazepam como anticonvulsivo	Depresión respiratoria, abstinencia, dependencia (en general si se usan de forma prolongada), sedación, náuseas, marcha inestable, depresión, sueño y alteración del ciclo del sueño, agitación	Fármacos útiles, especialmente si se usan durante poco tiempo, hasta que otros fármacos consiguen su efecto

*Uso no autorizado por la Food and Drug Administration. FDA, Food and Drug Administration; GABA, ácido γ-aminobutírico.

Grupo farmacológico	Fármacos	Mecanismo de acción	Aplicaciones	Efectos secundarios/ Uso crónico	Notas
Antidepresivos, no especificados	1. Bupropión 2. Trazodona 3. Venlafaxina 4. Mirtazapina 5. Duloxetina	Inhibe la recaptación de noradrenalina, serotonina y dopamina (1, 3) Inhibe recaptación de serotonina (2) Inhibe recaptación de noradrenalina y serotonina (4, 5)	Depresión Insomnio* (2) Conducta agresiva* (2)	Convulsiones, alteraciones del ritmo cardíaco, agitación, sequedad de boca, taquicardia, trastornos del sueño, náuseas y vómitos, prolongación de la erección, temblor, estreñimiento, sedación, pérdida o aumento de peso	El bupropión a veces contribuye a perder peso, lo que puede ser beneficioso cuando el aumento de apetito y de peso forma parte de los síntomas de la depresión No hemos comprobado que la trazodona sea un buen fármaco antidepresivo. A menudo causa sedación, lo que puede resultar beneficioso como ayuda al sueño. Puede ser útil también para conductas agitadas o agresivas La venlafaxina, especialmente a dosis altas, puede producir cierto grado de estimulación para quienes la reducción de actividad forma parte de la depresión, debido a que inhibe la recaptación de noradrenalina

Antidepresivos, inhibidores selectivos de la recaptación de serotonina (ISRS)	1. Citalopram 2. Escitalopram 3. Fluvoxamina 4. Paroxetina 5. Fluoxetina 6. Sertralina	Inhiben selectivamente la recaptación de serotonina	Depresión (1, 2, 4, 5, 6) Trastorno obsesivo-compulsivo (3, 4, 5, 6) Ansiedad (2, 4) Trastorno de angustia (4, 5, 6) Trastorno de ansiedad social (4, 6) Trastorno de estrés postraumático (4, 6) Trastorno disfórico premenstrual (6)	Aumento de peso, sedación, sequedad de boca, agitación, temblor, reducción del deseo sexual, molestias gastrointestinales, diarrea, cefalea	La paroxetina es la que produce mayor aumento de peso. La fluoxetina puede causar agitación pero aparece pasadas varias semanas, por lo que generalmente no la usamos. La siguiente en frecuencia de producir agitación es la paroxetina, que aparece a las 2–4 semanas de iniciar la medicación o al aumentar la dosis. Para los trastornos obsesivo-compulsivos se necesitan dosis altas. Salvo la fluvoxamina, los demás fármacos están disponibles en forma líquida lo que favorece su administración a personas que no pueden tragar o cuando es necesario ajustar muy bien la dosis
Antidepresivos tricíclicos	1. Clomipramina 2. Amitriptilina 3. Doxepina 4. Nortriptilina 5. Imipramina	Inhiben la recaptación de serotonina y noradrenalina	Trastorno obsesivo-compulsivo (1) Depresión Dolor crónico (2)	Convulsiones, sequedad de boca, temblor, cefalea, somnolencia, estreñimiento, trastornos del sueño, dificultades para orinar	Hemos observado que, en general, esta clase de fármacos producen más efectos secundarios que los ISRS La doxepina a veces facilita el sueño pero tiende a ocasionar más efectos secundarios que los demás

*Uso no autorizado por la Food and Drug Administration.

Grupo farmacológico	Fármacos	Mecanismo de acción	Aplicaciones	Efectos secundarios/ Uso crónico	Notas
Antihistamínicos	1. Hidroxizina 2. Difenhidramina	Bloquean receptores de histamina (H1)	Ansiedad* Sedación* Insomnio*	Sequedad de boca, sedación, confusión, mareo, marcha inestable, agitación, habla estropajosa, cefalea	Los efectos anticolinérgicos pueden ser especialmente problemáticos para las personas con síndrome de Down, sobre todo si tienen enfermedad de Alzheimer. Por lo general no los vemos muy eficaces ni en su acción psicológica ni en su acción hipnótica
Antipsicóticos atípicos (y otros)	1. Ziprasidona 2. Risperidona 3. Quetiapina 4. Olanzapina 5. Aripiprazol	Antagonizan receptores dopaminérgicos y serotoninérgicos	Psicosis/esquizofrenia (1, 2, 3, 4, 5) Agitación (1, 4) Trastorno bipolar (1, 2, 3, 4, 5)	Síndrome neuroléptico maligno, discinesia tardía, efectos secundarios extrapiramidales, aumento de la glucemia, cambios del ritmo cardíaco, somnolencia, cefalea, náusea, estreñimiento, reducción del entusiasmo/energía, aumento del nivel de prolactina, irregularidades menstruales, cambios de peso	El aumento de peso puede ser un problema. (Parece que la olanzapina lo es en particular en las personas con síndrome de Down). La somnolencia puede ser un efecto secundario importante, pero esto sí el insomnio forma parte del problema. La olanzapina es la que tiene mayor efecto sedante

Antipsicóticos típicos	1. Haloperidol 2. Tioridazina 3. Tiotixeno 4. Pimozida 5. Trifluoperazina 6. Clorpromazina	Antagonizan receptores dopaminérgicos	Psicosis (1, 2, 3, 5, 6) Síndrome de la Tourette (1, 4) Agitación aguda (1) Ansiedad (5)	Síndrome neuroléptico maligno, discinesia tardía, efectos secundarios extrapiramidales, reducción de presión arterial, cambios del ritmo cardíaco (especialmente grave con tioridazina), somnolencia, cefalea, náuseas, estreñimiento, reducción del entusiasmo/energía, aumento de la concentración de prolactina, irregularidades menstruales, agitación, trastornos del sueño, desarrollo de mamas	Especial precaución con la tioridazina a causa de los problemas en el ritmo cardíaco
Anticonvulsivos	1. Ácido valproico 2. Gabapentina 3. Carbamazepina 4. Oxcarbazepina 5. Lamotrigina	Mecanismos muy variados. Se desconoce la causa de su eficacia en estos trastornos.	Manía (1) Trastorno bipolar (3, 5) Conducta agresiva* Trastorno del control de impulsos*	Alteraciones hepáticas (1, 3, 4, 5) Bajas concentraciones de sodio (1, 3, 4) Depresión de médula ósea (reducción de plaquetas, leucocitos o hematíes). De leucocitos en el caso de la gabapentina	Aunque se conoce menos la eficacia de la gabapentina en estos problemas, nosotros hemos conseguido algunos buenos resultados. Tiene la ventaja de que no es necesario controlar las concentraciones

*Uso no autorizado por la Food and Drug Administration.

Grupo farmacológico	Fármacos	Mecanismo de acción	Aplicaciones	Efectos secundarios/ Uso crónico	Notas
Anticonvulsivos (cont.)				Náuseas, sedación, temblor (1, 3, 4), cambios de peso, nerviosismo	plasmáticas, por lo que no es necesaria la extracción de sangre. La lamotrigina está indicada como terapia de mantenimiento en el trastorno bipolar
Estimulante del apetito	Megestrol	Inhibe la liberación de gonadotropinas en la hipófisis	Estimulante del apetito*	Supresión suprarrenal, diabetes mellitus, trombosis, insuficiencia cardíaca congestiva, hipertensión, trastorno del sueño, poliaquiuria, dolor abdominal, sofocos, pérdida de cabello	Lo hemos visto útil cuando el negarse a comer y la anorexia forman parte de la sintomatología
Trastorno por déficit de atención/hiper-actividad (v. también estimulantes)	Atomoxetina	Se desconoce su mecanismo exacto; inhibe selectivamente la recaptación de noradrenalina	Trastorno por déficit de atención	Taquicardia (ritmo cardíaco rápido), hipertensión (aumento de presión arterial), descenso de presión arterial, sequedad de boca, reducción de apetito, dificultad para orinar, fatiga, dismenorrea (menstruación dolorosa) trastorno del sueño, pesadillas	Tratamiento eficaz, no estimulante, del déficit de atención con hiperactividad

Bloqueantes beta-adrenérgicos	1. Atenolol 2. Propranolol	Bloquean receptores beta-adrenérgicos	Ansiedad* Trastorno del control de impulsos* Conducta agresiva*	Insuficiencia cardíaca congestiva, broncospasmo (asma), fatiga, debilidad, estreñimiento, diarrea, descenso de presión arterial	Se emplean para las indicaciones descritas pero no hemos tenido gran éxito
Anticonceptivos (píldora para controlar la ovulación)	Numerosas marcas (combinación de estrógeno y gestágeno)	Inhiben la ovulación al suprimir las hormonas hipofisarias FSH y LH	Anticoncepción Dismenorrea* Mejoran el síndrome premenstrual en algunas mujeres*	Trombosis, infarto de miocardio, ictus cerebral, hipertensión, alteraciones de la vesícula biliar, sangrado uterino, cefaleas, hinchazón, cambios de peso	Los hemos usado como terapia adicional en algunas mujeres en las que las menstruaciones dolorosas contribuyen a ocasionar cambios de conducta. También para controlar el síndrome premenstrual
Anticonceptivos (otros)	Medroxiproges-terona	Inhibe la ovulación al suprimir las hormonas hipofisarias FSH y LH	Anticoncepción Dismenorrea*	Trombosis, irregularidades menstruales, ausencia de menstruación, aumento de peso, cefalea, depresión, crecimiento del vello, sofocaciones faciales, retención de líquido, reducción de la libido	Con frecuencia produce ausencia de menstruación, lo que puede beneficiar cuando esta es dolorosa, o cuando resulta difícil para la mujer el manejarse con ellos. Se administra una inyección cada 3 meses. La mesntruación puede ser muy irregular en el primer año, más o menos

*Uso no autorizado por la Food and Drug Administration.

Grupo farmacológico	Fármacos	Mecanismo de acción	Aplicaciones	Efectos secundarios/ Uso crónico	Notas
Inhibidores de la acetilcolinesterasa	1. Donepezilo 2. Galantamina 3. Rivastigmina	Inhiben la acetilcolinesterasa con lo que disminuye la destrucción de acetilcolina	Demencia de Alzheimer	Convulsiones, náuseas, pérdida de peso, cefalea, trastorno del sueño, depresión, incontinencia urinaria y deseos de orinar	De forma temporal mejoran la función cognitiva, la conducta y los cambios emocionales propios de la demencia Alzheimer
Litio		Altera el transporte de sodio en las células	Manía Trastorno bipolar	Convulsiones, trastornos del ritmo cardiaco, temblor, urgencia para orinar, vómitos, somnolencia, visión borrosa, sequedad de boca, diarrea, debilidad muscular, fatiga	No lo hemos usado mucho por temor a la toxicidad
Melatonina		Puede afectar a la serotonina, estimula receptores de melatonina	Insomnio*		Puede resultar beneficiosa para facilitar la entrada en el sueño de las personas con síndrome de Down con trastornos del sueño como enfermedad primaria, o como consecuencia de una depresión

Antagonista de receptor N-metil-D-aspartato (NMDA)	Memantina	Se fija a receptores NMDA	Enfermedad de Alzheimer	Mareos, confusión, cefalea, estreñimiento, hipertensión, tos, somnolencia, vómitos, fatiga, alucinaciones	Hemos observado que la memantina mejora temporalmente la función cognitiva de los adultos con síndrome de Down y enfermedad de Alzheimer
Antiinflamatorios no esteroideos (inhibidores no selectivos)	1. Naproxeno 2. Ibuprofeno	Inhiben la síntesis de prostaglandinas	Artritis Dolor Dismenorrea Gota Fiebre (2)	Hemorragia gastrointestinal, fallo renal, disminución de la coagulabilidad sanguínea, molestias de estómago, dolor abdominal, retención de líquidos, ruidos de oídos	Si la mujer tiene molestias propias de la menstruación, a menudo recomendamos dar uno de estos productos durante 3-5 días antes de que se inicie el período. Puede disminuir también la cantidad de flujo menstrual
Antagonista opioide	Naltrexona	Antagoniza receptores opioides	Conducta autolesiva*	Ideas suicidas (pensamientos), síntomas de abstinencia opioide, insomnio, náuseas, vómitos, ansiedad, cefalea, reducción de apetito, dolor abdominal	Ayuda a algunas personas a reducir la conducta autolesiva

*Uso no autorizado por la Food and Drug Administration.

Grupo farmacológico	Fármacos	Mecanismo de acción	Aplicaciones	Efectos secundarios/ Uso crónico	Notas
Hipnóticos	1. Zolpidem 2. Zaleplón 3. Eszopiclona	Interactúan con los complejos receptor GABA/ benzodiazepínico	Insomnio (corta duración)	Trastorno de la marcha, alucinaciones, cefalea, somnolencia, dolor muscular, mareo, náuseas, estreñimiento, depresión	Por lo general usamos primero melatonina. Es también útil la trazodona (v. Antidepresivos, no específicos)
Estimulantes	1. Anfetamina-dextroanfetamina 2. Dextroanfetamina 3. Metilfenidato	Estimulan el sistema nervioso central	Trastorno por déficit de atención con hiperactividad (2, 3) Narcolepsia	Psicosis, dependencia, pérdida de apetito, trastornos del sueño, náuseas, diarrea, convulsiones, irritabilidad, tics	Hemos tenido especial éxito con el metilfenidato. La anfetamina-dextroanfetamina en particular parece favorecer la agitación de algunas personas con síndrome de Down
Suplemento de tiroides	1. Levotiroxina	Hormona tiroidea	Hipotiroidismo	Trastornos del ritmo cardíaco, aumento de presión arterial, nerviosismo, temblor, intolerancia al calor	Los efectos secundarios son mínimos si se hacen pruebas sanguíneas y, en función de los resultados, se ajusta la dosis. Al iniciar el tratamiento, algunos lo toleran mejor si se inicia a una dosis más baja y se va elevando gradualmente hasta alcanzar la dosis requerida

Definición de los términos utilizados en el Anexo

Abstinencia: Síntomas que aparecen cuando se disminuye o cesa la administración de un medicamento. Se usa generalmente en referencia a fármacos que producen dependencia a lo largo del tiempo, como son las benzodiazepinas o los narcóticos.

Antagonizar: Impedir la función de algo. Por ejemplo, los antagonistas de los receptores de la acetilcolina impiden el efecto de la acetilcolina sobre los receptores de acetilcolina.

Anticolinérgico: El efecto resultante de bloquear receptores colinérgicos. Esto ocasiona efectos secundarios como son sequedad de boca, estreñimiento, retención urinaria y alteraciones visuales.

Ciclo del sueño: La sucesión normal del sueño que incluye la secuencia adecuada de las diversas etapas del sueño.

Depresión respiratoria: Reducción en la fuerza que regula la respiración de forma normal y automática.

Extrapiramidal: Contracciones involuntarias del músculo, rigidez o desasosiego. Puede aparecer parkinsonismo (síntomas propios de la enfermedad de Parkinson).

Ideas suicidas: Pensamientos de cometer suicidio.

Marcha inestable: Desequilibrio al andar, con tendencia a caídas frecuentes.

Retención urinaria: Incapacidad para vaciar la vejiga urinaria de modo completo.

Síndrome neuroléptico maligno: Es un efecto secundario potencialmente letal que se presenta en forma de rigidez muscular, temblor, fiebre alta, sudoración, fluctuación de la presión arterial, alteración en los procesos mentales y disfunción del sistema nervioso vegetativo.

Tics: Contracciones habituales y repetidas de ciertos músculos. Originan movimientos o acciones estereotípicos. Se pueden suprimir voluntariamente sólo durante breves períodos de tiempo.

Tolerancia: La necesidad de incrementar la dosis con el tiempo para alcanzar el mismo efecto. Se emplea por lo general en referencia a algunos fármacos que son potencialmente adictivos (productores de **dependencia**), como las benzodiazepinas o los narcóticos.

Nombre _____   Fecha _____

Impreso de consentimiento de fármacos psicotropos

Se ha prescrito medicación psicotropa para el paciente mencionado anteriormente.

Nombre del medicamento: _____

Diagnóstico: _____

Intervalo de dosis del medicamento: _____

Plan de reducción: _____

_____

_____

Se ofrece/adjunta información sobre el medicamento y sus posibles efectos secundarios.

Recomiendo el medicamento indicado y he realizado la información antedicha.

Firma del médico: _____   Fecha _____

He revisado la información antedicha, he tenido la oportunidad de que se respondiera a mis preguntas, y doy mi consentimiento para utilizar esa medicación.

Firma del paciente: _____   Fecha _____

Explíquese en caso de que el paciente no pueda firmar: _____

_____

_____

Consentimiento del tutor/familiar: _____   Relación con el paciente: _____

Fecha _____

Bibliografía

American Psychiatric Association. Diagnostic and Statistical Manual of Mental Disorders, Fourth Edition, Text Revision. Washington, DC: American Psychiatric Press Inc.; 2000.

Anderson LM, Shinn C, Fullilove MT y cols. The effectiveness of early childhood development programs: A systematic review. American Journal of Preventative Medicine 2003; 24(Supl 3): 32.

Breiter HC, Rauch SL, Kwong KK y cols. Functional magnetic resonance imaging of symptom provocation in obsessive-compulsive disorder. Archives of General Psychiatry 1996; 53 (7): 595-606.

Brown RT, Freeman WS, Perrin JM, Stein MT, Amler RW, Feldman HM, Pierce K, Wolraich ML. Prevalence and assessment of Attention-Deficit/Hyperactivity Disorder in primary care settings. Pediatrics 2001; 107 (3): e43.

Buckley S, Le Prevost P. Speech and language therapy for Down syndrome children: Guidelines for best practice based on current research. Down Syndrome News and Update 2002; 2 (2): 70-76.

Carey WB, McDevitt SC. Coping with children's temperament: a guide for professionals. New York: Basic Books; 1995.

Chen H. Down syndrome. www.emedicine.com/ped/topics615.htm.

Chicoine B, McGuire D. Longevity of a woman with Down syndrome: A case study. Mental Retardation 1997; 35: 477-479.

Chicoine B, McGuire D, Hebein S, Gilly D. Development of a clinic for adults with Down syndrome. Mental Retardation 1994; 32 (2): 100-106.

Cohen WI, Patterson BJ. Neurodevelopmental disorders in Down syndrome. En: T. Hassold and D. Patterson, eds. Down syndrome: A promising future, together. New York: Wiley-Liss; 1998.

Cohen W, ed. Health care guidelines for individuals with Down syndrome. Down Syndrome Quarterly 1991; 4 (3). (Disponible en wwwdenisonedu/collaborations/dsq/health99html).

de Vinck C. The power of the powerless. New York: Doubleday; 1990.

Diaz R, Berk L. Private speech: From social interaction to self-regulation. Mahwah, NJ: Lawrence Erlbaum Associates; 1991.
    (El término «habla privada» se utiliza para «soliloquio» en la bibliografía de desarrollo infantil. Este volumen incluye una amplia variedad de referencias del uso del habla privada.)

VVAA. Down Syndrome and Autistic Spectrum Disorder. Disability Solutions 1999; 3 (5, 6): 1-40.

Dowrick PW. Practical guide to using video in the behavioral sciences. New York: Wiley; 1991.

Eddy MF, Walbroehl GS. Recognition and treatment of obsessive-compulsive disorder. American Family Physician 1998; 57 (7): 1623-1628.

Evenhuis HM, Kengen MMF, Eurling HAL. Dementia questionnaire for mentally retarded persons. Zwammerdam, Netherlands: Hooge Burch; 1990.

Flórez J, Armijo JA, Mediavilla A. Farmacología humana. 5 ed. Barcelona: Elsevier; 2008; p. 1522.

Frank E, Kupfer DJ, Derel JM, Cornes C, Mallinger AG, Thase ME, McEachran AB, Grochoncinski VJ. Three year outcomes for maintenance therapies in recurrent depression. Archives of General Psychology 1990; 47: 1093-1099.

Gamage KL, Hardy J, Hall CR. A description of self talk in exercise. Psychology of Sport & Exercise 2001; 2 (4): 233-247.

Gedye A. Manual for the Dementia Scale for Down syndrome. Vancouver, BC: Gedye Research and Consulting; 1995.

Geisinger KF, Carlson JF. Assessing language-minority students. Practical Assessment, Research & Evaluation 1992; 3 (2).

Ghaziuddin M, Tsai L, Ghaziuddin N. Autism in Down syndrome: Presentation and diagnosis. Journal of Intellectual Disability Research 1992; 36: 449-456.

Glasberg B. Functional behavior analysis for people with autism: Making sense of seemingly senseless behavior. Bethesda, MD: Woodbine House; 2006.

Gray C. The Original Social Story Book. Arlington, TX: Future Horizons; 1993.

Greenspan S, Granfield JM. Reconsidering the construct of mental retardation: Implications of a model of social competence. American Journal on Mental Retardation 1992; 96 (4): 442-453.

Greenspan S, Shoultz J. Why mentally retarded adults lose their jobs: Social competence as a factor in work adjustment. Applied Research in Mental Retardation 1981; 2: 23-38.

Guralnick M. Effectiveness of early intervention for vulnerable children: A developmental perspective. American Journal on Mental Retardation 1998; 102: 319-345.

Heller T. Social disruption and residential relocation of mentally retarded children. American Journal of Mental Deficiency 1982; 8: 48-55.

Hill JW, Wehman P. Employer and non handicapped co-worker perceptions of moderately and severely retarded workers. Journal of Contemporary Business 1979; 8: 107-111.

Huxley A, Prasher VP, Hague MS. The Dementia Scale for Down's syndrome. Journal of Intellectual Disability Research 2000; 44 (6): 697-698.

Jarrold C, Baddeley AD. Short-term memory in Down syndrome: Applying the working memory model. Down Syndrome Research and Practice 2001; 17 (1): 17-23.

Jensen PS, Cooper JR, eds. Attention deficit hyperactivity disorder: State of science—best practices. Kingston, NJ: Civic Research Institute; 2002.

Kahn S, Owinowa T, Pary RJ. Down syndrome and major depressive disorder: A review. Mental Health Aspects of Developmental Disabilities 2002; 5: 46-52.

Katerndahl DA, Vande Creek L. Hyperthyroidism and panic attacks. Psychosomatics 1983; 24 (5): 491-496.

Kessler RC, Chiu WT, Demler O, Walters E. Prevalence, severity and comorbidity for 12-month DSM-IV Disorders in the National Comorbidity Survey Replication. Archives of General Psychiatry 2005; 62: 617-627.

Krantz P, McClannahan L. Activity schedules for children with Autism: Teaching independent behavior. Bethesda, MD: Woodbine House; 1999.

Kumin L. Early Communication Skills for Children with Down Syndrome: A Guide for Parents and Professionals. 2nd ed. Bethesda, MD: Woodbine House; 2003.

Landon TM, Barlow DH. Cognitive-behavioral treatment for panic disorder: Current status. Journal of Psychiatric Practice 2004; 10 (4): 211-226.

Lee H. To kill a mockingbird. Philadelphia: J. B. Lippincott; 1960.

Levinson D. The Seasons of a man's life. New York: Ballantine; 1978.

Lord C, Risi S, Lambrecht L, Cook EH, Leventhal BL, DiLavore PC, Pickles A, Rutter M. The ADOS-G (Autism Diagnostic Observation Schedule-Generic): A standard measure of social-communication deficits associated with autism spectrum disorders. Journal of Autism and Developmental Disorders 2000; 30:205-23.

Luchterhand C. Mental retardation and grief following a death loss. Silver Spring, MD: The Arc of the United States; 1998.

Martin JE, Rusch FR, Lagomarcino T, Chadsey-Rusch J. Comparison between workers who are non handicapped and mentally retarded: Why they lose their jobs. Applied Research in Mental Retardation 1986; 7: 467-474.

Martinez-Cue C, Baamonde C, Lumbreras MA, Vallina F, Dierssen M, Florez J. Murine model for Down syndrome shows reduced responsiveness to pain. Neuroreport 1999; 10 (5): 1119-1122.

McGuire D. The groove. NADS: The Newsletter of the National Association for Down Syndrome; 1999 (Nov).

McGuire DE, Chicoine BA. Life issues of adolescents and adults with Down syndrome. En: Cohen W, Nagel L, Madnick ME, eds. Down syndrome: Visions for the 21" century. New York: Wiley-Liss Press; 2002.

McGuire D, Chicoine B. Depressive disorders in adults with Down syndrome. The Habilitative Mental Healthcare Newsletter 1996; 15 (1): 1-7.

McGuire D, Chicoine B, Greenbaum E. «Self talk» in adults with Down syndrome. Disability Solutions 1997; 2 (I): 1-4.

Murphy KR, Barkley RA. The prevalence of DSM-IV symptoms of AD/HD in adult licensed drivers: Implications for clinical diagnosis. Comprehensive Psychiatry 1996; 37: 393-401.

Myers BA, Pueschel S. Psychiatric disorders in a population with Down syndrome. Journal of Nervous & Mental Disorders 1991; 179: 609-613.

NADS News: The newsletter of the National Association for Down Syndrome 2004 (Jan). Papolos D, Papolos J. The bipolar child: The definitive and reassuring guide to childhood's most misunderstood disorder. New York: Broadway Books; 1999.

Powers M, ed. Children with autism: A parents' guide. Bethesda, MD: Woodbine House; 2000.

Reid JR, Wheeler SF. Hyperthyroidism: diagnosis and treatment. American Family Physician 2005; 72: 623-30.

Reiss S, Levitan GW, Szyszko J. Emotional disturbance and mental retardation: Diagnostic overshadowing. American Journal of Mental Deficiency 1982; 86: 567-574.

Rogers C. Client centered therapy: Its current practice implications and theory. Boston: Houghton Mifflin; 1951.

Rosen L. Family dynamics in the treatment of Tourette syndrome. Exceptional Parent 2002 (Dec).

Saxena S, Brody AL, Schwartz JM, Baxter Jr LR. Neuroimaging and frontal-subcortical circuitry in obsessive-compulsive disorder. British Journal of Psychiatry 1998; 35: 26-37.

Schwartz JM, Stoessel PW, Baxter Jr LR y cols. Systematic changes in cerebral glucose metabolic rate after successful behavior modification treatment of obsessive-compulsive disorder. Archives of General Psychiatry 1996; 53 (2): 109-113.

Seligman M. Learned optimism: How to change your mind and your life. New York: Pocket Books; 1998.

Seligman MEP, Klien DC, Miller WR. Depression. En: Leitenberg H, ed. Handbook of behavior modification. New York: Appleton-Century Crofts; 1967.

Seligman MEP. Helplessness: On depression, development and death. San Francisco: WH. Freeman; 1975.

Siperstein GN, Bak JJ. Effects of social behavior on children's attitudes toward their mildly and moderately handicapped peers. American Journal of Mental Deficiency 1985; 90: 319-27.

Snowdon D. Aging with grace: What the nun study teaches us about leading longer, healthier, and more meaningful lives. New York: Bantam Dell Publishing Group; 2001.

Sovner RS. Limiting factors in the use of DSM-III criteria with mentally Ill/mentally retarded persons. Psychopharmacological Bulletin 1986; 22: 1055-1059.

Sovner RS, Hurley AD. Commentary: Psychotoform psychopathology. Habilitative Mental Healthcare Newsletter 1993; 12: 112.

Vygotsky L. Thought and language. Cambridge, MA: MIT Press; 1934/62.
    (L. Vygotsky es un psicólogo ruso reconocido por su explicación acerca de cómo el pensamiento superior y los diálogos internos silenciosos surgen del habla privada o soliloquio de la infancia.)

Yapko M. Breaking the patterns of depression. New York: Doubleday; 1997.

Índice alfabético de materias